临床
血液细胞形态学图谱

主　　编　胡丽华　陈万新

编　　者　胡丽华　陈万新　邢　辉　王　平
　　　　　汤兆明　晏　妮　薛　梅

编写秘书　晏　妮

编者单位　华中科技大学同济医学院附属协和医院

人民卫生出版社

图书在版编目（CIP）数据

临床血液细胞形态学图谱 / 胡丽华，陈万新主编
. —北京：人民卫生出版社，2020
ISBN 978-7-117-29196-5

Ⅰ.①临…　Ⅱ.①胡…②陈…　Ⅲ.①血细胞 – 细胞
形态学 – 图谱　Ⅳ.①R446.11-64

中国版本图书馆 CIP 数据核字（2019）第 249211 号

| 人卫智网 | www.ipmph.com | 医学教育、学术、考试、健康，购书智慧智能综合服务平台 |
| 人卫官网 | www.pmph.com | 人卫官方资讯发布平台 |

临床血液细胞形态学图谱

主　　编：胡丽华　陈万新
出版发行：人民卫生出版社（中继线 010-59780011）
地　　址：北京市朝阳区潘家园南里 19 号
邮　　编：100021
E - mail：pmph @ pmph.com
购书热线：010-59787592　010-59787584　010-65264830
印　　刷：人卫印务（北京）有限公司
经　　销：新华书店
开　　本：889×1194　1/16　印张：36
字　　数：1064 千字
版　　次：2020 年 2 月第 1 版　2023 年 7 月第 1 版第 2 次印刷
标准书号：ISBN 978-7-117-29196-5
定　　价：388.00 元

打击盗版举报电话：010-59787491　E-mail：WQ @ pmph.com
质量问题联系电话：010-59787234　E-mail：zhiliang @ pmph.com

前　言

近年来,随着免疫学、分子生物学及细胞遗传学检测技术的成熟及应用,人们对各种血液与造血系统疾病的生物学特征、分型与诊断的认识更加深入,有力地促进了细胞形态学的发展,使细胞形态学的诊断更加精准。

血常规及细胞形态学检查是血液系统疾病诊断的最基本方法,但由于近年来全自动血液分析仪的广泛使用,使检验人员对形态学的了解及掌握甚少,能理解仪器检查结果与形态学关系的更少,为了帮助检验工作者更好地学习细胞形态学知识,理解骨髓象、外周血涂片及现代血液分析仪的血常规检查结果三者间的关联,作者编写了本书。

本书共有 14 章,包括绪论(各系血液细胞正常及异常形态学特征,常用细胞化学染色方法)、贫血、白细胞良性疾病、巨核细胞和血小板良性疾病、髓系及淋巴系统的恶性疾病以及血液系统相关疾病。造血系统的恶性疾病分为:骨髓增殖性肿瘤、骨髓增生异常 / 骨髓增殖性肿瘤、骨髓增生异常综合征、急性髓系白血病、急性未定系列白血病、前体淋巴细胞肿瘤、成熟 B 淋巴细胞肿瘤、成熟 NK/T 淋巴细胞肿瘤。详尽描述了每种血液疾病的定义、骨髓象及外周血象的特征和最新诊断标准。

各类疾病的诊断标准均参照 2017 版及 2008 版《WHO 造血与淋巴组织肿瘤病理学与遗传学分类》(简称 WHO 分类),沈悌、赵永强主编的《血液病诊断及疗效标准(2018 版)》及葛均波、徐永健主编的《内科学》编写。每种疾病均附有一例以上实际病例,所有病例均采用上述标准进行诊断。每个病例均包括骨髓涂片、外周血涂片及现代血液分析仪的血常规检查结果,采集了大量的典型细胞形态彩色图片。本书共收录病例 121 例,采集骨髓涂片、外周血涂片的细胞形态学图片及血常规检查散点图共计 1 980 张,结合作者多年来的血液细胞形态学及临床检验工作经验,对每张图片作了详细的说明,图文并茂。

现代血液分析仪多通过采用光学法、电阻抗法等采集血液细胞的形态大小及细胞内容物等信息进而对细胞进行分类、计数等,是异常血液标本的高效筛查方法。其提供的各种检测通道的散点图中蕴含着大量的细胞特征信息。本书将血常规散点图与外周血涂片、骨髓涂片细胞形态学一一对应,使三者间相互佐证,融会贯通,为临床检验工作中的复片提供大量参考依据及范例。

本书是一部全面、系统、准确、符合国际分型诊断标准的临床检验血液分析及细胞形态学诊断图谱。特别适合于细胞形态学医师、临床检验医师、临床血液病医师作为日常工作的工具书。

衷心感谢本书全体作者在十分繁忙的临床、科研及教学工作之余,热情、认真、严谨地为本书付出的辛勤劳动,感谢出版社在编辑出版过程中所给予的帮助。由于时间仓促,书中难免疏漏、欠妥之处,恳请读者及专家们不吝批评指正,谨在此表示衷心的感谢!

胡丽华

2019 年 10 月 7 日

目 录

目

录

病例目录

病例目录

14

绪 论

骨髓造血组织来源于间叶组织,是由造血细胞和造血微环境组成的复合结构,造血干细胞起源于人胚卵黄囊血岛,是生成所有血细胞的原始细胞。各系血细胞在发育过程中形态变化的一般规律如下:①胞体由大变小,但巨核细胞的胞体则是由小变大。②细胞核由大变小,幼红细胞的核最后消失,粒细胞的核由圆形逐渐变成杆状乃至分叶状,巨核细胞的核由小变大呈分叶状;核染色质由细致疏松逐渐变粗糙密集,核仁由明显逐渐至消失;细胞核的着色由浅变深。③细胞质的量由少逐渐增多,胞质嗜碱性逐渐变弱,但单核细胞和淋巴细胞仍保持嗜碱性;胞质内的特殊结构如红细胞中的血红蛋白、粒细胞中的特殊颗粒均由无到有,并逐渐增多。④细胞分裂能力由有到无,但淋巴细胞仍有很强的潜在分裂增殖能力。

一、红细胞系统

正常红细胞系统,按照发育顺序,一般分为:原始红细胞→早幼红细胞→中幼红细胞→晚幼红细胞→网织红细胞→成熟红细胞。

(一)正常红细胞系统分化发育主要特点

1. 细胞核由大逐渐变小,至细胞成熟时完全消失。

2. 细胞质的颜色由深蓝色→灰蓝色→橙红色→粉红色。

3. 细胞质中自始至终不出现特异性颗粒。

4. 幼稚红细胞仅见于骨髓,待红细胞成熟后才进入血液。

(二)正常红细胞系统形态学特征

1. 原始红细胞 在正常成人骨髓中约占有核细胞的 0.5%(0.2%~1%)。胞体呈圆形或椭圆形,直径为 15~20μm。胞质量较丰富,呈不透明的蓝色至深蓝色,浓厚不均,无颗粒,但有时由于核酸丰富,自行凝集,形成假颗粒状;近核周围的胞质染色较浅,称为"环核带"或核周淡染区;细胞边缘常有瘤状突起。胞核较大,约占整个细胞的 4/5,呈圆形或椭圆形,多位于中央,染色质为较致密的粗颗粒状,着紫红色,着色较深。核仁 1~5 个,着深蓝色。

2. 早幼红细胞 正常骨髓中约占有核细胞的 1%(0.5%~1.5%)。圆形,胞体较原始红细胞略小,直径 15~18μm。胞质染不透明蓝色,无颗粒,核周淡染区仍可见。胞核多位于中央,约占细胞 2/3 以上,呈圆形或椭圆形,核染色质较原始红细胞粗糙致密,浓集呈粗颗粒状甚至小块状,核仁模糊不清或消失。

3. 中幼红细胞 正常骨髓中约占有核细胞的 7.5%(5.5%~9.5%),胞体呈圆形或椭圆形,较早幼红细胞小,直径 8~15μm。因血红蛋白合成逐渐增多,胞质着色呈多色性,为蓝灰色至灰色。胞核占细胞的 1/2~2/3,呈圆形或椭圆形,核染色质致密,凝聚呈团块状,间有空隙似砸碎之墨块,无核仁。

4. 晚幼红细胞 正常骨髓中约占有核细胞的 11%(8.5%~13.0%)。胞体呈圆形,直径为

7~10μm。胞质的颜色接近成熟红细胞,呈淡红色或灰红色,无颗粒。胞核呈圆形,大小约占细胞的1/2以下,位于中央或偏于一侧,染色质很致密,呈裂块状至紫黑色团块状(炭核状)。有时可见核碎裂,或正处在脱核状态。

5. 网织红细胞 是从骨髓中刚刚释放出来的"新生红细胞",可反映骨髓的造血状态。网织红细胞胞体通常较成熟红细胞略大,直径为7~10μm,为未完全成熟的红细胞,胞质内含有嗜碱性残余物质。用煌焦油蓝做活体染色,可显出蓝色小颗粒结成的网状物。在正常人血细胞中占0.5%~1.5%,新生儿可达6%。

6. 成熟红细胞 直径为6~9μm(平均7.2μm),双凹圆盘形,着淡红色,中央着色较边缘淡,称为中心淡染区(或称中央苍白区),淡染区的大小相当于红细胞直径的1/3~2/5,无细胞核。

(三) 异常红细胞形态及临床意义

1. 红细胞大小不等 胞体直径 <6μm 及 >9μm 的红细胞同时存在,见于各种增生性贫血及骨髓增生异常综合征(MDS)。

2. 大红细胞 直径 9~12μm,见于各种增生性贫血,特别是巨幼细胞贫血。也可见于溶血性贫血伴巨幼细胞危象、MDS 等。

3. 巨红细胞 直径 12~15μm,中央淡染区不明显,呈大细胞高色素,常见于巨幼细胞贫血。也可见于溶血性贫血伴巨幼细胞危象、MDS等。巨幼细胞贫血合并缺铁性贫血时,红细胞体积增大且中心淡染区扩大,呈大细胞低色素性改变。

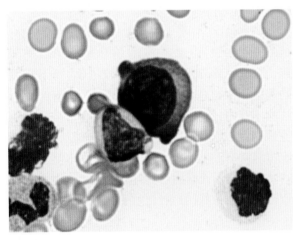

图 1-1 原始红细胞

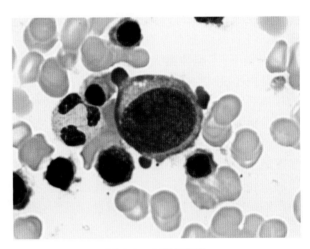

图 1-2 原始红细胞

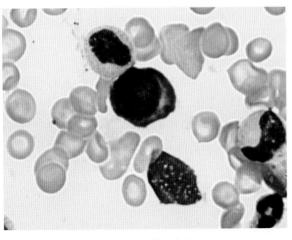

图 1-3 早幼红细胞

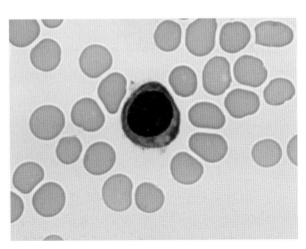

图 1-4 早幼红细胞

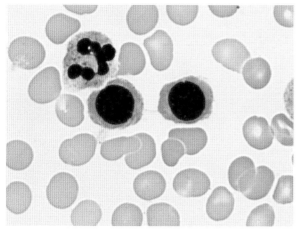

图 1-5　中幼红细胞

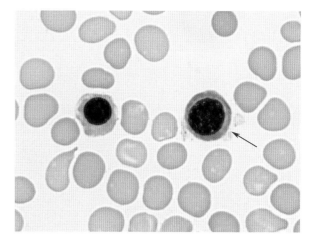

图 1-6　中幼红细胞

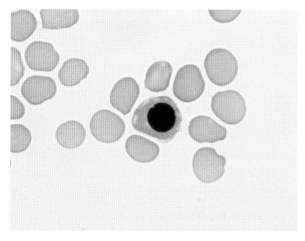

图 1-7　晚幼红细胞

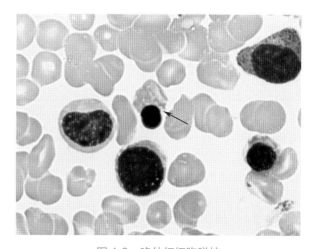

图 1-8　晚幼红细胞脱核

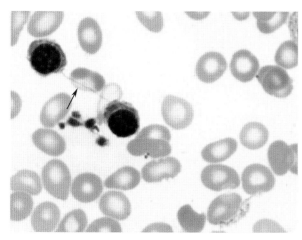

图 1-9　中幼红细胞,细胞之间有连桥

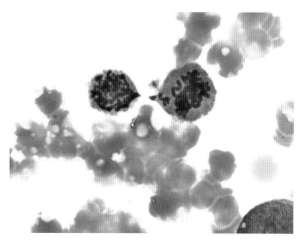

图 1-10　幼红细胞核分裂象,连桥

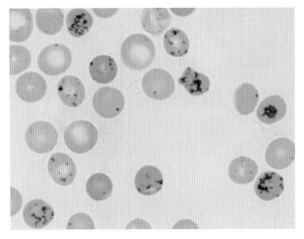

图 1-11　网织红细胞

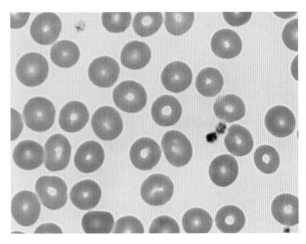

图 1-12　成熟红细胞

4. 超巨红细胞　胞体巨大,直径 >15μm,常见于 MDS、白血病或某些抗癌药物治疗后。

5. 红细胞巨幼变　又称为巨幼红细胞,见于巨幼细胞贫血。由于维生素 B$_{12}$ 或叶酸缺乏,细胞 DNA 合成障碍等导致细胞核发育障碍,此类细胞可见于各阶段幼红细胞,与正常幼红细胞相比,胞体较大,胞质丰富,核染色质较细致、排列较疏松,宛如"烟丝"状,呈"核幼浆老"表现。但在骨髓增生异常综合征(MDS)、白血病时出现的类似巨幼变特征的幼红细胞,则称为红细胞类巨幼变或称为红细胞巨幼样变。

6. 幼红细胞造血岛　中心网状细胞周围围绕着各阶段的幼红细胞。见于某些贫血及骨髓增生异常综合征等。

7. 泪滴形红细胞　常见于骨髓纤维化。也可见于珠蛋白生成障碍性贫血(地中海贫血)、溶血性贫血等。

8. 碎片状红细胞　又称为裂片红细胞,红细胞形态不整,可呈盔甲形、破布形、新月形、三角形等。常见于血栓性血小板减少性紫癜(TTP)、弥散性血管内凝血(DIC)。也可见于溶血性尿毒症综合征、恶性高血压以及创伤性心血管性溶血性贫血。

9. 低色素性小红细胞　胞体直径一般都 <6μm,中央淡染区扩大(超过红细胞直径的 1/3),明显者可形成环形红细胞。见于缺铁性贫血、铅中毒、铁粒幼细胞贫血、珠蛋白生成障碍性贫血、特发性肺含铁血黄素沉着、慢性病贫血等。

10. 靶形红细胞　红细胞中央色深,外围以苍白圈,在近红细胞边缘处又较深,形如射击之靶。

主要见于珠蛋白生成障碍性贫血,也可见于某些缺铁性贫血、溶血性贫血、MDS 和肝病等。但应注意与血涂片制作中形成的假性靶形红细胞相区别,这种假性靶形红细胞在涂片中的分布往往较为局限。正常人血涂片中靶形红细胞可占 1%~2%。

11. 高色性红细胞　又称球形红细胞,胞体直径变小,厚度增加,但 MCV 无明显变化。中央淡染区消失。见于遗传性球形红细胞增多症。

12. 椭圆形红细胞　红细胞呈椭圆形、卵圆形、棒状或腊肠形,横径与直径比 <0.78,中心淡染区消失,见于遗传性椭圆形红细胞增多症,也可见于某些溶血性贫血或化疗后。

13. 口形红细胞　红细胞中央苍白区呈一狭长条状,正常人此种细胞 <4%,如 >5% 则视为病理性口形红细胞增多。遗传性口形红细胞增多症时常可达 10% 以上,弥散性血管内凝血(DIC)及乙醇中毒时也可见少量口形红细胞。

14. 嗜碱性红细胞　胞体较大,着深蓝色,属于尚未完全成熟的红细胞。见于较严重的增生性贫血。

15. 嗜多色性红细胞　胞体较正常红细胞稍大,着灰红色或浅灰色,属于尚未完全成熟的红细胞。该细胞增多反映骨髓造血功能活跃,红系增生旺盛。见于各种增生性贫血,特别是急性溶血性贫血。

16. 豪-焦小体(Howell-Jolly body)亦称染色质微粒或染色质小体,为红色圆点状物,直径为 0.5~1μm,一个或数个,为有核红细胞核碎裂的遗迹。常见于增生性贫血、急性白血病、MDS 和脾切除后。

17. 卡 - 波特环（Cabot ring） 为红细胞中的环形或"8"字形红色丝状物。以往认为是有核红细胞脱核后核膜的遗迹，现认为可能是纺锤体的残余物或是胞质中脂蛋白变性所致。常含于嗜碱性或嗜多色性红细胞内。常见于溶血性贫血、巨幼细胞贫血、脾切除后、铅中毒、MDS 及白血病等。

18. 点彩红细胞 又称为嗜碱性点彩红细胞，是红细胞中的嗜碱性物质（核糖体蛋白）的集聚或沉淀而成的蓝色颗粒，属于尚未完全成熟的红细胞。见于铅、铋、汞中毒、珠蛋白生成障碍性贫血、其他增生性贫血、急性白血病及 MDS 等。

19. 红细胞呈缗钱状排列 多数红细胞重叠成钱串状，见于高球蛋白血症或高纤维蛋白原血症，常见于多发性骨髓瘤、某些小 B 细胞淋巴瘤。

二、粒细胞系统

粒细胞产生于骨髓，包括嗜酸性粒细胞、嗜碱性粒细胞和中性粒细胞三个细胞系。中性粒细胞由粒单干细胞（祖细胞）分化而来，而嗜酸性粒细胞、嗜碱性粒细胞则分别由髓系干细胞直接分化而来。各系粒细胞按照其分化成熟程度一般均可分为六个阶段：原始粒细胞→早幼粒细胞→中幼粒细胞→晚幼粒细胞→杆状核粒细胞→分叶核粒细胞。

（一）正常粒细胞系统发育分化主要特点

1. 胞核 由大逐渐变小，细胞越不成熟胞体越大，但早幼粒细胞较原始粒细胞胞体大，是粒细

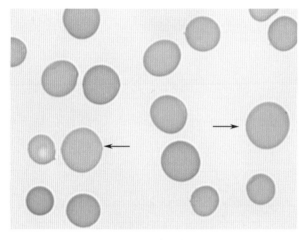

图 1-13 大红细胞

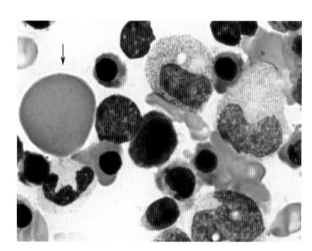

图 1-14 巨红细胞

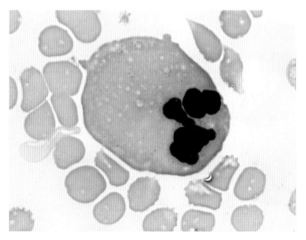

图 1-15 超大巨幼变多核晚幼红细胞

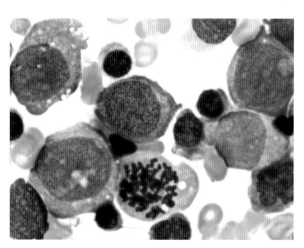

图 1-16 巨幼红细胞及核分裂象

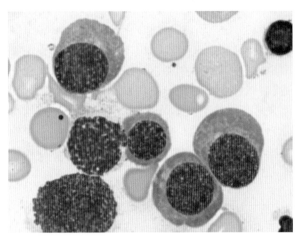

图 1-17　巨中幼红细胞:核幼浆老

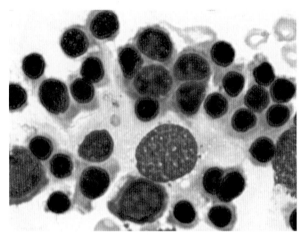

图 1-18　幼红细胞造血岛

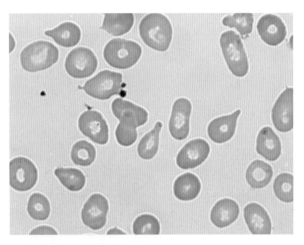

图 1-19　泪滴形红细胞

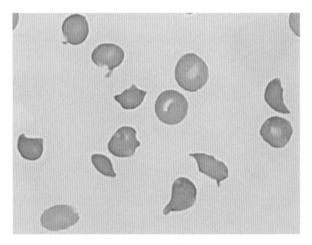

图 1-20　碎片状红细胞

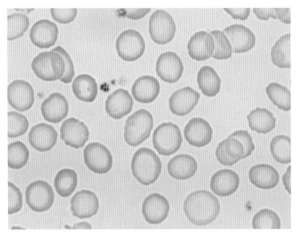

图 1-21　低色素性小红细胞,中心淡染区明显扩大

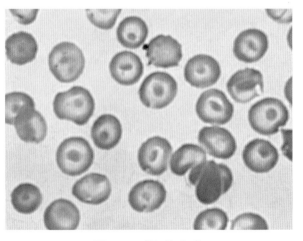

图 1-22　靶形红细胞

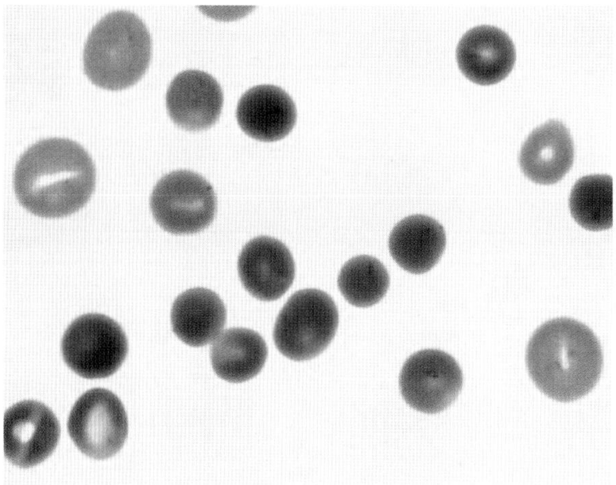

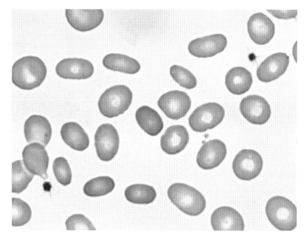

图 1-23　球形红细胞

图 1-24　椭圆形红细胞

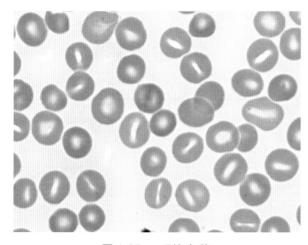

图 1-25　口形红细胞

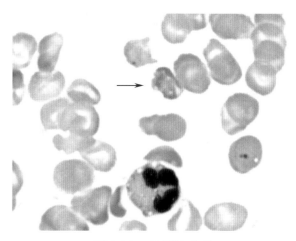

图 1-26　嗜碱性红细胞

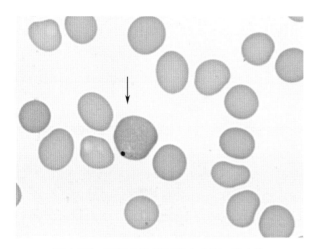

图 1-27　嗜多色性红细胞内含豪 - 焦小体

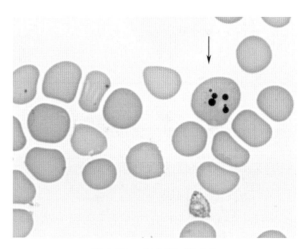

图 1-28　多个豪 - 焦小体

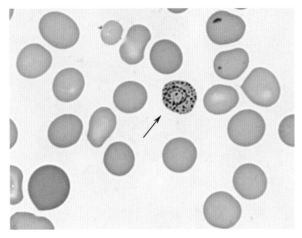

图 1-29 点彩红细胞内含卡 - 波环

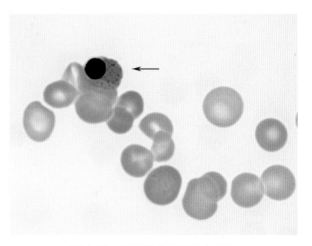

图 1-30 嗜碱性点彩晚幼红细胞

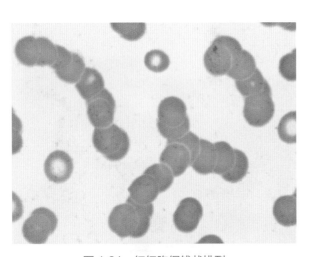

图 1-31 红细胞缗钱状排列

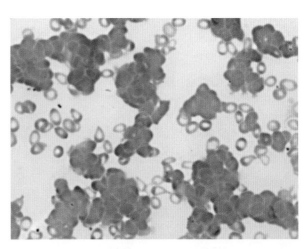

图 1-32 红细胞冷凝集(成团聚集的红细胞,期间夹杂有嗜碱性红细胞)

胞系中最大的细胞。

2. 胞核 按成熟程度依次为圆形→椭圆形→肾形→杆状→分叶状。

3. 颗粒 从无到有,从非特异性颗粒到出现特异性颗粒或特异性颗粒从少至多、不成熟至成熟。

4. 胞质颜色 按成熟程度依次为深蓝色→蓝紫色→紫红色→粉红色。

(二)正常粒细胞系统形态学特征

1. 中性粒细胞系统

(1)中性原始粒细胞:约占正常骨髓有核细胞的 0.5%(0.3%~1%)。胞体呈圆形或椭圆形,直径 10~20μm。胞质量少,浅蓝色,核周通常无淡染,无颗粒或有少许嗜天青颗粒。胞核占细胞的 2/3 以上,位于细胞的中央或偏于一侧,圆形或椭圆形。核染色质较细致均匀,着淡紫红色。核仁的数目为 1~5 个,显隐不一。根据胞质内有无颗粒等特征将原始粒细胞分为 Ⅰ 型和 Ⅱ 型:Ⅰ 型为典型的原粒细胞,胞质中无颗粒;Ⅱ 型除具有原始粒细胞 Ⅰ 型的特点外,胞质中有少量嗜天青颗粒(又称嗜苯胺蓝颗粒或 A 颗粒)。

(2)中性早幼粒细胞:正常骨髓中约占有核细胞的 1.5%(0.5%~2%)。胞体比原始粒细胞大,呈圆形或椭圆形,直径 12~25μm。胞质丰富,呈淡蓝色或深蓝色,含有较多大小不等、形态不一、分布不均的紫红色的嗜天青颗粒,颗粒通常先在近核的一侧局部胞质内密集出现。有些早幼粒细胞在核附近可有 Golgi 区发育的淡染区。胞核较大,呈圆形或椭圆形,着紫红色,常偏于细胞的一侧,染色质稍粗糙聚集,核仁常清晰可见。

(3)中性中幼粒细胞:正常骨髓中占有核细胞

的 6.5%（4.5%~8.5%）。胞体圆形或椭圆形，直径 10~20μm。胞质较丰富，呈浅蓝色至淡红色，除见嗜天青颗粒外，可见数量不等的细小而密集分布的淡紫红色或淡红色的中性颗粒。中性颗粒常常在近核凹陷处的胞质中首先出现；嗜天青颗粒散在分布于细胞质中，但以细胞质近边缘处的较密集。部分细胞由于中性颗粒细小而密集，普通光学显微镜下不易看清其颗粒的大小及形态，常常只能在近核处看到均匀的浅红色或浅黄色区域。胞核占胞体的 2/3~1/2，呈椭圆形，常位于细胞的一侧，呈偏心位；部分细胞的核在胞质丰富的一侧开始变平或略凹陷；核染色质较粗糙致密如粗粒网状或小块状，着紫红色，大多数细胞无核仁。

（4）中性晚幼粒细胞：正常骨髓中占有核细胞的 8.0%（6.0%~10.0%）。胞体较中幼粒细胞小，直径为 10~16μm。胞质较丰富或中等量，呈淡红色，充满均匀的粉红色中性颗粒，嗜天青颗粒少或无。

胞核占胞体的 1/2 以下，大小及形态不一，多呈肾形、豆形、半圆形、落花生形或黄瓜形等，核染色质更为粗糙致密深染，无核仁。

（5）中性杆状核粒细胞：正常骨髓中占有核细胞的 23.5%（20.0%~27.0%）。胞体圆形，直径 10~15μm。胞质丰富，染浅红色，充满中性颗粒，而无嗜天青颗粒。胞核狭长，弯曲成杆状或带状，可盘绕呈 C 形、S 形、V 形、U 形、E 形或不规则形。核染色质粗糙不匀，浓集成块状，着深紫红色。

（6）中性分叶核粒细胞：正常骨髓中占有核细胞的 9.5%（6.5%~12.5%）。胞体圆形，直径 10~14μm。胞质丰富，淡红色，充满中性颗粒。细胞核呈分叶状，通常分为 2~5 叶，一般以 2~3 叶居多，叶与叶之间以细丝相连。核染色质更粗糙而致密，浓集成块状，着深紫红色。

2. 嗜酸性粒细胞系统

（1）嗜酸性原始粒细胞：细胞形态与中性原始

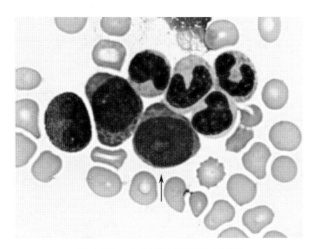

图 1-33　中性原始粒细胞（Ⅰ型）

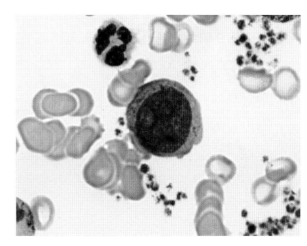

图 1-34　中性原始粒细胞（Ⅱ型）

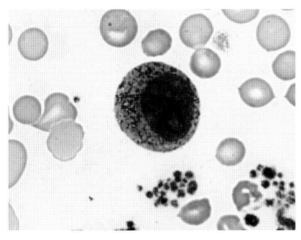

图 1-35　中性早幼粒细胞

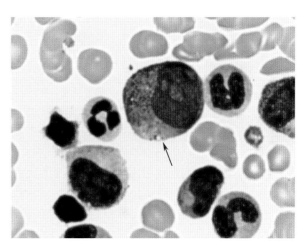

图 1-36　中性早幼粒细胞

绪　论

9

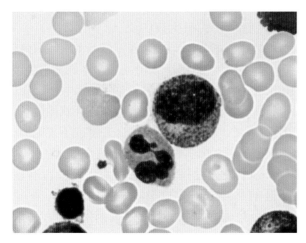

图 1-37 中性中幼粒细胞

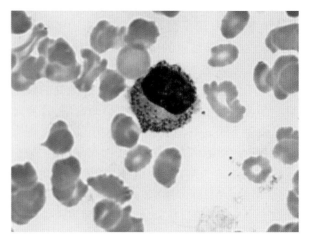

图 1-38 中性中幼粒细胞

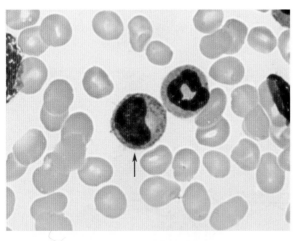

图 1-39 中性晚幼粒细胞

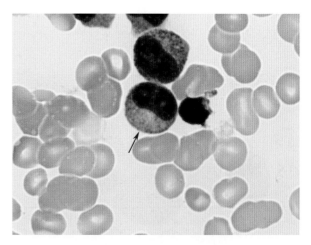

图 1-40 中性晚幼粒细胞

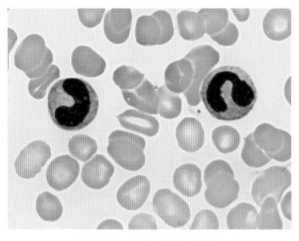

图 1-41 中性杆状核粒细胞

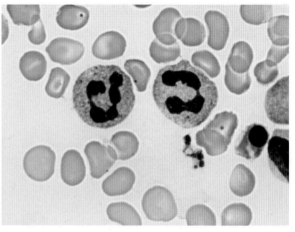

图 1-42 中性分叶核粒细胞

第一章

粒细胞相似。嗜酸性原始粒细胞Ⅰ型:胞质中无颗粒。嗜酸性原始粒细胞Ⅱ型:胞质中有少量嗜酸性颗粒及嗜天青颗粒。

(2)嗜酸性早幼粒细胞:胞体圆形或椭圆形,直径15~25μm,比嗜酸性原始粒细胞稍大,胞质丰富,着蓝色或淡蓝色,含有数量不等,大小一致,染紫红色及橘红色的成熟程度不同的嗜酸性颗粒。有时可见偏嗜碱性的颗粒夹杂其中,称"两性颗粒"。胞核圆形或椭圆形,居中或偏心位,核染色质较粗糙致密,核仁1~4个。

(3)嗜酸性中幼粒细胞:胞体圆形或椭圆形,直径15~20μm,较中性中幼粒细胞略大。胞质丰富,充满着大小一致、排列紧密的嗜酸性颗粒,其颗粒呈橘黄色或橘红色,有立体感及折光感,非特异性嗜天青颗粒渐少,胞核与中性中幼粒细胞相似,核仁有或无。

(4)嗜酸性晚幼粒细胞:胞体圆形或椭圆形,直径10~16μm。细胞质较丰富或中等量,充满橘红色嗜酸性颗粒。非特异性嗜天青颗粒少或无。胞核与中性晚幼粒细胞相似。

(5)嗜酸性杆状核粒细胞:胞体圆形,直径11~16μm。胞质丰富,充满橘红色嗜酸性颗粒,有立体感及折光感。胞核与中性杆状核粒细胞相似。

(6)嗜酸性分叶核粒细胞:胞体圆形,直径11~16μm。胞质丰富,充满橘红色嗜酸性颗粒,有立体感及折光感。胞核分为2~4叶,以2叶为多,核染色质粗糙致密或块状,着深紫红色。

3. 嗜碱性粒细胞系统

(1)嗜碱性原始粒细胞:细胞形态与中性原始粒细胞相似,胞体略小。嗜碱性原始粒细胞Ⅰ型:胞质中无颗粒。嗜碱性原始粒细胞Ⅱ型:胞质中有少量嗜碱性颗粒。

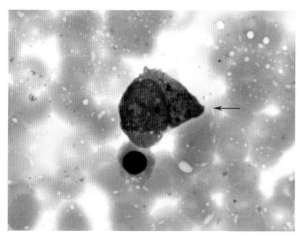

图 1-43　嗜酸性原始粒细胞(Ⅱ型)

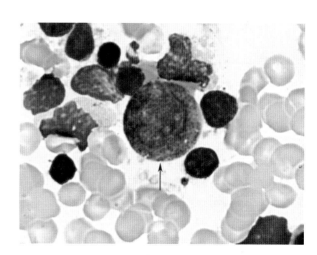

图 1-44　嗜酸性早幼粒细胞

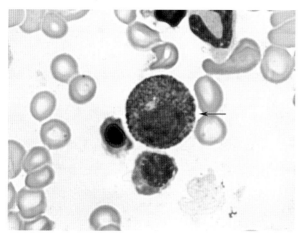

图 1-45　嗜酸性早幼粒细胞

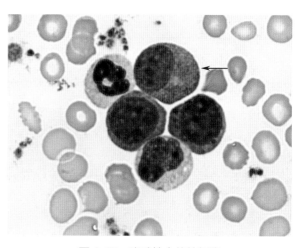

图 1-46　嗜酸性中幼粒细胞

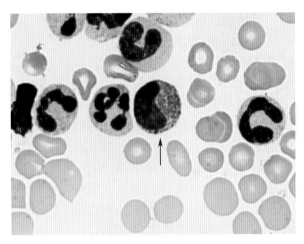

图 1-47　嗜酸性晚幼粒细胞

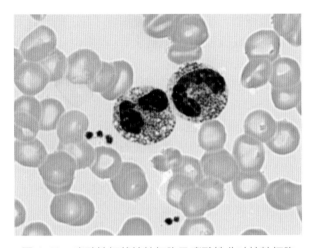

图 1-48　嗜酸性杆状核粒细胞及嗜酸性分叶核粒细胞

（2）嗜碱性早幼粒细胞：胞体稍大，圆形或椭圆形，直径 10~20μm。胞质稍多，淡蓝色或蓝色，含有较粗大的、大小不等、形态不规则、染色深浅不一，呈紫黑色、蓝黑色或暗红色，不透明的嗜碱性颗粒。部分颗粒可位于细胞核上。胞核居中或偏心位，圆形或椭圆形，核染色质稍粗糙聚集，着紫红色，核仁 1~2 个或更多。

（3）嗜碱性中幼粒细胞：胞体圆形或椭圆形，直径 10~17μm，比中性中幼粒细胞略小。胞质淡红色，内含较多大小不一的深蓝色、深紫黑色、深紫色的嗜碱性颗粒，可覆盖在细胞核上。胞核与中性中幼粒细胞相似。

（4）嗜碱性晚幼粒细胞：胞体圆形或椭圆形，直径 10~14μm。细胞质呈浅红色，内见多少不等的紫黑色嗜碱性颗粒，可覆盖在细胞核上。胞核

与中性晚幼粒细胞相似。

（5）嗜碱性杆状核粒细胞：胞体圆形，直径 10~12μm。胞质较丰富，浅红色，含有多少不等的紫黑色嗜碱性颗粒，可覆盖在细胞核上，使核形态结构看不清楚。胞核特征与中性杆状核粒细胞相似。

（6）嗜碱性分叶核粒细胞：胞体圆形，直径 10~12μm。胞质较丰富或中等量，浅红色，含有多少不等的紫黑色嗜碱性颗粒，可覆盖在细胞核上，使核形态结构看不清楚。嗜碱性颗粒易溶解或脱颗粒，而呈空亮状或空泡状。胞核特征与中性分叶核粒细胞相似，可分为 2~4 叶。

（三）异常粒细胞形态及临床意义

1. 中毒颗粒　中性晚幼粒细胞、杆状核粒细

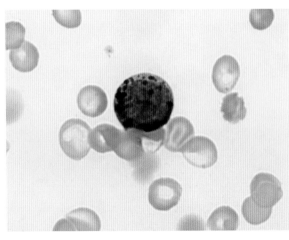

图 1-49　嗜碱性原始粒细胞（Ⅱ型）

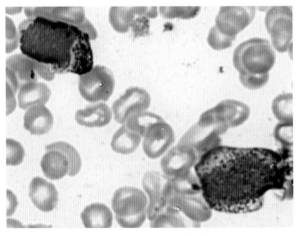

图 1-50　嗜碱性原始粒细胞（Ⅱ型，左）及嗜碱性早幼粒细胞（右）

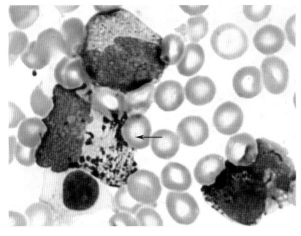

图 1-51　嗜碱性早幼粒细胞

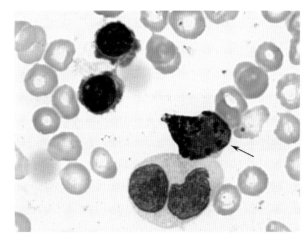

图 1-52　嗜碱性中幼粒细胞

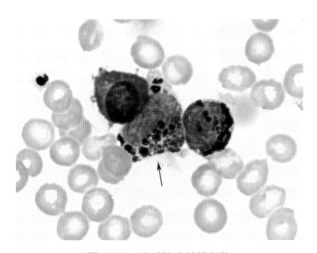

图 1-53　嗜碱性晚幼粒细胞

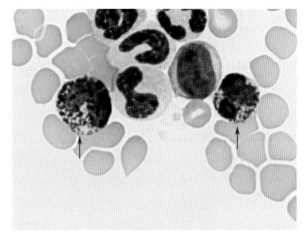

图 1-54　嗜碱性杆状核粒细胞(左)及
嗜碱性分叶核粒细胞(右)

胞、分叶核粒细胞和单核细胞的胞质中出现粗大、大小不等、分布不均匀、染色呈深紫红色或紫黑色的颗粒,称之为中毒颗粒。空泡常伴随出现。常见于感染较重及大面积烧伤的患者。

2. 粒细胞异常蓝斑形成　见于 May-Heggllin 异常,是一种少见的常染色体显性遗传性疾病,常伴有血小板减少、巨血小板和粒细胞包涵体(异常蓝斑)三联征,也有作者称其为 May-Heggllin 综合征。粒细胞异常蓝斑亦称 May-Heggllin 蓝斑,体积较大(2~5μm),可于中性粒细胞、嗜酸性粒细胞、嗜碱性粒细胞和单核细胞的胞质中出现,是核糖核酸(RNA)凝集所致。同时出现巨血小板,因巨核细胞胞质分裂成血小板的功能障碍所致。此点可与感染、烧伤、创伤和应用细胞毒性药物时只在中性粒细胞才出现的体积小(直径 1~3μm)、染色淡的杜勒(Döhle)小体相鉴别。

3. 人中性粒细胞无形体病包涵体　见于人粒细胞无形体病,致病菌为嗜吞噬细胞无形体,属于立克次体目、无形体科、无形体属。为专性细胞内寄生菌,主要侵染人中性粒细胞和单核细胞。其包涵体呈球状多型性,革兰氏染色阴性,主要寄生在粒细胞的胞质内,以膜包裹的包涵体形式繁殖。用 Giemsa 染色,嗜吞噬细胞无形体包涵体在胞质内染成紫色,呈桑葚状。

4. 中性粒细胞核分叶不能(Pelger-Huët anomaly)又称为 Pelger-Huët 畸形,为家族性遗传性粒细胞异常,可无临床症状和体征,细胞功能也正常,其特点为细胞质已成熟而细胞核仍不分叶。杂合子中性粒细胞核分叶很少(<10%),多为单个核与二叶核,最多不超过 3 叶。单个核可呈棒状、花生形、哑铃形、夹鼻眼镜形等等。纯合子中性粒细胞的胞质已成熟,而胞核仍呈圆形,染色质呈粗

13

块状。某些感染、白血病、MDS、某些药物治疗后等，也可出现类似的改变，称为"假 Pelger-Huët 白细胞异常"。

5. Chédiak-Higashi 颗粒　见于 Chédiak-Higashi 综合征，是常染色体隐性遗传性疾病，患者易感染，常伴白化病。骨髓和血涂片的各期粒细胞中含有数个至数十个直径为 2~5μm 的粗大颗粒，呈淡紫红色或蓝紫色。此异常颗粒也偶见于单核细胞、淋巴细胞中。粒细胞的粗大颗粒 MPO 染色呈阳性。某些 MDS 中可见假 Chédiak-Higashi 颗粒。

6. 粒细胞核鼓槌小体　在中性杆状核粒细胞、分叶核粒细胞（偶见嗜酸性粒细胞）的核上有鼓槌状物。可能与雌激素有关。正常女性为 2%~20%，男性为 1%~10%。在放射病、白血病、内分泌疾病和恶性肿瘤时增多。

7. 中性粒细胞巨型变　粒细胞体积较正常增大，核肿胀，染色质疏松，见于维生素 B_{12} 或叶酸缺乏及恶性病用抗代谢药物者。

8. 粒细胞核分叶过多　正常人成熟中性粒细胞通常分为 2~5 叶，一般以 2~3 叶居多。若分叶达 5~6 叶以上则称为粒细胞核分叶过多。若 5 叶核 >3% 或 6 叶核 >1%，则称为核右移。见于维生素 B_{12} 或叶酸缺乏及恶性病用抗代谢药物者。

9. 中性 Ferrata 细胞　中性费拉塔细胞，又称中性颗粒性组织细胞，为衰老的早幼粒细胞，在涂片时被推散所形成。粒细胞增生时易见。

10. Auer 小体　经瑞氏 - 吉姆萨染色，粒系或单核系急性白血病细胞胞质中出现的紫红色细杆状物，一条或数条不定。被认为是急性髓系白血病的一个具有诊断意义的形态学特征。在 APL 的异常早幼粒细胞中通常可见数条或数十条呈束状的 Auer 小体，称为"柴捆"细胞。

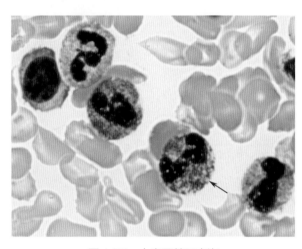

图 1-55　中毒颗粒及空泡

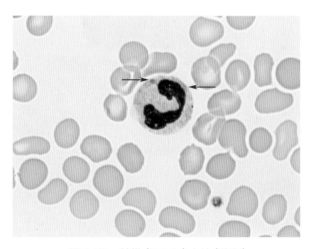

图 1-56　杜勒（Döhle）小体（蓝斑）

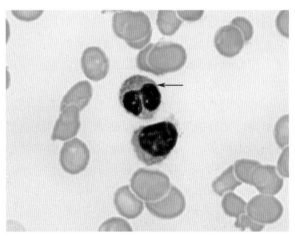

图 1-57　Pelger-Huët 畸形

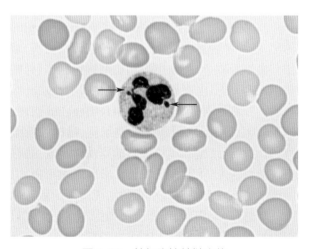

图 1-58　粒细胞核鼓槌小体

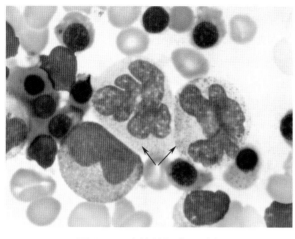

图 1-59　中性粒细胞巨型变

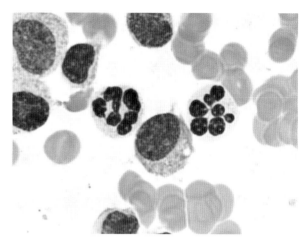

图 1-60　中性粒细胞核分叶过多

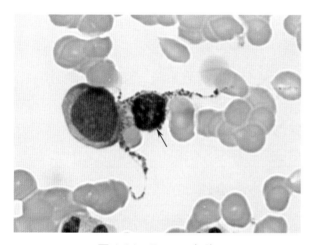

图 1-61　Feratta 细胞

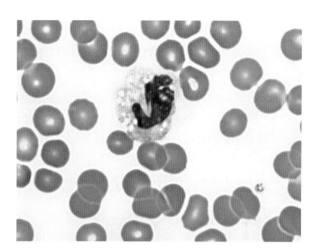

图 1-62　粒细胞空泡变性及退行性变

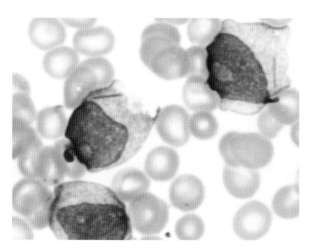

图 1-63　原始粒细胞中的 Auer 小体

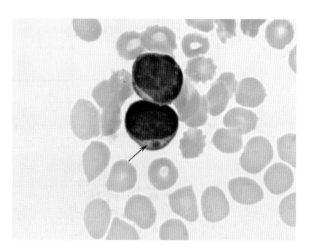

图 1-64　原始粒细胞中的圆形 Auer 小体

三、单核细胞系统

单核细胞来源于粒单干细胞(祖细胞),其分化发育可分为三个阶段:原始单核细胞→幼稚单核细胞→成熟单核细胞。

(一) 单核细胞系统分化发育主要特点

1. 胞体较中性粒细胞大,外形不规则。
2. 胞核呈圆形或不规则形,核染色质纤细。
3. 胞核与胞质之间无淡染的环核带,胞质呈浅蓝色或灰蓝色,不透明。
4. 胞质内常可见细小的嗜天青颗粒。
5. 髓过氧化物酶染色呈弱阳性或阴性。

(二) 单核细胞系统形态学特征

1. 原始单核细胞 在正常情况下,外周血中无原始单核细胞,在骨髓中也极少见到。胞体比原始粒细胞稍大,圆形或不规则形,直径 10~22μm。胞质量较原始粒细胞稍多,灰蓝色,有时有伪足样突起,胞质内无颗粒或有少量颗粒。胞核呈圆形或不规则形,有时呈折叠或扭曲状;核染色质呈纤细疏松的网状结构,淡紫红色,核仁 1~3 个(多为 1个),大而明显。有两种形态:一种为大原始单核细胞,胞体大,直径 12~22μm,形态不规则;胞质丰富,灰蓝色,无颗粒或有少量细小嗜天青颗粒,易见伪足状突起或拖尾状;胞核也可呈不规则形;此类型原始单核细胞较常见,易于识别,非特异性酯酶染色强阳性。另一种为小原始单核细胞,胞体小,直径 10~15μm,形态较规则;胞质量少,无颗粒;胞核圆形,核染色质纤细;此类原单核细胞分化差,仅凭

形态学常不易与原始粒细胞区分,非特异性酯酶弱至中等阳性。原始单核细胞分为 I 型及 II 型,其分型方法与原始粒细胞相似。

2. 幼稚单核细胞 胞体常较原始单核细胞大,圆形或椭圆形或不规则形,直径为 16~25μm。胞质丰富,灰蓝色,可有较多细小均匀的嗜天青颗粒,有的可见伪足状突起。胞核为椭圆形,或呈折叠、凹陷、扭曲、切迹或分叶状;核染色质纤细或疏松,稍粗糙;核仁有或无。

3. 成熟单核细胞 在正常血中占 5%~8%,在骨髓中占 1%~4%。胞体圆形或不规则形,直径 12~20μm,边缘常有伪足状突起,是正常人血液中最大的细胞。胞质丰富,灰蓝色,可含有较多细小均匀的嗜天青颗粒。胞核常偏于一侧,呈肾形、马蹄形或分叶状等,有的扭曲、折叠;核染色质呈疏松网状,可呈条索状或小块状,着紫红色,较晚幼粒细胞和淋巴细胞的为淡。在成熟单核细胞中无核仁,偶尔可见核仁残迹。

四、淋巴细胞系统

根据淋巴细胞的功能及免疫标记,可分为 B细胞、T 细胞、NK 细胞等。细胞形态学不能区分淋巴细胞的免疫学类型,根据细胞的核染色质结构及胞质特征,淋巴细胞按其发育顺序可分为:原始淋巴细胞→幼稚淋巴细胞→成熟淋巴细胞。

(一) 淋巴细胞系统分化发育主要特点

1. 胞体较规则,核质比始终较高。
2. 胞核较规则,为圆形或椭圆形,染色质结构由致密均匀的细颗粒状逐渐聚集成块状。

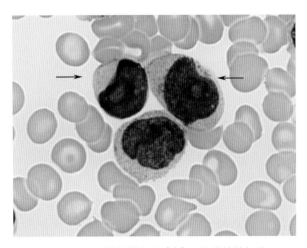

图 1-65 原始单核细胞(↑)及幼稚单核细胞

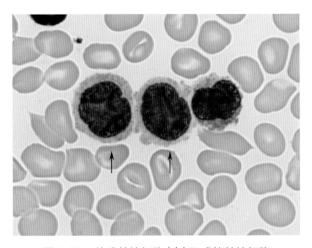

图 1-66 幼稚单核细胞(↑)及成熟单核细胞

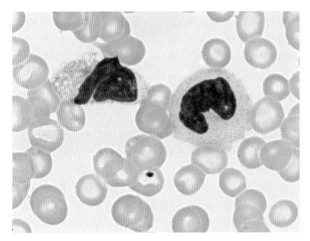

图 1-67 成熟单核细胞及伴空泡变性

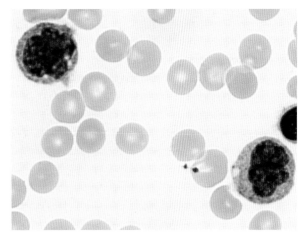

图 1-68 成熟单核细胞伴空泡变性

3. 胞质内可有少量嗜天青颗粒或无。

4. 髓过氧化物酶染色呈阴性。

（二）淋巴细胞系统形态学特征

1. 原始淋巴细胞　一般产生于淋巴结、脾脏、胸腺、扁桃体及骨髓等淋巴组织的生发中心。在正常人的骨髓片中约占 0.05%(0%~0.15%)。胞体圆形或椭圆形,直径 10~20μm。胞质量少或若无,呈蓝色或天蓝色,有核周淡染区,浆内无颗粒。核圆形或椭圆形,可有扭曲、凹陷、切迹等;核染色质较均匀细致,但比原粒细胞致密,着色略深,核仁清晰,多为 1~2 个。

2. 幼稚淋巴细胞　幼稚淋巴细胞是原始淋巴细胞和成熟淋巴细胞的过渡型,在正常人的骨髓片中约占 0.5%(0%~1.5%)。胞体圆形或椭圆形,直径 10~18μm。胞质量较少或若无,淡蓝色或天蓝色,可有少许嗜天青颗粒。核圆形或椭圆形,可有扭曲、凹陷、切迹等;核染色质较致密均匀,着深紫红色,核仁模糊或不见。

3. 成熟淋巴细胞　在正常人的骨髓片中约占 23.0%(16.0%~30.0%)。胞体呈圆形或椭圆形,大小不一致,核染色质聚集成块状,有的可见核仁残迹。根据细胞形态大小可分为:

①大淋巴细胞:约占 10%,胞体圆形或不甚规则,直径 12~18μm。胞质丰富,天蓝色,部分细胞胞质内可含有少量紫红色的嗜天青颗粒。胞核着深紫红色,圆形或椭圆形,常偏于细胞一侧。核染色质紧密而浓染,常呈块状。

②小淋巴细胞:约占 90%,胞体圆形或椭圆形,直径 6~12μm;胞质甚少或若无,呈天蓝色,偶可见嗜天青颗粒。胞核深紫红色,圆形或椭圆形;核染色质致密,呈团块状。

4. 异型淋巴细胞　是机体受到病毒感染后,由于正常淋巴细胞受刺激,向浆细胞等效应细胞转化的一种病理细胞,又称为转化中的淋巴细胞或淋巴母细胞。正常人外周血中偶见异型淋巴细胞,但不超过 2%。其增多常见于传染性单核细胞增多症、病毒性肝炎、麻疹、病毒性肺炎、百日咳样综合征、流行性出血热等。Downey 将异型淋巴细胞分为三型:

Ⅰ型又称泡沫型或浆细胞型,最为多见,胞体比淋巴细胞大,核多呈圆形,胞质较丰富,深蓝色,因具有多数小空泡而呈泡沫感;核染色质呈粗网状或小块状,有缝隙感。

Ⅱ型又称不规则型或单核细胞型,胞体较大,外形不规则,似单核细胞,胞质丰富,多为浅蓝色或蓝色,有透明感,边缘处着色较深,可有少量嗜天青颗粒,核呈圆形或不规则形,染色质较细致疏松。

Ⅲ型又称幼稚型,胞体较大,核圆形或椭圆形,胞质蓝色或深蓝色,一般无颗粒,有时见少许空泡;核染色质较细致均匀,似幼稚细胞,隐约可见 1~2 个核仁。

五、浆细胞系统

浆细胞系统为 B 淋巴细胞经抗原刺激后转化而来,在一定条件下可母细胞化,分为三个阶段:原始浆细胞→幼稚浆细胞→浆细胞。

（一）浆细胞系统分化发育主要特点

1. 胞核与胞质之比较小,核偏于一侧,多呈椭圆形。

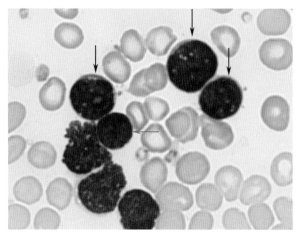

图 1-69　原始淋巴细胞(↑)及幼稚淋巴细胞(↑)

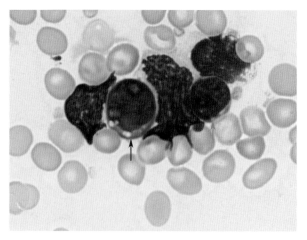

图 1-70　原始淋巴细胞(↑)及幼稚淋巴细胞(↑)

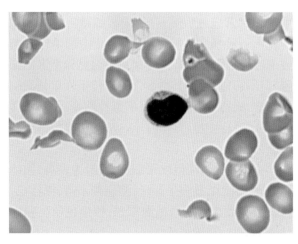

图 1-71　成熟小淋巴细胞

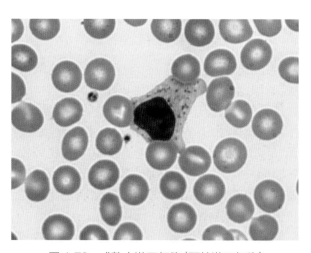

图 1-72　成熟大淋巴细胞(颗粒淋巴细胞)

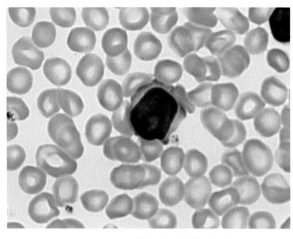

图 1-73　异型淋巴细胞(幼稚型)

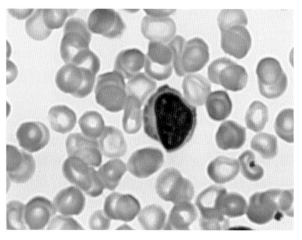

图 1-74　异型淋巴细胞(幼稚型)

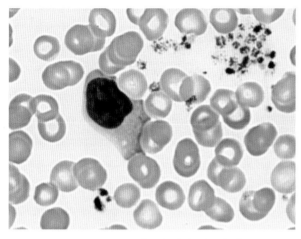

图 1-75　异型淋巴细胞(不规则型)

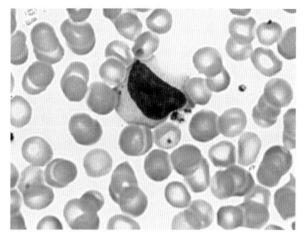

图 1-76　异型淋巴细胞(不规则型)

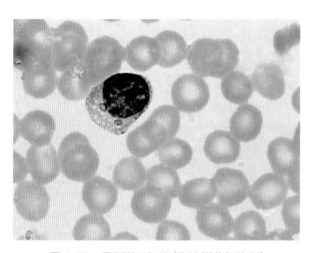

图 1-77　异型淋巴细胞(泡沫样浆细胞型)

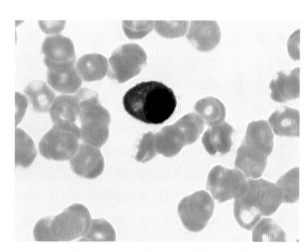

图 1-78　异型淋巴细胞(浆细胞型)

2. 核染色质由致密均匀逐渐聚集成车轮状或裂块状。

3. 胞质着色较深,呈深紫色,或蓝带紫红色,常有空泡及泡沫样改变,有明显核周淡染区。

(二)正常浆细胞系统形态学特征

1. 原始浆细胞　在正常骨髓中偶可见到,但为数极少。胞体圆形或椭圆形,直径 15~25μm。胞质丰富,深蓝色,不透明,有核旁淡染区(呈半月形),无颗粒,有泡沫感,可有空泡。细胞核较大,圆形,约占细胞体积的 2/3,常偏于细胞一侧;核染色质呈较均匀的粗颗粒状,着紫红色,核仁 2~5 个,有时很大,有时不明显。

2. 幼稚浆细胞　胞体椭圆形,直径 12~18μm。胞质多呈深蓝色或蓝紫色,边缘部尤深,近核处着

色较淡,可有核周淡染区,有时可见泡沫状胞质或空泡,多无颗粒,有时可在边缘处出现少量的嗜天青颗粒。胞核较大,占细胞的 1/2,着深紫色,圆形或椭圆形,常偏于细胞一侧;核染色质较粗糙有浓集现象,但尚无明显车轮状排列,核仁模糊或无。

3. 成熟浆细胞　是机体组织内的固定细胞,正常时,在血管的周围增殖成片,在骨髓内约占 0.7%(0.3%~1.2%)。胞体大小不一,椭圆形或不规则形,直径 8~20μm,小者与小淋巴细胞相仿,常呈椭圆形。胞质丰富,呈深蓝色,有泡沫感,不透明,常可见空泡,个别细胞胞质呈红色或胞质边缘呈红色(火焰状),核旁常有明显淡染区,偶见少许紫红色的颗粒。胞核较小,占胞体的 1/3 以下,圆形或椭圆形,常偏于一侧,有时可见双核;核染色

质粗糙,疏密不均,排列如车轮状或呈团块状,着深紫红色,无核仁。

(三) 异常浆细胞形态及临床意义

1. Mott 细胞　又称桑葚形浆细胞(mulberry piasma cell)。胞质中可见数目较多、体积较小的圆形空泡状透明体,其直径 2~3μm。被认为是免疫球蛋白的凝集物,吉姆萨染色时,染成淡蓝色(凝集物溶解时显白色),有时呈蓝色或紫蓝色。

2. 火焰浆细胞(flame cell)　胞体大,胞质丰富,着红色,边缘尤深,呈火焰状。

3. 含棒状小体的浆细胞　细胞胞质中出现的一至多条棒状样小体,着紫红色,其成分来源未明。可能为分泌的黏液蛋白、脂蛋白或免疫球蛋白及溶酶体成分。

以上这些浆细胞的特殊形态,主要见于浆细胞反应性增生及多发性骨髓瘤。

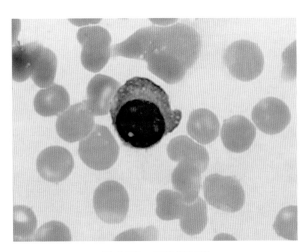

图 1-79　原始浆细胞

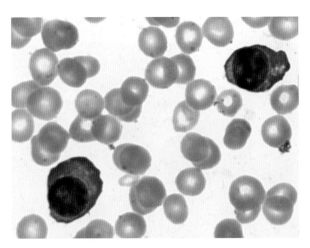

图 1-80　幼稚浆细胞

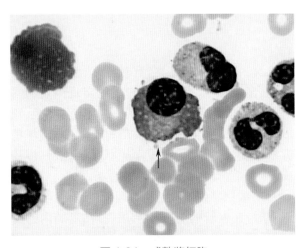

图 1-81　成熟浆细胞

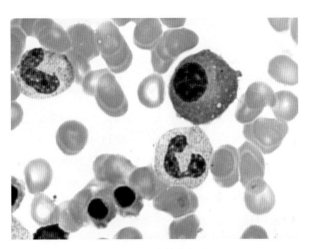

图 1-82　成熟浆细胞

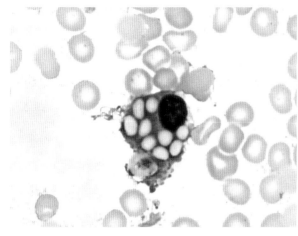

图 1-83　Mott 细胞

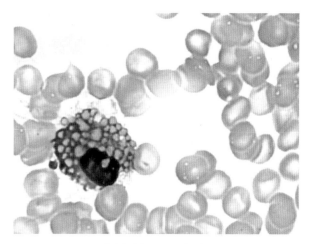

图 1-84　Mott 细胞

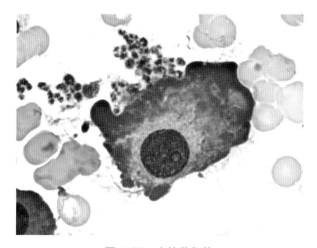

图 1-85　火焰浆细胞

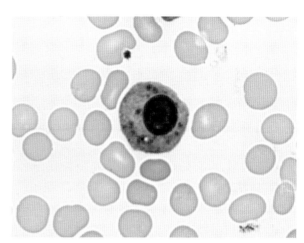

图 1-86　含嗜天青颗粒的浆细胞

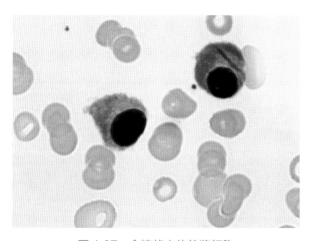

图 1-87　含棒状小体的浆细胞

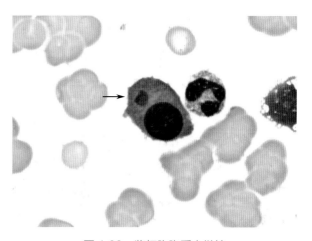

图 1-88　浆细胞胞质内微核

六、巨核细胞系统

巨核细胞的胞体巨大，是正常骨髓涂片中最大的一类细胞，呈散在及小丛分布。巨核细胞产生于骨髓，来源于髓系干细胞，是产血小板的早期细胞，按照发育顺序可分为：原始巨核细胞→幼稚巨核细胞→颗粒型巨核细胞→产板型巨核细胞→裸核型巨核细胞。

（一）巨核细胞系统分化发育主要特点

1. 胞体　由小变大，最后裂解生成血小板。
2. 胞核　由圆形→不规则形→分叶。
3. 胞质　颜色由深蓝色→多色性→淡红色。
4. 颗粒　由无→少量颗粒→大量细小的紫红色颗粒→颗粒聚集成小团块。

（二）巨核细胞系统形态学特征

1. 原始巨核细胞　胞体圆形或不规则形，直径20~45μm，较其他原始细胞大。胞质中等量，呈不均匀暗蓝色，边缘深而不整齐，有伪足样突起，呈云雾状，无颗粒。胞核1~2个，居中或偏位，圆形或椭圆形，可有凹陷；核染色质粗颗粒状，均匀致密，核仁2~3个。

2. 幼稚巨核细胞　外形不规则，直径20~50μm。胞质量增多，蓝色或灰蓝色，呈云雾状，外缘常不规则，有伪足样突起，近核处出现少许细小的淡紫红色颗粒而使该处呈淡红色，有时周边有少许血小板附着。核较大，呈椭圆形、肾形或不规则分叶状；核染色质呈较粗颗粒状，局部有浓集；核仁可有或模糊不清。

3. 颗粒型巨核细胞　为过渡型巨核细胞。胞体巨大，形态不规则，直径40~70μm，有时可达100μm，是骨髓中最大的造血细胞。胞质丰富，淡紫红色或淡红色，内含细小的紫红色颗粒，均匀分布。核巨大，呈不规则或分叶状，核染色质粗而致密，呈块状或条索状，无核仁。

4. 产血小板型巨核细胞　简称产板型巨核细胞，为成熟型巨核细胞，直径40~70μm，其细胞核及细胞质的形态结构与颗粒型巨核细胞相同，但边缘部分的某些胞质裂解为血小板，即细胞的边缘可见形成的血小板附着。

5. 裸核型巨核细胞　又称为巨核细胞裸核。产血小板型巨核细胞的胞质裂解成血小板，完全脱落后，剩余的细胞核；其细胞核的形态结构与产血小板型巨核细胞相似。此外，有的裸核为制片过程中巨核细胞被推破而形成的裸核。

6. 血小板　是巨核细胞质的裂解产物。正常的血小板为圆形、椭圆形或不规则形，直径2~4μm。胞质淡蓝色或淡红色，中央含细小、分布均匀的颗粒。在涂片中呈散在、小丛、成堆分布。

7. 小血小板　直径小于2μm，小于成熟红细胞的1/4。见于各种贫血，尤其是缺铁性贫血和再生障碍性贫血及白血病。

8. 大血小板　直径5~7.5μm，为成熟红细胞的3/4~4/4。见于各种血小板减少性紫癜与恶性贫血。

9. 巨血小板　直径大于7.5μm，大于成熟红细胞。有时巨血小板中央的颗粒非常密集而类似细胞核，易误认为有核细胞。

10. 血小板颗粒稀疏　血小板内颗粒较少，排列稀疏；甚至无颗粒，血涂片上呈灰蓝色或淡蓝色。主要见于血小板无力症、骨髓增生异常综合征和某些白血病。

11. 血小板卫星现象　血小板黏附于中性粒细胞周围或表面。是一种体外现象，见于EDTA抗凝血制备的涂片，无临床意义，但可使血小板计数假性减低。

七、其他细胞

1. 肥大细胞　又称组织嗜碱性细胞。胞体呈圆形、椭圆形、蝌蚪状、梭形或不规则形，直径12~20μm，长轴可达40μm。胞质丰富，充满较粗大、圆形、大小一致、着深紫色至深紫黑色的嗜碱性颗粒，常有部分颗粒覆盖于细胞核上。胞核小而圆，居中或偏位；核染色质粗糙，染浅紫红色。

2. 网状细胞　为一组不同类型的细胞，包括组织细胞（幼稚巨噬细胞）、朗格罕组织细胞、窦组织细胞、树突细胞、内皮细胞、成纤维细胞、Ferrata细胞、组织嗜酸细胞、造血网状支架细胞等，其中有些细胞来源于单核-巨噬细胞系统。细胞大小不一，形态多样，但多数较大，直径20~50μm。胞质丰富，淡蓝色或浅灰蓝色，形状多不规则，无颗粒或含有多少不等的嗜天青颗粒或嗜酸性颗粒。胞核着紫红色，圆形或椭圆形，无皱褶，核染色质细致疏松呈网状结构，可有2~3个淡蓝色小核仁。

3. 成骨细胞　又称造骨细胞，胞体较大，直径20~40μm，长椭圆形或不规则形，单个或多个成

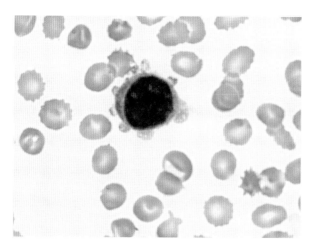

图 1-89　原始巨核细胞

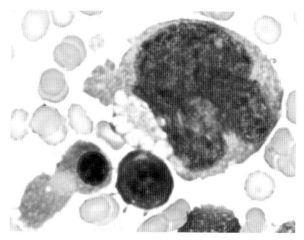

图 1-90　幼稚巨核细胞

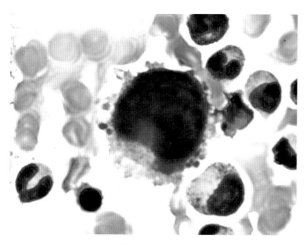

图 1-91　幼稚巨核细胞,产血小板

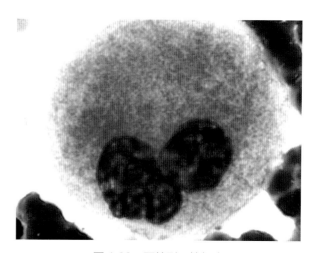

图 1-92　颗粒型巨核细胞

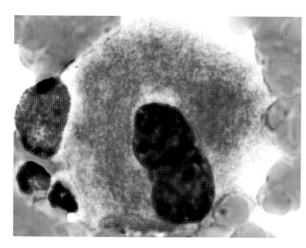

图 1-93　颗粒型巨核细胞

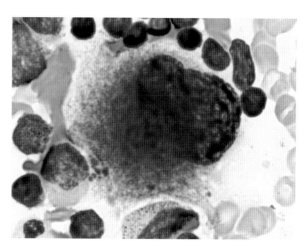

图 1-94　产板型巨核细胞

绪

论

23

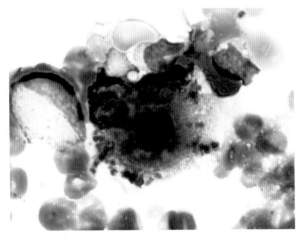

图 1-95　产板型巨核细胞

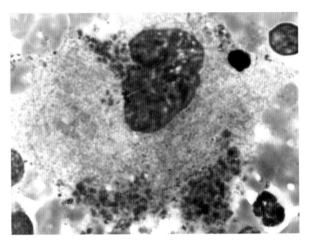

图 1-96　产板型巨核细胞

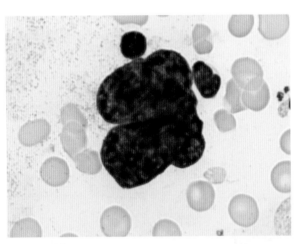

图 1-97　裸核型巨核细胞

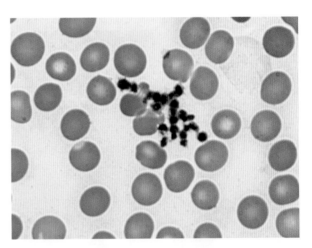

图 1-98　血小板小丛

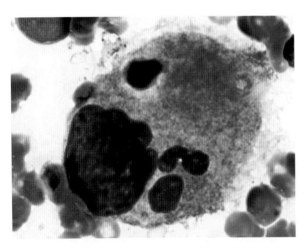

图 1-99　巨核细胞内血细胞穿行现象

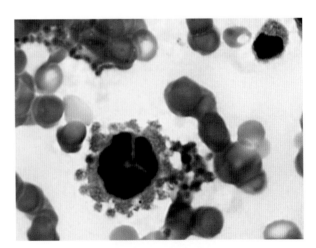

图 1-100　幼稚巨核细胞核分裂象,产血小板

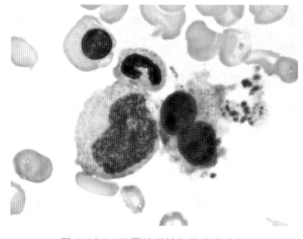

图 1-101　双圆核巨核细胞产血小板

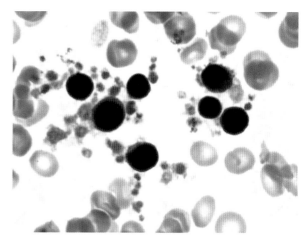

图 1-102　淋巴样小巨核细胞

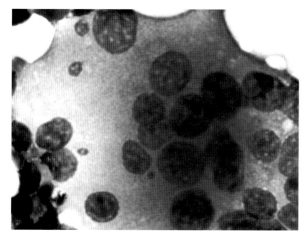

图 1-103　多圆核巨核细胞

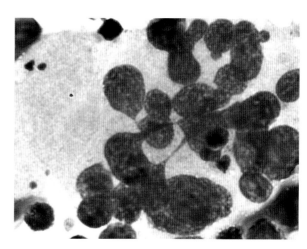

图 1-104　巨核细胞核分叶过多

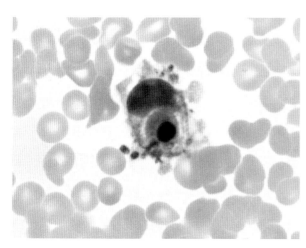

图 1-105　巨核细胞产血小板封入晚幼红细胞

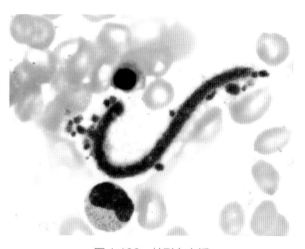

图 1-106　蛇形血小板

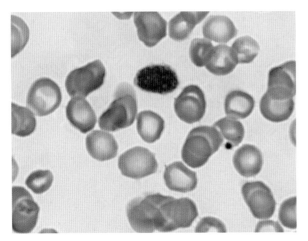

图 1-107　大血小板

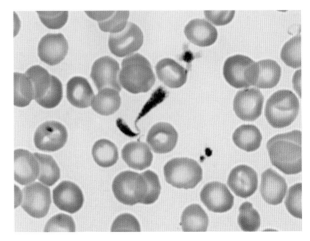

图 1-108　条带血小板、异形血小板

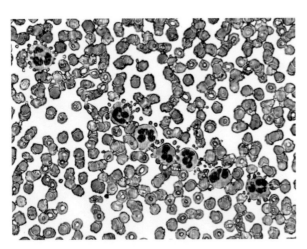

图 1-109　血小板卫星现象

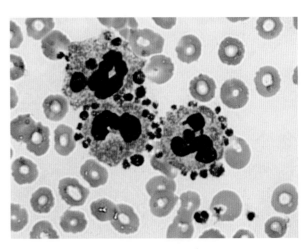

图 1-110　血小板卫星现象

簇分布;胞质丰富,浅蓝色至蓝色,可有少量空泡,离核较远处常有一淡染区,酷似鱼肚白,可有少量散在分布的细小嗜天青颗粒,细胞边缘可呈毛刺状;胞核圆形或椭圆形,常偏于一端,核染色质呈粗网状结构,可见 1~3 个深蓝色核仁。

4. 破骨细胞　胞体巨大,直径 60~100μm,边缘可不规则,常见伪足状突起;胞质丰富,浅蓝色至粉红色,含有较多粗大的深红色或紫红色颗粒;常为多核,核数目数个至数十个,大小较一致,呈圆形或椭圆形,核间无细丝相连,核染色质呈疏松网状,可见 1~2 个较清晰的蓝色小核仁。破骨细胞与成骨细胞是一对作用相反参与骨代谢的细胞。破骨细胞起溶骨作用。

5. 脂肪细胞　胞体直径 30~50μm,圆形或椭

圆形,胞膜易破裂;胞质充满多量脂肪小球,有时呈一个大脂肪泡;胞核较小,不规则,常被挤在一边,核染色质致密网状,无核仁。

6. 篮状细胞　又称涂抹细胞,常为推片时细胞碎裂而成。无胞质,仅有一个裸核或由裸核进一步退化破碎而成,直径 11~30μm,呈圆形、椭圆形、扫帚状、伞状等;核染色质可较致密,也可较疏松呈篮状或网状或模糊不清。

7. 吞噬细胞　不是一种独立系统的细胞,而是胞体内含有吞噬物质的一组细胞总称。具有吞噬功能的细胞包括:单核细胞、组织细胞、粒细胞、血管内皮细胞、纤维细胞等。狭义的吞噬细胞由组织细胞(来源于单核细胞)转化而来,胞体大小和形态极不一致,由吞噬物的类型及多少而定;胞

26

质多少不一，淡蓝色，常有空泡，并有数量不等的吞噬物，吞噬物包括：色素、颗粒、有核细胞、红细胞、血小板、碳核、细菌等；其胞核圆形、椭圆形或不规则形，常一个核，有时双核或多核，核常被挤至细胞的一侧，核染色质较疏松，核仁有或无。有时吞噬细胞成堆存在。吞噬有形态完整的血细胞者，称为噬血细胞，常见吞噬血小板、红细胞、幼红细胞、幼稚及成熟中性粒细胞、单核细胞或淋巴细胞。吞噬大量脂质者，胞质呈泡沫状，称为泡沫细胞。

8. 海蓝组织细胞 胞体巨大，圆形或不规则，胞质丰富，内含大小、数目不一的海蓝色大颗粒；胞核小，圆形或不规则，常偏位，核染色质较

粗糙，核仁 1~2 个或无。原发性海蓝组织细胞增生症罕见。继发性海蓝组织细胞增生见于 CML、ITP、MM、PV、某些增生性贫血和各种脂质代谢异常性疾病。

9. 尼曼 - 皮克细胞 胞体巨大，直径多为 20~90μm，圆形或不规则形，胞质丰富，含神经鞘磷脂，染色被甲醇溶解而呈大量大小相等的空泡状或泡沫状；胞核常为 1 个，圆形或不规则形，染色质呈较疏松网状，核仁 1~2 个。大量成堆出现时常见于尼曼 - 匹克病。

10. 戈谢细胞 由于 β- 葡萄糖苷酯酶活性显著不足，导致葡萄糖脑苷脂在单核 - 巨噬细胞内大量蓄积，形成戈谢细胞。

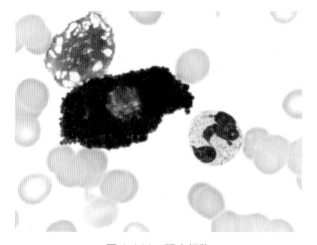

图 1-111 肥大细胞

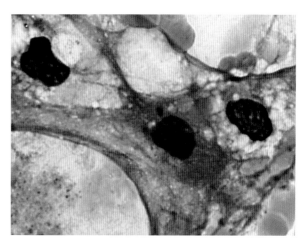

图 1-112 造血网状支架细胞

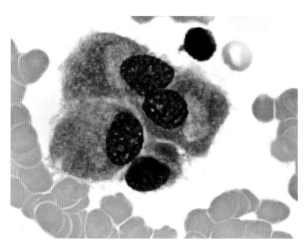

图 1-113 成骨细胞

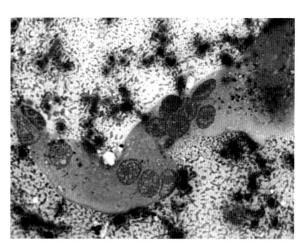

图 1-114 幼稚破骨细胞

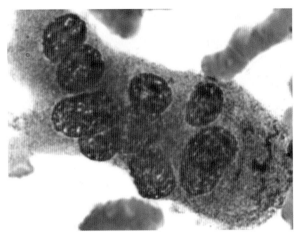

图 1-115　成熟破骨细胞

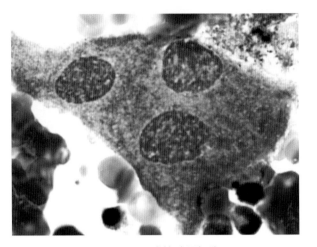

图 1-116　成熟破骨细胞

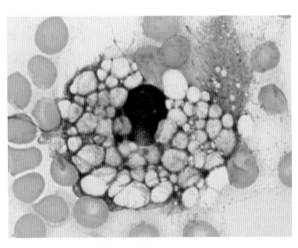

图 1-117　脂肪细胞

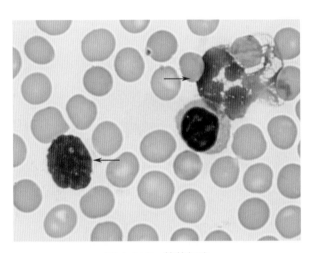

图 1-118　篮状细胞

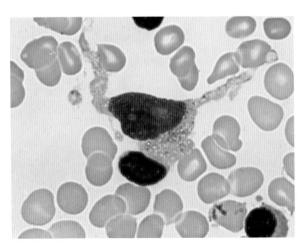

图 1-119　幼稚网状细胞

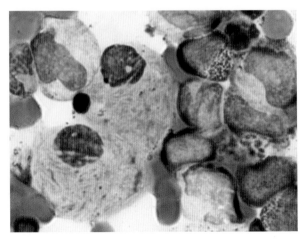

图 1-120　戈谢细胞

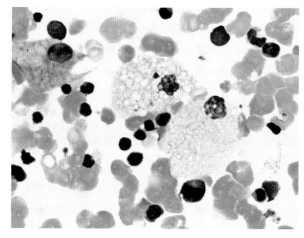

图 1-121　泡沫细胞

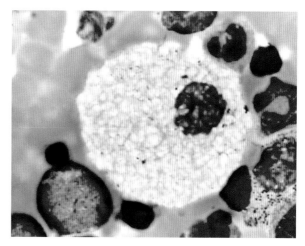

图 1-122　尼曼匹克细胞

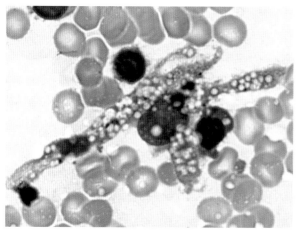

图 1-123　树突细胞

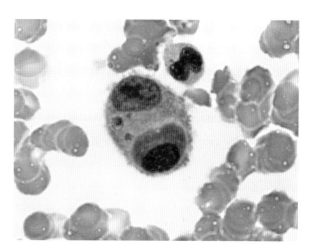

图 1-124　噬血细胞（吞噬浆细胞及血小板）

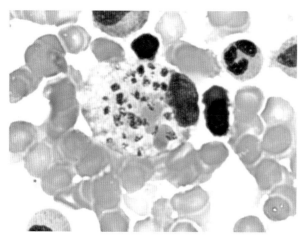

图 1-125　噬血细胞（吞噬血小板和成熟红细胞）

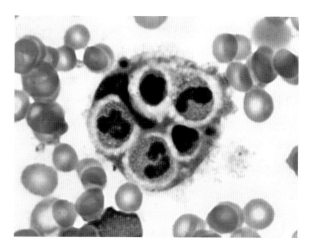

图 1-126　噬血细胞（吞噬中性粒细胞及淋巴细胞）

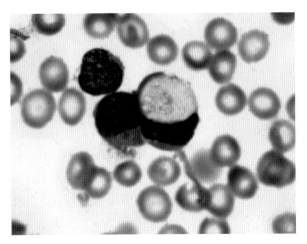

图 1-127　印戒状巨噬细胞

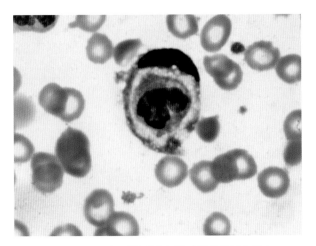

图 1-128　枭眼样噬血细胞(吞噬单核细胞)

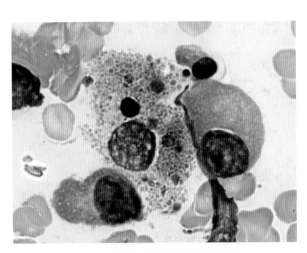

图 1-129　含铁血黄素细胞

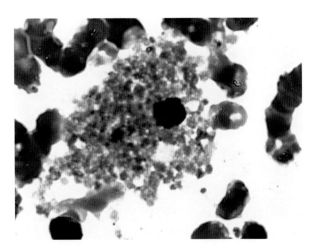

图 1-130　海蓝组织细胞

第二节　常用细胞化学染色

细胞化学(或组织化学)是在细胞形态学的基础上运用无机化学、有机化学或生物化学等技术,显示细胞或组织的化学组成,包括酶、蛋白质、糖类、脂类、无机盐(如铁)等化学成分的含量及分布状况,研究细胞组织来源及分化程度,为疾病的诊断、鉴别诊断及治疗提供重要的依据,是细胞形态学的重要组成部分。

一、铁染色

(一)原理

正常骨髓中存在一定量的储存铁,以含铁血黄素的形式储存于组织巨噬细胞中,可供有核红细胞利用合成血红蛋白。这种存在于红细胞以外的储存铁称为细胞外铁。部分中、晚幼红细胞及少数成熟红细胞也含有铁颗粒,分别称为铁粒幼红细胞及铁粒红细胞,它们属于细胞内铁。酸性亚铁氢化钾能与细胞内、外铁发生普鲁士蓝反应,形成蓝色的亚铁氢化铁沉淀,定位于细胞质中。

(二)试剂

配方 1:取浓盐酸 0.25ml 于试管中,缓慢滴加 200g/L 亚铁氰化钾溶液 1.25ml,边滴边摇。反应过程由开始生成的白色沉淀至沉淀消失。

配方2:4%盐酸、40g/L亚铁氰化钾等体积混合。

(三) 染色步骤

1. 干燥涂片,滴加工作液布满血膜染色30分钟,流水充分冲洗5分钟,待干或滤纸吸干。

2. 10g/L藏红花红溶液或10g/L中性红溶液复染1分钟,流水冲洗,干后镜检。

(四) 结果判断

阳性反应呈蓝黑色颗粒状或块状,定位于细胞质中。

1. 细胞外铁判断标准　低倍镜下于片尾骨髓小粒观察细胞外铁,必要时需油镜下证实。其阳性程度分为5级:

0:全片无细胞外铁的蓝色阳性反应及颗粒。

+:见少量铁颗粒或偶见少许铁小珠。

++:见较多铁颗粒和铁小珠。

+++:见很多铁颗粒、铁小珠和少量铁小块。

++++:见大量铁颗粒、铁小珠和很多密集成堆的铁小块。

2. 细胞内铁判断标准　油镜计数100个中幼红及晚幼红细胞内铁阳性程度。阳性程度分为5级:

0:细胞质内无铁颗粒。

+:细胞质内含1个铁颗粒。

++:细胞质内含2~5个铁颗粒。

+++:细胞质内含6~9个铁颗粒。

++++:细胞质内含10个以上铁颗粒。

环形铁粒幼红细胞:含5颗及以上铁颗粒,环绕细胞核并≥1/3核周长的红系前体细胞。

(五) 注意事项

1. 所用玻片及器具应洁净、无铁污染。

2. 亚铁氰化钾暴露于空气或见光易变质,应密闭、储存于棕色瓶中。

3. 所用盐酸纯度要高,不能含铁质。

4. 应选择骨髓小粒较多的骨髓涂片做铁染色,同一涂片上既观察细胞外铁也观察细胞内铁。

5. 已做过瑞氏染色(着色好、无沉渣)的涂片,也可做铁染色,且不需复染。

6. 复染前,涂片应充分冲洗,否则会产生较多针状结晶体及蓝色的反应沉渣,影响结果的判断。

(六) 正常分布

1. 骨髓细胞外铁:+~++。

2. 骨髓细胞内铁:中晚幼红细胞阳性率19%~44%,颗粒10粒以下,无环形铁粒幼红细胞。

(七) 临床意义

1. 缺铁性贫血时,骨髓细胞外铁明显减少,甚至消失;铁粒幼红细胞的百分率减低,常小于16%,严重时小于10%,铁粒5粒以下。

2. 铁粒幼细胞性贫血时,铁粒幼红细胞高于40%,可达70%以上,铁颗粒数目增多,颗粒粗大,可见环形铁粒幼红细胞,细胞外铁多为"++",可达"+++~++++"。

3. MDS-RS时,铁粒幼红细胞百分率增高,铁粒数目增多,环形铁粒幼红细胞大于15%。

4. 溶血性贫血、再生障碍性贫血及多次输血的患者细胞外铁可明显增多。

5. 痰涂片或胃液离心涂片做铁染色,用以鉴别含铁血黄素细胞,对于诊断慢性肺淤血(心衰细胞)、幼儿特发性肺含铁血黄素沉着症具有重要意义。

6. 用于证实某些肿瘤内的陈旧性出血,通常认为出血24小时后,即可有含铁血黄素细胞出现。

二、糖原染色

(一) 原理

高碘酸能使细胞内多糖的乙二醇基(-CHOH-CHOH)氧化,形成二醛基(-CHO-CHO)。醛基与希夫试剂(Schiff's reagent)中的无色品红结合生成紫红色化合物,定位于细胞质中。反应的强弱程度与细胞内参与反应的乙二醇基的量成正比。

(二) 试剂

1. 固定剂　1:9甲醛乙醇液,即40%甲醛溶液(福尔马林)10ml加无水乙醇90ml混合。

2. 希夫试剂　碱性品红(中国品红)1g溶于200ml沸水中;当冷却至55℃~50℃时,加

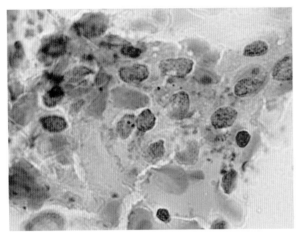

图 1-131　细胞外铁(+)

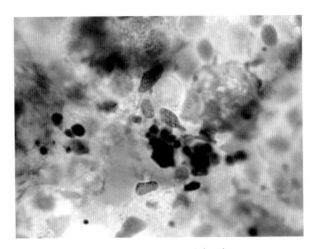

图 1-132　细胞外铁(++)

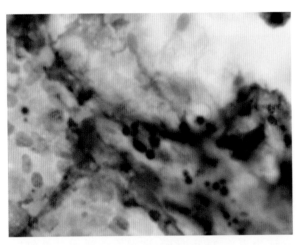

图 1-133　细胞外铁(+++)

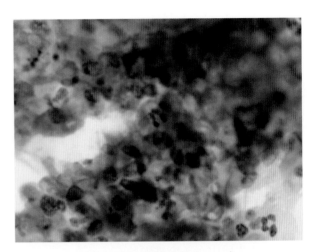

图 1-134　细胞外铁(++++)

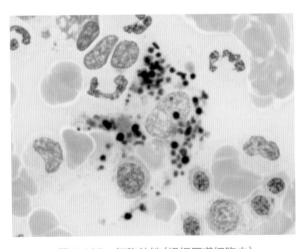

图 1-135　细胞外铁(组织巨噬细胞内)

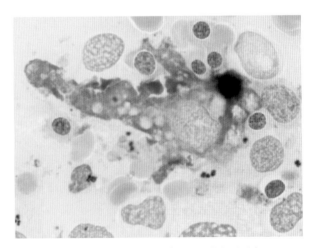

图 1-136　细胞外铁(组织巨噬细胞内)

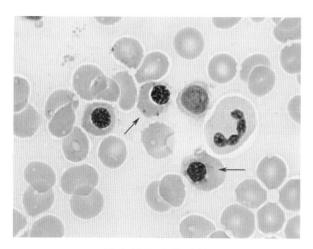

图 1-137 细胞内铁

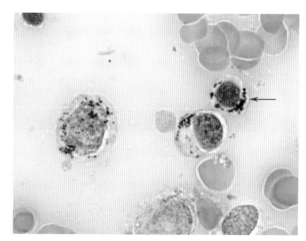

图 1-138 环形铁粒幼红细胞

图 1-139 再生障碍性贫血骨髓片,细胞外铁增加

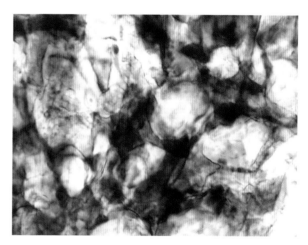

图 1-140 再生障碍性贫血骨髓片,细胞外铁增加

20ml 1N 盐酸;冷却至 30℃~25℃时,加入亚硫酸钠 2g,塞紧瓶口过夜。次日,溶液应为无色透明;否则,应加入 300mg 活性炭振摇均匀,过滤后,塞紧瓶口,保存于冰箱中。溶液变红则失效。

(三) 染色步骤

1. 干燥涂片,滴加固定剂布满血膜固定 15~30 秒,流水冲洗,待干或滤纸吸干。

2. 滴加高碘酸溶液 1.0ml 作用 10~15 分钟,流水冲洗,待干或滤纸吸干。

3. 滴加希夫试剂 1.0ml 作用 30 分钟,流水冲洗 5 分钟。

4. 20g/L 甲基绿溶液复染 15 分钟或 0.1% 孔雀绿溶液复染 2 秒,流水冲洗,干后镜检。

(四) 结果判断

阳性反应呈红色至紫红色颗粒状或块状,定位于细胞质中。有核红细胞阳性程度可分为 5 级:

0：胞质中无弥漫型红色物质或红色颗粒;

+：胞质呈浅红色或有少量细小红色颗粒;

++：胞质内见 1~10 粒中等大小的红色颗粒;

+++：胞质内见 11~20 粒较粗大的红色颗粒;

++++：胞质内见 20 粒以上红色颗粒,粗大而致密,着色较深,可溶合成块状。

(五) 注意事项

1. 固定剂以 95% 乙醇为首选,用 10% 甲醛甲醇溶液或 10% 甲醛乙醇溶液,效果也很好。

2. 保存良好的(已固定或未固定的)陈旧涂片、已做过瑞氏染色的涂片,均可进行 PAS 染色。但做过瑞氏染色的涂片做 PAS 前,最好先用乙醇脱色。

3. 过碘酸粉末易受潮,保存时应注意防潮或保存于干燥器中。

4. 希夫试剂应密封(塞紧瓶口)、避光保存,或小瓶分装存放。使用时不要暴露于空气中过久,否则溶液中的 SO_2 外逸,导致溶液变红而失效。

5. 变红了的希夫试剂可通入 SO_2 气体,至红色消失后再用。但应注意,溶液中过量的 SO_2 越少,反应越灵敏。

6. 某些酮类(如丙酮)、碱类、不饱和化合物或某些能与 SO_2 作用的物质,均不宜与希夫试剂接触;否则,易发生化学反应,使溶液变为桃红色而失效。

7. 染色时,Schiff 反应最好在室温下进行。因为 37℃下孵育或水浴时,容易损失 SO_2 而使希夫试剂失效变红。

8. PAS 染色后的涂片应及时镜检观察结果,放置 1 周后,阳性反应开始逐渐褪色。

9. 配制希夫试剂时碱性品红可用副品红替代,亚硫酸钠可用亚硫酸氢钠、硫代硫酸钠、偏重亚硫酸钠替代。

(六) 正常分布

1. 粒细胞系统:原粒细胞多为阴性反应,早幼粒细胞至分叶核粒细胞阳性反应逐渐增强,呈细颗粒状。

2. 单核细胞呈弱阳性反应,巨噬细胞呈较强的阳性反应。

3. 淋巴细胞多呈阴性反应,少数呈弱阳性反应。

4. 幼红细胞呈阴性反应。

5. 巨核细胞及血小板呈阳性反应。

(七) 临床意义

1. 急性淋巴细胞白血病(ALL)的原始细胞常为阳性,阳性物质呈粗大颗粒状或块状。

2. 急性髓细胞白血病(AML)的原始粒细胞多为阴性反应,较分化的原始粒细胞及早幼粒细胞可呈弱阳性,阳性物质为红色细颗粒状,均匀分布。急性早幼粒细胞白血病(APL)的白血病细胞呈中等强度阳性。

3. 急性原始单核细胞白血病(AMBL)和急性单核细胞白血病(AMOL)的原始单核细胞可呈阳性反应,以细颗粒状阳性为主,弥散分布;部分细胞可见少量粗颗粒。

4. 急性巨核细胞白血病(AMKL)的原始巨核细胞,以及骨髓增生异常综合征(MDS)的小巨核细胞可呈较强的阳性反应。

5. 某些 AML 及 MDS 的幼红细胞可呈较强阳性反应;巨幼细胞性贫血及再生障碍性贫血幼红细胞为阴性反应。

6. 戈谢细胞、海蓝组织细胞为较强的阳性反应,尼曼 - 匹克细胞为阴性至弱阳性反应。

三、苏丹黑 B 染色

(一) 原理

苏丹黑 B 是一种脂溶性染料,能将细胞内的脂类显示出来,呈棕黑色颗粒状定位于细胞质中。

(二) 试剂

1. 固定剂 1:9 甲醛乙醇液,即 40% 甲醛溶液 10ml 加无水乙醇 90ml 混合即得。

2. 苏丹黑 B 溶液(5g/L) 0.5g 苏丹黑 B 粉剂溶于 100ml 70% 乙醇中,可用 1 个月。

(三) 染色步骤

1. 涂片用 1:9 甲醛乙醇液固定 5 秒,流水冲洗,待干。

2. 入苏丹黑 B 溶液 37℃ 孵育 1 小时,流水冲洗,待干或滤纸吸干。

3. 瑞氏染色液复染,流水冲洗,干后镜检。

(四) 结果判断

阳性反应呈棕黑色颗粒状定位于细胞质中。

(五) 注意事项

1. 涂片可不固定,直接入苏丹黑 B 溶液孵育。

2. 苏丹黑 B 溶液的温度升至 37℃ 后开始计时。

3. 通常苏丹黑 B 溶液使用 1 个月后,染色效果会有所减弱;此时加入 1g 聚乙烯吡咯啉酮 K30(吡咯烷酮)于 100ml 苏丹黑 B 溶液中,可延长使

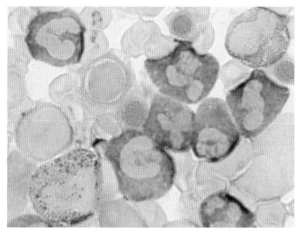

图 1-141　正常骨髓涂片 PAS 染色：各阶段中性粒细胞呈细颗粒阳性；嗜酸性粒细胞颗粒不着色，颗粒间胞质呈红色；幼红细胞阴性

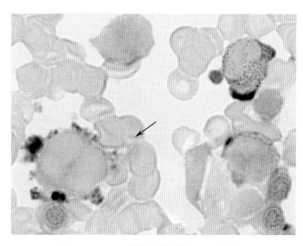

图 1-142　正常骨髓涂片 PAS 染色：巨核细胞呈粗颗粒阳性

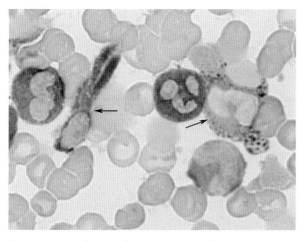

图 1-143　正常骨髓涂片 PAS 染色：中性粒细胞呈细颗粒阳性；单核细胞以细颗粒阳性为主，可见少量粗颗粒（↑）；内皮细胞呈细颗粒阳性（↑）

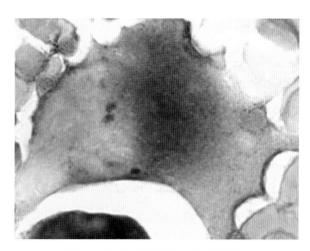

图 1-144　正常骨髓涂片 PAS 染色：巨核细胞阳性

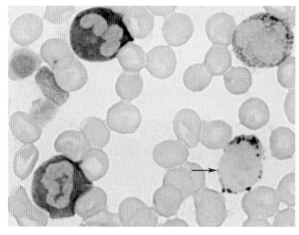

图 1-145　正常骨髓涂片 PAS 染色：中性粒细胞呈细颗粒阳性；淋巴细胞呈粗颗粒阳性（↑）

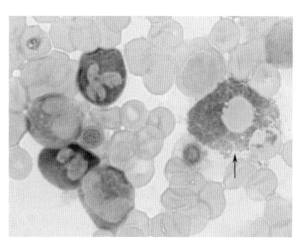

图 1-146　正常骨髓涂片 PAS 染色：肥大细胞的颗粒呈阳性反应

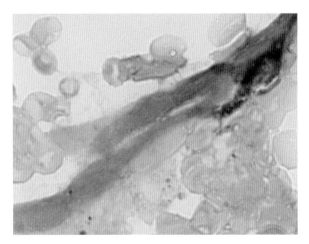

图 1-147　正常骨髓涂片 PAS 染色:
毛细血管内皮细胞呈细颗粒阳性

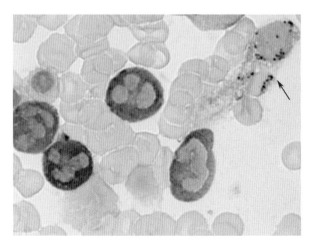

图 1-148　正常骨髓涂片 PAS 染色:
网状细胞呈粗颗粒阳性

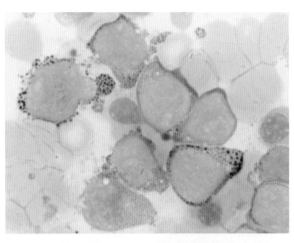

图 1-149　ALL 骨髓涂片 PAS 染色:
原始淋巴细胞呈粗颗粒阳性

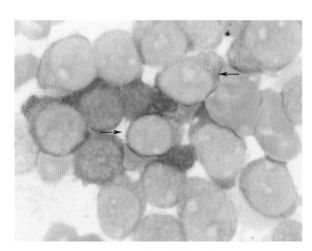

图 1-150　AML 未成熟型骨髓涂片 PAS 染色:
原始粒细胞呈细颗粒阳性

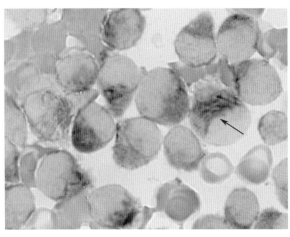

图 1-151　APL 骨髓涂片 PAS 染色:早幼粒细胞呈细颗
粒阳性,柴捆状 Auer 小体阳性

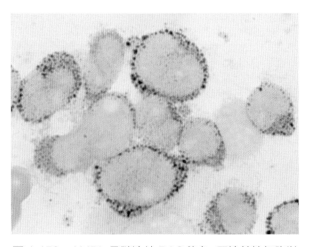

图 1-152　AMBL 骨髓涂片 PAS 染色:原始单核细胞以
细颗粒状阳性为主,部分细胞边缘可见少量粗颗粒

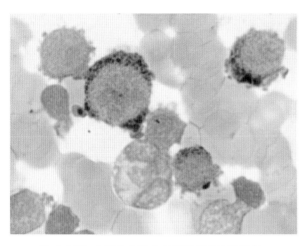

图 1-153　MDS-EB-1 骨髓涂片 PAS 染色:幼红细胞呈粗颗粒及块状阳性

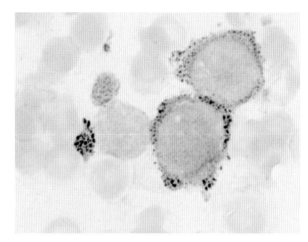

图 1-154　AMKL 骨髓涂片 PAS 染色:原始巨核细胞外围胞质及伪足突起呈粗颗粒阳性,内层胞质呈细颗粒阳性

用时间。

(六) 正常分布

1. 粒细胞系:粒细胞系统除早期原始粒细胞外,下阶段细胞均为阳性反应。

2. 单核细胞系:部分细胞为弱阳性反应,颗粒细小,散在分布;部分细胞可呈阴性反应。

3. 组织细胞及巨噬细胞可呈不同程度的阳性反应。

4. 淋巴细胞、浆细胞、红细胞、巨核细胞均为阴性反应。

(七) 临床意义

1. 急性粒细胞白血病较分化的原始粒细胞为阳性,Auer 小体为阳性。

2. 急性单核细胞白血病细胞为阴性或弱阳性。

3. 急性淋巴细胞白血病细胞为阴性。

四、髓过氧化物酶染色

【氧化亚甲蓝 - 碘化钾法】

(一) 原理

细胞中的过氧化物酶作用于染料(氧化亚甲蓝)中的过氧化键产生新生态氧,后者与 KI 作用产生碘,碘与显色剂亚甲蓝中的有效成分结合形成有色颗粒定位于胞质中。

(二) 试剂

1. 固定剂:1∶9 甲醛乙醇液,即 40% 甲醛溶液 10ml 加无水乙醇 90ml 混合即得。

2. 磷酸盐缓冲溶液:0.067mol/L pH 5.8。

3. KI 溶液:500mg 碘化钾溶于 50ml 蒸馏水中。

4. 氧化亚甲蓝溶液:500mg 亚甲蓝(methylene blue)溶于 100ml 50% 甲醇中,待完全溶解后,加 30% H_2O_2 50μl。

5. 工作液(临用时现配):取磷酸盐缓冲溶液 1ml,加 KI 溶液 150μl、氧化亚甲蓝溶液 300μl(边滴边摇),2 小时内使用。

(三) 染色步骤

1. 干燥的骨髓涂片或外周血涂片,滴加固定剂布满血膜固定 30~60 秒,流水冲洗,晾干或滤纸吸干。

2. 滴加工作液于涂片上,染色 40~60 秒后倾去(不用水冲洗),滤纸吸干,镜检。

(四) 结果判断

本法 MPO 阳性产物呈棕色至棕黑色颗粒状定位于细胞质中。

(五) 注意事项

1. 配制氧化亚甲蓝时,能一步到位达到最佳氧化成熟程度,以后每次配制 MPO 染色工作液时不必加 H_2O_2。

2. 固定剂也可用 1:9 甲醛甲醇液或 4:3 甲醇乙醇液。

3. 本法在显示 MPO 的同时,细胞核能被染成浅蓝色或紫红色,可不需另外复染细胞核。

4. 若出现因细胞太多,MPO 反应较弱或着色不理想,可用工作液对涂片进行再次染色,以增强染色效果。KI 的量对 MPO 的反应强度也有一定的调节作用。

5. 碘化钾法 MPO 染色阳性颗粒易溶于水,应避免用水冲洗。

【Washburn 联苯胺法】

(一) 原理

当细胞中存在具有活性的髓过氧化物酶时,能分解底物 H_2O_2 释放新生态氧,将联苯胺氧化成联苯胺蓝,后者与亚硝基铁氢化钠形成稳定的蓝色颗粒定位于细胞质中。

(二) 试剂

1. 联苯胺溶液 0.3g 联苯胺溶于 99ml 88%~95% 的乙醇溶液中,加 360g/L 亚硝基铁氰化钠饱和溶液 1ml,储存于棕色瓶中,可保存 8 个月。

2. 稀过氧化氢溶液(新鲜配制) 50ml 蒸馏水中加 30% H_2O_2 50μl。

3. 瑞氏 - 吉姆萨染色液 瑞氏粉 1g、姬姆萨粉 0.5g、甘油 10ml 溶于 500ml 甲醇中。

(三) 染色步骤

1. 干燥涂片,滴加联苯胺溶液 1ml 布满血膜作用 1 分钟,保留。

2. 加等量稀过氧化氢溶液,混匀,染色 4~5 分钟,流水充分冲洗。

3. 瑞氏 - 吉姆萨染色液复染 5~10 分钟,流水冲洗,待干后镜检。

(四) 结果判断

阳性反应呈棕黑色至蓝黑色颗粒状,定位于细胞质中。

(五) 注意事项

1. 稀过氧化氢溶液易失效,最好临用时现配,一次配制的稀 H_2O_2 最多能用 1~2 周。若发现成熟粒细胞 MPO 反应较弱或呈阴性、或染色时

血膜上不产生气泡,则表明稀 H_2O_2 可能失效,需重新配制。

2. 稀 H_2O_2 的最适浓度为 0.05mol/L,浓度过高,会抑制 MPO 的活性。若涂片中成熟红细胞呈棕色或蓝绿色颗粒状阳性反应,而成熟中性粒细胞阳性较弱或无阳性颗粒,则表明 H_2O_2 过浓。

3. 阳性细胞较多的增生极度活跃的骨髓涂片,部分细胞的 MPO 阳性颗粒可呈棕黄色。

4. Washburn 联苯胺法不必预先固定血膜;预先固定了的血膜应尽快做 MPO 染色,超过 48 小时酶的活性会显著降低或消失。

5. 联苯胺有潜在的致癌作用,使用时应注意安全及环保。也可用二氨基联苯胺(DAB)、四甲基联苯胺(TMB)等低毒的试剂替代联苯胺。

6. 复染也可用瑞氏染液、姬姆萨染液或中性红溶液等。

(六) 正常分布

1. 粒细胞系统 中性粒细胞除早期原始粒细胞外,下阶段细胞均为阳性反应;嗜酸性粒细胞反应最快,着色最强;嗜碱性粒细胞为阴性反应。

2. 单核细胞系统 部分细胞为弱阳性反应,颗粒细小,散在分布;部分细胞可呈阴性反应。

3. 组织细胞及巨噬细胞 可呈不同程度的阳性反应。

4. 淋巴细胞、浆细胞、红细胞、巨核细胞 均为阴性反应。

(七) 临床意义

1. 用于急性白血病的类型鉴别:

(1) 急性粒细胞白血病较分化的原始粒细胞为阳性,Auer 小体为阳性。

(2) 急性单核细胞白血病细胞为阴性或弱阳性。

(3) 急性淋巴细胞白血病细胞为阴性。

2. 用于 Chediak-Higashi 综合征等疾病的诊断及鉴别诊断。

五、中性粒细胞碱性磷酸酶染色

(一) 原理

在 pH 9.2~9.8 的碱性溶液中,细胞中的碱性磷酸酶能将底物磷酸萘酚钠水解,生成 a- 萘酚和

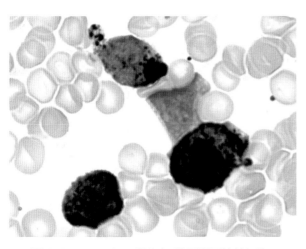

图 1-155　MPO 正常分布:除早期原始粒细胞,
各阶段粒细胞均为阳性

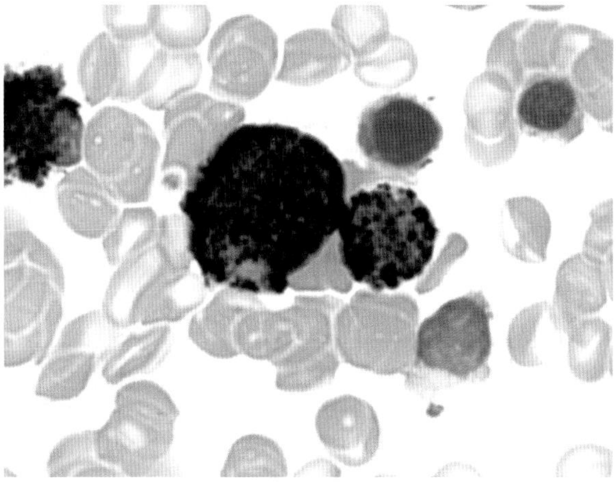

图 1-156　MPO 正常分布:各阶段粒细胞均为阳性;
幼红细胞、淋巴细胞阴性

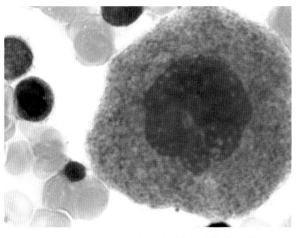

图 1-157　MPO 正常分布:粒细胞均为阳性;
巨核细胞阴性

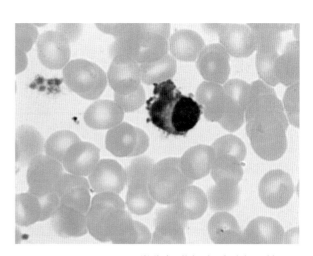

图 1-158　MPO 正常分布:浆细胞、血小板阴性

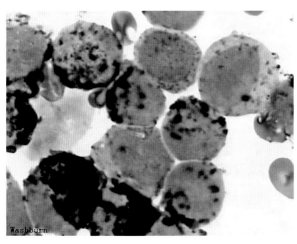

图 1-159　AML 未成熟型骨髓涂片 Washburn 联苯胺
法 MPO 染色:原始粒细胞阳性

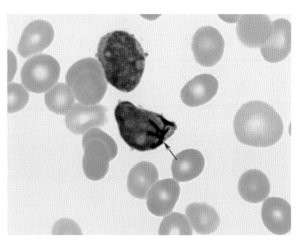

图 1-160　AML 未成熟型外周血涂片 Washburn 联苯
胺法 MPO 染色:Auer 小体阳性

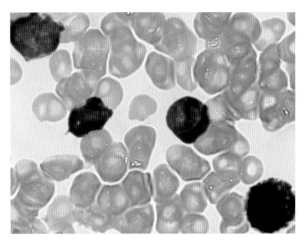

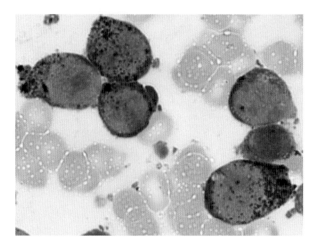

图 1-161　ALL 外周血涂片 Washburn 联苯胺法 MPO 染色:原始淋巴细胞阴性

图 1-162　AML 骨髓涂片氧化亚甲蓝法 MPO 染色:原始粒细胞阳性

磷酸钠,再以稳定的重氮盐与萘酚偶联生成不溶性有色偶氮染料沉淀,定位于细胞质中。

(二) 试剂

1. 固定剂　1:9 甲醛乙醇液,即 40% 甲醛溶液 10ml 加无水乙醇 90ml 混合即得。

2. a-磷酸萘酚钠溶液　100mg a-磷酸萘酚钠溶于 100ml 的 Tris 缓冲溶液(0.2mol/L,pH 9.2)中,混匀后 4℃保存。

3. Tris 缓冲溶液(0.2mol/L,pH 值 9.2)　Tris 粉(三羟甲基氨基甲烷)2.43g 溶于 100ml 蒸馏水中,加浓盐酸 0.2ml(0.167ml)。

4. 工作液配制(临用时现配)　取 a-磷酸萘酚钠溶液 1.5ml 于试管内 37℃水温箱中预热 5 分钟,加坚固蓝 BB 盐 1.5mg,混匀即可。

5. 中性红溶液　1g 中性红粉剂溶于 100ml 的蒸馏水中。

(三) 染色步骤

1. 干燥涂片(观察片及阳性对照片),滴加固定剂布满血膜固定 5 秒,流水冲洗,待干或滤纸吸干。

2. 滴加作用液室温下(或 37℃)染色 15~20 分钟,流水冲洗,待干。

3. 中性红溶液复染 3 分钟,流水冲洗,干后镜检。

(四) 结果判断

阳性反应呈蓝黑色颗粒状,定位于细胞质中。阳性程度分级:按碱性磷酸酶活性的强弱,分为 5 级(0~ Ⅳ 或 0~++++)。

0 级　胞质呈原色,无颗粒。

Ⅰ 级　+胞质呈浅灰色,阳性颗粒占胞质的 25%~50%。

Ⅱ 级　++阳性颗粒约占胞质面积的 50%~75%。

Ⅲ 级　+++阳性颗粒占胞质面积的 75%~100%。

Ⅳ 级　++++胞质充满蓝黑色致密的阳性颗粒,占胞质面积的 100%,甚至遮盖细胞核。

每例的血片,均计数 100 个中性粒细胞(杆状核及分叶核粒细胞),计算 NAP 阳性细胞的百分比(阳性率),并按酶活性的强弱不同确定阳性指数,计算积分。

(五) 注意事项

1. 重氮盐以坚固蓝 BB 盐为最佳,其次为坚固蓝 B 盐及坚固蓝 RR 盐。

2. 也可用新鲜配制的六偶氮副品红为重氮盐,配方为:10ml a-磷酸萘酚钠溶液中加六偶氮副品红 50µl,其 NAP 阳性反应呈红色颗粒状。六偶氮副品红:4% 副品红(2N 盐酸)溶液与 4% 亚硝酸钠溶液 1:1 混合,静置 1 分钟。

3. 重氮盐应适量,过量会导致染色失败,出现假阴性;量不足,则阳性反应较弱。

4. 工作液配好后应立即使用(5 分钟以内)。

5. 需用感染发热患者或正常人外周血涂片或骨髓片作为阳性对照。

(六) 正常分布

阳性反应主要见于成熟中性粒细胞(杆状核及分叶核粒细胞)中,反应结果以阳性率和积分值报告。正常参考值:成人 NAP 阳性率 28.7%（20%~40%），积分 32.1（20~80）。

（七）临床意义

1. 类白血病反应与慢性髓细胞性白血病的鉴别诊断:前者显著增高,阳性率常达 90% 以上,积分常高于 200 分;后者显著减低,积分可为 0。慢性髓细胞性白血病的加速期及急变期 NAP 增高。

2. 细菌性化脓性感染时,积分显著增高;病毒性感染时多为正常或稍低。

3. 淋巴细胞白血病时常增高;单核细胞白血病时正常或增高;慢性中性粒细胞白血病时增高,其他各型粒细胞白血病时减低;白血病伴感染时增高。

4. 真性红细胞增多症、骨髓纤维化、再生障碍性贫血时增高,PNH 时常减低。

图 1-163、164NAP 染色:0 级（－）胞质呈原色,无颗粒（↑）;Ⅰ级（＋）胞质呈浅灰色,少量细小蓝黑色颗粒占胞质面积的 25%~50%（↑）;Ⅱ级（＋＋）蓝黑色阳性颗粒约占胞质面积的 50%~75%（↑）;Ⅲ级（＋＋＋）胞质充满蓝黑色颗粒占胞质面积的 75%~100%（↑）;Ⅳ级（＋＋＋＋）胞质充满深蓝黑色致密的阳性颗粒,甚至遮盖细胞核,占胞质面积的 100%（↑）

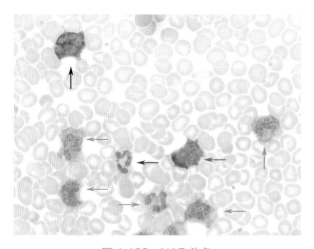

图 1-163　NAP 染色

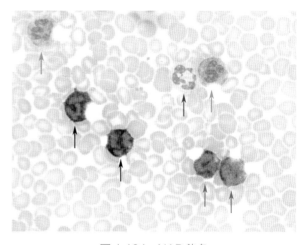

图 1-164　NAP 染色

六、酸性磷酸酶染色

【偶氮偶联法】

（一）原理

在 pH 5.0 的环境下,细胞内的酸性磷酸酶水解磷酸萘酚 AS-BI,释放出萘酚 AS-BI,再与重氮盐形成不溶性有色沉淀,定位于细胞质中。

（二）试剂

1. 固定剂甲醇丙酮缓冲溶液
枸橼酸 0.63g
蒸馏水 30ml
甲醇 10ml
丙酮 60ml
用浓氢氧化钠调 pH 值至 5.4,过滤,4℃保存,可用 1 个月。

2. 醋酸缓冲溶液（0.1mol/L,pH 5.0）。

3. 储备液 100mg 磷酸萘酚 AS-BI 溶于 10ml N,N- 二甲基甲酰胺。

4. 六偶氮副品红溶液
甲液:副品红 4g
　　　 2mol/L 盐酸 100ml
乙液:40g/L 亚硝酸钠溶液。
取甲、乙两液各 2.4ml,混匀,静置 1 分钟。

5. 工作液（临用时现配）
醋酸缓冲溶液 15ml
蒸馏水 36ml
储备液 3ml

六偶氮副品红 4.8ml

可用 1mol/L 氢氧化钠调 pH 值至 5.0。

6. 甲基绿溶液 1g 甲基绿粉剂溶于 100ml 蒸馏水中。

（三）染色步骤

1. 新鲜干燥涂片,滴加固定剂固定 30 秒,流水冲洗,待干。

2. 入工作液 37℃孵育 60 分钟,流水冲洗。

3. 甲基绿溶液复染 5~10 分钟或苏木素染液复染 1~5 分钟,流水冲洗,干后镜检。

（四）结果判断

阳性反应呈红色或棕红色定位于细胞质中。

（五）注意事项

1. 未染色涂片放置 24 小时后酶活性会逐渐降低。

2. 偶氮偶联法不如硫化铅法反应强,但着色鲜明、染色时间短。

3. 可用固酱紫 GBC 盐为重氮盐代替六偶氮副品红,其工作液配方为:取储备液 0.1ml、缓冲液 10ml、固酱紫 GBC 5mg 混匀,过滤。

（六）正常分布

1. 巨噬细胞、部分网状细胞呈较强阳性反应。

2. 单核细胞、T 淋巴细胞、浆细胞呈中等强度阳性。

3. 粒细胞、巨核细胞、血小板为阴性或弱阳性。

4. 红细胞系统、B 淋巴细胞呈阴性反应。

5. 大多数组织的细胞含有酸性磷酸酶,前列腺细胞中此酶活性最强。

（七）临床意义

1. 单核细胞性白血病、真性组织细胞性淋巴瘤(组织细胞肉瘤)、毛细胞白血病、浆细胞白血病、浆细胞瘤、多发性骨髓瘤细胞均呈较强阳性反应。T 细胞白血病及淋巴瘤可呈点状阳性。

2. 戈谢细胞为强阳性;尼曼 - 匹克细胞为阴性。

3. 某些白血病,成熟中性粒细胞酸性磷酸酶活性增强,可呈弱阳性至中等强度阳性。

4. 用于某些肿瘤细胞的鉴别诊断。

【Gomori 硫化铅法】

（一）原理

在酸性条件下(pH4.7)酸性磷酸酶能将底物(甘油磷酸钠)水解,产生 PO_4^{3-},与 Pb^{2+} 作用生成磷酸铅沉淀,定位于细胞质中酶活性存在处,再与硫化铵作用,生成棕黑色的硫化铅沉淀。

（二）试剂

1. 固定剂:40% 甲醛溶液。

2. 工作液配制:

蒸馏水 37ml

0.2mol/L,pH 4.7 醋酸缓冲溶液 6ml

0.15mol/L(5%)硝酸铅 1ml

0.1mol/L(3.2%)β- 甘油磷酸钠 2ml

3. 稀硫化铵溶液(临用时现配):取硫化铵水剂 0.75ml 加蒸馏水至 50ml。

4. 甲基绿溶液:甲基绿 1g 溶于 50ml 蒸馏水中。

（三）染色步骤

1. 新鲜干燥涂片 40% 甲醛溶液蒸气固定 5~10 分钟,流水冲洗 5 分钟,待干。

2. 入工作液 37℃孵育 2~3 小时,流水冲洗数次。

3. 稀硫化铵溶液浸泡 2~3 分钟,流水冲洗。

4. 甲基绿溶液复染 10 分钟,流水冲洗,干后镜检。

（四）结果判断

阳性反应呈棕黄色至棕黑色定位于细胞质中。

（五）注意事项

1. 以 40% 甲醛溶液蒸气固定为最佳。

2. 涂片应薄而干燥,否则固定后易脱落。

3. 此法稳定性、重复性好,染色效果最为理想。

七、氯醋酸 AS-D 萘酚酯酶染色

（一）原理

氯醋酸 AS-D 萘酯能被酯酶水解生成 AS-D 萘酚,再与稳定的重氮盐偶联,生成不溶性的有色

沉淀定位于细胞质中。阳性反应通常仅出现于粒细胞中,故又称特异性酯酶染色。

(二) 试剂

1. 固定剂　缓冲甲醛丙酮溶液

1/15M Na₂HPO4 11.25ml

1/15M KH₂PO4 18.75ml

丙酮 45ml

40% 甲醛 25ml,混合

2. 磷酸盐缓冲液

1/15M Na₂HPO4 85ml

1/15M KH₂PO4 15ml,混合

3. 工作液配制

磷酸盐缓冲液 0.95ml

0.2% 氯醋酸 AS-D 萘酯 50μl

(N,N- 二甲基甲酰胺)

坚固蓝 BB 1mg,混匀

(三) 染色步骤

1. 干燥涂片,滴加固定剂布满血膜固定 5 秒,流水冲洗,待干或滤纸吸干。

2. 滴加工作液室温下染色 15~20 分钟,流水冲洗,待干。

3. 10g/L 藏红花红或 10g/L 中性红溶液复染 1 分钟,流水冲洗,干后镜检。

(四) 结果判断

阳性反应呈蓝黑色颗粒状,定位于细胞质中。

(五) 注意事项

1. 氯醋酸 AS-D 萘酯溶液应避光、保存于 4℃ 冰箱。

2. 氯醋酸 AS-D 萘酯溶液变黄及混浊则失效。

3. 重氮盐以坚固蓝 BB 最佳,也可用坚固蓝 B、坚固蓝 RR 盐。也可用六偶氮副品红(溶液配制见 ACP 染色偶氮偶联法),阳性颗粒为红色。

4. 可用 1:9 甲醛乙醇液[40% 甲醛溶液(福尔马林)10ml 加无水乙醇 90ml 混合]固定涂片。

(六) 正常分布

1. 粒细胞系统除早期的原始粒细胞外,均为阳性反应。

2. 其他各系细胞均呈阴性反应。

(七) 临床意义

主要用于白血病的鉴别诊断。

1. 急性粒细胞白血病时,白血病细胞可呈不同程度的阳性反应。Auer 小体可为阳性。

2. 急性粒 - 单核细胞白血病时,部分白血病细胞呈阳性反应(粒细胞成分)。

3. 肥大细胞白血病,白血病细胞呈中等强度至弱阳性。

4. 其他类型白血病细胞呈阴性反应。

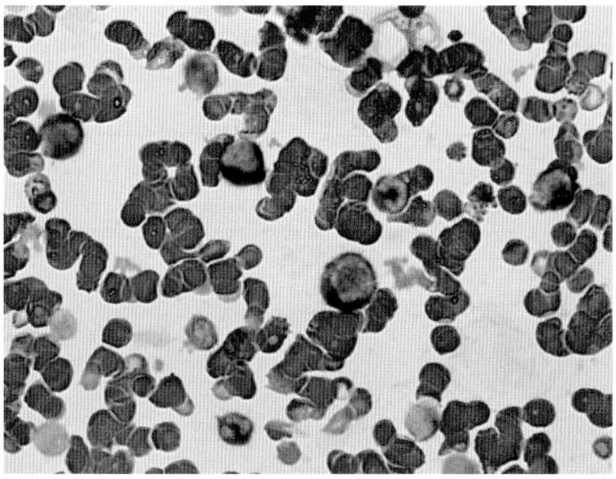

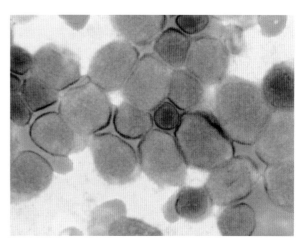

图 1-165　正常骨髓涂片 CE 染色(坚固蓝 BB 法):各阶段粒细胞阳性

图 1-166　AML 未成熟型骨髓涂片 CE 染色(坚固蓝 BB 法):少数原始粒细胞阳性

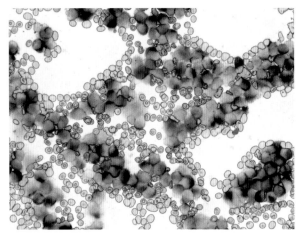

图 1-167　APL 骨髓涂片 CE 染色(坚固蓝 BB 法)：
白血病细胞阳性(++)

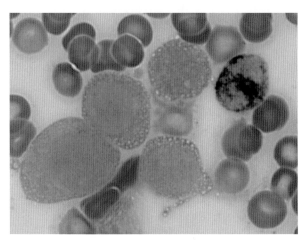

图 1-168　AMBL 骨髓涂片 CE 染色(坚固蓝 BB 法)：
中性粒细胞阳性,白血病细胞阴性

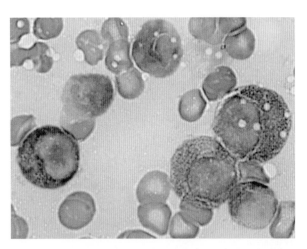

图 1-169　正常骨髓涂片 CE 染色(六偶氮副品红法)：
各阶段粒细胞阳性

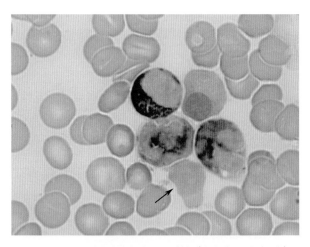

图 1-170　正常骨髓涂片 CE 染色(六偶氮副品红法)：
粒细胞阳性;淋巴细胞阴性(↑)

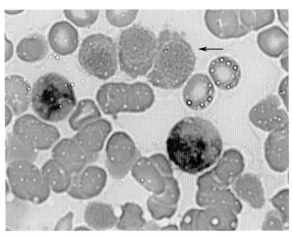

图 1-171　正常骨髓涂片 CE 染色(六偶氮副品红法)：
幼红细胞阴性

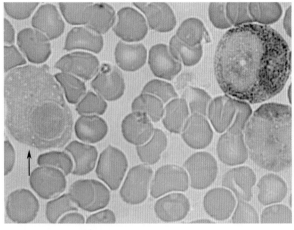

图 1-172　正常骨髓涂片 CE 染色(六偶氮副品红法)：
浆细胞阴性

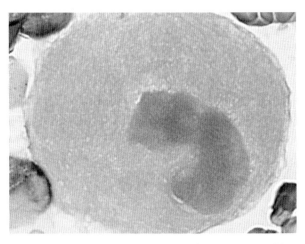

图 1-173　正常骨髓涂片 CE 染色(六偶氮副品红法):
巨核细胞阴性

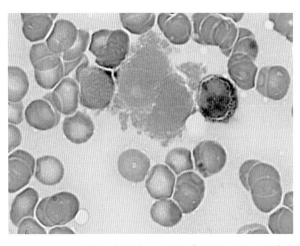

图 1-174　正常骨髓涂片 CE 染色(六偶氮副品红法):
幼稚巨核细胞阴性

八、酸性非特异性酯酶染色

(一) 原理

盐酸副品红与亚硝酸钠反应生成六偶氮副品红(重氮盐),底物 a-醋酸萘酯在酯酶的作用下分解为 a-萘酚,a-萘酚与六偶氮副品红结合生成棕红色沉淀,定位于细胞质中。

(二) 试剂

1. 固定剂缓冲甲醛丙酮溶液(见氯醋酸 AS-D 萘酚酯酶染色)。

2. 磷酸盐缓冲液 0.067mol/L Na$_2$HPO$_4$ 85ml、0.067mol/L KH$_2$PO$_4$ 15ml 混合。

3. 工作液配制于试管内加 40g/L 副品红(2N 盐酸)溶液 0.1ml、40g/L 亚硝酸钠溶液 0.1ml,混匀,静置 1 分钟,再加磷酸盐缓冲溶液 3.0ml,α-醋酸萘酯[乙二醇(单)甲醚]溶液 0.1ml,混匀,置 2 分钟备用。

(三) 染色步骤

1. 干燥涂片,滴加固定剂布满血膜固定 1 秒,流水冲洗,待干或滤纸吸干。

2. 滴加工作液布满血膜室温下(或 37℃)30 分钟,流水冲洗,待干或滤纸吸干。

3. 10g/L 甲基绿溶液复染 15~30 秒或 0.1% 孔雀绿溶液复染 2 秒,流水冲洗,待干后镜检。

(四) 结果判断

阳性反应呈棕色或棕红色,定位于细胞质中。

1. 点样型:主要见于成熟 T 淋巴细胞,阳性反应呈棕色或棕红色 1~4 个圆形、团块、边界清楚的大点状颗粒定位于细胞质中。

2. 弥散型:阳性反应呈棕红色尘粒状,弥散分布,可位于细胞质的某一局部,边界不清。

3. 单核细胞型:阳性反应为均匀棕红色弥漫性遍布整个细胞质。

(五) 注意事项

1. 工作液的 pH 值为 5.8,小鼠为 6.4,可用冰醋酸调 pH 值。

2. 涂片可不固定而直接加工作液做 ANAE 染色,阳性反应强于固定者;37℃时阳性反应强于室温。

3. 磷酸盐缓冲液的 pH 值约为 7.53,用其配制工作液时不必用冰醋酸调 pH 值。

4. Na$_2$HPO$_4$、KH$_2$PO$_4$ 的称量应准确,特别是有些试剂含有结晶水,计算时要注意。

5. 做 NaF 抑制试验时,NaF 的用量为每 ml 工作液中加 1.5mg。

(六) 正常分布

1. 单核细胞系:呈强阳性反应,其反应可被氟化钠抑制。

2. 粒细胞系统：各期粒细胞多呈阴性反应，有时少数粒细胞可呈弱阳性反应，其反应不被氟化钠抑制。

3. 巨核细胞及血小板为阳性。

4. 成熟 T 淋巴细胞呈点状阳性，B 淋巴细胞及浆细胞为阴性反应。

5. 单核细胞源性的组织细胞、巨噬细胞呈强阳性反应，戈谢细胞、海蓝组织细胞为阳性。

6. 有核红细胞常呈弱至中等强度的阳性，阳性反应能被氟化钠抑制。

（七）临床意义

1. 主要用于急性白血病的鉴别诊断

（1）急性单核细胞白血病的原始单核细胞至成熟单核细胞大多呈阳性反应，其反应能被 NaF 抑制。

（2）急性粒细胞白血病时，其白血病细胞为阴性（APL 除外）；有时少数粒细胞可呈弱阳性，其反应不被 NaF 抑制。

（3）急性早幼粒细胞白血病（APL）时，白血病细胞可呈中度至弱的阳性。

（4）急性粒 - 单核细胞白血病（AMML）时，部分细胞（单核细胞成分）为阳性反应。

（5）急性 T 淋巴细胞白血病时，白血病细胞可呈阳性；B 淋巴细胞白血病则为阴性。

（6）急性巨核细胞白血病时，可呈阳性。

（7）多发性骨髓瘤的瘤细胞常呈阳性反应。

2. 可用于恶性肿瘤的鉴别诊断

（1）癌细胞多为强阳性，肉瘤细胞多为阴性或弱阳性。

（2）特别是淋巴结转移癌为阳性，而淋巴瘤细胞为阴性。

（3）单核 - 巨噬细胞源性的真性组织细胞型淋巴瘤（组织细胞肉瘤）细胞为阳性。

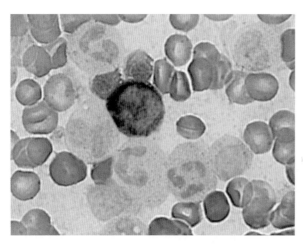

图 1-175　正常骨髓涂片 ANAE 染色：单核细胞阳性；中性粒细胞阴性

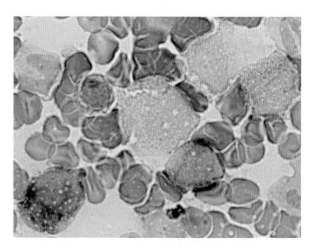

图 1-176　正常骨髓涂片 ANAE 染色：单核细胞阳性；部分粒细胞弱阳性

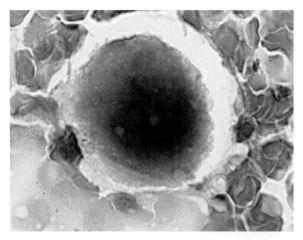

图 1-177　正常骨髓涂片 ANAE 染色：巨核细胞阳性

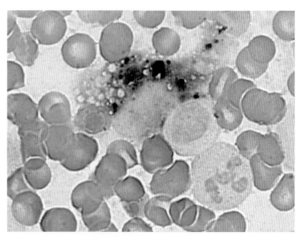

图 1-178　正常骨髓涂片 ANAE 染色：巨噬细胞阳性

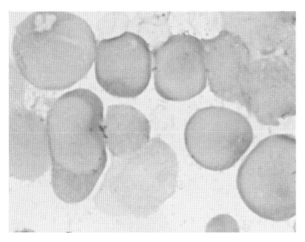

图 1-179　AML 伴成熟型,骨髓涂片 ANAE 染色:
原始粒细胞阴性

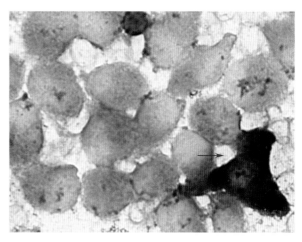

图 1-180　APL 骨髓涂片 ANAE 染色:
异常早幼粒细胞中等程度阳性,巨噬细胞强阳性

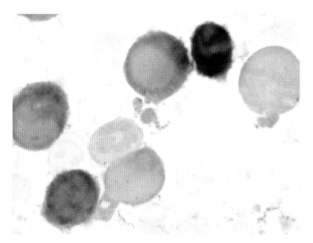

图 1-181　AMML 骨髓涂片 ANAE 染色:
单核细胞成分阳性,粒细胞成分阴性

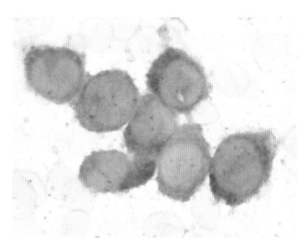

图 1-182　AMBL 骨髓涂片 ANAE 染色:
原始单核细胞呈阳性

九、ANAE-CE 酯酶双染色

(一) 原理、试剂

见 ANAE 及 CE。

(二) 染色步骤

1. 干燥涂片,滴加固定剂布满血膜固定 1 秒,流水冲洗,待干或滤纸吸干。

2. 滴加 ANAE 染色工作液布满血膜室温下(或 37℃)30 分钟,流水冲洗,待干或滤纸吸干。

3. 滴加 CE 染色工作液室温下染色 15~20 分钟,流水冲洗,待干,镜检。

(三) 结果判断

ANAE 阳性反应呈棕色或棕红色,定位于细胞质中。CE 阳性反应呈蓝黑色颗粒状,定位于细胞质中。酯酶双染阳性为同一细胞的胞质中见上述两种阳性反应。

(四) 临床意义

1. 急性单核细胞白血病的白血病细胞 ANAE 呈阳性反应;CE 呈阴性反应。

2. 急性粒细胞白血病的白血病细胞 ANAE 呈阴性反应(APL 除外);CE 可呈不同程度的阳性反应。

3. 急性早幼粒细胞白血病(APL)的白血病细胞可为 ANAE-CE 酯酶双染阳性反应。

4. 急性粒 - 单核细胞白血病,单核细胞成分 ANAE 为阳性反应;粒细胞成分 CE 为阳性反应;其中 M4C 的白血病细胞呈 ANAE-CE 酯酶双染阳性反应。

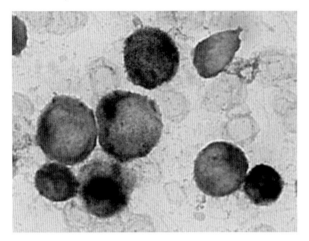 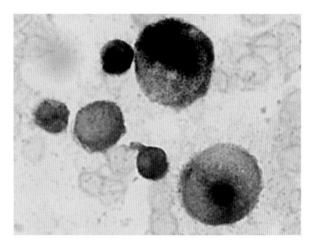

图 1-183　AMML 骨髓涂片 ANAE-CE 双染：
同一细胞中可见两种阳性颗粒

图 1-184　AMML 骨髓涂片 ANAE-CE 双染：
同一细胞中可见两种阳性颗粒

第二章

贫 血

贫血(anemia)是由多种原因引起的单位容积循环血液中红细胞数(RBC)、血红蛋白量(Hb)或血细胞比容(HCT)低于本地区、相同年龄和性别的人群的参考值下限的一种症状。

1. 贫血的诊断标准　在海平面地区,男性成人 Hb<120g/L,女性成人(非妊娠)Hb<110g/L,孕妇 Hb<100g/L 作为贫血的诊断标准。

2. 贫血的程度　根据血红蛋白的浓度,成人贫血的程度分为 4 级。Hb<30g/L 为极重度,Hb 在 30~59g/L 为重度,Hb 在 60~90g/L 为中度,Hb>90g/L 但低于正常参考值下限为轻度。

3. 贫血的形态学分型　见表 2-1。

4. 根据骨髓增生程度分类

(1)增生性贫血:骨髓增生活跃或明显活跃。

(2)巨幼细胞贫血:骨髓增生活跃或明显活跃,三系都有巨幼细胞的变化。

(3)增生不良性贫血:骨髓增生减低或重度减低。

表 2-1　贫血的形态学分型

类型	MCV(fl)	MCH(pg)	MCHC(g/L)
大细胞性贫血	>100	>34	320~360
正细胞性贫血	80~100	27~34	320~360
单纯小细胞性贫血	<80	<27	320~360
小细胞低色素性贫血	<80	<27	<320

第一节　缺铁性贫血

缺铁性贫血(iron deficiency anemia,IDA)是由于机体铁的需要量增加和(或)铁吸收减少使体内贮存铁耗尽而缺乏,又未得到足够的补充,致使血红蛋白合成不足而形成的一种小细胞低色素性贫血。

(一) 骨髓象

有核细胞增生活跃或明显活跃,以红系增生为主,粒系及巨核系无明显异常;红系以中、晚幼红细胞为主,多数细胞体积偏小,核染色质致密、胞质少、边缘不整齐,有血红蛋白合成不足的表现,即"核老浆幼"。骨髓涂片铁染色(普鲁士蓝反应),显示骨髓小粒中无深蓝色的含铁血黄素(细胞外铁);在幼红细胞内的铁小粒(细胞内铁)减少或消失,铁粒幼红细胞少于 15%。

(二) 血象

呈小细胞低色素性贫血。红细胞大小不等,以小细胞为主,部分细胞中心淡染区扩大,偶见靶形红细胞及椭圆形红细胞。白细胞和血小板计数一般正常。少数缺铁性贫血患者,血小板增多。

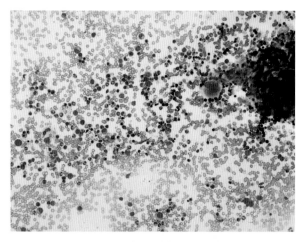

图 2-1　IDA 骨髓涂片:有核细胞增生明显活跃

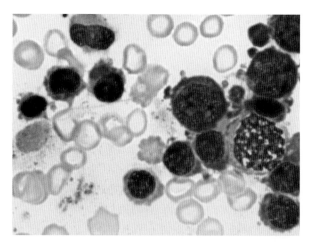

图 2-2　IDA 骨髓涂片:各阶段幼红细胞增多,中、晚幼红细胞胞质量偏少,边缘不整齐呈锯齿样;成熟红细胞中心淡染区扩大或呈环形;可见嗜多色性红细胞

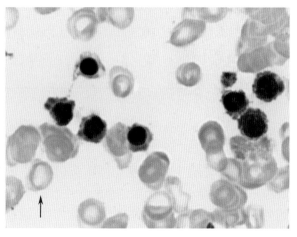

图 2-3　IDA 骨髓涂片:中、晚幼红细胞体积偏小,胞质量少,边缘不整齐;核染色质浓聚块状,即"核老浆幼";成熟红细胞中心淡染区扩大

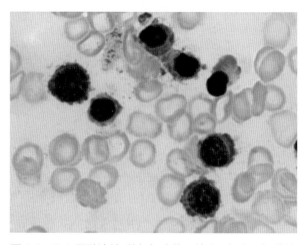

图 2-4　IDA 骨髓涂片:幼红细胞体积偏小,胞质量少,边缘不整齐,嗜碱性强;成熟红细胞中心淡染区扩大,或呈环形

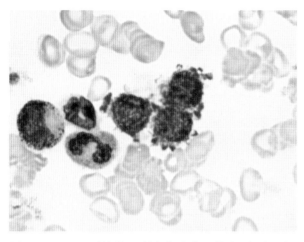

图 2-5　IDA 骨髓涂片:早幼红细胞体积偏小,胞质量少,边缘不整齐;成熟红细胞中心淡染区扩大;可见嗜多色性红细胞

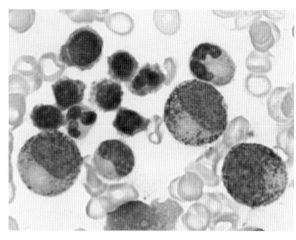

图 2-6　IDA 骨髓涂片:幼红细胞比例增高,细胞体积较正常小,胞质量少,边缘不整齐,呈锯齿样;成熟红细胞中心淡染区扩大。各阶段粒细胞形态正常

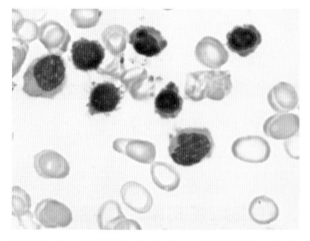

图 2-7　IDA 骨髓涂片:中、晚幼红细胞胞体偏小,"核老浆幼",可见少量畸形核幼红细胞;成熟红细胞中心淡染区扩大

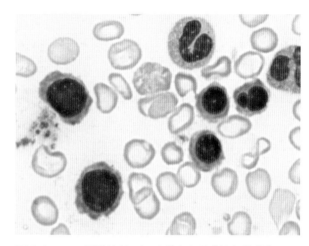

图 2-8　IDA 骨髓涂片:中、晚幼红细胞"核老浆幼",可见少量畸形核幼红细胞;成熟红细胞中心淡染区扩大

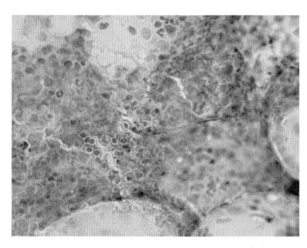

图 2-9　IDA 骨髓涂片铁染色:细胞外铁(−)

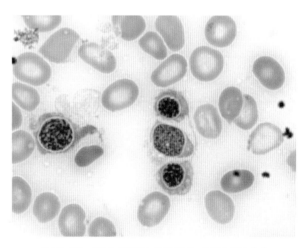

图 2-10　IDA 骨髓涂片铁染色:细胞内铁(−)

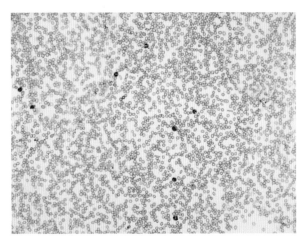

图 2-11　IDA 外周血涂片:白细胞数正常

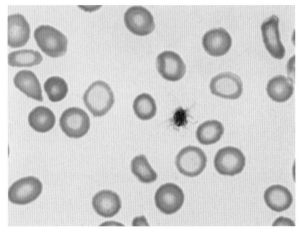

图 2-12　IDA 外周血涂片:成熟红细胞大小不等,部分细胞体积偏小,大部分细胞中心淡染区扩大,部分细胞呈环形

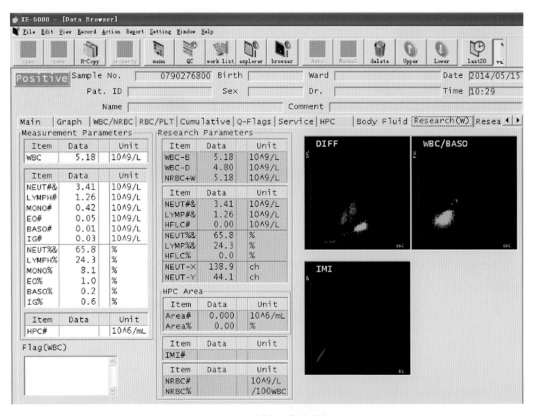

图 2-13　病例 1 血液分析

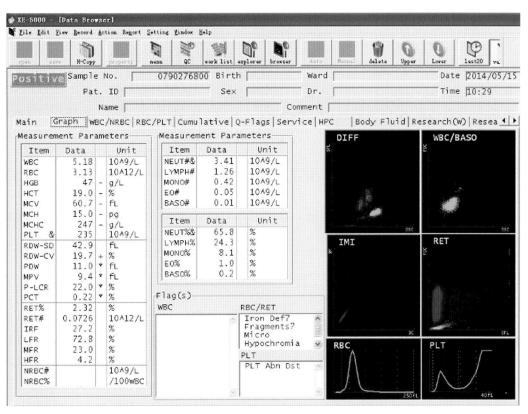

图 2-14　病例 1 血液分析

血液分析

　　IDA 患者外周血红细胞计数(RBC)减少,血红蛋白(Hb)浓度降低与血涂片和骨髓涂片中红细胞较为稀疏且淡染区扩大一致。IDA 患者红细胞形态一般呈现小细胞低色素性及大小不均一性,在血液分析中表现为 MCV、MCHC 降低及 RDW 增高,其中 Hb 与 RBC 的降低不成比例,Hb降低更为显著。在"Graph"界面的报警(Flag(s))信息中的 RBC/RET 区出现"Iron Def?(缺铁性贫血可能)","Micro(小细胞)","Hypochromia(低

色素)"的提示。网织红细胞计数和百分比可增高或正常。白细胞数值及分类正常,表现为 DIFF散点图及 BASO 散点图正常。血小板计数一般正常。由于患者为小细胞性不均一性贫血,红细胞直方图易左移并导致血小板直方图右侧出现部分红细胞直方图。小红细胞增多易干扰血小板计数。此时使用光学法血小板计数(PLT-O)可得到正确结果。

(三)诊断标准

1. 缺铁性贫血(IDA)诊断标准

(1)小细胞低色素性贫血:男性 Hb<120g/L,女性(非妊娠)Hb<110g/L,孕妇 Hb<100g/L;MCV<80fl,MCH<27pg,MCHC<320g/L;红细胞

形态可有明显低色素表现。

(2)有明确的缺铁病因和临床表现。

(3)血清(血浆)铁 <8.95μmol/L(50μg/dl),总铁结合力 >64.44μmol/L(360μg/dl)。

(4)运铁蛋白饱和度 <15%。

（5）骨髓铁染色显示骨髓小粒可染铁消失，铁粒幼红细胞 <15%（常 <10%）。

（6）红细胞游离原卟啉（FEP）>0.9μmol/L（50μg/dl）（全血），或血液锌原卟啉（ZPP）>0.96μmol/L（60μg/dl）（全血），或 ZPP ≥ 3.0μg/g Hb。

（7）血清铁蛋白（SF）<14μg/L。

（8）血清可溶性运铁蛋白受体（sTfR）浓度 >26.5nmol/L（2.25mg/L）。

（9）铁剂治疗有效。

符合第（1）条和（2）~（9）条中任何两条以上者，可诊断为缺铁性贫血。

2. 储铁缺乏的诊断标准（符合以下任何一条即可诊断）

（1）血清铁蛋白（SF）<14μg/L。

（2）骨髓铁染色显示骨髓小粒可染铁消失。

3. 缺铁性红细胞生成的诊断标准　符合储铁缺乏的诊断标准，同时，有以下任何一条符合者即可诊断。

（1）运铁蛋白饱和度 <15%。

（2）红细胞游离原卟啉（FEP）>0.9μmol/L（50μg/dl）（全血），或血液锌原卟啉（ZPP）>0.96μmol/L（60μg/dl）（全血），或 ZPP ≥ 3.0μg/g Hb。

（3）骨髓铁染色显示骨髓小粒可染铁消失，铁粒幼红细胞 <15%。

（4）血清可溶性运铁蛋白受体（sTfR）浓度 >26.5nmol/L（2.25mg/L）。

第二节　巨幼细胞贫血

巨幼细胞贫血（megaloblastic anemia，MA）是由于叶酸和（或）维生素 B_{12} 缺乏或某些影响核苷酸代谢的药物导致细胞核脱氧核糖核酸（DNA）合成障碍所致的一种大细胞性贫血。其中由于内因子缺乏导致维生素 B_{12} 吸收障碍所致的贫血称为恶性贫血，临床主要表现为大细胞性贫血，消化系统、神经系统和精神症状。

一、维生素 B_{12} 缺乏的巨幼细胞贫血

（一）骨髓象

骨髓增生活跃或明显活跃，多为明显活跃。

1. 红细胞系统　幼红细胞明显增生，各阶段幼红细胞均可见巨幼变，称为巨幼红细胞，其比例常 >10%。可见核畸形、核碎裂和多核巨幼红细胞。由于细胞核发育成熟受阻，原巨幼红细胞和早巨幼红细胞比例增高。核分裂象和 Howell-Jolly 小体易见。

2. 粒细胞系统　略有增生或正常，因红细胞系统的增生，粒系细胞比例相对降低。中性粒细胞自中幼粒以后阶段细胞见巨型变，以巨晚幼粒细胞和巨杆状核粒细胞多见。部分分叶核粒细胞核分叶过多（核右移），常为 5~9 叶，各叶大小差别甚大，可畸形，称为巨多分叶核中性粒细胞。

3. 巨核细胞　数量正常或偏少，可见巨核细胞体过大，核分叶过多（正常在 5 叶以下）。胞质内颗粒减少。此种巨核细胞产生血小板的功能不佳。

4. 其他　淋巴细胞形态一般无变化，单核细胞也可见巨型变。

（二）血象

红细胞形态明显大小不等，部分细胞体积偏大、中心淡染区消失。以卵圆形大红细胞多见，着色较深。可见巨红细胞、嗜碱性点彩红细胞、Howell-Jolly 小体及有核红细胞。白细胞数正常或减低，部分中性粒细胞胞体偏大，核分叶过多，分叶多者可达 6~9 叶或以上，偶见中性中、晚幼粒细胞。血小板数量正常或减低，可见巨血小板。

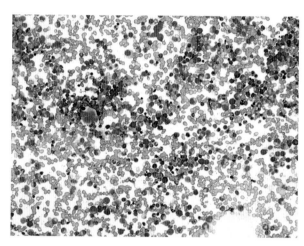

图 2-15　维生素 B_{12} 缺乏的 MA 骨髓涂片:有核细胞增生明显活跃

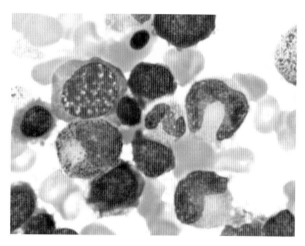

图 2-16　维生素 B_{12} 缺乏的 MA 骨髓涂片:各阶段幼红细胞巨幼变;部分晚幼及杆状核粒细胞巨型变

贫

血

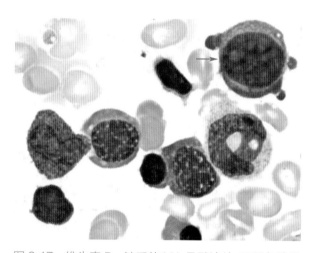

图 2-17　维生素 B_{12} 缺乏的 MA 骨髓涂片:可见各阶段巨幼红细胞。原巨幼红细胞(↑),胞体比正常原始红细胞大,圆形;胞质深蓝色,可见瘤状突起;核圆形,染色质比原始红细胞更细致、均匀、疏松,核仁明显

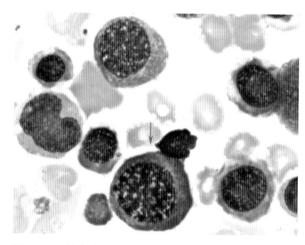

图 2-18　维生素 B_{12} 缺乏的 MA 骨髓涂片:早巨幼红细胞(↑),胞质比正常早幼红细胞多,深蓝色,不透明;核染色质似由均匀细颗粒构成的网状(或称烟丝样),网眼(副染色质)清楚,核仁消失或有核仁残迹

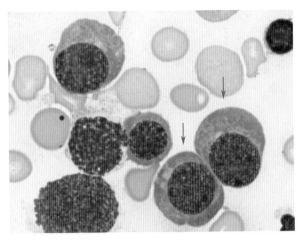

图 2-19 维生素 B₁₂ 缺乏的 MA 骨髓涂片:中巨幼红细胞
(↑),胞体大小不等,大部分细胞较正常中幼红细胞偏大;核
圆形,核染色质聚集呈点粒状或网状或均匀的小块状,排列
疏松,副染色质明显。细胞质较核成熟,呈深灰蓝色或浅灰
蓝色;胞浆发育不平衡,呈明显的"核幼浆老"现象

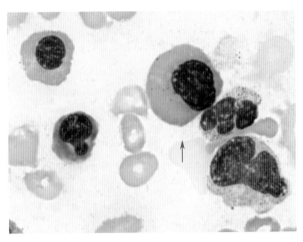

图 2-20 维生素 B₁₂ 缺乏的 MA 骨髓涂片:晚巨幼红细胞
(↑),胞体偏大,胞质丰富;核常偏位,核染色质较致密,但仍
保持着点粒状和网状结构痕迹,较正常晚幼红细胞疏松

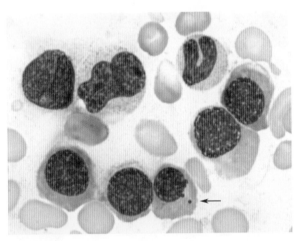

图 2-21 维生素 B₁₂ 缺乏的 MA 骨髓涂片:中、晚幼红细
胞胞体偏大,呈巨幼变,可见 H-J 小体(↑);晚幼粒及杆状
核粒细胞巨型变

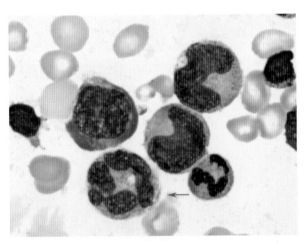

图 2-22 维生素 B₁₂ 缺乏的 MA 骨髓涂片:早幼红细胞
体积增大,呈巨幼变;晚幼、杆状核及分叶核粒细胞巨型
变,可见双核粒细胞(↑)

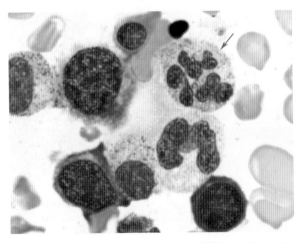

图 2-23 维生素 B₁₂ 缺乏的 MA 骨髓涂片:杆状核粒细
胞巨型变,分叶核粒细胞巨型变伴核分叶过多

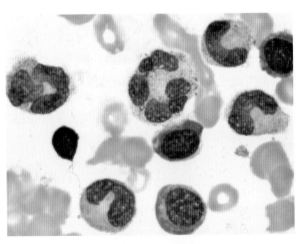

图 2-24 维生素 B₁₂ 缺乏的 MA 骨髓涂片:杆状及分叶
核粒细胞巨型变,可见双核分叶核粒细胞

第二章

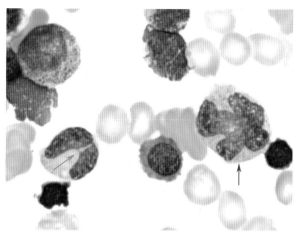

图 2-25　维生素 B$_{12}$ 缺乏的 MA 骨髓涂片：
巨型变双核杆状核粒细胞(↑)；可见核间桥(↑)

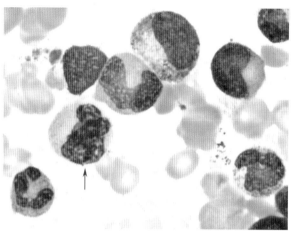

图 2-26　维生素 B$_{12}$ 缺乏的 MA 骨髓涂片：
杆状粒细胞巨型变：核扭曲折叠(↑)

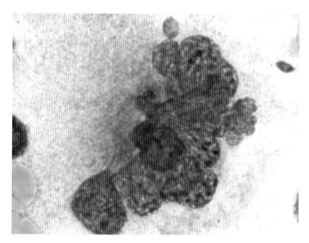

图 2-27　维生素 B$_{12}$ 缺乏的 MA 骨髓涂片：
颗粒型巨核细胞核分叶过多

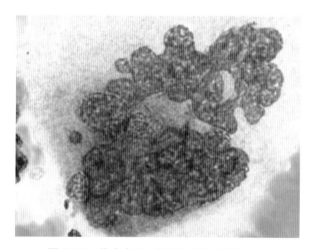

图 2-28　维生素 B$_{12}$ 缺乏的 MA 骨髓涂片：
颗粒型巨核细胞核分叶过多

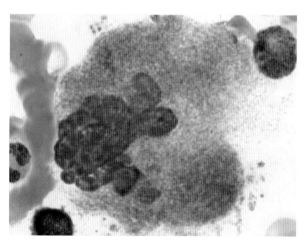

图 2-29　维生素 B$_{12}$ 缺乏的 MA 骨髓涂片：
产血小板型巨核细胞核分叶过多

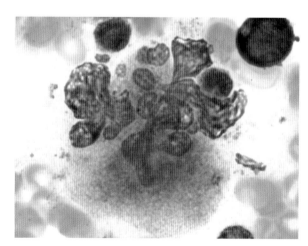

图 2-30　维生素 B$_{12}$ 缺乏的 MA 骨髓涂片：
产血小板型巨核细胞核分叶过多

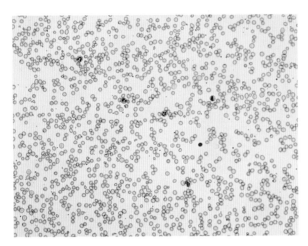

图 2-31　维生素 B$_{12}$ 缺乏的 MA 外周血涂片：
白细胞数减低

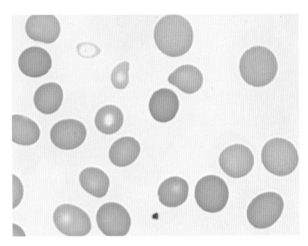

图 2-32　维生素 B$_{12}$ 缺乏的 MA 外周血涂片：成熟红细
胞大小不等，部分细胞偏大，中心淡染区消失

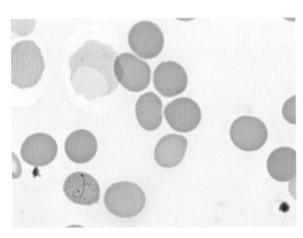

图 2-33　维生素 B$_{12}$ 缺乏的 MA 外周血涂片：部分成熟
红细胞胞体增大，中心淡染区消失，可见点彩红细胞及
卡 - 波环

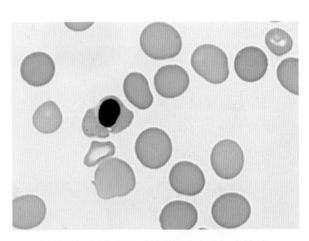

图 2-34　维生素 B$_{12}$ 缺乏的 MA 外周血涂片：
偶见晚幼红细胞

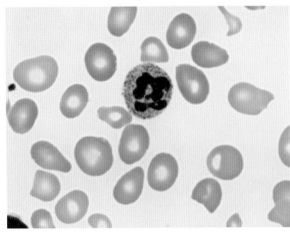

图 2-35　维生素 B$_{12}$ 缺乏的 MA 外周血涂片：
可见中性粒细胞核分叶过多

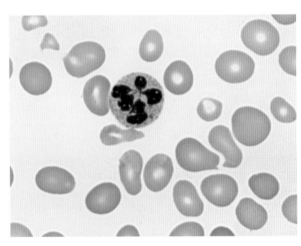

图 2-36　维生素 B$_{12}$ 缺乏的 MA 外周血涂片：
可见中性粒细胞核分叶过多

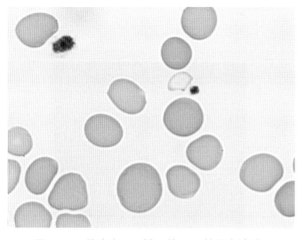

图 2-37　维生素 B₁₂ 缺乏的 MA 外周血涂片：
可见大血小板

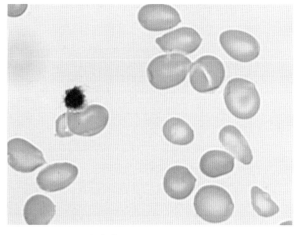

图 2-38　维生素 B₁₂ 缺乏的 MA 外周血涂片：
可见大血小板

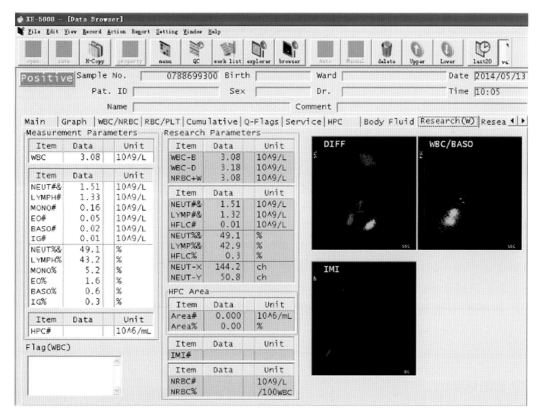

图 2-39　病例 2 血液分析

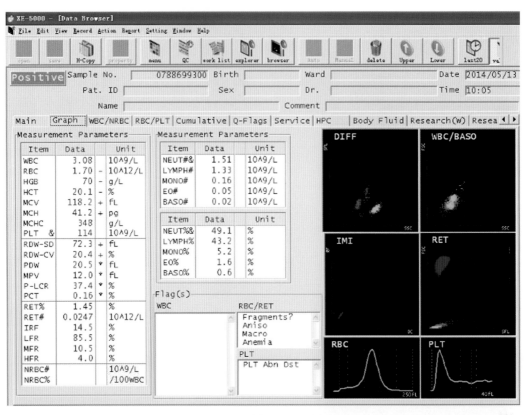

图 2-40　病例 2 血液分析

血液分析

　　该例维生素 B_{12} 缺乏的巨幼细胞贫血患者，外周血液标本在血液分析结果中的表现为 RBC 和 Hb 均降低，RBC 降低更为显著，MCV 增高、RDW 增高。血涂片中的相应表现为红细胞减少、大体积 RBC 增多、整体 RBC 表现为大小不一。血液分析仪参数 MCHC 正常稍偏高提示可能存在红细胞淡染区缩小的球形红细胞，此提示在外周血涂片中也得到了印证。网织红细胞绝对计数偏低。患者 WBC 计数减低，分类结果中 DIFF 散点图及 BASO 散点图正常，提示分类正常。患者巨核细胞系统可受影响导致血小板体积发生改变，血小板体积增大，血液分析表现为 P-LCR（大血小板比例）增高，血小板直方图右侧底部抬高。血小板体积不均一性增加，血液分析表现为 PDW 增大。血小板的表现触发报警信息"PLT Abn Dst（血小板分布异常）"，此异常在外周血涂片中具体表现为大血小板增多。

（三）诊断标准

1. 临床表现

（1）贫血的症状。

（2）常伴消化道症状，如食欲缺乏、恶心、腹泻及腹胀等。舌质红，舌乳头萎缩，表面光滑。

（3）可有轻度溶血表现，如皮肤、巩膜黄染。

（4）神经系统症状主要为脊髓后侧束变性，表现为下肢对称性深部感觉及振动感消失，严重的可有平衡失调和步行障碍。亦可同时出现周围神经病变及精神忧郁。

2. 实验室检查

（1）大细胞性贫血：MCV>100fl，多数红细胞呈大卵圆形。网织红细胞常减少。

（2）白细胞和血小板亦常减少，中性粒细胞核分叶过多（5 叶核 >5% 或 6 叶核 >1%）。

(3)骨髓增生明显活跃。红细胞系呈典型巨幼红细胞生成。巨幼红细胞>10%。粒细胞系统及巨核细胞系统亦有巨型变,特别是晚幼及杆状、分叶核粒细胞改变明显,核染色质疏松、肿胀;巨核细胞有核分叶过多,伴血小板生成障碍。

(4)血清维生素 B₁₂ 测定(化学发光法)<180pg/ml。

血清维生素 B₁₂<180pg/ml,诊断为维生素 B₁₂ 缺乏,若同时伴有贫血临床表现,伴或不伴消化道症状,加上实验室检查(1)、(2)和(或)(3)项,诊断为维生素 B₁₂ 缺乏的巨幼细胞贫血。

二、叶酸缺乏的巨幼细胞贫血

(一)骨髓象

骨髓增生活跃或明显活跃,多为明显活跃。

1. 红细胞系统　幼红细胞明显增生,各阶段幼红细胞均可见巨幼变,称为巨幼红细胞,其比例常>10%。可见核畸形、核碎裂和多核巨幼红细胞。由于细胞核发育成熟受阻,原巨幼红细胞和早巨幼红细胞比例增高。核分裂象和 Howell-Jolly 小体(H-J 小体)易见。

2. 粒细胞系统　略有增生或正常,因红细胞系统的增生,粒系细胞比例相对降低。中性粒细胞自中幼粒以后阶段细胞可见巨型变,以巨晚幼粒细胞和巨杆状核粒细胞多见。部分分叶核粒细胞核分叶过多(核右移),常为 5~9 叶,各叶大小差别甚大,可畸形,称为巨多分叶核中性粒细胞。

3. 巨核细胞　数量正常或偏少,可见巨核细胞体过大,核分叶过多(正常在 5 叶以下)。胞质内颗粒减少。此种巨核细胞产生血小板的功能不佳,血小板生成障碍。

4. 其他　淋巴细胞形态一般无变化,单核细胞也可有巨型变。

(二)血象

红细胞形态明显大小不等,部分细胞体积偏大、中心淡染区消失。以卵圆形大红细胞多见,着色较深。可见巨红细胞、嗜碱性点彩红细胞、Howell-Jolly 小体及有核红细胞。白细胞数正常或减低,部分中性粒细胞胞体偏大,核右移,分叶多者可达 6~9 叶或以上,偶见中性中、晚幼粒细胞。血小板数量正常或减低,可见巨血小板。

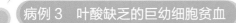

病例3　叶酸缺乏的巨幼细胞贫血

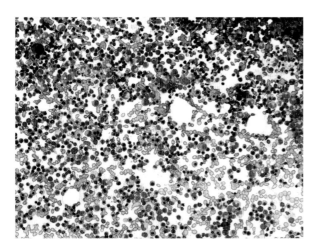

图 2-41　叶酸缺乏的 MA 骨髓涂片:有核细胞增生明显活跃至极度活跃

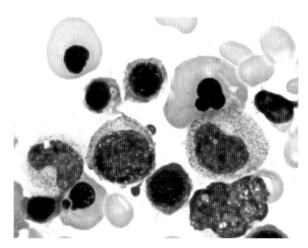

图 2-42　叶酸缺乏的 MA 骨髓涂片:各阶段幼红细胞巨幼变,可见巨大晚幼红细胞,部分细胞的核畸形

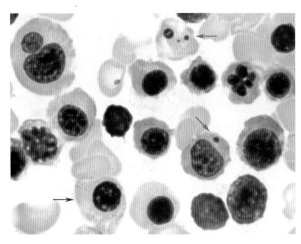

图 2-43　叶酸缺乏的 MA 骨髓涂片;幼红细胞巨幼变;可见不对称双核、花瓣核晚幼红细胞;可见 H-J 小体(↑);嗜碱性点彩晚幼红细胞(↑)

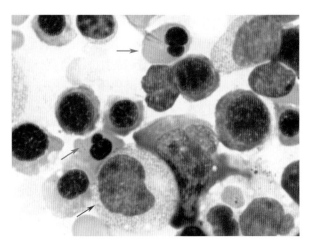

图 2-44　叶酸缺乏的 MA 骨髓涂片:幼红细胞巨幼变,晚幼红细胞核出芽(↑);中幼粒细胞巨型变(↑)

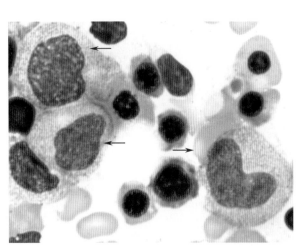

图 2-45　叶酸缺乏的 MA 骨髓涂片:中幼及晚幼粒细胞巨型变(↑)

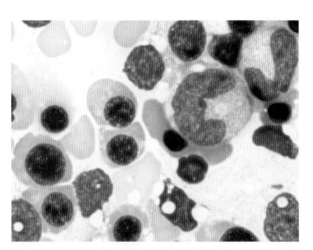

图 2-46　叶酸缺乏的 MA 骨髓涂片:幼红细胞巨幼变;杆状核粒细胞巨型变

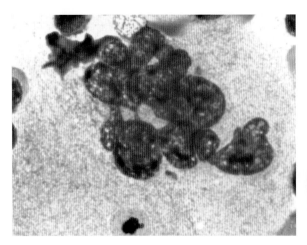

图 2-47　叶酸缺乏的 MA 骨髓涂片:颗粒型巨核细胞核分叶过多

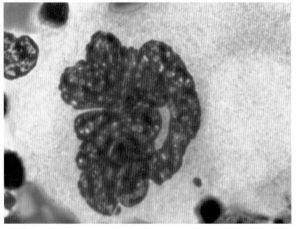

图 2-48　叶酸缺乏的 MA 骨髓涂片:颗粒型巨核细胞核分叶过多

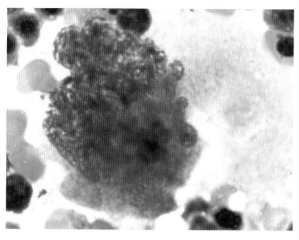

图 2-49　叶酸缺乏的 MA 骨髓涂片：
颗粒型巨核细胞核分叶过多

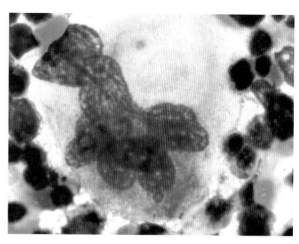

图 2-50　叶酸缺乏的 MA 骨髓涂片：
颗粒型巨核细胞核分叶过多

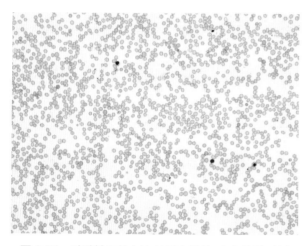

图 2-51　叶酸缺乏的 MA 外周血涂片：白细胞数减低

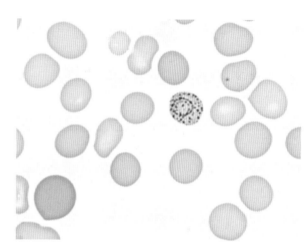

图 2-52　叶酸缺乏的 MA 外周血涂片：成熟红细胞大小
不等，部分细胞增大，中心淡染区消失；嗜碱性点彩红细胞
内可见卡 - 波环

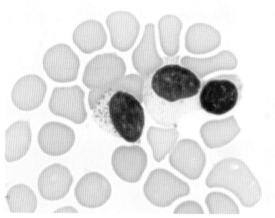

图 2-53　叶酸缺乏的 MA 外周血涂片：
淋巴细胞比例相对增高

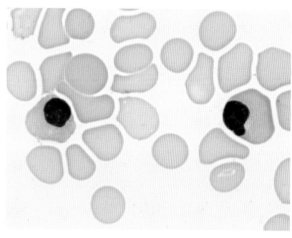

图 2-54　叶酸缺乏的 MA 外周血涂片：
可见有核红细胞

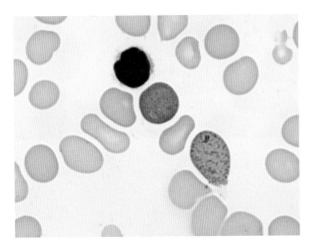

图 2-55　叶酸缺乏的 MA 外周血涂片：
可见嗜碱性点彩红细胞

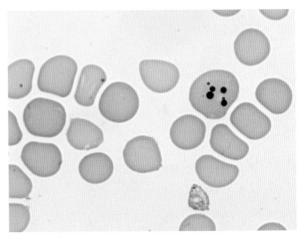

图 2-56　叶酸缺乏的 MA 外周血涂片：
成熟红细胞内可见数个 H-J 小体

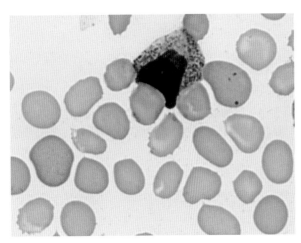

图 2-57　叶酸缺乏的 MA 外周血涂片：
可见少量中晚幼粒细胞

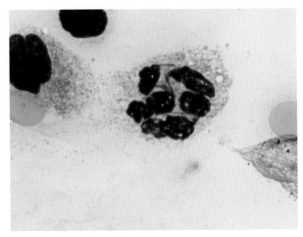

图 2-58　叶酸缺乏的 MA 外周血涂片：
可见粒细胞核分叶过多

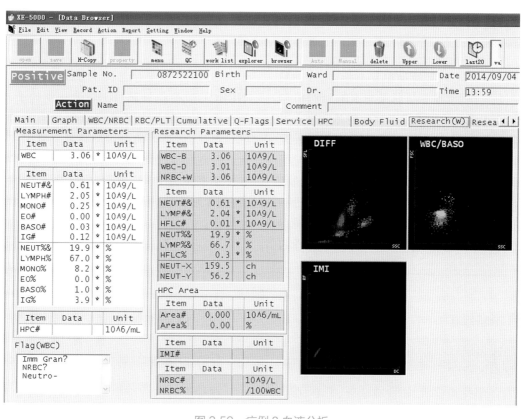

图 2-59　病例 3 血液分析

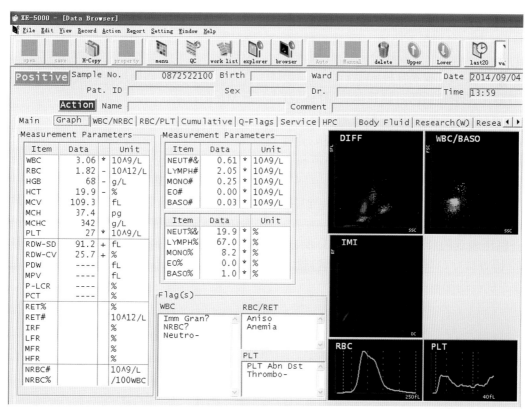

图 2-60　病例 3 血液分析

该例叶酸缺乏的巨幼细胞贫血患者，红细胞和血红蛋白减少，血液分析结果中 RBC 和 Hb 均降低，MCV、RDW 均增高提示红细胞体积增大且大小不均一。此特点在显微镜下血涂片中表现为红细胞密度低，存在大红细胞。正常红细胞与大红细胞同时存在，在血液分析结果中的表现为 RBC 直方图中存在"双峰"，且触发"Aniso（红细胞大小不一）"的红细胞报警信息。患者白细胞分类计数中，计数结果可疑（仪器分析结果后给予符号 ※ 标注）。报警信息提示可能存在有核红细胞（NRBC）、幼稚粒细胞（IG）。进一步的手工复检，如前外周血涂片中可见有核红细胞及幼稚粒细胞。因此，该患者的白细胞计数结果需要根据有核红细胞结果进行修正。患者血小板计数减少，直方图表现为 PDW 增高，尾部抬高，触发报警信息"PLT Abn Dst"均提示血小板体积增大，不均一性增加。

（三）诊断标准

1. 临床表现

（1）贫血的症状。

（2）常伴消化道症状，如食欲缺乏、恶心、腹泻及腹胀等。舌质红，舌乳头萎缩，表面光滑。

（3）可有轻度溶血表现，如皮肤、巩膜黄染。

2. 实验室检查

（1）大细胞性贫血：MCV>100fl，多数红细胞呈大卵圆形。网织红细胞常减少。

（2）白细胞和血小板亦常减少，中性粒细胞核分叶过多（5 叶核 >5% 或 6 叶核 >1%）。

（3）骨髓增生明显活跃。红系呈典型巨幼红细胞生成。巨幼红细胞 >10%。粒细胞系及巨核细胞系亦有巨型变，特别是晚幼及杆状、分叶核粒细胞改变明显，核染色质疏松、肿胀；巨核细胞有核分叶过多伴血小板生成障碍。

（4）血清叶酸测定（化学发光法）<4ng/ml，红细胞叶酸测定（化学发光法）<100ng/ml。

具备临床表现的（1）伴或不伴（2）、（3）项，加上实验室检查（1）、（3）（或（2））及（4）项者，诊断为叶酸缺乏的巨幼细胞贫血。

三、巨幼细胞贫血治疗后

（一）骨髓象

在补充叶酸或维生素 B_{12} 治疗 24 小时后，骨髓细胞的巨型变逐渐消失。治疗 48 小时后，大部分巨幼红细胞即已转为正常形态。因此，如果患者在做骨髓穿刺前已用过叶酸或维生素 B_{12} 治疗，骨髓涂片检查诊断 MA 是较困难的。但由于中性晚幼粒及以下阶段细胞不再分裂增殖，巨型变的粒细胞形态学改变依然存在，其消失需 1~2 周，结合有大量成熟的卵圆形巨红细胞的存在，仍可提示 MA 的诊断。

（二）血象

成熟红细胞形态明显大小不等，部分细胞体积偏大、中心淡染区消失，着色较深，偶见中、晚幼红细胞。白细胞数正常或减低，部分中性粒细胞胞体偏大，核右移，分叶多者可达 6~9 叶或以上，偶见中性中幼、晚幼粒细胞。血小板数量正常或减低，可见巨血小板。

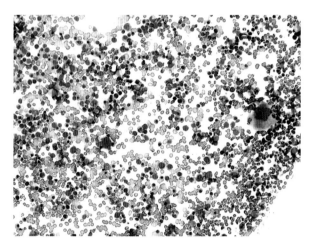

图 2-61　MA 治疗 3 日后骨髓涂片：
有核细胞增生明显活跃

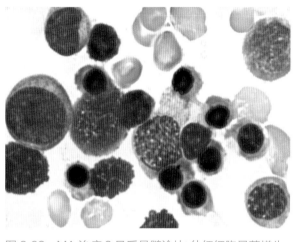

图 2-62　MA 治疗 3 日后骨髓涂片：幼红细胞显著增生，大部分巨幼红细胞已转变为正常幼红细胞形态，少部分细胞仍可见巨幼变

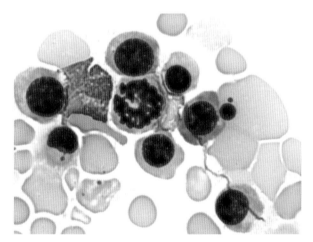

图 2-63　MA 治疗 3 日后骨髓涂片：幼红细胞增生，部分细胞呈轻度巨幼变，仅见少数仍呈明显巨幼变的晚幼红细胞，可见幼红细胞核分裂象

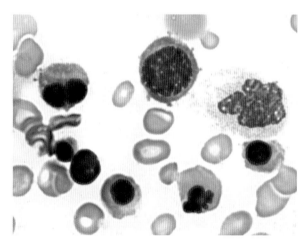

图 2-64　MA 治疗 3 日后骨髓涂片：幼红细胞增生，可见双核及畸形核巨晚幼红细胞

贫

血

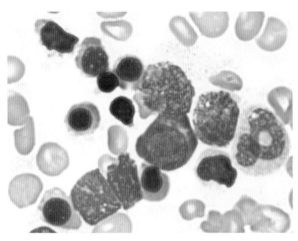

图 2-65　MA 治疗 3 日后骨髓涂片：幼红细胞增生，少数细胞仍可见巨幼变；可见巨型变的杆状核粒细胞

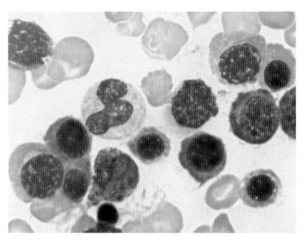

图 2-66　MA 治疗 3 日后骨髓涂片：杆状核粒细胞呈巨型变；少部分幼红细胞仍可见巨幼变

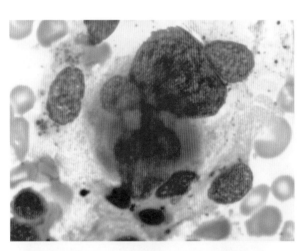

图 2-67　MA 治疗 3 日后骨髓涂片：部分颗粒型巨核细胞，核形接近正常

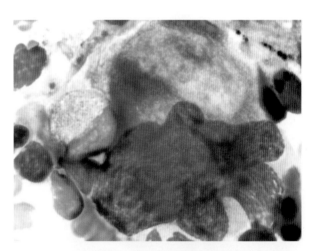

图 2-68　MA 治疗 3 日后骨髓涂片：部分颗粒型巨核细胞，核形接近正常

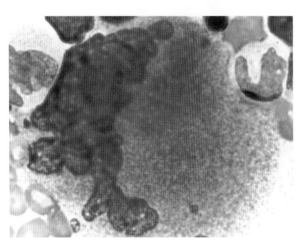

图 2-69　MA 治疗 3 日后骨髓涂片：部分颗粒型巨核细胞仍可见核分叶过多

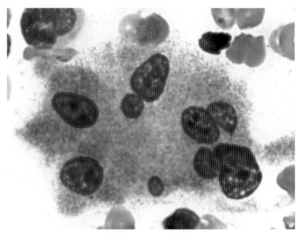

图 2-70　MA 治疗 3 日后骨髓涂片：部分颗粒型巨核细胞仍可见核分叶过多，形似多圆核巨核细胞

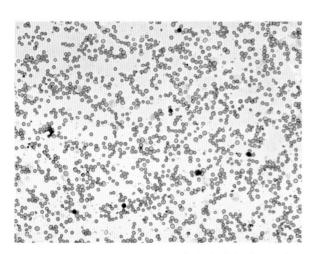

图 2-71　MA 治疗 3 日后外周血涂片:白细胞数正常

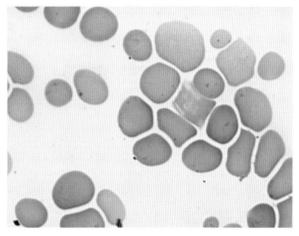

图 2-72　MA 治疗 3 日后外周血涂片:成熟红细胞大小不等,部分细胞体积增大,中心淡染区消失,易见嗜多色性红细胞

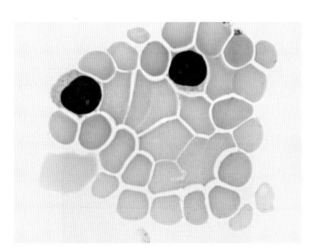

图 2-73　MA 治疗 3 日后外周血涂片:
中性粒细胞偏少,淋巴细胞比例相对增高

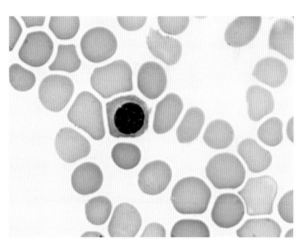

图 2-74　MA 治疗 3 日后外周血涂片:
偶见有核红细胞

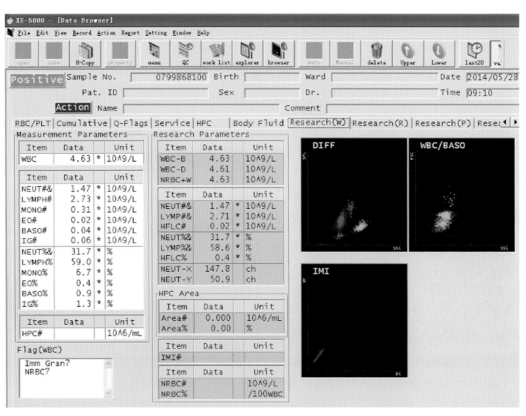

图 2-75　病例 4 血液分析

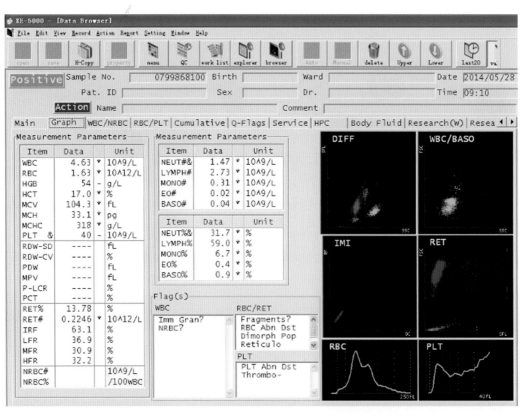

图 2-76　病例 4 血液分析

MA 治疗 3 日后，平均红细胞体积（MCV）开始缩小。红细胞直方图中主峰向左偏移，说明正常大小的细胞增多，大细胞减低。网织红细胞（计数及 RET%）明显增高，提示骨髓增生活跃。白细胞分类计数结果中，白细胞计数结果不可靠（※），DIFF 结果、NRBC 散点图及报警信息均提示存在有核红细胞，需要手工复查。如前血涂片所示，该患者外周血中存在有核红细胞，通过手工计数有核红细胞和白细胞比例进行修正。血小板计数升高，血小板直方图的右侧底部抬高明显，可能因为新生血小板体积较大所致，用光学法检测血小板有助于计数的准确性。

（三）巨幼细胞贫血疗效标准

1. 有效

（1）临床：贫血及消化道症状消失。

（2）血象：血红蛋白、白细胞、血小板恢复正常。粒细胞核分叶过多及核肿胀等现象消失。

（3）骨髓象：粒细胞核肿胀、巨型变及红系巨幼变消失，巨核细胞形态正常。

2. 部分有效

（1）临床症状明显改善。

（2）血红蛋白上升 30g/L。

（3）骨髓中粒系巨型变、红系的巨幼变消失。

3. 无效

经充分治疗后，临床症状、血象及骨髓象无改变。

第三节　再生障碍性贫血

再生障碍性贫血（aplastic anemia，AA），简称再生障碍性贫血，是一种可能由不同病因和机制引起的骨髓造血功能衰竭症。主要表现为骨髓造血功能低下、全血细胞减少、出血、感染综合征，免疫抑制剂治疗有效。根据临床表现、血象、骨髓象及预后，可分为重型再生障碍性贫血（SAA）和非重型再生障碍性贫血（NSAA）。从病因上可分为先天性（遗传性）和后天性（获得性）；获得性再生障碍性贫血又可分为继发性和原发性。重型再生障碍性贫血，国内称为重型再生障碍性贫血 I 型（SAA-I），又称为急性再生障碍性贫血（AAA）；非重型再生障碍性贫血，国内称为慢性再生障碍性贫血（CAA），又称轻型再生障碍性贫血，如病情恶化，转为重型再生障碍性贫血，则称为重型再生障碍性贫血 II 型（SAA-II）。

一、重型再生障碍性贫血

（一）骨髓象

骨髓穿刺液和制片后均可见脂肪滴明显增多，骨髓液稀薄，有核细胞增生极度低下。造血细胞（粒系、红系、巨核系细胞）明显减少，且不见早期幼稚细胞，巨核细胞常缺如。非造血细胞（包括淋巴细胞、浆细胞、肥大细胞等）比例增高，有时淋巴细胞比例高达 80%。骨髓小粒，为空网状结构或为一团纵横交错的纤维网，其中造血细胞极少，大多为非造血细胞。

（二）血象

成熟红细胞形态大致正常。网织红细胞明显减少。中性粒细胞显著减少；淋巴细胞相对增多，常 >60%。一般不出现幼稚细胞。血小板明显减少。

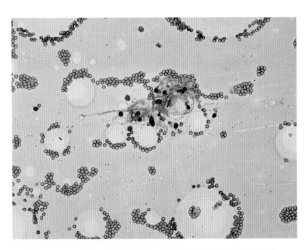

图 2-77 SAA 骨髓涂片:有核细胞增生重度减低,
骨髓小粒空虚

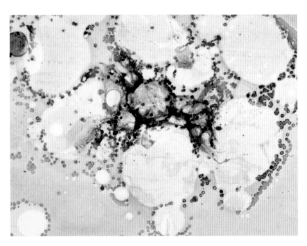

图 2-78 SAA 骨髓涂片:有核细胞增生重度减低,
骨髓小粒空虚

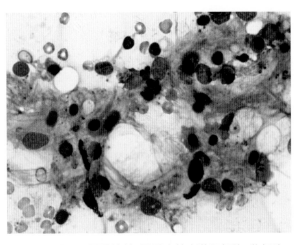

图 2-79 SAA 骨髓涂片:骨髓小粒由淋巴细胞、浆细胞、
肥大细胞、网状细胞组成,造血细胞罕见

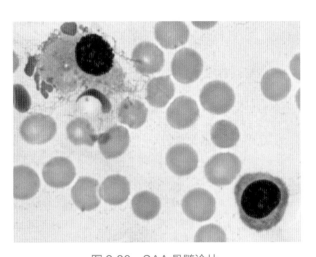

图 2-80 SAA 骨髓涂片:
淋巴细胞和浆细胞相对增多

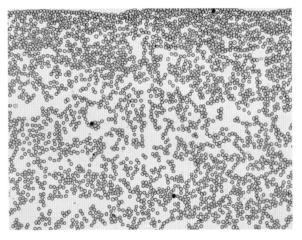

图 2-81 SAA 外周血涂片:全血细胞减少

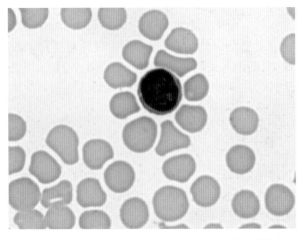

图 2-82 SAA 外周血涂片:淋巴细胞比例相对增高

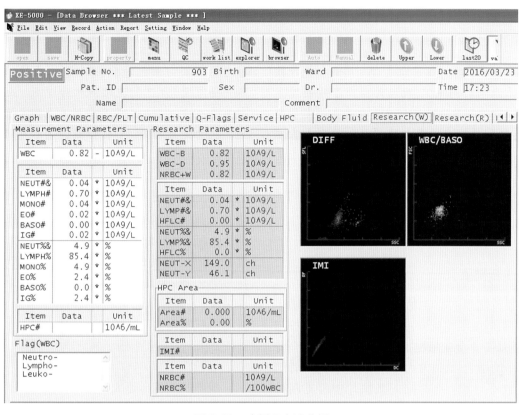

图 2-83 病例 5 血液分析

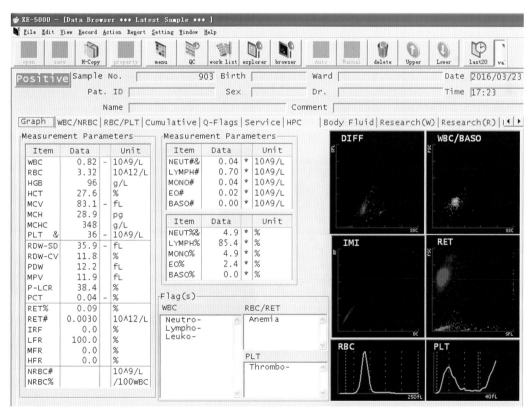

图 2-84 病例 5 血液分析

贫

血

该重型再生障碍性贫血患者外周血细胞计数提示三系血细胞均减少,此与外周血涂片表现一致。红细胞计数及血红蛋白浓度均存在一定程度的降低,红细胞形态学参数提示红细胞形态基本正常。网织红细胞比例、绝对值均明显低于正常

参考区间。白细胞计数显著减少,中性粒细胞降低尤为显著,淋巴细胞比例相对增高。血小板计数显著减少。血细胞定量分析散点图及直方图结果与报告结果一致。IMI检测通道不见幼稚细胞信号。

二、非重型再生障碍性贫血

(一) 骨髓象

受累骨髓呈向心性发展,多数病例骨髓增生减低,三系造血细胞减少,其中幼红细胞和巨核细胞减少明显,非造血细胞比例增加,常 >50%。骨髓有散在的增生灶,故常因不同的穿刺部位,骨髓象表现也不一致。有时同一张涂片中可见两种骨髓小粒,一部分骨髓小粒中造血细胞较丰富,而另一部分骨髓小粒呈空网状结构,脂肪细胞增多。不典型的病例,需多部位穿刺或骨髓活检,才能获

得较可靠明确的诊断。如穿刺遇增生灶,骨髓可增生活跃,幼红细胞可比值增高,以细胞核高度固缩的“炭核”样晚幼红细胞多见,这可能为红系细胞成熟停滞、晚幼红细胞脱核障碍所致。粒系细胞减少,主要见到的是晚幼粒和成熟粒细胞,胞质中的颗粒常粗大。巨核细胞减少。

(二) 血象

成熟红细胞形态大致正常。网织红细胞减少,绝对值低于正常,部分病例因骨髓呈灶性增生,可轻度增高。中性粒细胞减少,淋巴细胞相对增多。血小板减少。

病例6 非重型再生障碍性贫血

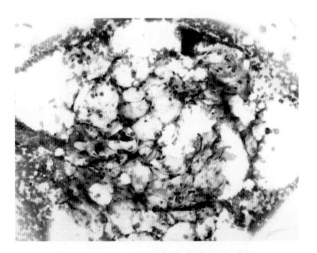

图 2-85　CAA 骨髓涂片:增生重度减低,
骨髓小粒空虚

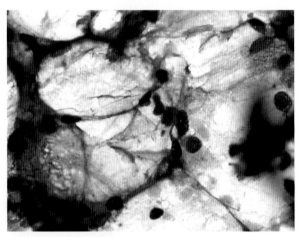

图 2-86　CAA 骨髓涂片:骨髓小粒空虚,以网状细胞及
脂肪细胞为主,可见少量淋巴细胞,浆细胞

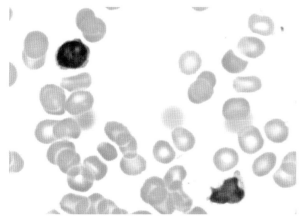

图 2-87 CAA 骨髓涂片：
增生重度减低,淋巴细胞比例相对增高

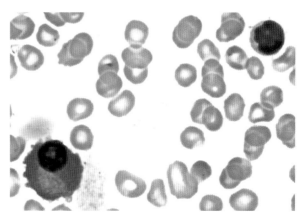

图 2-88 CAA 骨髓涂片:增生重度减低,淋巴细胞、
浆细胞比例相对增高

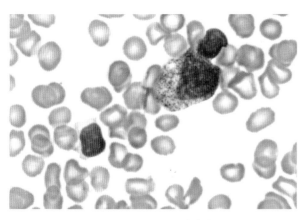

图 2-89 CAA 骨髓涂片：
增生重度减低,可见少量中、晚幼粒细胞

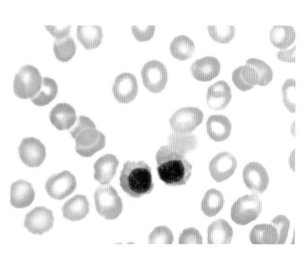

图 2-90 CAA 骨髓涂片：
增生重度减低,可见少量晚幼红细胞

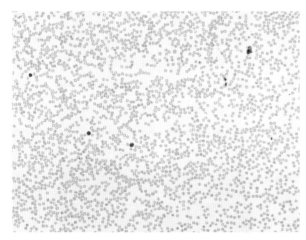

图 2-91 CAA 外周血涂片:全血细胞减少

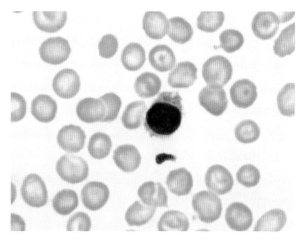

图 2-92 CAA 外周血涂片:淋巴细胞相对增多

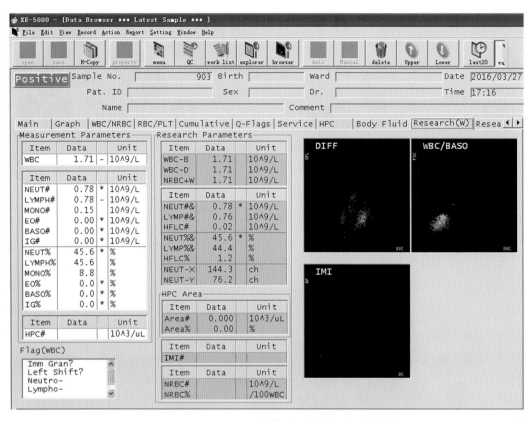

图 2-93 病例 6 血液分析

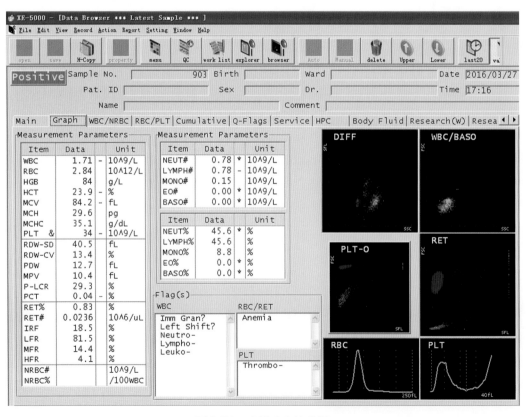

图 2-94 病例 6 血液分析

三系细胞计数减少。红细胞形态基本正常。此型患者网织红细胞比例及绝对值基本正常。白细胞减少,DIFF 散点图可见整体信号减弱,Flag(s) WBC 提示信息显示可能存在幼稚粒细胞和粒细胞核左移现象,外周血涂片中未见此类细胞,主要为比例增高的淋巴细胞。血小板计数减少。

(三) 诊断标准

1. 血象　全血细胞减少,网织红细胞减少,淋巴细胞比例增高。

2. 骨髓象

(1)骨髓穿刺:多部位(不同平面)骨髓增生减低或重度减低;骨髓小粒空虚,非造血细胞(淋巴细胞、网状细胞、浆细胞、肥大细胞)比例增高;巨核细胞明显减少或缺如;红系、粒系细胞均明显减少。

(2)骨髓活检(髂骨):全切片增生减低、造血组织减少,脂肪组织和(或)非造血细胞增多,网硬蛋白不增加,无异常细胞。

3. 除外先天性和其他获得性、继发性骨髓衰竭症,如阵发性睡眠性血红蛋白尿症(PNH)、低增生性骨髓增生异常综合征(MDS)或白血病(AML)、自身抗体介导的全血细胞减少、急性造血功能停滞、骨髓纤维化、恶性淋巴瘤、严重的营养性贫血、分枝杆菌感染等。

根据上述标准诊断为再生障碍性贫血后,再进一步分型。

重型再生障碍性贫血 I 型诊断标准

1. 临床表现　发病急,贫血呈进行性加重,常伴严重感染、出血。

2. 血象　除血红蛋白下降较快外,需具备下列诸项中两项。

(1)网织红细胞 <1%,绝对值 $<15 \times 10^9/L$。

(2)中性粒细胞 $<0.5 \times 10^9/L$。

(3)血小板 $<20 \times 10^9/L$。

3. 骨髓象

(1)多部位(包括胸骨)骨髓增生减低,三系造血细胞明显减少,非造血细胞相对增多。

(2)骨髓小粒中非造血细胞相对增多。

非重型再生障碍性贫血诊断标准

1. 临床表现　发病较急性再生障碍性贫血缓慢,贫血、感染、出血相对较轻。

2. 血象　血红蛋白下降速度较慢,网织红细胞、中性粒细胞及血小板减低,但达不到急性再生障碍性贫血的程度。

3. 骨髓象

(1)三系或两系减少,至少一个部位增生不良,如增生活跃,则淋巴细胞相对增多,巨核细胞明显减少。

(2)骨髓小粒中非造血细胞(如脂肪细胞等)增加。

4. 病程中如病情恶化,临床、血象及骨髓象与重型再生障碍性贫血相同,则称重型再生障碍性贫血 II 型(SAA- II)。

第四节　纯红细胞再生障碍

纯红细胞再生障碍(pure red cell aplasia, PRCA)是以骨髓红系造血衰竭为特征的一组异质性综合征。临床上分为先天性及获得性两大类,获得性又可分为继发性和原发性两类。

(一) 骨髓象

多数患者的骨髓象增生活跃,少数增生低下,有核红细胞极少(<5%)或缺如。粒系各阶段细胞比例在正常范围内或相对增高,粒红比值明显增高。少数患者巨核细胞数量可以增加。三系细胞形态均正常,无病态造血。

(二) 血象

成熟红细胞轻度大小不等,呈正细胞正色素性贫血;先天性患者可为大细胞性贫血。白细胞分类正常,血小板数量及形态正常或依原发病变化。网织红细胞明显减低,甚至为 0。

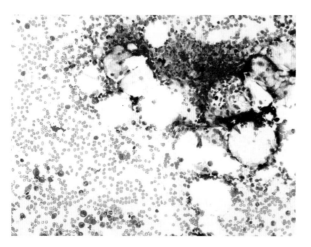

图 2-95　PRCA 骨髓涂片：
有核细胞增生活跃

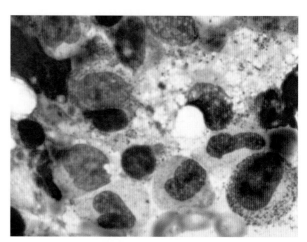

图 2-96　PRCA 骨髓涂片：
骨髓小粒中，幼红细胞缺如

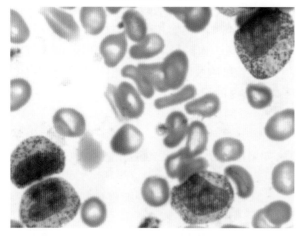

图 2-97　PRCA 骨髓涂片：粒系细胞比例相对增高，
幼红细胞罕见

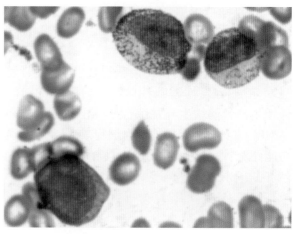

图 2-98　PRCA 骨髓涂片：粒系细胞比例相对增高，
各阶段粒细胞形态正常；幼红细胞罕见

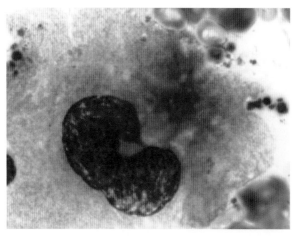

图 2-99　PRCA 骨髓涂片：巨核细胞易见，
血小板散在、小丛易见

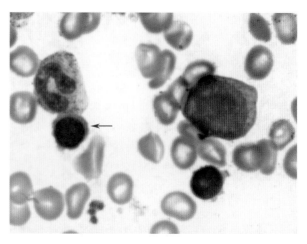

图 2-100　PRCA 骨髓涂片：
可见少量幼红细胞（↑）

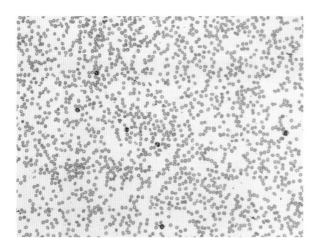

图 2-101　PRCA 外周血涂片：
白细胞数正常

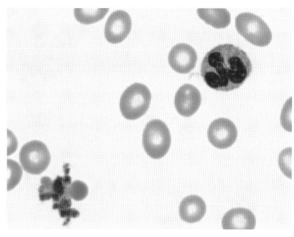

图 2-102　PRCA 外周血涂片：成熟红细胞轻度
大小不等，血小板散在、小丛易见

贫

血

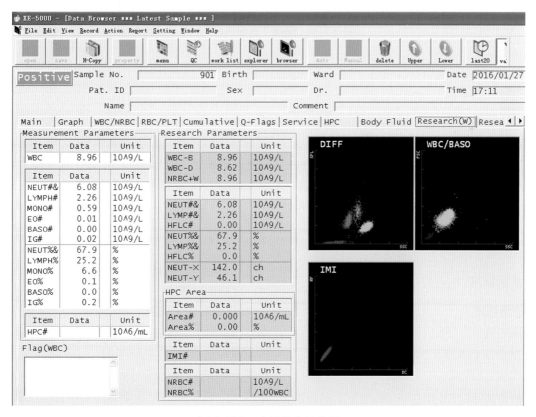

图 2-103　病例 7 血液分析

79

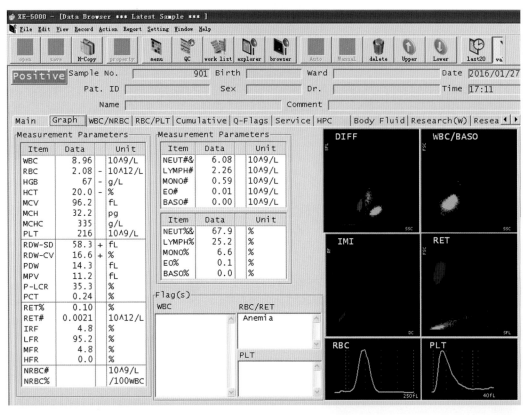

图 2-104　病例 7 血液分析

血液分析

PRCA 患者 RBC 计数、HCT 及 Hb 降低,MCV、MCH、MCHC 正常,RDW 增高。红细胞直方图显示基底增宽,与外周血涂片中红细胞密度低,色素基本正常,形态大小不均一相一致。网织红细胞绝对计数及比值均显示降低。白细胞计数、分类及相应的 DIFF、WBC/BASO 散点图均正常,血小板计数及直方图均正常。

(三) 诊断标准

国内诊断标准

1. 临床表现

(1)有贫血症状和体征,如心悸、气短、苍白等。

(2)无出血、无发热。

(3)无肝脾肿大。

2. 实验室检查

(1)血常规:Hb 低于正常值(男性 <120g/L,女性 <110g/L);网织红细胞 <1%,绝对值减少。白细胞计数及血小板计数均在正常范围内(少数患者可有轻度白细胞或血小板减少),白细胞分类正常,红细胞和血小板形态正常。

(2)血细胞比容较正常减少。

(3)MCV、MCH 和 MCHC 在正常范围内。

(4)骨髓象:骨髓红细胞系统各阶段显著低于正常值。幼红细胞应少于 5%,粒系及巨核系的各阶段细胞比例在正常范围内。红系严重减少时,粒系细胞的百分比相对增加,但各阶段细胞形态正常。个别患者的巨核细胞可以增多。三系细胞无病态造血,且罕有遗传学异常,无髓外造血。

(5)Ham 试验及 Coombs 试验阴性,尿 Rous 试验阴性(频繁输血者 Rous 试验可阳性)。血清铁、总铁结合力及铁蛋白可增加,有些患者 IgG 增高。

3. 部分患者有胸腺瘤。有些继发性患者发病前有氯霉素或苯等接触史,有的患者合并恶性肿瘤或自身免疫性疾病(如 SLE)或其他血液病(如 CLL)。

4. 先天性患者发病早,可伴先天畸形,父母常为近亲结婚。

纯红再生障碍性贫血的诊断要点是血象及骨髓象红系统细胞明显减少。其他各项检查是为了与其他贫血相鉴别。

国际诊断标准

1. 临床表现　以贫血症状为主,无出血、无发热。

2. 实验室检查

(1)血常规:PRCA 一般为正细胞正色素性贫血;网织红细胞绝对值 $<10 \times 10^9/L$ 或网织红细胞比例 <1%;白细胞计数及血小板计数正常,白细胞分类正常,如果为某些感染导致的 PRCA,可能会出现 WBC 轻度减少和 PLT 轻度异常(升高或降低),淋巴细胞比例也可能轻度增高。

(2)骨髓象:骨髓红细胞系统各阶段明显减少,甚或缺如。幼红细胞缺如或 <1%,少数患者虽有但不超过 5%。粒细胞系统各阶段及巨核细胞系统均正常。

(3)细胞遗传学检测:染色体核型检测除外以 PRCA 为早期表现的 MDS,T 细胞受体重排(TCR)检测应作为常规检测除外淋巴系统恶性增殖性疾病。如淋巴细胞或浆细胞比例增多,需确定其为多克隆性方能诊断为免疫机制介导的获得性 PRCA;如为单克隆性,则诊断为淋巴系统肿瘤性疾病继发的 PRCA。

(4)细小病毒检测:所有 PRCA 患者均需进行细小病毒 B19 的检测,推荐采用聚合酶链反应(PCR)法。

(5)影像学检测:如无明确病毒感染证据,也无继发性 PRCA 证据,还需行胸部 CT 检查除外胸腺瘤。

第五节　溶血性贫血

溶血性贫血(hemolytic anemia,HA)是由于某种原因红细胞遭到破坏,寿命缩短,且超过骨髓代偿能力而出现的一类贫血。此时骨髓对贫血的刺激有强大的代偿能力,可增加到正常的 6~8 倍,故本病是以红细胞破坏和活跃的红细胞生成同时并存为特征的一组疾病。

一、自身免疫性溶血性贫血

自身免疫性溶血性贫血(autoimmune hemolytic anemia,AIHA)是由于免疫调节功能发生异常,产生抗自身红细胞抗体致使红细胞破坏的一种溶血性贫血。抗人球蛋白试验(Coombs 试验)大多阳性。根据抗体作用于红细胞的最适温度可分为温抗体型、冷抗体型和温冷抗体混合型。根据有无基础疾病,分为原发性(或特发性)和继发性(或症状性)。

【温抗体型自身免疫性溶血性贫血】

温抗体型自身免疫性溶血性贫血约占 AIHA 的 80%~90%,抗体多为 IgG 和(或)补体 C3 型,作用于红细胞的最适温度为 37℃,是不完全抗体,在盐水介质中不能使红细胞凝集,多吸附于红细胞表面致敏。

(一)骨髓象

骨髓有核细胞多为增生明显活跃。粒红比值明显减低或倒置。幼红细胞显著增生,常 >50%,各阶段细胞比值增高,以中晚幼红细胞为主,易见核分裂象。15% 的病例红系细胞轻度类巨幼变。成熟红细胞形态与血象同。粒细胞相对减少,形态大致正常。巨核细胞一般正常。细胞外铁染色 ++~+++。

(二)血象

成熟红细胞形态因贫血程度而不一,可为正细胞正色素性贫血,有些病例可见部分球形红细胞而类似小红细胞样贫血,伴有巨幼细胞危象者可呈大细胞性贫血。极严重患者,偶见体外红细胞自凝现象,凝块细小但肉眼可见。可见数量不等的幼红细胞,易见嗜碱性、嗜多色性红细胞。网织红细胞增加,常 >6%(5%~20%)。白细胞除急性溶血阶段增多外,一般在正常范围。血小板数多为正常,约 10%~20% 患者在病程中出现伊文思综合征(Evans'syndrome),血小板减少。

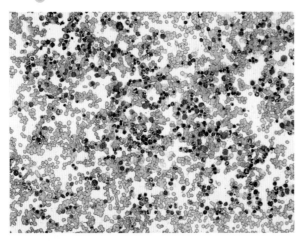

图 2-105　温抗体型 AIHA 骨髓涂片：
有核细胞增生活跃至明显活跃

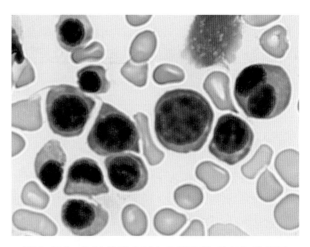

图 2-106　温抗体型 AIHA 骨髓涂片：幼红细胞明显
增多，以中晚幼红细胞为主，可见双核中幼红细胞

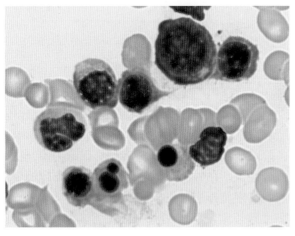

图 2-107　温抗体型 AIHA 骨髓涂片：幼红细胞增多，
可见核出芽及嗜碱性点彩晚幼红细胞

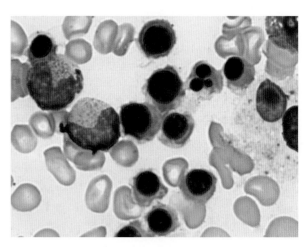

图 2-108　温抗体型 AIHA 骨髓涂片：中、晚幼红细胞
增多，可见分叶核晚幼红细胞

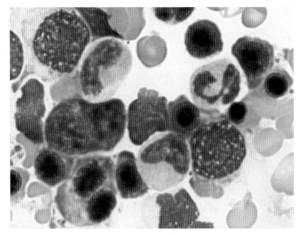

图 2-109　温抗体型 AIHA 骨髓涂片：
幼红细胞增多，可见双核幼红细胞

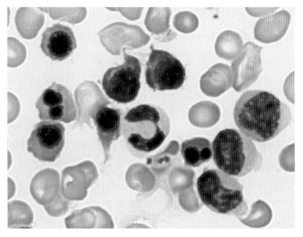

图 2-110　温抗体型 AIHA 骨髓涂片：
幼红细胞增多，可见核出芽

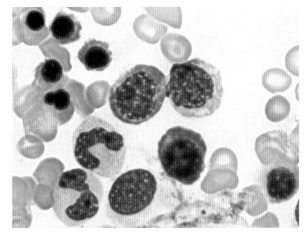

图 2-111　温抗体型 AIHA 骨髓涂片:可见核出芽晚幼红
细胞;部分幼红细胞类巨幼变

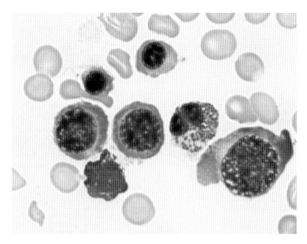

图 2-112　温抗体型 AIHA 骨髓涂片:
部分幼红细胞可见类巨幼变

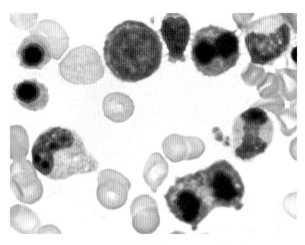

图 2-113　温抗体型 AIHA 骨髓涂片:
易见幼红细胞核分裂象

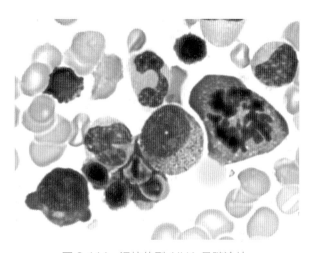

图 2-114　温抗体型 AIHA 骨髓涂片:
易见幼红细胞核分裂象

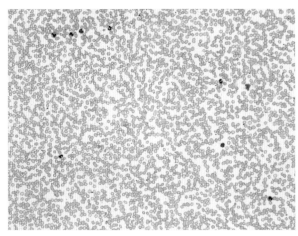

图 2-115　温抗体型 AIHA 外周血涂片:
白细胞数正常

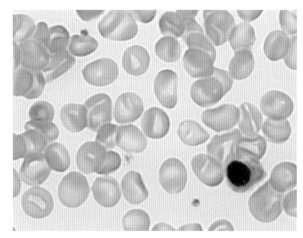

图 2-116　温抗体型 AIHA 外周血涂片:
可见晚幼红细胞及嗜多色性红细胞

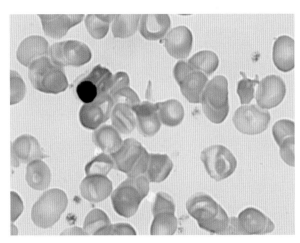

图 2-117　温抗体型 AIHA 外周血涂片:部分成熟红细胞
聚集;可见晚幼红细胞和嗜多色性红细胞

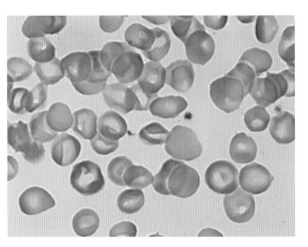

图 2-118　温抗体型 AIHA 外周血涂片:
易见嗜多色性红细胞

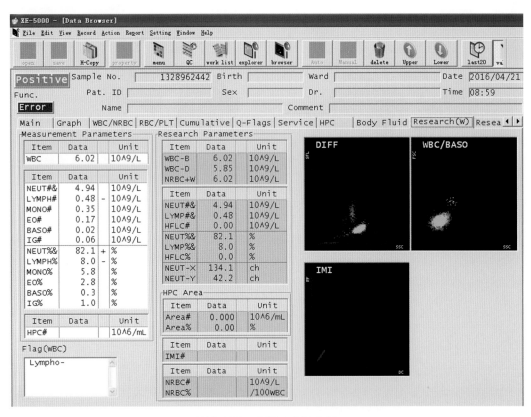

图 2-119　病例 8 血液分析

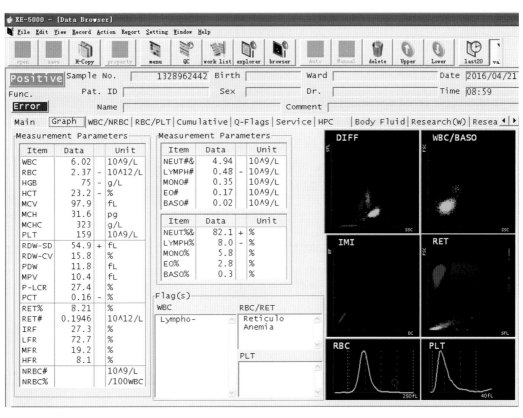

图 2-120　病例 8 血液分析

血液分析

　　该温抗体型自身免疫性溶血性贫血患者血液分析结果中红细胞计数及血红蛋白浓度以及红细胞其他相关参数提示该患者存在中度正细胞正色素贫血。外周血涂片中也可见红细胞较为稀疏。网织红细胞计数及百分比值提示患者红细胞增生活跃。白细胞计数正常,白细胞 DIFF 散点图中各群细胞分布正常。血小板计数及大小分布正常。

(三) 诊断标准

1. 临床表现

　　原发性者多为女性,年龄不限。临床表现除溶血和贫血外无特殊症状,半数有脾肿大,1/3 有黄疸和肝大。继发性者常伴有原发病的临床表现。

2. 实验室检查

　　(1)贫血程度不一,有时很严重,可暴发急性溶血危象。外周血涂片可见较多球形红细胞及数量不等的幼红细胞,偶见吞噬红细胞现象,网织红细胞增多。

　　(2)骨髓涂片呈幼红细胞增生象,偶见红细胞系轻度类巨幼变。

　　(3)再生障碍危象时,网织红细胞极度减少,骨髓象呈再生障碍表现,血象呈全血细胞减少。

　　(4)抗球蛋白试验直接试验阳性,主要为抗 IgG 和抗补体 C3 型,偶有抗 IgA 型;间接试验可阳性或阴性。

3. 诊断依据

　　(1)近 4 个月内无输血或特殊药物服用史,如直接抗球蛋白试验阳性,结合临床表现和实验室检查可确立诊断。

（2）如抗球蛋白试验阴性，但临床表现较符合，肾上腺皮质激素或切脾术有效，除外其他溶血性贫血特别是遗传性球形红细胞增多症可诊断为抗球蛋白试验阴性的 AIHA。

【冷凝集素综合征】

冷凝集素综合征（cold agglutinin syndrome，CAS）与阵发性冷性血红蛋白尿都属于冷抗体型 AIHA，其冷性抗体最适温度为 0~5℃，抗体分别为冷凝集素（IgM 型）和冷热溶血素（D-L 抗体，IgG 型），是完全抗体，在盐水介质中可使红细胞凝集或溶解。

冷凝集素综合征（CAS），又称冷凝集素病，本病患者体内存在特异性冷凝集素（多为 IgM 型），当体表温度较低时，冷凝集素使自身红细胞发生可逆性凝集，继而阻塞微循环而出现雷诺现象，如四肢末端及暴露部位皮肤发绀、花纹样改变，甚至坏死，可伴有较轻的溶血。当温度回升后抗体与抗原解离，症状消失。

（一）骨髓象

骨髓有核细胞多为增生活跃至明显活跃。粒红比值明显减低或倒置。各阶段幼红细胞比值增高，以中晚幼红细胞为主，易见核分裂象。部分患者红细胞系可见类巨幼变。成熟红细胞形态与血涂片相同，大部分红细胞凝集成团或成片，分布不均。粒细胞相对减少，形态大致正常。巨核细胞一般正常。

（二）血象

成熟红细胞轻度大小不等，无畸形红细胞，部分红细胞凝集成团，使涂片中红细胞明显分布不均。白细胞数量及分类多为正常，部分患者中性粒细胞稍多。血小板数量及形态正常。

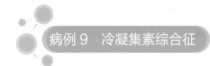

病例 9　冷凝集素综合征

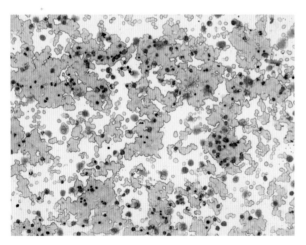

图 2-121　冷凝集素综合征骨髓涂片：有核细胞增生活跃；大部分红细胞凝集成团或成片

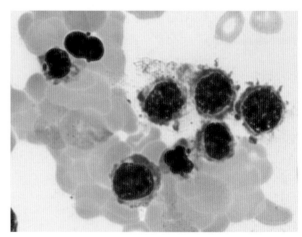

图 2-122　冷凝集素综合征骨髓涂片：幼红细胞明显增多，以中、晚幼红细胞为主，部分幼红细胞类巨幼变，可见畸形核幼红细胞，少数幼红细胞可见 H-J 小体。成熟红细胞凝集成团

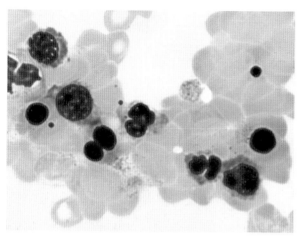

图 2-123　冷凝集素综合征骨髓涂片:可见花生核及分叶核幼红细胞。成熟红细胞凝集成团,易见嗜多色性红细胞,少数成熟红细胞内可见 H-J 小体

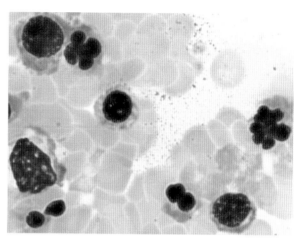

图 2-124　冷凝集素综合征骨髓涂片:部分幼红细胞类巨幼变,可见核出芽及花瓣核晚幼红细胞。成熟红细胞凝集成片,易见嗜多色性红细胞

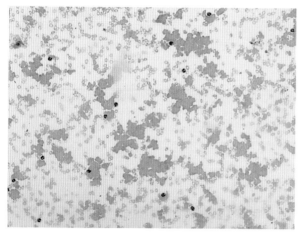

图 2-125　冷凝集素综合征外周血涂片:成熟红细胞分布不均,可见明显凝集现象

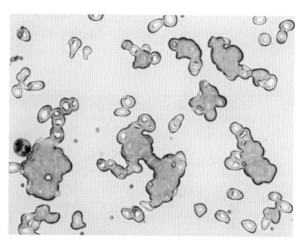

图 2-126　冷凝集素综合征外周血涂片:红细胞凝集成团,血小板散在、小丛易见

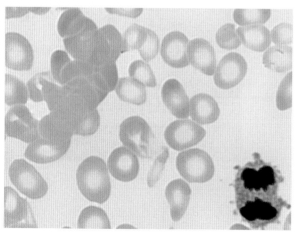

图 2-127　冷凝集素综合征外周血涂片:可见幼红细胞核分裂象;部分成熟红细胞凝集成团

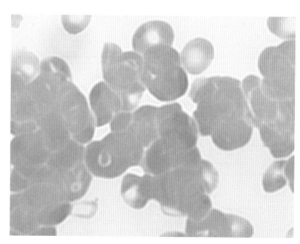

图 2-128　冷凝集素综合征外周血涂片:红细胞凝集成团,可见嗜多色性红细胞

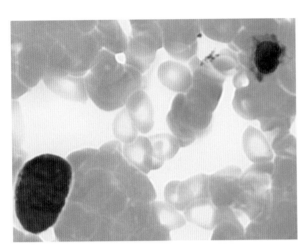

图2-129　冷凝集素综合征外周血涂片:可见早幼及中幼红细胞,成熟红细胞凝集成团,内含嗜多色性红细胞

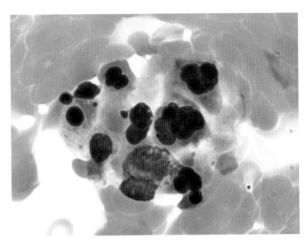

图2-130　冷凝集素综合征外周血涂片:幼红细胞成团聚集,可见畸形核幼红细胞

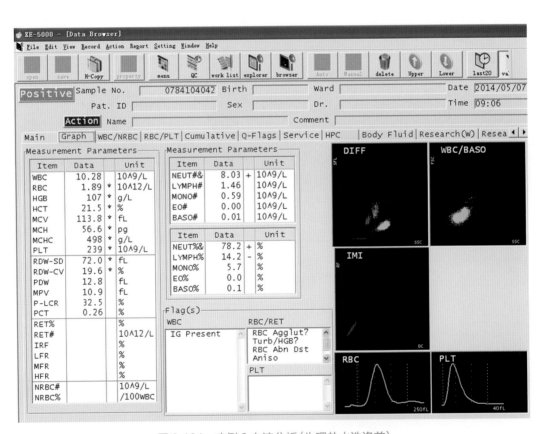

图2-131　病例9血液分析(生理盐水洗涤前)

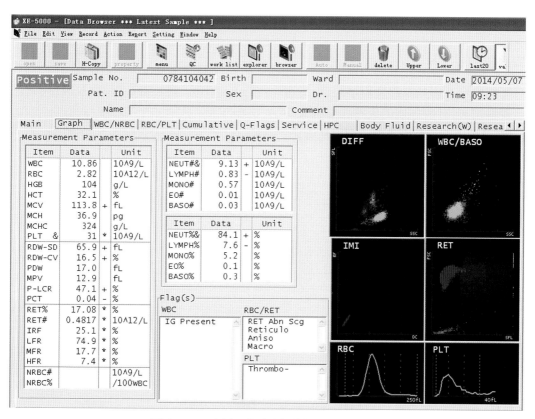

图 2-132　病例 9 血液分析（生理盐水洗涤后）

血液分析

冷凝集素综合征（CAS）患者 RBC 计数及 Hb 降低，呈轻度贫血状。由于红细胞凝集现象的存在，生理盐水洗涤前 MCV、MCH、MCHC 异常升高往往是冷凝集素致红细胞凝集的显著特征，生理盐水洗涤后 MCHC 恢复正常。骨髓代偿造血功能正常，网织红细胞比例（REG%）及绝对计数升高。白细胞分类计数基本正常。血小板计数及直方图基本正常。由于生理盐水洗涤后血小板丢失，洗涤后血小板计数降低。

（三）诊断标准

1. 典型的临床表现和体征：有溶血性贫血相关的临床表现，同时 90% 的患者有遇冷后肢体末端、耳垂、嘴唇等部位青紫，部分病例有网状青斑，极少数出现肢端坏死。

2. Coombs 试验 C3d 阳性和（或）IgM 阳性。

3. 血中冷凝集素滴度 ≥ 1 : 64。

【伊文思综合征】

伊文思综合征（Evans'syndrome），又称为伊文氏综合征，是自身免疫性溶血性贫血（AIHA）合并免疫性血小板减少的综合征。约占 AIHA 的 10%~20%。

（一）骨髓象

骨髓有核细胞多为增生明显活跃。粒红比值明显减低或倒置。幼红细胞显著增生，常 >50%，各阶段细胞比值增高，以中晚幼红细胞为主，可见核分裂象。部分伴有巨幼细胞危象的患者红系细胞轻度至中度巨幼变。成熟红细胞形态与血象相同。粒细胞比值相对减少，形态大致正常。巨核细胞数量增多或正常,伴有成熟障碍。细胞外铁染色常为++～+++。

(二) 血象

成熟红细胞形态因贫血程度而不同,可为正细胞正色素性贫血,有些病例的成熟红细胞大小不等,可见部分球形红细胞而类似小细胞性贫血,伴有巨幼细胞危象者可呈大细胞性贫血。可见数量不等的幼红细胞,易见嗜碱性、嗜多色性红细胞。网织红细胞增多。白细胞除急性溶血阶段增多外,一般在正常范围。血小板减少,部分病例可见大血小板、畸形血小板、颗粒减少、染色过深等形态改变。

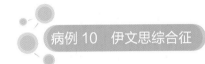
病例 10　伊文思综合征

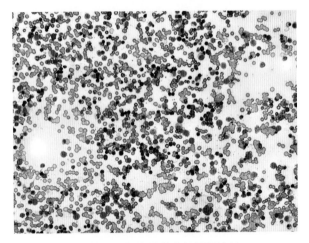
图 2-133　伊文思综合征骨髓涂片:
有核细胞增生明显活跃

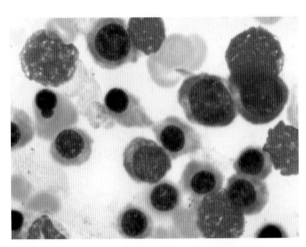
图 2-134　伊文思综合征骨髓涂片:幼红细胞比例增高,少数细胞可见核出芽,部分细胞轻度类巨幼变

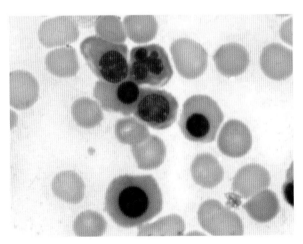
图 2-135　伊文思综合征骨髓涂片:
可见花瓣核幼红细胞

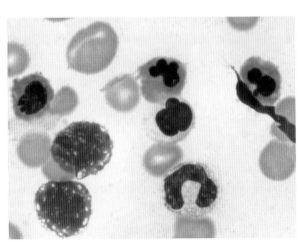
图 2-136　伊文思综合征骨髓涂片:可见花瓣核、花生核幼红细胞

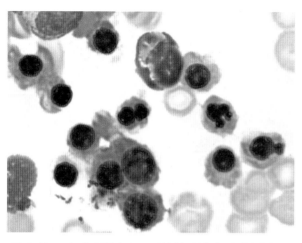

图 2-137　伊文思综合征骨髓涂片：幼红细胞比例增高，
可见双核、花瓣核、核出芽幼红细胞

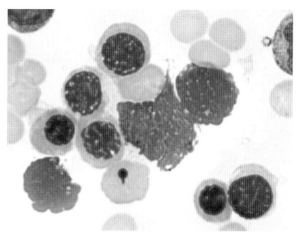

图 2-138　伊文思综合征骨髓涂片：部分幼红细胞
可见轻度类巨幼变

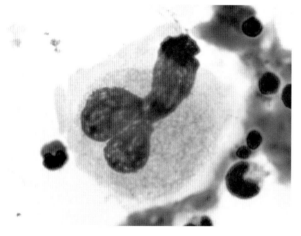

图 2-139　伊文思综合征骨髓涂片：巨核细胞易见，
伴成熟障碍：颗粒型巨核细胞比例增高

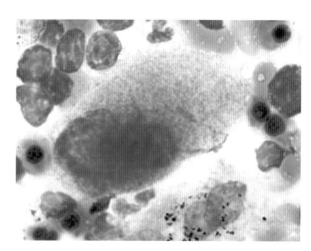

图 2-140　伊文思综合征骨髓涂片：巨核细胞易见，
伴成熟障碍：颗粒型巨核细胞比例增高

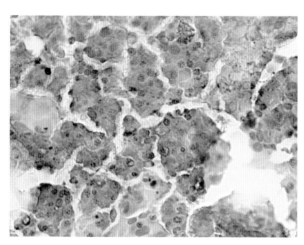

图 2-141　伊文思综合征骨髓涂片铁染色：
外铁＋～＋＋

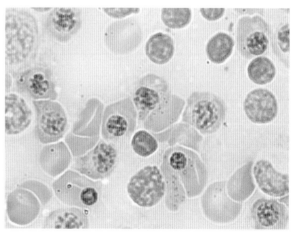

图 2-142　伊文思综合征骨髓涂片铁染色：
内铁阳性，比值增高

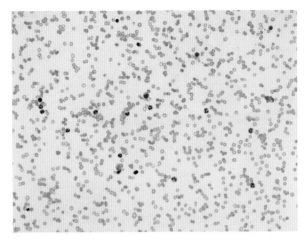

图 2-143　伊文思综合征外周血涂片:白细胞数正常

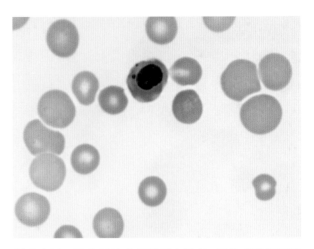

图 2-144　伊文思综合征外周血涂片:部分成熟红细胞体积增大,可见晚幼红细胞(胞质内可见 H-J 小体)及嗜多色性红细胞

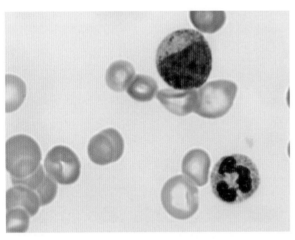

图 2-145　伊文思综合征外周血涂片:可见中性中幼粒细胞

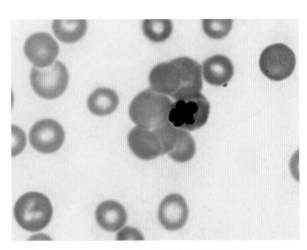

图 2-146　伊文思综合征外周血涂片:可见花瓣核晚幼红细胞

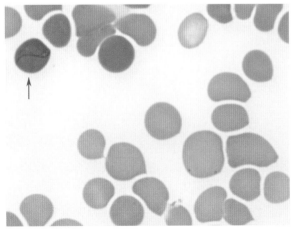

图 2-147　伊文思综合征外周血涂片:成熟红细胞大小不等,易见嗜多色性红细胞,可见卡 - 波环(↑)

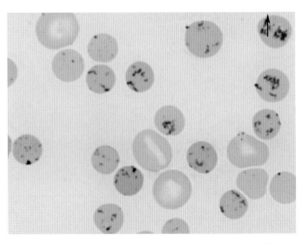

图 2-148　伊文思综合征外周血网织红细胞染色涂片:网织红细胞比例明显增高,占 42%

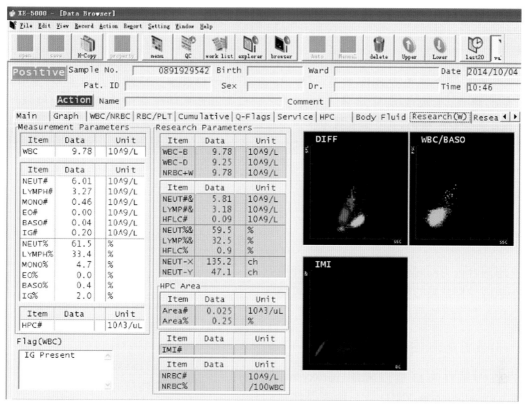

图 2-149 病例 10 血液分析

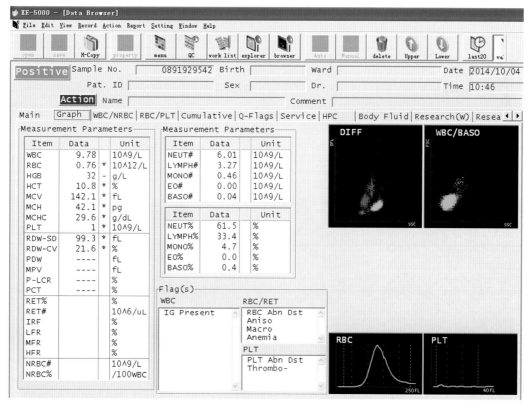

图 2-150 病例 10 血液分析

贫

血

该例伊文思综合征患者 RBC 计数、Hb 及 HCT 均重度降低，呈现重度贫血状。红细胞 MCV 显著升高、RDW 增高，直方图表现为峰值右移、底部增宽。外周血涂片中相应的表现为红细胞稀疏，可见部分大红细胞。总体表现为大细胞不均一性贫血。白细胞计数正常。DIFF 及 IMI 散点图可见幼稚粒细胞（IG）信号增强。与外周血涂片中可见粒细胞核左移表现一致。血小板计数极度降低，直方图中血小板峰不明显，外周血涂片检查有助于保证结果的准确性。

（三）诊断标准

伊文思综合征为同时或相继发生 AIHA 和免疫性血小板减少性紫癜的综合征。诊断标准可结合参考 AIHA 和免疫性血小板减少性紫癜。

三、阵发性睡眠性血红蛋白尿症

阵发性睡眠性血红蛋白尿症（paroxysmal nocturnal hemoglobinuria，PNH）是一种获得性造血干细胞基因突变引起红细胞膜缺陷使其对血清补体异常敏感所致的溶血性疾病。主要临床表现为睡眠中发生血红蛋白尿、贫血、脾大、肾损害等。

（一）骨髓象

在不同患者或同一患者病程的不同时期，骨髓增生程度可有差异，有时呈全骨髓增生低下。半数以上患者骨髓三系细胞增生活跃，尤以幼红细胞为甚。部分病例幼红细胞可见类巨幼变，可见花瓣核、分叶核、双核幼红细胞。

（二）血象

成熟红细胞因贫血程度不同而异。轻者，可为正细胞正色素性贫血，或红细胞大小不等。血红蛋白尿频繁发作，尿铁丢失过多，可呈小细胞低色素性贫血。合并血管内血栓形成者，可见红细胞碎片。部分病例可见嗜多色性红细胞以及有核红细胞。粒细胞通常减少，血小板中度减少，半数患者全血细胞减少。

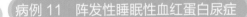
病例 11　阵发性睡眠性血红蛋白尿症

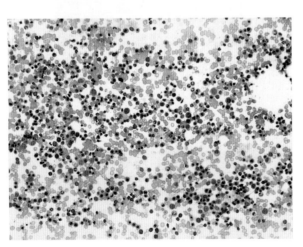
图 2-151　PNH 骨髓涂片：有核细胞增生明显活跃

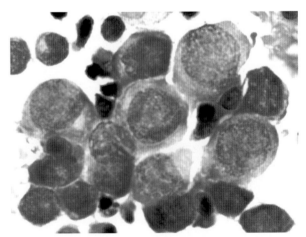
图 2-152　PNH 骨髓涂片：幼红细胞比例明显增高，易见幼红细胞造血岛

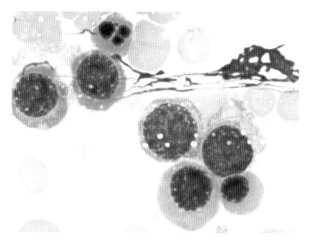

图 2-153　PNH 骨髓涂片:可见花瓣核晚幼红细胞;
部分幼红细胞类巨幼变

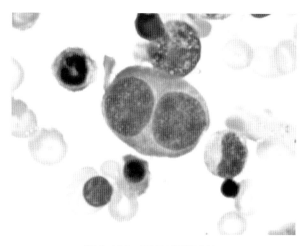

图 2-154　PNH 骨髓涂片:
可见双核早幼红细胞

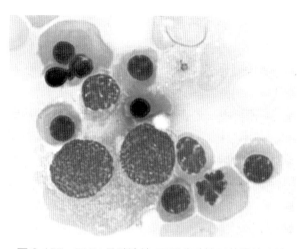

图 2-155　PNH 骨髓涂片:可见分叶核及花瓣核晚幼
红细胞,部分细胞类巨幼变

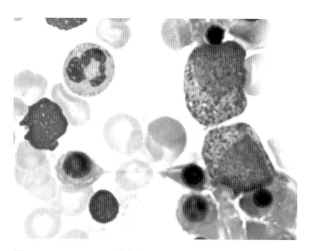

图 2-156　PNH 骨髓涂片:粒系细胞比值减低,各阶段细
胞形态大致正常

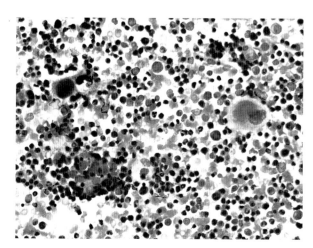

图 2-157　PNH 骨髓涂片:巨核细胞易见

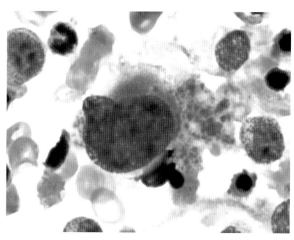

图 2-158　PNH 骨髓涂片:产血小板型巨核细胞较易见

贫

血

95

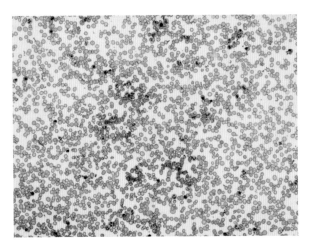

图 2-159　PNH 外周血涂片:有核细胞数增高,
可见部分有核红细胞

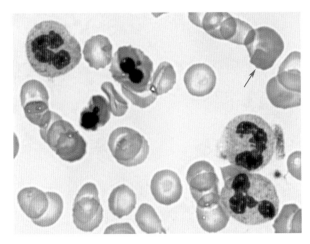

图 2-160　PNH 外周血涂片:易见嗜多色性红细胞(↑)
以及有核红细胞(花生核及核出芽)

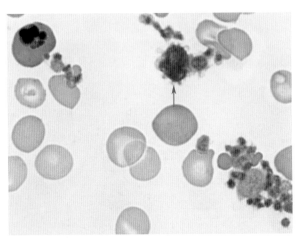

图 2-161　PNH 外周血涂片:血小板增多,可见巨
血小板(↑);可见嗜多色性红细胞及晚幼红细胞

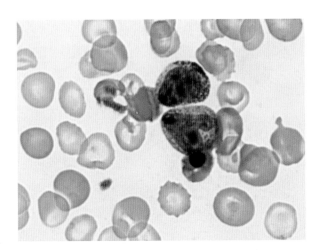

图 2-162　PNH 外周血涂片:可见中、晚幼粒细胞,
晚幼红细胞及嗜多色性红细胞

血液分析

该例阵发性睡眠性血红蛋白尿症(PNH)患者的原始血液分析散点图未能获得。其血常规结果:WBC 41.27×10⁹/L,RBC 1.87×10¹²/L,Hb 57g/L,HCT 17.9%,MCV 95.7fl,MCH 30.5pg,MCHC 318g/L,PLT 513×10⁹/L,N 44.2%,L 53.5%,M 1.9%,E 0%,B 0.4%,N 绝对值 18.27×10⁹/L,L 绝对值 22.07×10⁹/L,M 绝对值 0.78×10⁹/L,E 绝对值 0×10⁹/L,B 绝对值 0.17×10⁹/L,血小板平均体积 9.4fl,血小板比容 0.48%。RET 18.83%,RET 绝对值 0.352。红细胞计数及血红蛋白浓度均减低,表现为重度贫血。MCV 和 MCH 属正常范围,MCHC 略偏低,呈轻度低色素表现。白细胞数量增高,由于异常幼稚细胞的存在会影响白细胞的分类结果。从患者的血涂片中可见有核红细胞,其血液分析 DIFF 散点图中应可见有核红细胞信号增强。

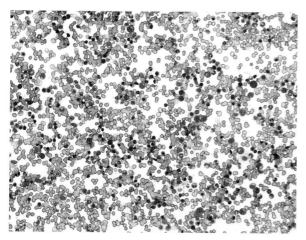

图 2-163 PNH 骨髓涂片：
有核细胞增生明显活跃

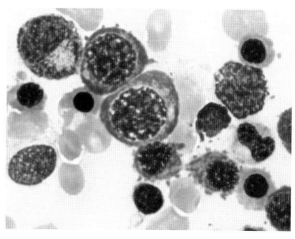

图 2-164 PNH 骨髓涂片：幼红细胞比值增高，
部分细胞类巨幼变

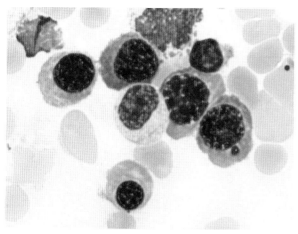

图 2-165 PNH 骨髓涂片：幼红细胞比例明显增高，
部分细胞类巨幼变，可见微核

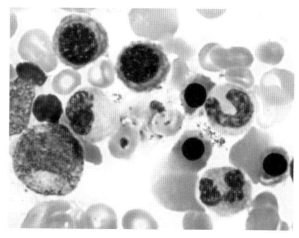

图 2-166 PNH 骨髓涂片：
可见粒系各阶段细胞

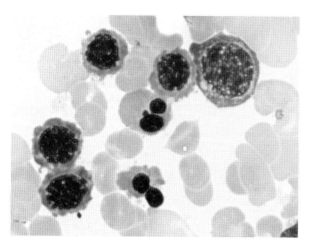

图 2-167 PNH 骨髓涂片：部分细胞类巨幼变；
可见核出芽晚幼红细胞

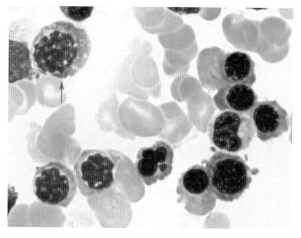

图 2-168 PNH 骨髓涂片：部分细胞类巨幼变（↑）；
可见分叶核晚幼红细胞

贫

血

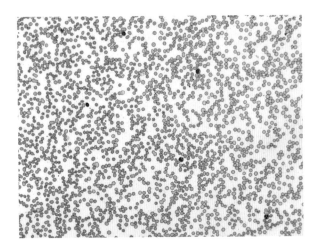

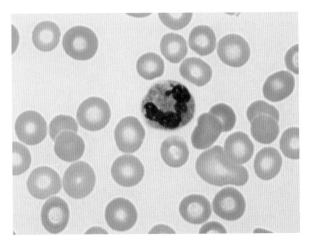

图 2-169　PNH 外周血涂片：
白细胞数减少

图 2-170　PNH 外周血涂片：分叶核中性粒细胞，
分叶不规则，血小板减少

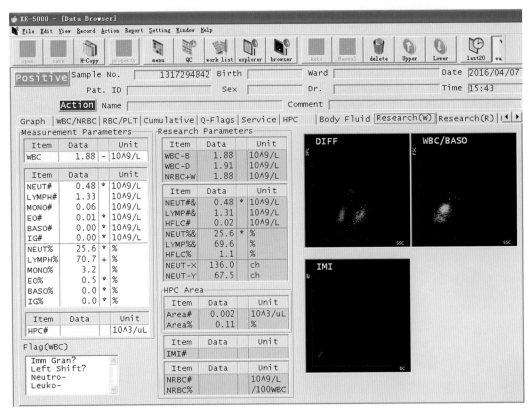

图 2-171　病例 12 血液分析

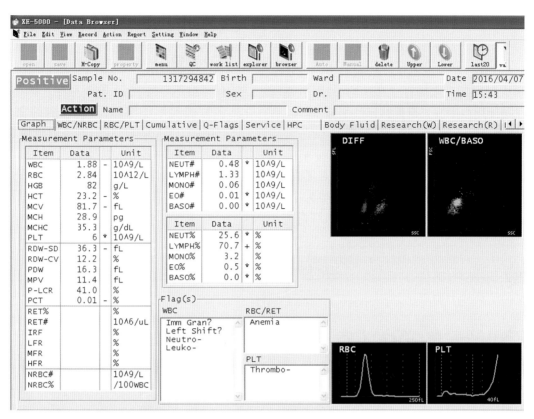

图 2-172 病例 12 血液分析

血液分析

该 PNH 患者红细胞及血红蛋白检测结果提示存在中度贫血,红细胞其他参数如 MCV、MCH、MCHC 以及 RDW 基本正常,总体表现为正细胞正色素性贫血。白细胞计数减少,DIFF 检测通道中各种分类结果供参考。血小板计数显著减少。对患者外周血进行手工涂片复检有助于进一步确认血液分析仪的检测结果。

(三) 诊断标准

1. 临床表现　符合 PNH。

2. 实验室检查

(1) 酸化血清溶血试验(Ham 试验)、糖水试验、蛇毒因子溶血试验、尿潜血(或尿含铁血黄素)等项试验中,凡符合下述任何一种情况,即可诊断。

1) 两项以上阳性。

2) 1 项阳性,但需具备下列条件:①两次以上阳性,或 1 次阳性,但操作正规,有阴性对照,结果可靠,即时重复仍阳性者。②有溶血的其他直接或间接证据,或有肯定的血红蛋白尿出现。③能除外其他溶血,特别是遗传性球形红细胞增多症、自身免疫性溶血性贫血、葡萄糖-6-磷酸脱氢酶缺乏症所致的溶血和阵发性发冷性血红蛋白尿症等。

(2) 流式细胞仪检查发现:外周血中 CD55 或 CD59 阴性的中性粒细胞或红细胞 >10%(5%~10% 为可疑)。

【诊断要点】临床表现符合,实验室检查结果具备(1)或(2)者皆可诊断,(1)、(2)两项可以相互佐证。

三、遗传性椭圆形红细胞增多症

遗传性椭圆形红细胞增多症（hereditary elliptocytosis，HE）是一组由于红细胞膜蛋白分子异常而引起的异质性家族性遗传性溶血病，其血液学特点是外周血中有大量椭圆形红细胞。

（一）骨髓象

有核细胞增生明显活跃。幼红细胞显著增生，各阶段细胞比值增高，以中晚幼红细胞增生为主，部分病例可见轻度至中度类巨幼变。成熟红细胞形态同外周血涂片。粒细胞系统比值相对减低。巨核细胞数量正常。隐匿型可完全正常。

（二）血象

有轻重不等的贫血，外周血涂片典型表现为可见多数椭圆形红细胞，占红细胞的25%以上（常在50%以上），呈椭圆形、卵圆形或棒状，椭圆形红细胞的轴率（横径/纵径）小于0.78。可伴有少数异形红细胞或球形红细胞。部分病例可见碎片状红细胞。中性粒细胞及血小板数量正常或减少。

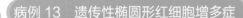
病例13　遗传性椭圆形红细胞增多症

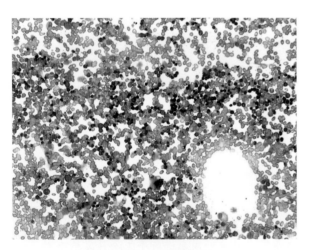

图2-173　HE骨髓涂片：
有核细胞增生明显活跃

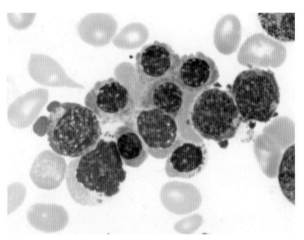

图2-174　HE骨髓涂片：幼红细胞比值增高，
部分细胞可见轻度类巨幼变

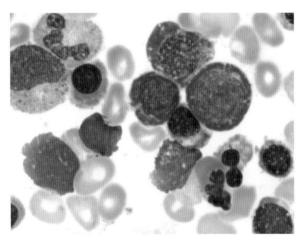

图2-175　HE骨髓涂片：部分幼红细胞可见轻度类巨幼变，可见分叶核晚幼红细胞

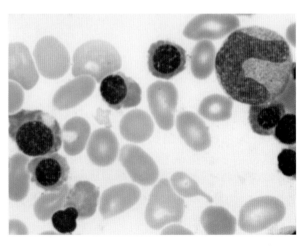

图2-176　HE骨髓涂片：可见少量巨杆状核中性粒细胞；易见椭圆形成熟红细胞，偶见泪滴形红细胞

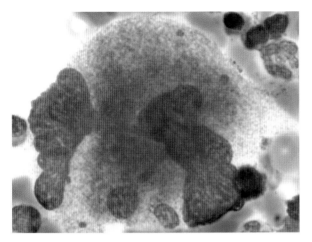

图 2-177　HE 骨髓涂片:
巨核细胞核分叶过多

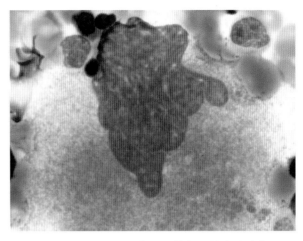

图 2-178　HE 骨髓涂片:巨核细胞核分叶过多,
可见血小板生成

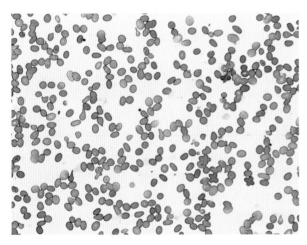

图 2-179　HE 外周血涂片:白细胞数减少,
易见椭圆形红细胞(占 25%)

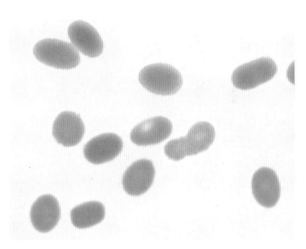

图 2-180　HE 外周血涂片:椭圆形红细胞增多,
呈椭圆形、卵圆形或棒状

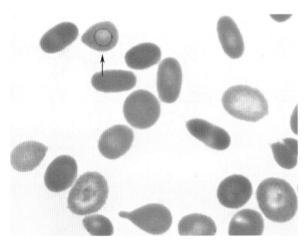

图 2-181　HE 外周血涂片:椭圆形红细胞增多,
可见泪滴形红细胞、嗜多色性红细胞、卡 - 波环(↑)

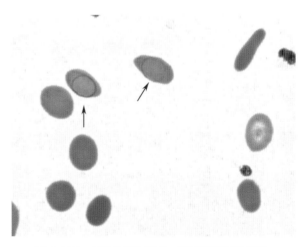

图 2-182　HE 外周血涂片:椭圆形红细胞增多,
可见球形红细胞、卡 - 波环(↑)

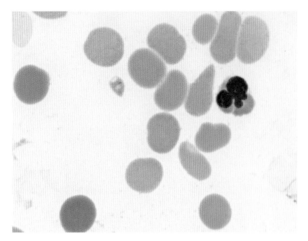

图 2-183　HE 外周血涂片:成熟红细胞大小不等,
可见椭圆形红细胞及分叶核晚幼红细胞

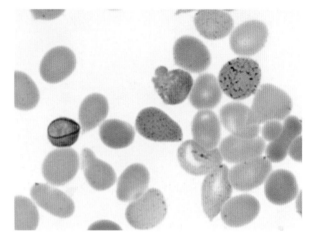

图 2-184　HE 外周血涂片:易见椭圆形红细胞,
可见嗜多色性红细胞、嗜碱性点彩红细胞及卡 - 波环

血液分析

　　该例遗传性椭圆形红细胞增多症(HE)患者的原始血液分析散点图未能获得。血常规结果:WBC 3.1×10⁹/L,RBC 1.56×10¹²/L,Hb 57g/L,HCT 18.5%,MCV 118.6fl,MCH 36.5pg,MCHC 308g/L,PLT 69×10⁹/L,N 34.2%,L 51.3%,M 7.1%,E 1.0%,B 0.3%,N 绝 对 值 1.06×10⁹/L,L 绝对值 1.59×10⁹/L,M 绝对值 0.22×10⁹/L,E 绝对值 0.03×10⁹/L,B 绝对值 0.01×10⁹/L,RET 22.62%,RET 绝对值 0.353。提示白细胞减少、重度贫血及血小板减少。红细胞 MCV、MCH 及 RDW 增高,提示为大细胞性贫血伴红细胞大小

不均。结合患者外周血涂片,除了可见部分胞体偏大、中心淡染区消失的红细胞外,尚可见较多椭圆形红细胞和少量泪滴形红细胞,他们共同引起了 MCV、MCH 及 RDW 的增高。白细胞 DIFF 散点图中应该可以见到有核红细胞信号增强。MCV、MCH 增高首先考虑到的是巨幼细胞性贫血(MA),其次为骨髓增生异常综合征(MDS),本例提示遗传性椭圆形红细胞增多症(HE)也有相似的改变,而外周血涂片细胞形态学检查对其具有重要的鉴别诊断意义。

病例 14　遗传性椭圆形红细胞增多症

图 2-185　HE 骨髓涂片:
有核细胞增生活跃

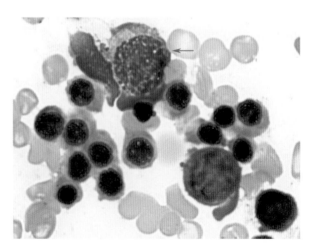

图 2-186　HE 骨髓涂片:幼红细胞显著增生,以中、
晚幼红细胞增生为主,部分细胞可见类巨幼变(↑)

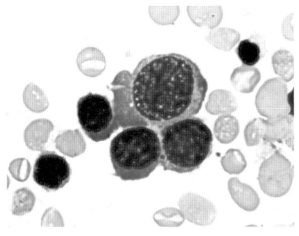

图 2-187　HE 骨髓涂片：幼红细胞显著增生，以中、晚幼红细胞增生为主，部分细胞可见类巨幼变

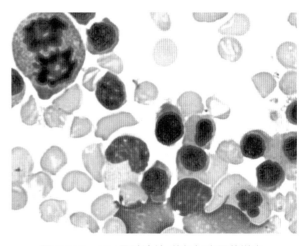

图 2-188　HE 骨髓涂片：幼红细胞显著增生，可见幼红细胞核分裂象及花瓣核晚幼红细胞

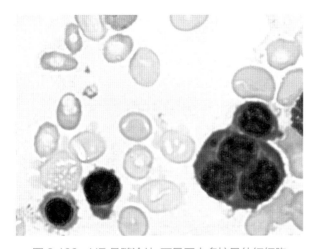

图 2-189　HE 骨髓涂片：可见巨大多核早幼红细胞

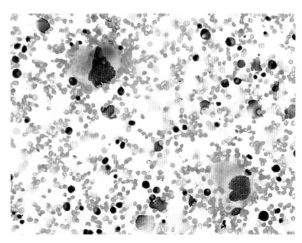

图 2-190　HE 骨髓涂片：巨核细胞易见

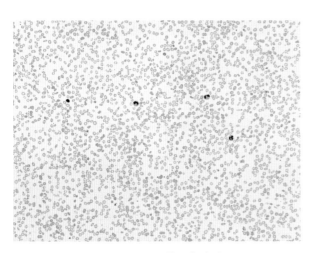

图 2-191　HE 外周血涂片：
白细胞数减少

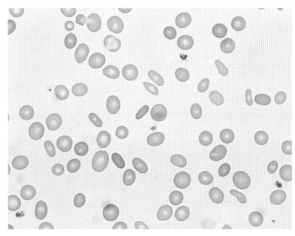

图 2-192　HE 外周血涂片：成熟红细胞大小不等，易见椭圆形红细胞

103

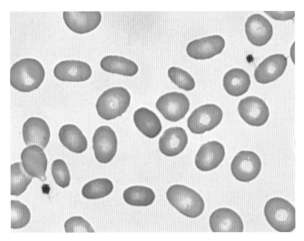

图 2-193　HE 外周血涂片:椭圆形红细胞增多,
占 28%,呈椭圆形、卵圆形或棒状

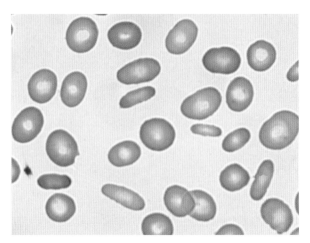

图 2-194　HE 外周血涂片:椭圆形红细胞增多,
呈椭圆形、卵圆形或棒状

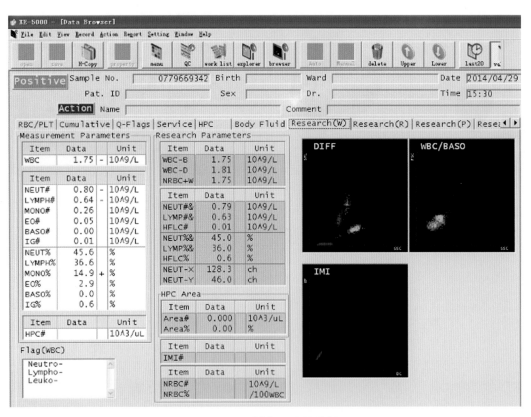

图 2-195　病例 14 血液分析

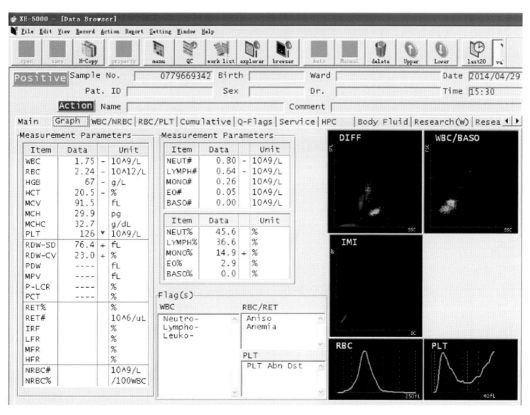

图 2-196　病例 14 血液分析

血液分析

HE 患者 RBC 计数、Hb 及 HCT 均显著降低，呈中度贫血状。RDW 增高、红细胞直方图底部增宽说明细胞体积均一性差，这与外周血涂片中见大量椭圆形红细胞及少数其他异常红细胞形态的表现相一致。白细胞计数降低，中性粒细胞降低显著，淋巴细胞相对增高。血小板直方图显示尾部抬高与红细胞直方图相连，可能受到异常红细胞的干扰。通过光学法血小板计数（PLT-O）可得到准确结果。

（三）诊断标准

国内诊断标准

1. 临床表现和分型

（1）隐匿型：无症状，无溶血及贫血表现。

（2）溶血代偿型：有溶血表现，但无贫血，可有轻度黄疸和脾肿大。

（3）溶血性贫血型：贫血、黄疸和脾肿大较显著，且在慢性溶血过程中可发生胆石症和再生障碍危象或溶血危象。

2. 实验室检查

（1）轻重不等的溶血性贫血血象和骨髓象，隐匿型可完全正常。

（2）典型表现为外周血涂片可见多数椭圆形红细胞，呈椭圆形、棒状或卵圆形多种形态，占红细胞的 25% 以上（常在 50% 以上）。椭圆形红细胞的轴率（短 / 长径）均小于 0.78，可伴有少数异形红细胞或球形红细胞。

（3）少数兼有球形特征的椭圆形红细胞增多症，渗透脆性增高。

3. 其他　能排除珠蛋白生成障碍性贫血、缺铁性贫血、巨幼细胞性贫血、骨髓纤维化、MDS 以及丙酮酸激酶缺乏症等可伴有少数椭圆形细胞的疾病。

4. 家族史　本病大多数属常染色体显性遗传，多数患者有阳性家族史。

【诊断要点】凡符合以上四项即可诊断，如无阳性家族史，椭圆形红细胞占 50% 以上者亦可诊断。

国际诊断标准

1. 临床表现和分型

（1）良性遗传性椭圆形红细胞增多症：临床没有或有极轻微溶血，无贫血，多为杂合子。

（2）溶血性 HE：又可分为以下几个亚型：

a. 轻度溶血型：有溶血及轻度贫血。

b. 偶发溶血型：只在感染或者妊娠时溶血加重，出现贫血。

c. 严重溶血型：为良性 HE 的纯合子，出生后即出现溶血，红细胞形态显著异常，可见多数红细胞碎片。

d. 婴儿期溶血型：婴儿期有中、重度溶血和贫血，随后改善或消失。

e. 热敏感性异形红细胞增多症：红细胞对热敏感，遇热后易形成碎片。杂合子溶血轻，纯合子有严重溶血。呈常染色体隐性遗传，多见于黑人。

2. 实验室检查

（1）血红蛋白可正常，或呈不同程度的正细胞正色素性贫血。

（2）外周血涂片可见大量椭圆形红细胞，数量在 25% 以上，棒状红细胞 >10%。

（3）渗透脆性试验：良性 HE 基本正常，有些溶血性 HE 增高。

3. 其他　能排除缺铁性贫血、巨幼细胞贫血、骨髓纤维化、珠蛋白生成障碍性贫血、丙酮酸激酶缺乏症等其他疾病。

4. 家族史　本病属常染色体显性或隐性遗传，患者多有阳性家族史。

【诊断要点】凡符合以上四项即可诊断，仅有前三项符合者，若椭圆形红细胞占 50% 以上亦可诊断。

四、遗传性球形红细胞增多症

遗传性球形红细胞增多症（hereditary spherocytosis，HS）是一种红细胞膜蛋白结构异常所致的遗传性溶血性贫血。其特点是外周血出现较多小球形红细胞。多呈常染色体显性遗传，少数呈常染色体隐性遗传的 HS 常合并新的基因突变而发病。

（一）骨髓象

有核细胞增生明显活跃，表现为增生性贫血的骨髓象。

（二）血象

成熟红细胞大小不等，可见胞体小、染色深、中心淡染区消失的小球形红细胞，数量可从 1%~2% 到 60%~70%，大多在 10% 以上（正常人 <5%），网织红细胞增加，常达 5%~20%，但再生障碍性贫血危象时减低。中性粒细胞及血小板数量正常或减少。

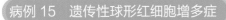

病例 15　遗传性球形红细胞增多症

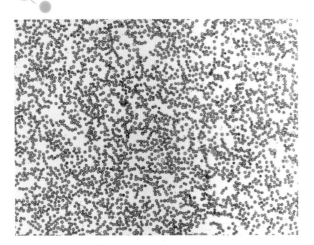

图 2-197　HS 外周血涂片：
白细胞数正常

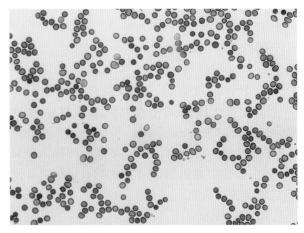

图 2-198　HS 外周血涂片：部分成熟红细胞
胞体偏小，深染

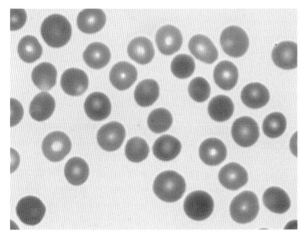

图 2-199　HS 外周血涂片:球形红细胞增多,大小较一致,较正常红细胞直径小,厚度增加,中心淡染区消失

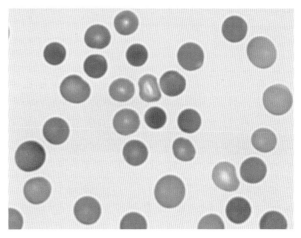

图 2-200　HS 外周血涂片:较多球形红细胞

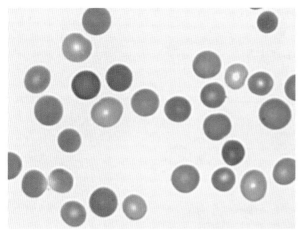

图 2-201　HS 外周血涂片:见较多球形红细胞,占 25.6%

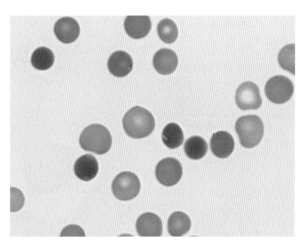

图 2-202　HS 外周血涂片:可见小球形红细胞及嗜多色性红细胞

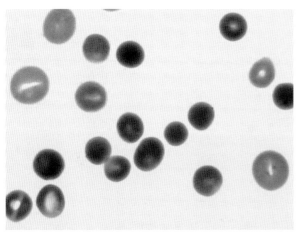

图 2-203　HS 外周血涂片:可见胞体小、染色深、中心淡染区消失的小球形红细胞及嗜多色性红细胞

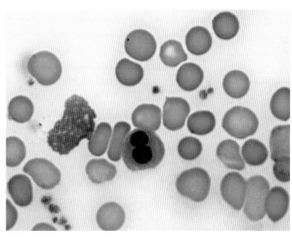

图 2-204　HS 外周血涂片:见部分球形红细胞,偶见晚幼红细胞

该例遗传性球形红细胞增多症(HS)患者的原始血液分析散点图未能获得。血常规结果：WBC 4.84×10^9/L，RBC 2.88×10^{12}/L，Hb 91g/L，HCT 27.7%，MCV 96.2fl，MCH 31.6pg，MCHC 329g/L，RDW-CV 19.2%，RDW-SD 65.9fl，PLT 160×10^9/L，N 64.6%，L 24.2%，M 5.4%，E 5.6%，B 0.2%，N 绝对值 3.13×10^9/L，L 绝对值 1.17×10^9/L，M 绝对值 0.26×10^9/L，E 绝对值 0.27×10^9/L，B

绝对值 $<0.01 \times 10^9$/L，血小板平均体积 9.3fl，血小板比容 0.15%，RET 10.49%，RET 绝对值 0.302。提示白细胞计数正常、轻度贫血、血小板计数正常。红细胞 RDW-CV 增高，提示红细胞大小不均。结合患者外周血涂片，除了可见少数红细胞胞体略偏大，部分红细胞胞体偏小、中心淡染区缩小或消失，着色偏深，为球形红细胞。白细胞 DIFF 散点图中应该可以见到有核红细胞信号增强。

(三) 诊断标准

国内诊断标准

1. 临床表现

(1)贫血轻重不等,于再生障碍危象或溶血危象时加重。

(2)黄疸或轻或重或呈间歇性。

(3)脾脏可轻至中度肿大,多同时有肝大,常有胆囊结石。

(4)半数以上病例有阳性家族史,多呈常染色体显性遗传。

2. 实验室检查

(1)多表现为小细胞高色素性贫血,红细胞 MCHC 增高;如同时存在叶酸缺乏,可表现为正细胞性贫血。

(2)具备溶血性贫血的实验室检查特点。

(3)血涂片可见胞体小、染色深、中心淡染区消失的小球形红细胞,数量可从 1%~2% 到 60%~70%,大多在 10% 以上(正常人 <5%)。约 20% 的患者缺乏典型的球形红细胞。

(4)红细胞渗透脆性试验(OFT):正常人开始溶血 0.42%~0.46%,完全溶血 0.28%~0.32%。本症多于 0.50%~0.75% 开始溶血,0.40% 完全溶血。如开始溶血在 0.50% 以下,但高于对照管 0.08% 以上亦有诊断意义。如常温下检验结果正常,经 24 小时温育后渗透脆性增加,开始溶血浓度较正常人对照高出 0.08% 以上,亦可认为有诊断意义。

(5)酸化甘油溶血试验(AGLT):阳性(AGLT50 ≤ 150 秒)。

(6)应用 SDS 聚丙烯酰胺凝胶电泳(PAGE)进行红细胞膜蛋白分析:部分病例可见收缩蛋白等膜骨架蛋白缺少。

(7)伊红 - 马来酰亚胺结合试验(EMA BT):流式细胞仪检查红细胞 EMA 结合量减少。

(8)分子生物学技术:针对 SDS-PAGE 确定的膜蛋白缺陷类型的相应基因可使用直接测序方法检测突变。实时荧光定量 PCR 方法检测膜蛋白基因 mRNA 相对表达量,明确红细胞膜蛋白缺陷类型。

(9)基因检测以 ANKI 基因突变最为常见,其次为 SLC4A1 和 SPTB 基因。

若外周血有较多小球形红细胞(>10%),红细胞渗透脆性增加,有阳性家族史,无论有无症状,遗传性球形红细胞增多症诊断可成立;若外周血有较多小球形红细胞,OF 增加,但家族史阴性,须除外免疫性溶血性贫血、不稳定血红蛋白病等原因产生的球形红细胞增多,方可确定诊断;若有阳性家族史,但外周血小球形红细胞不够多(5% 左右),需做渗透脆性试验、自溶试验、酸化甘油溶血试验等加以证实;若外周血小球形红细胞不够多,又无阳性家族史,则诊断本病需借助较多试验,包括红细胞膜蛋白组分分析、基因分析等,并需除外先天性非球形红细胞溶血性贫血等方可确诊。

国际诊断标准

1. 诊断要点

(1)有家族史。

(2)有溶血性贫血表现,MCHC 增高,外周血细胞形态学检查可见球形红细胞。

(3)筛选试验如 OF、AGLT、EMA 结合试验阳性。

具备(1)和(2)可确诊HS,不必进一步检查。如果诊断困难(如无家族史、OF阴性),推荐行EMA结合试验。不典型病例可行SDS-PAGE试验分析红细胞膜蛋白缺失。

2. 分型　根据疾病严重程度,HS的分型见表2-2。

表2-2　HS根据疾病严重程度分型

分型	Hb(g/L)	RET(%)	Bil(μmol/L)	Sp(%)	脾切除术
携带者	正常	正常	<17	100	无指征
轻型	110~150	3~6	17~34	80~100	儿童及青少年期通常不需要
中型	80~120	>6	>34	50~80	青春期前学龄儿童可能需要
重型	60~80	>10	>51	40~60	有指征-尽量延迟至6岁后

Sp:spectrin,红细胞膜收缩蛋白含量占正常人含量的百分比。

五、珠蛋白生成障碍性贫血

珠蛋白生成障碍性贫血(thalassemia)又称地中海贫血或海洋性贫血,是因某个或多个珠蛋白基因异常引起一种或一种以上珠蛋白链合成减少或缺乏,导致珠蛋白链比例失衡所引起的溶血性贫血,以溶血、无效红细胞生成及不同程度的小细胞低色素性贫血为特征。

(一)骨髓象

有核细胞增生活跃至明显活跃,幼红比值增高,以中晚幼红细胞为主,粒系细胞比值减低,巨核细胞正常。轻型病例骨髓象变化不明显。

(二)血象

贫血轻重不等,呈小细胞低色素性贫血,红细胞形态不一、大小不均,有靶形红细胞(10%以上)、泪滴形红细胞和红细胞碎片,出现较多有核红细胞,网织红细胞增多。中性粒细胞及血小板数量正常或减少。

病例16　β珠蛋白生成障碍性贫血

图2-205　β珠蛋白生成障碍性贫血外周血涂片:有核细胞数显著增高,其中见较多有核红细胞

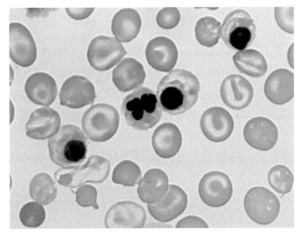

图2-206　β珠蛋白生成障碍性贫血外周血涂片:易见靶形及岛形红细胞,有核红细胞增多

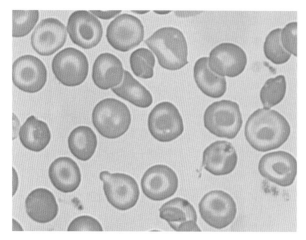

图 2-207　β珠蛋白生成障碍性贫血外周血涂片：靶形红细胞明显增多，占 76.2%

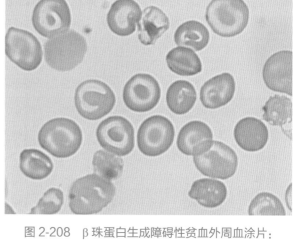

图 2-208　β珠蛋白生成障碍性贫血外周血涂片：靶形及岛形红细胞明显增多

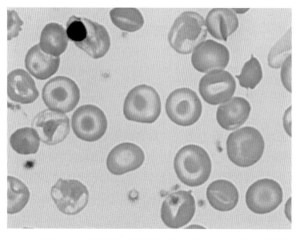

图 2-209　β珠蛋白生成障碍性贫血外周血涂片：易见靶形及岛形红细胞，可见嗜多色性红细胞及晚幼红细胞

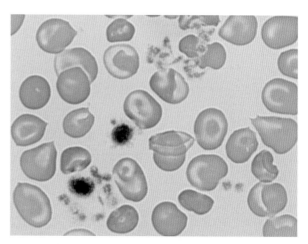

图 2-210　β珠蛋白生成障碍性贫血外周血涂片：血小板数量增多，可见大血小板

血液分析

　　该珠蛋白生成障碍性贫血患者的血液分析原始散点图未能获得。其血常规结果：WBC 22.85×10⁹/L，RBC 3.65×10¹²/L，Hb 84g/L，HCT 31.2%，MCV 85.7fl，MCH 23pg，MCHC 268g/L，PLT 908×10⁹/L，血小板平均体积 8.3fl，血小板比容 0.95%，RDW 22%。提示患者存在中度贫血，MCV 正常，MCH 及 MCHC 降低提示贫血呈低色素性。红细胞 RDW 增高可提示患者红细胞形态不一、大小不均。此类低色素性贫血需与缺铁性贫血及慢性病贫血鉴别，外周血涂片细胞形态学检查具有重要的鉴别诊断意义。白细胞计数增高，DIFF 散点图中应可见有核红细胞信号增强。

（三）诊断标准

1. β珠蛋白生成障碍性贫血

（1）重型β珠蛋白生成障碍性贫血

1）临床表现：自出生后 3~6 个月起出现贫血，肝脾肿大，颧骨隆起，眼距增宽，鼻梁低平等骨骼改变，呈现特殊的珠蛋白生成障碍性贫血面容，X 线检查可见外板骨小梁条纹清晰呈直立的毛发样；发育滞后。

2）实验室检查：①血液学改变：血红蛋白 <60g/L，呈小细胞低色素性贫血，红细胞形态不一、大小不均，有靶形红细胞（10% 以上）和红细胞

碎片,网织红细胞增多,外周血出现较多有核红细胞。脾功能亢进时,伴白细胞和(或)血小板减少。②骨髓象:骨髓中红细胞系统极度增生,以中晚幼红细胞为主。③血红蛋白电泳:首诊时 HbF 显著增高,可达 30%~90%;HbF 不高,应排除近期输血的影响,应在输血后 3 个月左右复查。HbA$_2$ 多大于 4%。④基因型:为 β 珠蛋白生成障碍性贫血纯合子或双重杂合子。

3)遗传学:父母均为 β 珠蛋白生成障碍性贫血杂合子。

符合上述条件者可做出临床诊断,进一步诊断需进行基因分析。可采用限制性内切酶片段长度多态性(RFLP)连锁分析、PCR- 限制酶切法、PCR-ASO 点杂交、反向点杂交(RDB)和 DNA 测序等方法检测 β 珠蛋白基因缺失的类型及位点。

(2)中间型 β 珠蛋白生成障碍性贫血

1)临床表现:多在 2~5 岁时出现贫血,症状和体征较重型轻,可有珠蛋白生成障碍性贫血面容。生长发育正常或稍迟缓,可长期存活。

2)实验室检查:①血液学改变:血红蛋白60~100g/L,成熟红细胞形态与重型相似,呈小细胞低色素性贫血,网织红细胞增多,可见有核红细胞。脾功能亢进时,伴白细胞和(或)血小板减少。②骨髓象:骨髓中红细胞系统显著增生,以中晚幼红细胞为主。③血红蛋白电泳:患者 HbA 减少,HbF 及 HbA$_2$ 增多,HbF 占 10%~50%,HbA$_2$ 多大于 4%。④基因型:可为 β 珠蛋白生成障碍性贫血纯合子、双重杂合子、杂合子,也可为异常血红蛋白 E/β 珠蛋白生成障碍性贫血。

3)遗传学:父母一方或双方均为 β 珠蛋白生成障碍性贫血。异常血红蛋白 E/β 珠蛋白生成障碍性贫血患者父母一方为 β 珠蛋白生成障碍性贫血,另一方为异常血红蛋白 E。

符合上述条件者可做出临床诊断,进一步诊断需进行基因分析。中间型 β 珠蛋白生成障碍性贫血的分子基础较复杂。

(3)轻型 β 珠蛋白生成障碍性贫血

1)临床表现:无症状或有轻度贫血症状,偶见轻度脾大,生长发育正常。

2)实验室检查:血红蛋白稍降低,但 >90g/L,末梢血中可有少量靶形红细胞,红细胞轻度大小不均,呈小细胞低色素性(MCV<79fl,MCH<27pg),红细胞脆性降低,HbA$_2$>3.5% 或正常,HbF 正常或轻度增加(不超过 5%)。基因型为 β 珠蛋白生成障碍性贫血杂合子。

3)遗传学:父母至少一方为 β 珠蛋白生成障碍性贫血杂合子。

4)除外其他珠蛋白生成障碍性贫血和缺铁性贫血。

符合上述条件者可做出临床诊断,进一步诊断需进行基因分析。

(4)静止型 β 珠蛋白生成障碍性贫血基因携带者

1)临床表现:无症状。

2)实验室检查:血红蛋白正常,MCV<79fl,MCH<27pg,红细胞脆性降低,网织红细胞正常。HbA$_2$>3.5% 或正常,HbF 正常或轻度增加(不超过 5%)。基因型为 β 珠蛋白生成障碍性贫血杂合子。

3)遗传学:父母至少一方为 β 珠蛋白生成障碍性贫血杂合子。

符合上述条件者可做出临床诊断,进一步诊断需进行基因分析。

2. α 珠蛋白生成障碍性贫血

(1)重型 α 珠蛋白生成障碍性贫血(血红蛋白Bart 胎儿水肿综合征)

1)临床表现:胎儿在宫内死亡或早产后数小时死亡。胎儿小,皮肤苍白,全身水肿,轻度黄疸,肝脾肿大,体腔积液,心脏肥大,巨大胎盘。孕妇可有妊娠高血压综合征。

2)实验室检查:脐血血红蛋白明显降低(Hb:30~100g/L),MCV、MCH、MCHC 显著降低,红细胞渗透脆性降低。血涂片,红细胞大小不均、中心浅染、形态不一,可见较多有核红细胞及靶形红细胞。血红蛋白电泳:Hb Bart 成分 >70%,少量 Hb Portland,可出现微量 HbH。基因型为 α 珠蛋白生成障碍性贫血纯合子。

3)遗传学:父母双方均为 α 珠蛋白生成障碍性贫血。

符合上述条件者可做出临床诊断,进一步诊断需进行基因分析。

(2)血红蛋白 H 病(中间型 α 珠蛋白生成障碍性贫血)

1)临床表现:1 岁前多无贫血症状,以后随年龄增长逐渐出现轻度至中等贫血(Hb 多为70~100g/L,少数患者血红蛋白可高于 100g/L 或低于 60g/L,严重者可低于 30g/L),2/3 的患者有肝脾肿大和轻度至中度黄疸,可有珠蛋白生成障碍性贫血面容,骨骼病变,生长发育迟缓。患者可长期存活。

2)实验室检查:红细胞形态基本同重型β珠蛋白生成障碍性贫血所见,经煌焦油蓝染色后红细胞内可见灰蓝色、均匀、圆形的颗粒状HbH包涵体。骨髓中红细胞系统增生极度活跃。血红蛋白电泳出现HbH区带,HbH成分占5%~30%(个别患者HbH成分可小于5%或高达40%),也可出现少量的Hb Bart(出生时Hb Bart可达15%以上)。基因型为α珠蛋白生成障碍性贫血1和α珠蛋白生成障碍性贫血2双重杂合子;α珠蛋白生成障碍性贫血/HbCS。

3)遗传学:父母双方均为α珠蛋白生成障碍性贫血,或一方为α珠蛋白生成障碍性贫血,另一方为HbCS。

符合上述条件者可做出临床诊断,进一步诊断需进行基因分析。

(3)轻型α珠蛋白生成障碍性贫血(标准型α珠蛋白生成障碍性贫血或特性,α珠蛋白生成障碍性贫血1)

1)临床表现:无症状或有轻度贫血症状,肝脾无肿大。

2)实验室检查:出生时Hb Bart可占5%~15%,几个月后消失,红细胞有轻度形态改变,可见靶形红细胞,血红蛋白稍降低或正常,MCV<79fl,MCH<27pg,红细胞脆性降低,血红蛋白电泳正常,可检出ζ珠蛋白链。基因型为α珠蛋白生成障碍性贫血杂合子。

3)遗传学:父母一方或双方为α珠蛋白生成障碍性贫血。

4)除外其他珠蛋白生成障碍性贫血、缺铁性贫血和慢性疾病。

符合上述条件者可做出临床初步诊断,进一步诊断需进行基因分析。

(4)静止型α珠蛋白生成障碍性贫血基因携带者(静止型α珠蛋白生成障碍性贫血,α珠蛋白生成障碍性贫血2)

出生时Hb Bart约为1%~2%,随后很快消失,无贫血,血红蛋白电泳正常,红细胞形态常正常(少部分可见MCV<79fl,MCH<27pg,红细胞脆性试验阳性)。父母中至少一方为α珠蛋白生成障碍性贫血。

确定诊断需进行基因分析。

3. 遗传性胎儿血红蛋白持续存在综合征(HPFH)

(1)临床无症状

(2)实验室检查:血象正常,红细胞内有高浓度的HbF持续存在至成年,血红蛋白电泳:杂合子者HbF>15%,纯合子者血红蛋白均为HbF。酸洗脱试验示红细胞内均有HbF,HbF分布于全部红细胞中。基因型为HPFH纯合子或杂合子

(3)父或母为HPFH纯合子或杂合子。

(4)除外δβ珠蛋白生成障碍性贫血。

第三章

白细胞良性疾病

第一节　白细胞减少症及粒细胞缺乏症

白细胞减少症（leukopenia）是由各种原因引起的外周血白细胞计数持续低于参考值范围的一组综合征。多数情况下是由于中性粒细胞减少所致。粒细胞缺乏症是粒细胞减少症发展到严重阶段的表现。

一、白细胞减少症

（一）骨髓象

因病因不同而异。早期可无明显改变；也可呈幼稚粒细胞不少而成熟粒细胞减少的"成熟障碍"表现；或者呈代偿性增生改变。有核红细胞比值可相对增高，形态大致正常。巨核细胞及血小板正常。

（二）血象

中性粒细胞比值正常或减低，绝对值减低。淋巴细胞比值相对增高，有时单核细胞亦相对增多。中性粒细胞核左移或分叶过多，胞质内常有中毒颗粒和空泡变性。红细胞和血小板大致正常。

病例 17　白细胞减少症

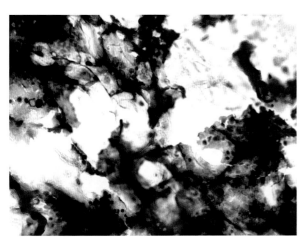

图 3-1　白细胞减少症骨髓涂片：有核细胞增生尚活跃，骨髓小粒部分空虚

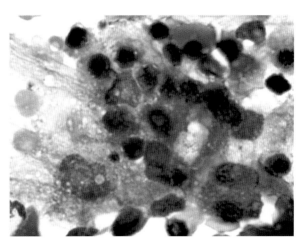

图 3-2　白细胞减少症骨髓涂片：骨髓小粒中，可见较多幼红细胞，粒系细胞少见

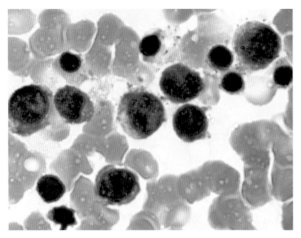

图 3-3　白细胞减少症骨髓涂片:幼红细胞比值相对增高

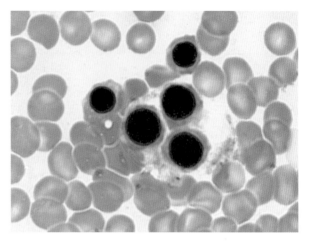

图 3-4　白细胞减少症骨髓涂片:幼红细胞比值相对增高

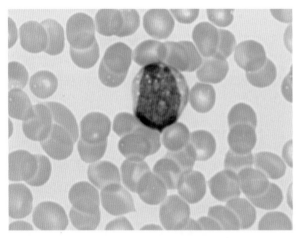

图 3-5　白细胞减少症骨髓涂片:粒系细胞比值减低,占16.5%,幼粒占 6.5%,杆状核及分叶核粒细胞比值减低,可见原始粒细胞

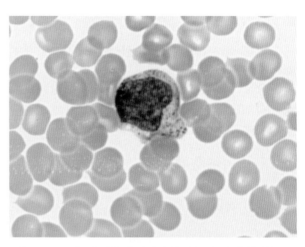

图 3-6　白细胞减少症骨髓涂片:粒系细胞比值减低,可见原始粒细胞

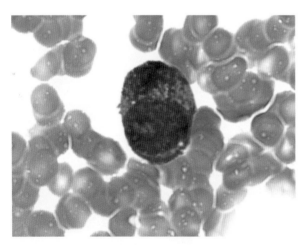

图 3-7　白细胞减少症骨髓涂片:粒系细胞比值减低,可见早幼粒细胞,胞体偏大

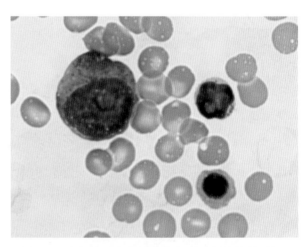

图 3-8　白细胞减少症骨髓涂片:粒系细胞比值减低,可见早幼粒细胞

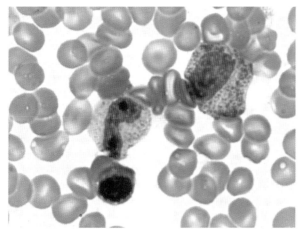

图 3-9　白细胞减少症骨髓涂片:粒系细胞比值减低,
杆状及分叶核粒细胞明显减少

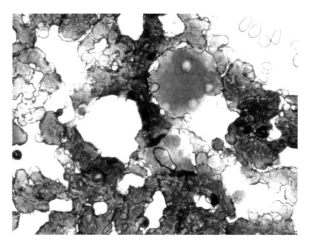

图 3-10　白细胞减少症骨髓涂片:
可见巨核细胞 14 个 / 片

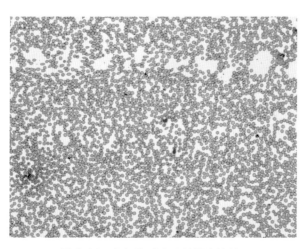

图 3-11　白细胞减少症外周血涂片:
白细胞数减少

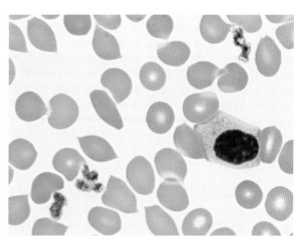

图 3-12　白细胞减少症外周血涂片:
淋巴细胞比值相对增高

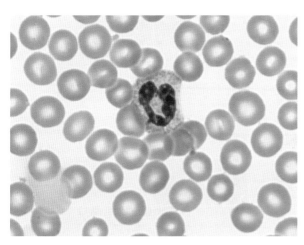

图 3-13　白细胞减少症外周血涂片:中性粒细胞
明显减少,红细胞形态正常

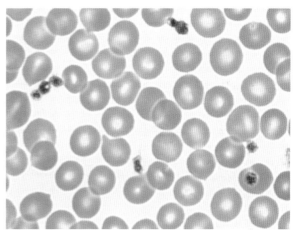

图 3-14　白细胞减少症外周血涂片:红细胞形态正常;
血小板散在、小丛易见

白细胞良性疾病

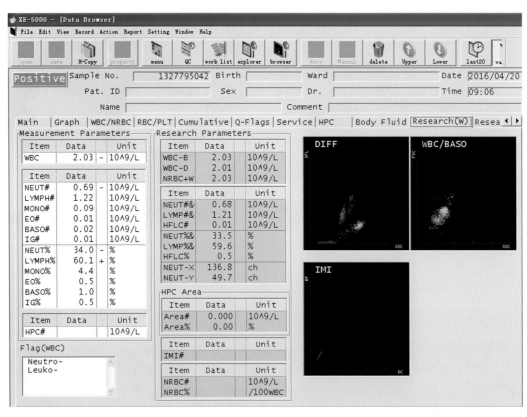

图 3-15　病例 17 血液分析

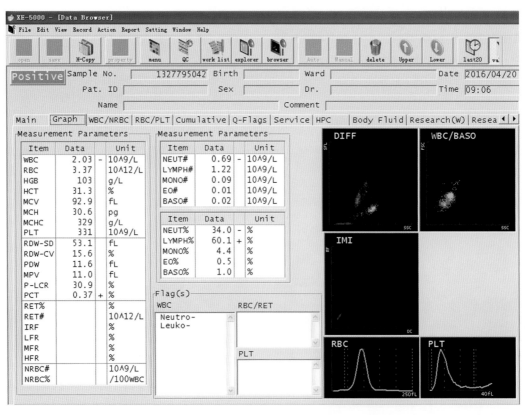

图 3-16　病例 17 血液分析

该白细胞减少症患者白细胞计数减少,DIFF散点图及分类计数中可见主要以中性粒细胞减少为主,成人白细胞减少症的诊断要求白细胞数低于 $4.0 \times 10^9/L$。中性粒细胞绝对值和相对比例都显著降低,淋巴细胞计数也较少,但比例相对增高。红细胞计数及血红蛋白浓度轻度降低,红细胞形态学及红细胞血红蛋白浓度正常。血小板计数正常。外周血涂片的典型表现是低倍镜下白细胞减少。

(三) 诊断标准

白细胞减少症(leukopenia):由于各种病因导致成人外周血白细胞数低于 $4.0 \times 10^9/L$ 时,称为白细胞减少症。儿童参考标准:10~12 岁低于 $4.5 \times 10^9/L$;<10 岁低于 $5.0 \times 10^9/L$ 时考虑为白细胞减少症。

中性粒细胞减少症(neutropenia):当外周血中性粒细胞绝对值,成人低于 $2.0 \times 10^9/L$;儿童 10~12 岁低于 $1.8 \times 10^9/L$,<10 岁低于 $1.5 \times 10^9/L$,为中性粒细胞减少症。

二、粒细胞缺乏症

(一) 骨髓象

骨髓涂片中各阶段粒细胞几乎不见或罕见;幼红细胞比值可相对增高,形态大致正常;巨核细胞及血小板正常。部分病例为粒细胞缺乏症恢复早期表现,骨髓涂片中可见少许原始粒细胞及胞体较大的早幼粒细胞,但中幼以下阶段粒细胞少见或缺乏。少数粒细胞缺乏症恢复期骨髓涂片中以早幼、中幼及晚幼阶段的粒细胞增生为主,易见原始粒细胞,而成熟粒细胞少见,酷似 AML,需注意鉴别,其幼粒细胞的特点为胞质丰富而偏蓝、颗粒增多增粗,核染色质稍粗糙。当病情恢复时,中幼粒以下各阶段细胞相继出现。

(二) 血象

中性粒细胞比值极度减低,绝对值低于 $0.5 \times 10^9/L$,淋巴细胞比值相对增高,有时单核细胞亦相对增多。中性粒细胞重度减少时,其细胞核常固缩,胞质内出现空泡,中性颗粒不着色或出现粗大中毒颗粒。当恢复期时,血涂片中可出现中幼粒细胞或晚幼粒细胞。红细胞和血小板大致正常。

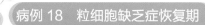
病例 18　粒细胞缺乏症恢复期

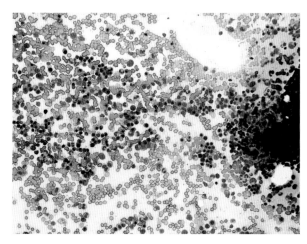

图 3-17　粒细胞缺乏症恢复期骨髓涂片:
有核细胞增生明显活跃

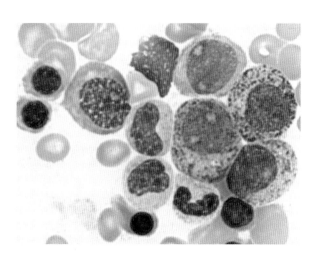

图 3-18　粒细胞缺乏症恢复期骨髓涂片:粒系以晚幼及
以上阶段粒细胞为主,杆状核及分叶核粒细胞比值减低

白细胞良性疾病

117

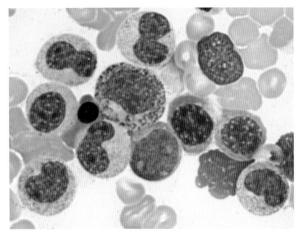

图 3-19　粒细胞缺乏症恢复期骨髓涂片：
原始粒细胞占 2.5%

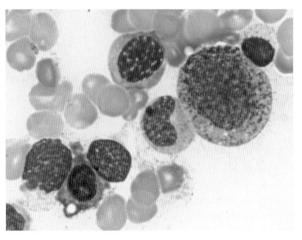

图 3-20　粒细胞缺乏症恢复期骨髓涂片：
早幼粒细胞占 2.5%

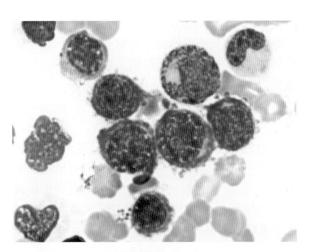

图 3-21　粒细胞缺乏症恢复期骨髓涂片：
幼红细胞比值增高

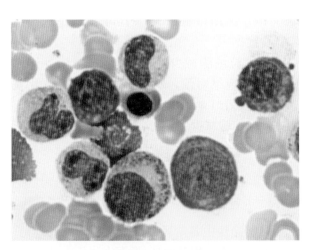

图 3-22　粒细胞缺乏症恢复期骨髓涂片：
红系及粒系各阶段细胞形态大致正常

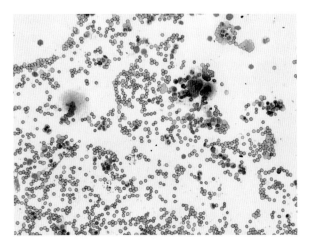

图 3-23　粒细胞缺乏症恢复期骨髓涂片：
巨核细胞易见

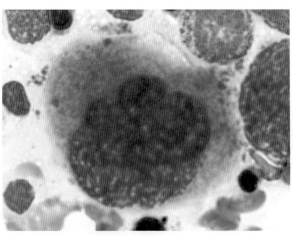

图 3-24　粒细胞缺乏症恢复期骨髓涂片：
产血小板型巨核细胞

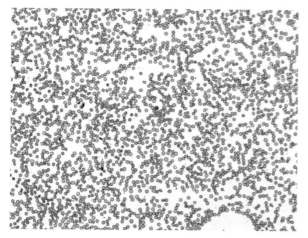

图 3-25　粒细胞缺乏症恢复期外周血涂片：
白细胞数明显减少

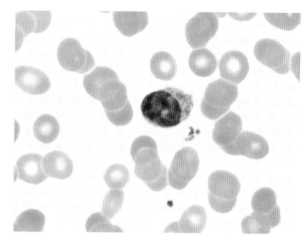

图 3-26　粒细胞缺乏症恢复期外周血涂片：
淋巴细胞比例相对增高

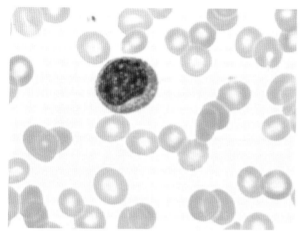

图 3-27　粒细胞缺乏症恢复期外周血涂片：
可见少量异型淋巴细胞

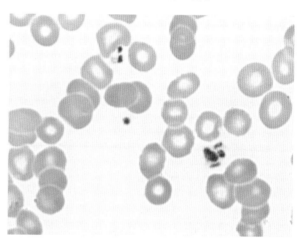

图 3-28　粒细胞缺乏症恢复期外周血涂片：
血小板计数正常

血液分析

该例粒细胞缺乏症患者的原始血液分析散点图未能获得。其血常规结果：WBC 0.86×10^9/L，RBC 3.26×10^{12}/L，Hb 92g/L，HCT 28.7%，MCV 88fl，MCH 28.2pg，MCHC 321g/L，PLT 126×10^9/L，N 13.9%，L 75.6%，M 10.5%，N 绝对值 0.12×10^9/L，L 绝对值 0.65×10^9/L，M 绝对值 0.09×10^9/L，血小板平均体积 8.4fl，血小板比容 0.11%。白细胞分类计数中，中性粒细胞比例降低，淋巴细胞比例相对升高。一般此类患者白细胞计数显著降低，粒细胞计数低于 0.5×10^9/L。红细胞计数及血红蛋白浓度水平正常或者降低，形态基本正常。血小板相关参数基本正常。

（三）诊断标准

粒细胞缺乏症（agranulocytosis）：当粒细胞严重减少，低于 0.5×10^9/L，为粒细胞缺乏症。

第二节　类白血病反应

类白血病反应（leukemoid reaction）指并非由白血病引起的外周血白细胞计数增多、显著增多

119

和（或）出现幼稚的血细胞，与某些白血病相类似，但随后病程或尸检证实没有白血病。在小儿，由于骨髓造血功能未成熟，易受到各种病理因素的刺激，因而较易发生类白血病反应，须注意鉴别。可以根据类白血病反应时增多的白细胞亚类予以分型，这种分型可能有助于寻找类白血病反应的病因。

（一）骨髓象

有核细胞增生活跃至极度活跃，增多的细胞类型各异，最常见的为粒系细胞增生，早幼以下各阶段粒细胞比值增高，无病态造血，但易见中毒颗粒，无嗜酸及嗜碱性粒细胞增多，红系及巨核系细胞多为正常。

（二）血象

白细胞数显著增加，增多的细胞类型各异，可为成熟中性粒细胞、嗜酸性粒细胞、单核细胞、成熟淋巴细胞、异型淋巴细胞等。部分病例可见一定数量的幼稚细胞，大部分粒细胞可见中毒颗粒、空泡变性、核固缩等。红细胞多为正常，血小板正常或增多。NAP 积分明显增高。

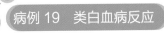
病例 19　类白血病反应

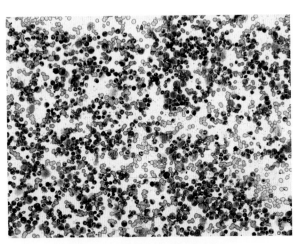
图 3-29　类白血病反应骨髓涂片：
有核细胞增生极度活跃

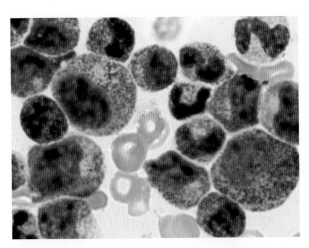
图 3-30　类白血病反应骨髓涂片：粒系细胞占 72%，早幼以下各阶段粒细胞比值增高，大部分细胞胞质内颗粒增多增粗

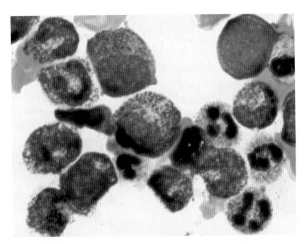
图 3-31　类白血病反应骨髓涂片：
成熟粒细胞胞质可见中毒颗粒

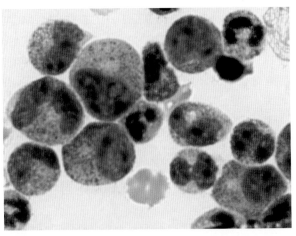
图 3-32　类白血病反应骨髓涂片：各阶段粒细胞比值增高，幼红细胞比值减低

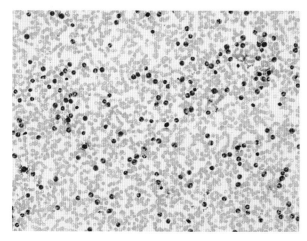

图 3-33　类白血病反应外周血涂片:白细胞数显著增加,
中性粒细胞比例明显增高

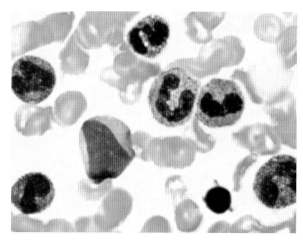

图 3-34　类白血病反应外周血涂片:大部分中性粒细胞可
见中毒颗粒,少数细胞可见空泡变性;可见异型淋巴细胞

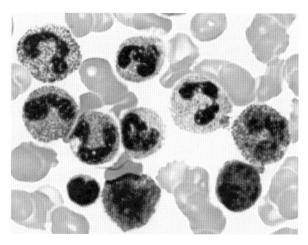

图 3-35　类白血病反应外周血涂片:大部分中性粒
细胞胞质可见中毒颗粒;可见晚幼粒细胞

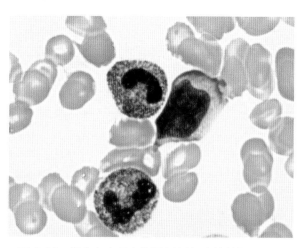

图 3-36　类白血病反应外周血涂片:中性粒细胞胞质
可见中毒颗粒;可见少量异型淋巴细胞

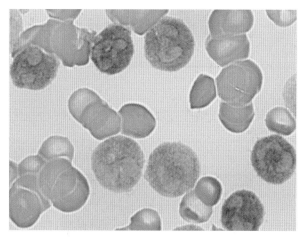

图 3-37　类白血病反应外周血涂片:NAP 阳性率 98%

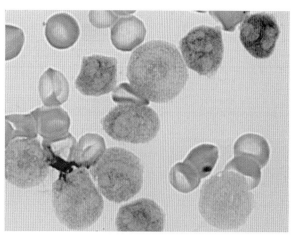

图 3-38　类白血病反应外周血涂片:NAP 积分 188 分

121

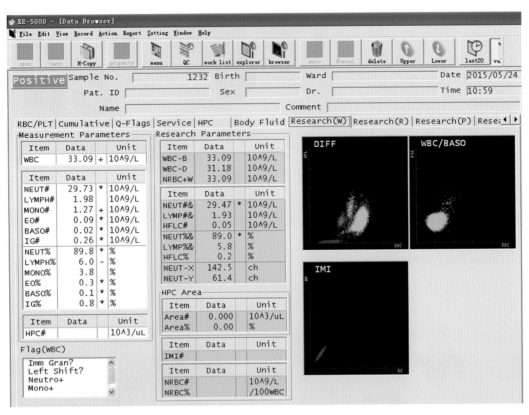

图 3-39　病例 19 血液分析

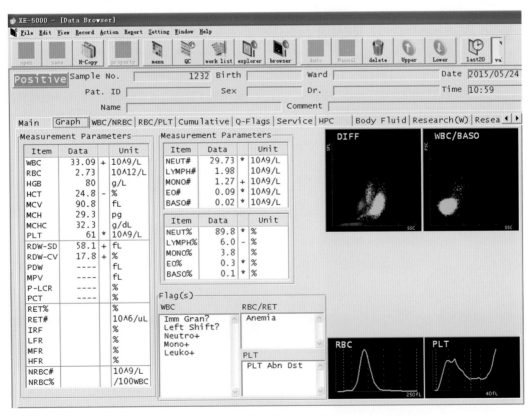

图 3-40　病例 19 血液分析

该例类白血病反应患者，白细胞数显著增高，主要表现为中性粒细胞计数增高，白细胞 Flag 及 DIFF 分类散点图提示可能存在幼稚或核左移的中性粒细胞，血涂片中可见晚幼粒细胞则证实了这种可能。红细胞及相关参数提示存在中度正细胞正色素性贫血且红细胞大小不一，外周血涂片可见红细胞较为稀疏。血小板计数减少，血小板直方图右侧底部抬高，采用光学法检测血小板有助于提高血小板计数的准确性，进一步需要外周血涂片手工复检以排除血小板计数假性降低。

（三）诊断标准

1. 血象　外周血白细胞计数 >30 × 10^9/L，和（或）外周血涂片检查可见到未成熟的白细胞，甚至原始细胞。

2. 骨髓象　无急、慢性白血病改变，增高的白细胞不具有克隆性，可排除急、慢性白血病。

3. 存在引起类白血病反应的病因，包括重的感染、中毒、恶性实体肿瘤、大出血、急性溶血、自身免疫性疾病、服用某些药物等。

4. 针对病因治疗后白细胞数量和形态学恢复正常。

第三节　传染性单核细胞增多症

传染性单核细胞增多症（infectious mononucleosis，IM）是由 EB 病毒急性感染引起的以单个核的淋巴细胞增生为主，表现为发热、咽峡炎和淋巴结肿大三联征的一种疾病，简称传单。发病以 12~25 岁为多，6 岁以下多呈不显性感染。

（一）骨髓象

有核细胞增生活跃或明显活跃。粒系细胞及有核红细胞各阶段细胞比值正常或稍增加。淋巴细胞比值增加或正常，可见异型淋巴细胞，但不及外周血涂片中多见，原始淋巴细胞不增多。组织细胞、巨噬细胞可增多，部分病例可见噬血细胞。

（二）血象

白细胞计数正常或增高，少数减低。病程早期中性分叶核粒细胞增多，但迅速转变为淋巴细胞比例增高，异型淋巴细胞 ≥ 10%。异型淋巴细胞于疾病第 4、5 天开始出现，第 7~10 天达高峰。年龄越小，异型淋巴细胞阳性率越高。红细胞、血小板多为正常。

异型淋巴细胞形态学上通常分为三型：

Ⅰ型（泡沫型或浆细胞型）：胞体比淋巴细胞大，核多呈圆形，核染色质呈粗网状或小块状不规则排列，有缝隙感，胞质较丰富，深蓝色，有多数小空泡或有泡沫感。

Ⅱ型（不规则型或单核细胞型）：胞体较大，外形不规则；核呈圆形或不规则形，核染色质较细致；胞质丰富，多为浅蓝色或蓝色，有透明感，边缘处着色较深，可有少量嗜天青颗粒，似单核细胞。

Ⅲ型（幼稚细胞型）：细胞胞体较大；核圆形或椭圆形，核染色质呈细颗粒网状结构，隐约可见 1~2 个核仁；胞质较丰富，深蓝色，有时见少许空泡。

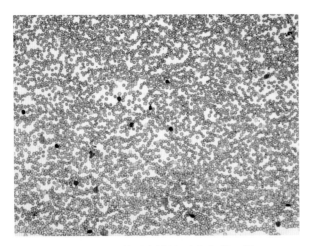

图 3-41　IM 外周血涂片:白细胞数正常,
异型淋巴细胞占 14%

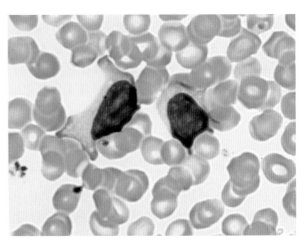

图 3-42　IM 外周血涂片:单核细胞型及幼
稚细胞型异型淋巴细胞

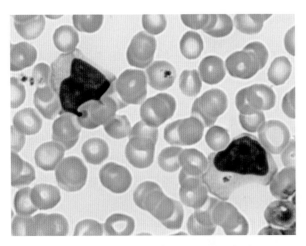

图 3-43　IM 外周血涂片:异型淋巴细胞
(单核细胞型)

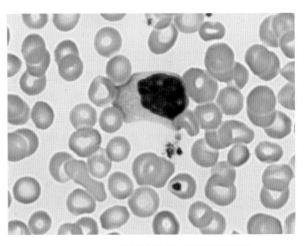

图 3-44　IM 外周血涂片:异型淋巴细胞
(单核细胞型)

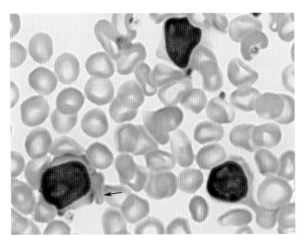

图 3-45　IM 外周血涂片:异型淋巴细胞
(幼稚细胞型)

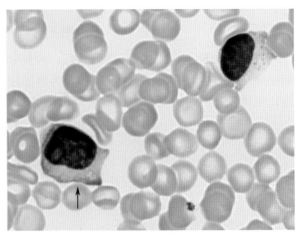

图 3-46　IM 外周血涂片:异型淋巴细胞
(幼稚细胞型)

第三章

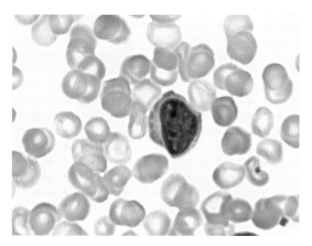

图 3-47　IM 外周血涂片:异型淋巴细胞
（幼稚细胞型）

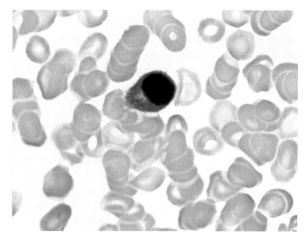

图 3-48　IM 外周血涂片:异型淋巴细胞
（浆细胞型）

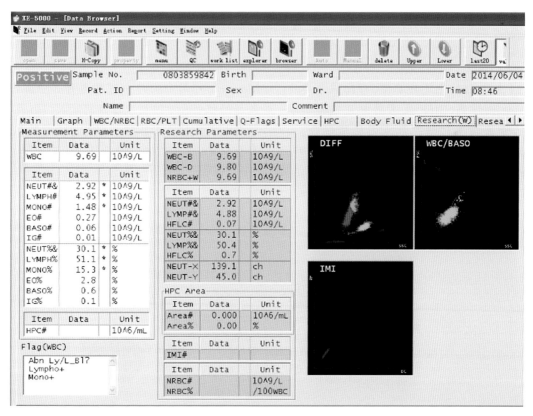

图 3-49　病例 20 血液分析

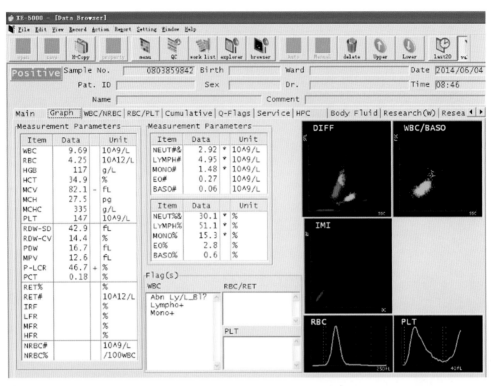

图 3-50　病例 20 血液分析

血液分析

　　该 IM 患者白细胞计数正常,白细胞分类中淋巴细胞比例增高,DIFF 散点图中可见异型淋巴细胞信号且与单核细胞散点图区域融合,此信号同时触发报警信息提示"Abn Ly/L-B ？,Mono+",外周血涂片中可见各种异型淋巴细胞,包括幼稚型和单核型。红细胞计数、Hb 及其他红细胞相关指标基本正常。血小板计数及其他相关参数正常。

病例 21　传染性单核细胞增多症

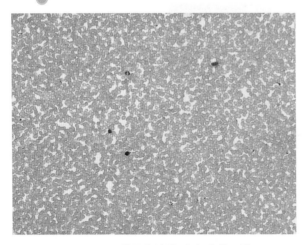

图 3-51　IM 外周血涂片:白细胞数正常,
异型淋巴细胞占 11%

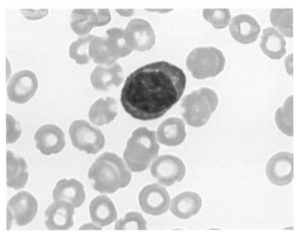

图 3-52　IM 外周血涂片:异型淋巴细胞
(幼稚细胞型)

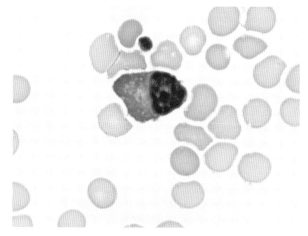

图 3-53　IM 外周血涂片:异型淋巴细胞(浆细胞型)

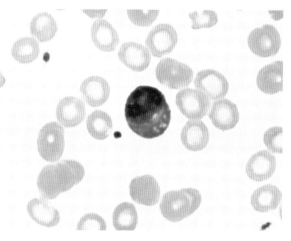

图 3-54　IM 外周血涂片:异型淋巴细胞(浆细胞型)

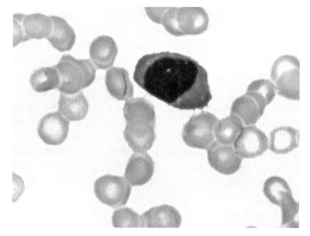

图 3-55　IM 外周血涂片:异型淋巴细胞(浆细胞型)

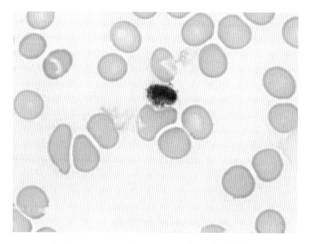

图 3-56　IM 外周血涂片:偶见大血小板

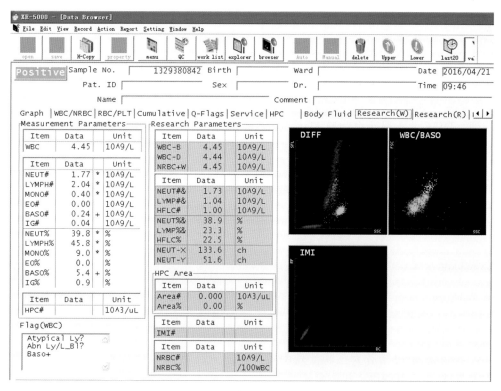

图 3-57　病例 21 血液分析

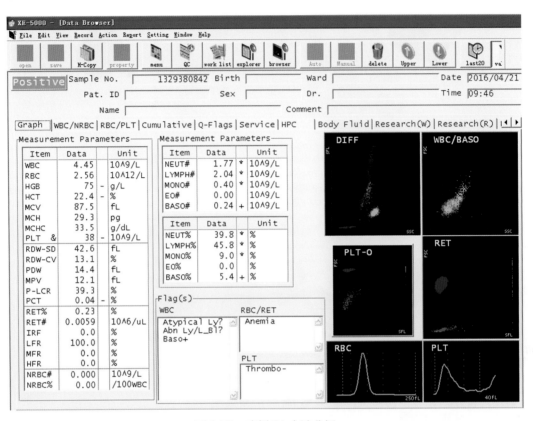

图 3-58　病例 21 血液分析

血液分析

传染性单核细胞增多症,该患者白细胞计数正常,白细胞分类计数及 DIFF 散点图提示淋巴细胞比例增高。DIFF 散点图及白细胞 Flag 显示"Atypical Ly？","Abn Ly/L_Bl？",提示存在不典型淋巴细胞、淋巴母细胞。与之对应可在外周血涂片中见到浆细胞样异型淋巴细胞。红细胞计数及血红蛋白浓度水平降低,结合红细胞其他参数可知患者呈中度正细胞正色素性贫血,这在外周血涂片中也得到了确认。血小板计数减少,由于血小板直方图存在右侧有一段抬高信号,外周血涂片中也可见大血小板,因此采用血小板的光学法计数结果更为可靠。

(三) 诊断标准

1. 临床表现

(1)前驱症状:可有畏寒、低热、畏食、不适、头痛、关节痛、肌肉痛等。

(2)发热、咽峡炎、淋巴结肿大三联征是患者最常见的临床表现,可有肝脾肿大或皮疹。

2. 血液学检查

(1)多数患者淋巴细胞增多(比例 >50%),其中异型淋巴细胞 >10%(有些可高达 60%~70%)。如果淋巴细胞计数 <4×10^9/L,则罹患 IM 的可能性较小。

(2)常见轻度中性粒细胞减少和轻度血小板减少(50×10^9/L~150×10^9/L),大约 3% 的患者出现 Coombs 试验阳性的自身免疫性溶血性贫血。

3. 血清学检查

（1）血清嗜异性抗体：本病患者血清中存在 IgM 型嗜异性凝集抗体，在 IM 发病第 1 周阳性率 75%，第 2 周阳性率 90%~95%。

（2）抗 EB 病毒特异性抗体

1）抗病毒壳抗原（viral capsid antigen, VCA）抗体：抗 VCA-IgM 在病程早期即出现，临床发病时达高峰，持续 4~8 后消失，是诊断 EB 病毒急性感染最重要的指标。抗 VCA-IgG 抗体也出现在病程早期，在临床发病时达高峰，可持续终身，只有当滴度 ≥ 1：160 时提示可能存在新近感染，否则诊断价值不大。

2）抗早期抗原（early antigen, EA）抗体：EA 抗原有弥散成分（D）和限制成分（R）两种。在 IM 急性期，60%~80% 的患者抗 EA-D IgG 抗体阳性，该抗体出现时间迟于抗 VCA 抗体，发病后 3~4 周达高峰，3~6 个月后完全消失。抗 EA-R 抗体偶见于 IM 患者。

3）抗 EB 核抗原（Epstein-Barr nuclear antigen, EBNA）抗体：出现于病程后期，90%~95% 的患者抗 EBNA-IgG 抗体呈阳性，在发病后 3~4 周达高峰，并终身存在。

4. 聚合酶链反应检测 EB 病毒 DNA

实时定量 PCR（RT-PCR）检测 EB 病毒 DNA，是早期诊断 IM 和监测 EB 病毒负荷的一种有效方法，尤其适用于血清学阴性的患者。其敏感性 77%，特意性 98%，但因检测费用较高，一般不常规应用于临床。

如临床表现和血液学检查符合，加上血清嗜异性抗体阳性，即可诊断本病。如临床表现和血液学检查符合，但血清嗜异性抗体阴性，或临床高度疑似本病和血清嗜异性抗体阳性，但血液学检查不典型，应根据病期适当选择抗 EB 病毒特异性抗体检查：在发病早期，抗 VCA-IgM 抗体和 VCA-IgG 抗体阳性可诊断本病；在病程后期，抗 EA-D 抗体或 EBNA 抗体阳性可诊断本病。RT-PCR 技术检测 EB 病毒 DNA 也有助于本病的诊断。

第四节　急性造血功能停滞

急性造血功能停滞（acute arrest of hemopoiesis, AAH），旧称"一过性再生障碍危象（transient aplastic crisis）"和"自限性再生障碍性贫血"。是由于多种原因所致的自限性、可逆性的骨髓造血功能急性停滞，外周血红细胞及网织红细胞减少或全血细胞减少。主要是人微小病毒 B19 感染引起，也有报道与肝炎病毒、EB 病毒感染有关，部分患者由氯霉素、苯妥英钠、秋水仙碱、磺胺等药物引起，少数患者原因不明。部分患者是在原有疾病，如慢性溶血性贫血、某些血液及非血液系统疾病基础上发生的急性造血功能停滞。

（一）骨髓象

多数为增生活跃或欠活跃，亦可见增生减低或重度减低，可表现为 1 系至 3 系造血停滞。当有红系造血停滞时，正常幼红细胞少见，可见巨大原始红细胞为其特点。当有粒系细胞造血停滞时，正常粒细胞明显减少，可见巨大早幼粒细胞。当有巨核细胞造血停滞时，可见巨核细胞数量减少，多为不产血小板的巨核细胞，血小板减少。当三系均造血停滞时，需与再生障碍性贫血鉴别。单纯红系细胞停滞时，需与纯红细胞再生障碍鉴别。

（二）血象

一系至三系血细胞减少，网织红细胞急剧下降或缺如。当伴有粒系造血停滞时，粒细胞减少，可见中毒性改变，淋巴细胞比例相对增高。伴有巨核细胞造血停滞时，血小板明显减少。

第三章

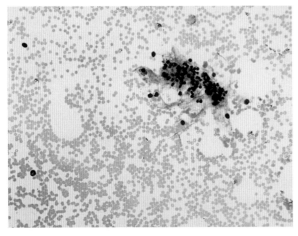

图 3-59　急性造血功能停滞骨髓涂片:有核细胞增生重度减低,三系细胞造血停滞,骨髓小粒中造血细胞少

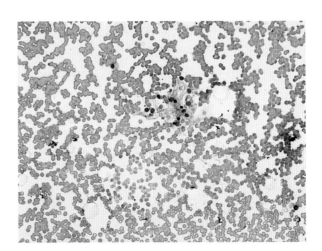

图 3-60　急性造血功能停滞骨髓涂片:有核细胞增生重度减低,三系细胞造血停滞

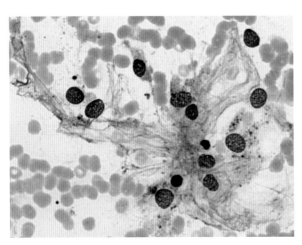

图 3-61　急性造血功能停滞骨髓涂片:骨髓小粒中空虚,网状纤维易见

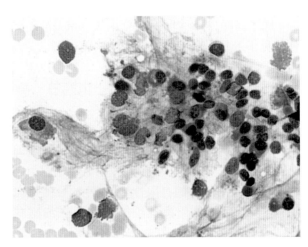

图 3-62　急性造血功能停滞骨髓涂片:骨髓小粒中以非造血细胞为主,网状纤维易见

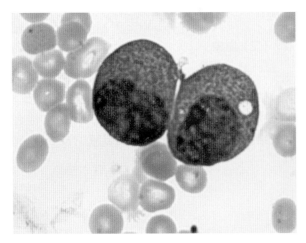

图 3-63　急性造血功能停滞骨髓涂片:可见巨大的早幼粒细胞

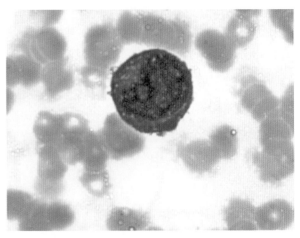

图 3-64　急性造血功能停滞骨髓涂片:可见巨大的原始红细胞

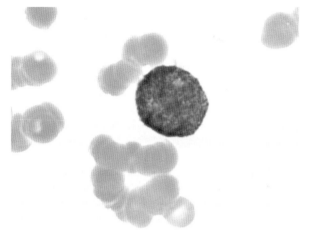

图 3-65　急性造血功能停滞骨髓涂片:中幼粒细胞,
颗粒增多增粗

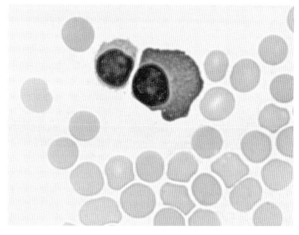

图 3-66　急性造血功能停滞骨髓涂片:浆细胞和淋巴
细胞比例相对增高,巨核细胞未见

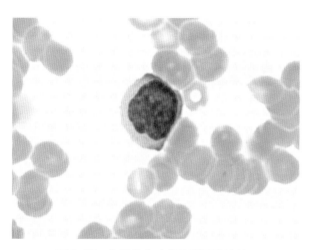

图 3-67　急性造血功能停滞骨髓涂片:
可见异型淋巴细胞

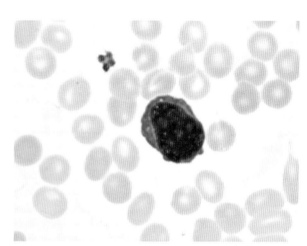

图 3-68　急性造血功能停滞骨髓涂片:
可见异型淋巴细胞

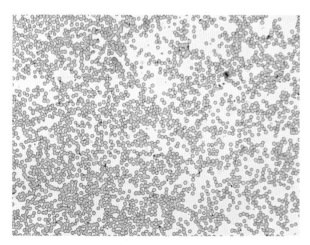

图 3-69　急性造血功能停滞外周血涂片:
白细胞数明显减少

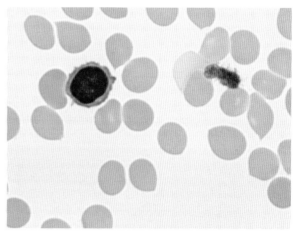

图 3-70　急性造血功能停滞外周血涂片:中性粒细胞
减少,淋巴细胞比值相对增高,可见大血小板

白细胞良性疾病

131

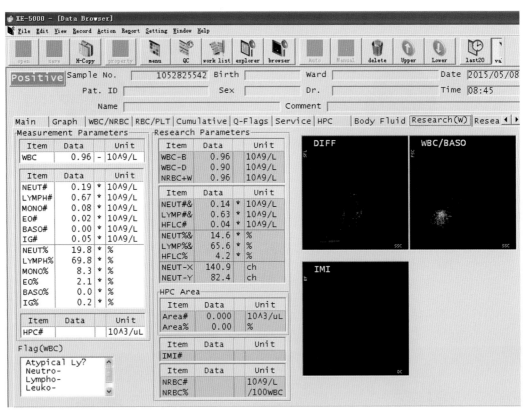

图 3-71　病例 22 血液分析

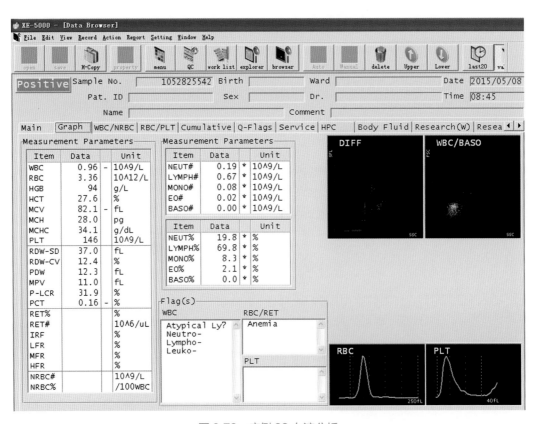

图 3-72　病例 22 血液分析

　　该例急性造血功能停滞患者,血细胞计数显示细胞减少,其中白细胞计数显著减少。白细胞的减少以中性粒细胞最为显著,淋巴细胞减少但相对中性粒细胞比例升高,非典型淋巴细胞增多,相应的外周血涂片中可见非典型淋巴细胞。红细胞计数及血红蛋白浓度均降低,红细胞形态基本正常。若计数网织红细胞,则应显示网织红细胞缺乏。该患者血小板计数正常。

病例 23　急性造血功能停滞

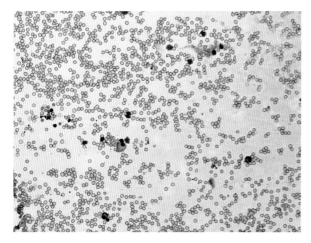

图 3-73　急性造血功能停滞骨髓涂片:
有核细胞增生重度减低,浆细胞增多

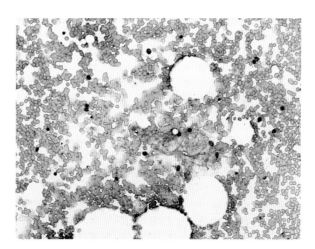

图 3-74　急性造血功能停滞骨髓涂片:
有核细胞增生重度减低

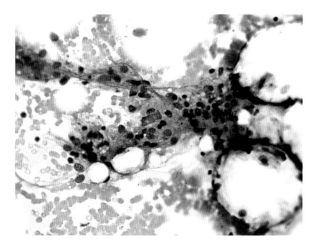

图 3-75　急性造血功能停滞骨髓涂片:骨髓小粒中
以非造血细胞为主,造血细胞罕见

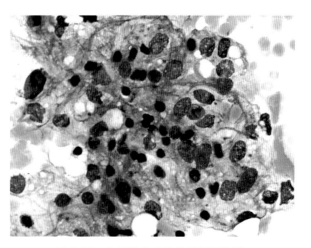

图 3-76　急性造血功能停滞骨髓涂片:
骨髓小粒中网状纤维易见

白细胞良性疾病

133

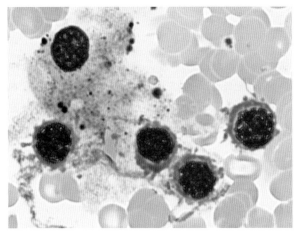

图 3-77　急性造血功能停滞骨髓涂片：
中幼红细胞及网状细胞

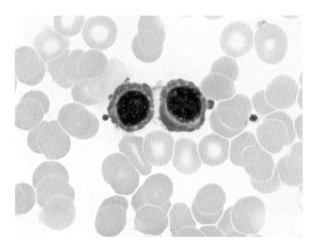

图 3-78　急性造血功能停滞骨髓涂片：中幼红细胞

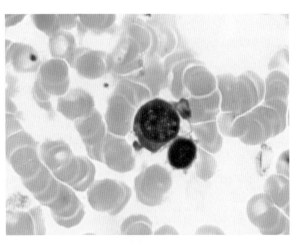

图 3-79　急性造血功能停滞骨髓涂片：早幼红细胞

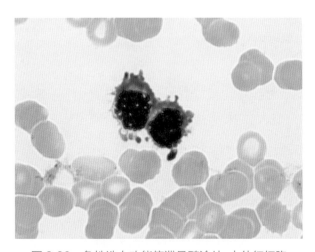

图 3-80　急性造血功能停滞骨髓涂片：中幼红细胞

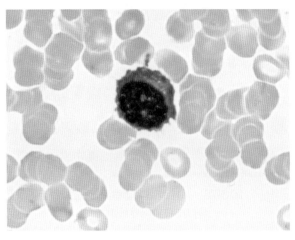

图 3-81　急性造血功能停滞骨髓涂片：早幼红细胞

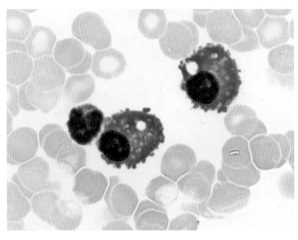

图 3-82　急性造血功能停滞骨髓涂片：浆细胞比例增高

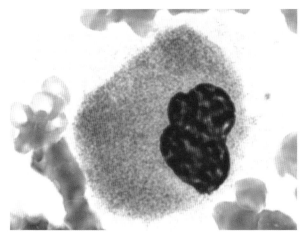

图 3-83 急性造血功能停滞骨髓涂片：
见巨核细胞 6 个 / 片

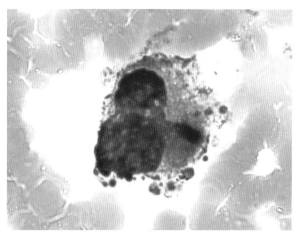

图 3-84 急性造血功能停滞骨髓涂片：
幼稚巨核细胞产血小板

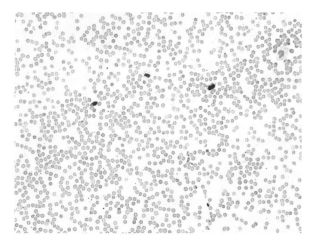

图 3-85 急性造血功能停滞外周血涂片：
白细胞计数减少

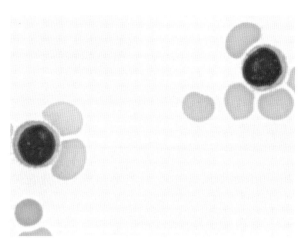

图 3-86 急性造血功能停滞外周血涂片：
淋巴细胞比值相对增高

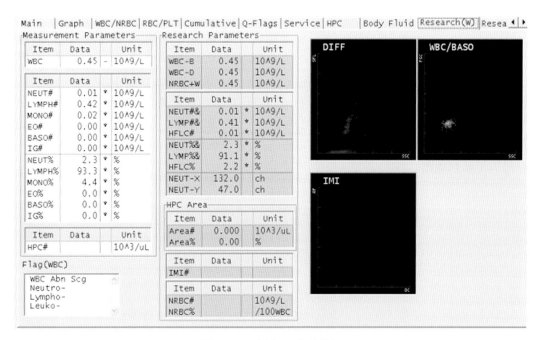

图 3-87 病例 23 血液分析

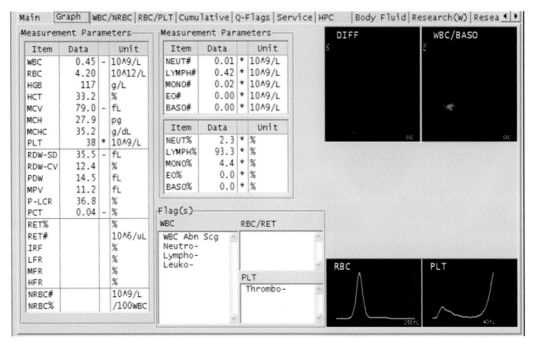

图 3-88　病例 23 血液分析

血液分析

　　急性造血功能停滞,该患者外周血计数表现为白细胞和血小板计数显著降低。白细胞分类 DIFF 散点图可见白细胞缺乏且分布区域异常,相应白细胞 Flag 提示"Neutro-","Lympho-","Leuko-",同时存在"WBC Abn Scg"。外周血涂片可见白细胞减少,且可见异常淋巴细胞。血小板计数、直方图分布及外周血涂片均证实血小板减少。红细胞计数及形态以及血红蛋白浓度等参数正常。

（三）诊断标准

　　1. 急性发作,全血细胞减少或两系血细胞减少,网织红细胞可为 0。

　　2. 骨髓 1~3 系细胞造血停滞,部分病例与再生障碍性贫血相似,部分病例可见巨大原始红细胞和(或)巨大早幼粒细胞。

　　3. 病情自限性,支持治疗(4~6 周)疾病自然痊愈。

　　4. 了解发病的危险因素(感染和药物接触史等)对诊断有意义。

　　5. B19 微小病毒 DNA 检测阳性及相应的 IgM 型抗体增高,有辅助诊断意义。

巨核细胞和血小板良性疾病

第一节　原发性免疫性血小板减少性紫癜

原发性免疫性血小板减少性紫癜（immune thrombocytopenic purpura，ITP），又称特发性血小板减少性紫癜（idiopathic thrombocytopenic purpura，ITP）是一种复杂的多种机制共同参与的获得性自身免疫性疾病。该病的发生是由于患者对自身血小板抗原的免疫失耐受，产生体液免疫和细胞免疫介导的血小板过度破坏和血小板生成受抑，出现血小板减少，伴或不伴皮肤黏膜出血的临床表现。临床上分为急性型和慢性型。

（一）骨髓象

巨核细胞数量正常或增加，表现为发育成熟障碍，产血小板型巨核细胞减少（<30%）。急性型，以幼稚巨核细胞及颗粒型巨核细胞居多，可见原始巨核细胞；慢性型，以颗粒型巨核细胞居多，可见少许幼稚巨核细胞，原始巨核细胞少见。巨核细胞体积正常或稍小，部分细胞胞质内颗粒减少，胞质嗜碱性增强。粒系细胞和幼红细胞一般正常或比值增高，嗜酸性粒细胞百分比可增加。伴贫血时，幼红细胞比例可明显增高，部分病例可呈小细胞低色素性贫血表现，如幼红细胞胞体偏小，边缘不光整。

（二）血象

血小板减少。急性 ITP，血小板计数常在 $20 \times 10^9/L$ 以下；慢性 ITP，血小板计数常为 $50 \times 10^9/L$ 左右，且多有血小板形态改变，如体积增大、形态特殊、颗粒减少、染色过深。可有不同程度的正细胞性贫血或小细胞低色素性贫血。白细胞数通常正常，嗜酸性粒细胞可增多。

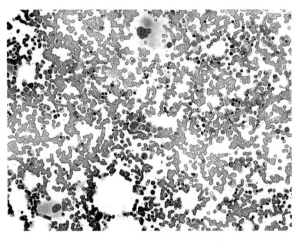

图 4-1　急性 ITP 骨髓涂片:有核细胞增生活跃,巨核细胞增多(289 个 / 片),分类 25 个巨核细胞,其中幼稚型 3 个,颗粒型 18 个,产板型 2 个,裸核型 2 个

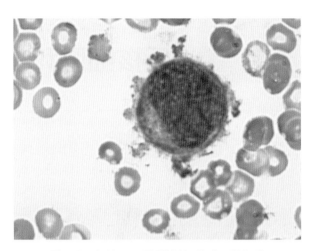

图 4-2　急性 ITP 骨髓涂片:幼稚巨核细胞

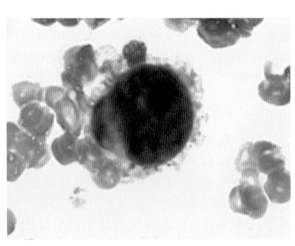

图 4-3　急性 ITP 骨髓涂片:幼稚巨核细胞

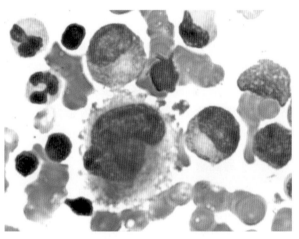

图 4-4　急性 ITP 骨髓涂片:幼稚巨核细胞

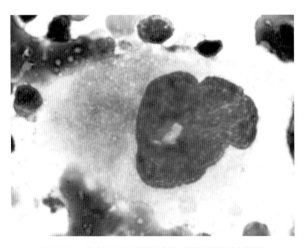

图 4-5　急性 ITP 骨髓涂片:颗粒型巨核细胞

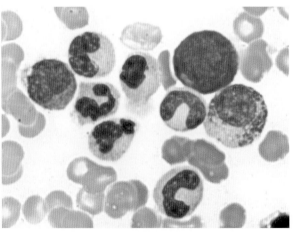

图 4-6　急性 ITP 骨髓涂片:粒、红两系细胞形态大致正常

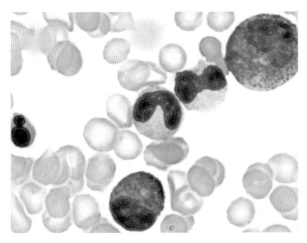

图 4-7　急性 ITP 骨髓涂片:嗜酸性粒细胞易见

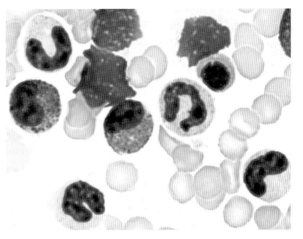

图 4-8　急性 ITP 骨髓涂片:嗜酸性粒细胞易见

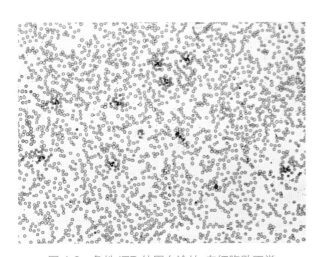

图 4-9　急性 ITP 外周血涂片:白细胞数正常

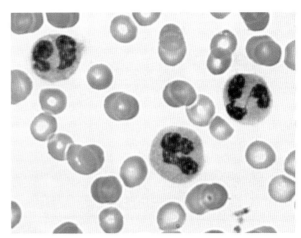

图 4-10　急性 ITP 外周血涂片:血小板明显减少

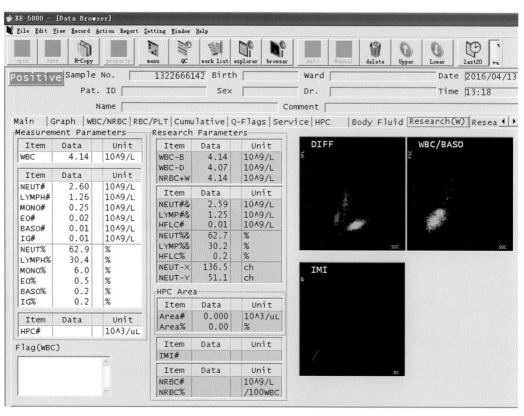

图 4-11　病例 24 血液分析

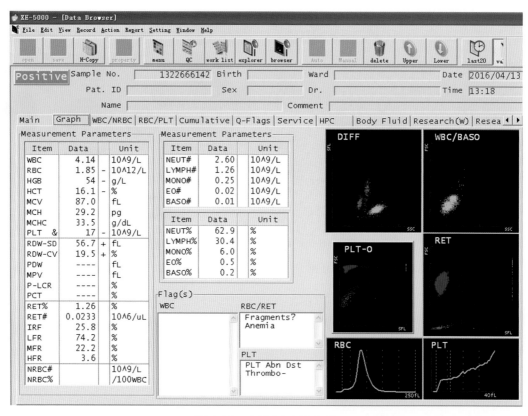

图 4-12　病例 24 血液分析

该例急性ITP患者,血小板计数减少,从光学法通道检测的PLT散点图、血小板直方图和外周血涂片中可发现血小板体积增大。红细胞和血红蛋白浓度结果提示存在重度贫血,MCV和MCHC结果提示贫血为正细胞性,但是RDW增高则提示红细胞体积存在不均一性。白细胞计数及分类结果基本正常。

病例25 慢性ITP

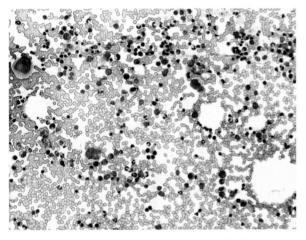

图4-13 慢性ITP骨髓涂片:有核细胞增生活跃,巨核细胞增多(分类25个巨核细胞,幼稚型1个、颗粒型22个、产板型2个)

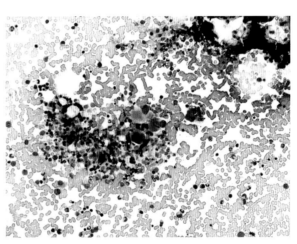

图4-14 慢性ITP骨髓涂片:有核细胞增生活跃,巨核细胞增多,产板型巨核细胞较少

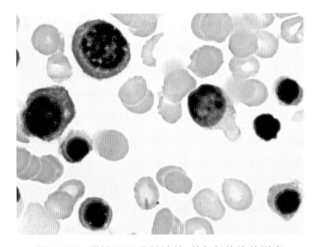

图4-15 慢性ITP骨髓涂片:幼红细胞比值增高

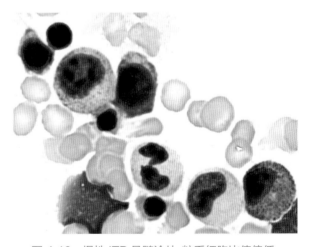

图4-16 慢性ITP骨髓涂片:粒系细胞比值偏低,各阶段粒细胞形态正常

巨核细胞和血小板良性疾病

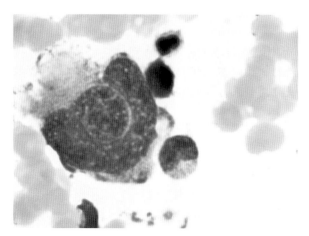

图 4-17　慢性 ITP 骨髓涂片:幼稚巨核细胞

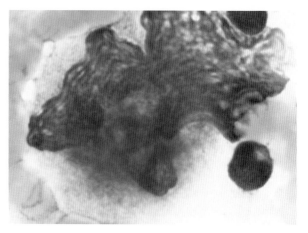

图 4-18　慢性 ITP 骨髓涂片:颗粒型巨核细胞

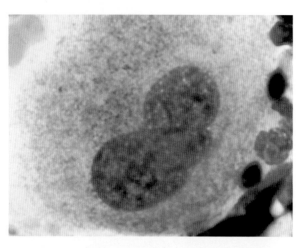

图 4-19　慢性 ITP 骨髓涂片:颗粒型巨核细胞

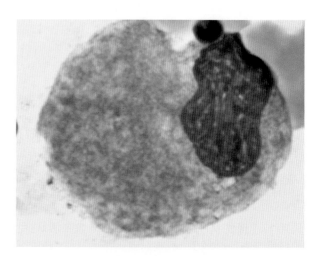

图 4-20　慢性 ITP 骨髓涂片:颗粒型巨核细胞

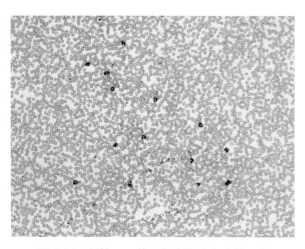

图 4-21　慢性 ITP 外周血涂片:白细胞数正常

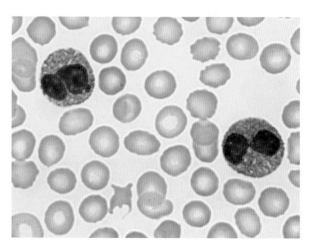

图 4-22　慢性 ITP 外周血涂片:嗜酸性粒细胞易见

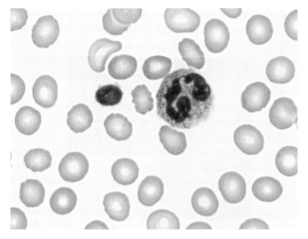

图 4-23　慢性 ITP 外周血涂片：成熟红细胞大小
较一致；血小板减少，可见大血小板

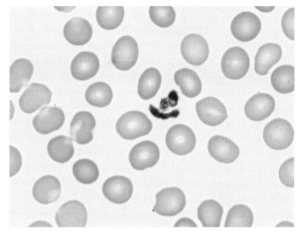

图 4-24　慢性 ITP 外周血涂片：可见畸形血小板

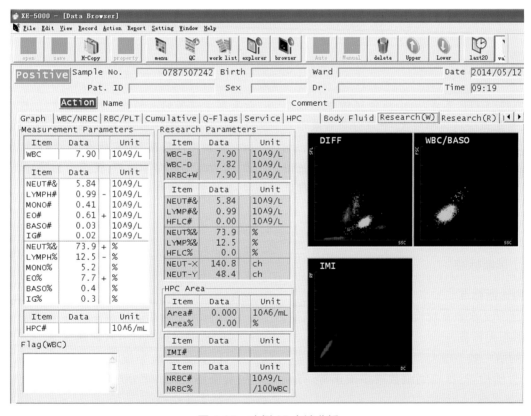

图 4-25　病例 25 血液分析

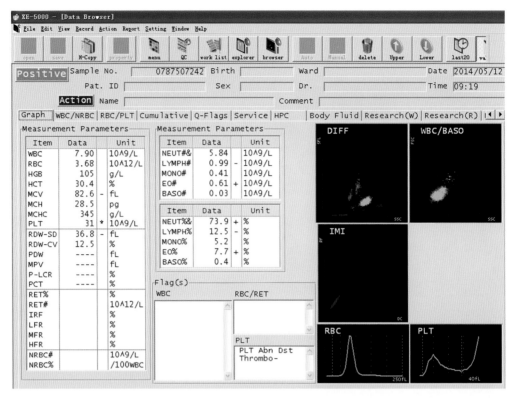

图 4-26　病例 25 血液分析

血液分析

　　该例慢性 ITP 患者,血小板消耗增加导致数量减少,新生血小板体积较大,血液分析结果示血小板计数降低,血小板直方图右侧尾部抬高。相应的外周血涂片可见血小板减少且部分血小板形态异常。此种情况下使用光学法对血小板进行计数有助于结果的准确性。红细胞计数、Hb 轻度降低,MCV、MCHC 正常,提示呈现轻度正细胞性贫血。白细胞计数及 DIFF 散点图、BASO 散点图正常,嗜酸性细胞信号增强,提示白细胞分类计数正常,其中嗜酸性粒细胞增高。

(三) 诊断标准

国内诊断标准

(1) 至少 2 次血常规检查示血小板计数减少,血细胞形态无异常。

(2) 脾脏一般不增大。

(3) 骨髓检查:巨核细胞数增多或正常,有成熟障碍。

(4) 须排除其他继发性血小板减少症:如自身免疫性疾病、甲状腺疾病、淋巴系统增殖性疾病、骨髓增生异常(再生障碍性贫血和骨髓增生异常综合征)、恶性血液病、慢性肝病、脾功能亢进、常见变异性免疫缺陷病(CVID)及感染等所致的继发性血小板减少,血小板消耗性减少、药物诱导的血小板减少,同种免疫性血小板减少、妊娠血小板减少、假性血小板减少及先天性血小板减少等。

国际诊断标准

1. Kelton 提出计分式诊断标准

(1) 查体除血小板减少所致体征外,其他正常,脾脏不增大。(1 分)

(2) 实验室检查

1) 血小板减少或血小板减少合并缺铁性贫血。(1 分)

2) PAIgG 增多。(1 分)

3) 传染性单核细胞增多症及系统性红斑狼疮实验室检查阴性。(1 分)

4) 骨髓巨核细胞数增多。(1 分)

5)血小板寿命测定缩短。(2 分)

6)泼尼松或切脾治疗后血小板数正常。(2 分)

7 分以上可确诊 ITP,5 分以上可能为 ITP,3 分或 4 分不可能为 ITP。

2. Karpatkin 提出下列标准

(1)有血小板破坏增加证据,表现为血小板减少和血小板寿命缩短。可见巨血小板。

(2)骨髓巨核细胞数增加,有血小板形成障碍、缺乏颗粒、空泡形成、胞质和核变性改变。

(3)血小板相关抗体增高(5%~10% 的病例可不增高)。

(4)除外其他原发病(SLE、淋巴瘤、甲状腺功能亢进症、DIC、药物引起的血小板减少等)。

(5)脾不增大(儿童病例可触及)。

第二节　血栓性血小板减少性紫癜

血栓性血小板减少性紫癜(thrombotic thrombocytopenic purpura,TTP)是一种先天性(遗传学)或获得性血管性血友病因子(vWF)裂解酶 ADAMTS-13 活性缺乏或质的缺陷,导致 vWF 裂解酶不能正常降解大分子的 vWF 多聚体,后者与血小板结合后,促进血小板黏附与聚集,增加其在血管内的滞留,引起体内广泛的微血栓形成的一类血栓性微血管病。其临床特点为血小板减少性紫癜、微血管病性溶血、神经精神症状、发热、肾功能损害,称为 TTP 五联征。但并非所有患者均具有五联征表现。典型的病理变化为小动脉和毛细血管中广泛形成玻璃样血小板血栓,致使血小板消耗性减少和微血管管腔狭窄,继发出血和红细胞破坏溶血,受累组织器官损伤或功能障碍。本病发病急骤,进展迅速,病情凶险,如不积极治疗,病死率达 90% 以上。

(一)骨髓象

呈溶血性贫血的骨髓象改变,有核细胞增生活跃至明显活跃,幼红细胞增生明显,成熟红细胞大小不等,可见畸形和破碎(碎片状)红细胞。巨核细胞数量正常或增多,幼稚巨核细胞增多,可有血小板生成障碍。

(二)血象

可见不同程度的血红蛋白及红细胞减少,属于正色素性贫血,可见破碎红细胞(碎片状红细胞或裂红细胞)或畸形红细胞(常 >2%),如盔形、半月形、三角形等红细胞碎片,可见嗜多色性红细胞、球形红细胞及幼稚红细胞。网织红细胞增高。血小板多数在(10~50)× 10^9/L。白细胞计数常正常或增高。TTP 患者外周血中破碎红细胞的出现时间可比血小板减少及溶血等表现晚几天,其数量多少与病变程度有关。

病例 26　血栓性血小板减少性紫癜

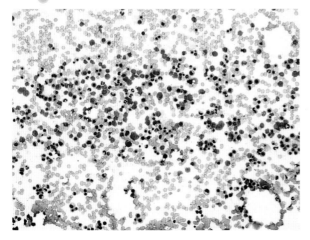

图 4-27　TTP 骨髓涂片:有核细胞增生明显活跃

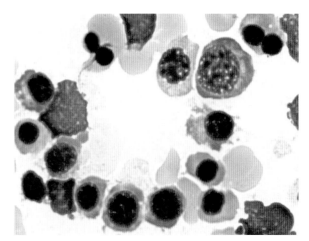

图 4-28　TTP 骨髓涂片:幼红细胞明显增生,可见双核幼红细胞;部分细胞可见轻度类巨幼变

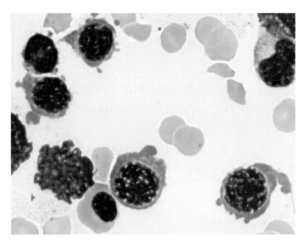

图 4-29　TTP 骨髓涂片:幼红细胞可见类巨幼变;
可见成熟红细胞碎片

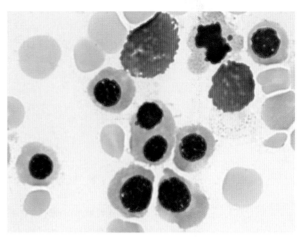

图 4-30　TTP 骨髓涂片:幼红细胞可见类巨幼变、
双核及核分裂象

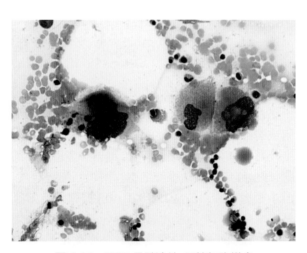

图 4-31　TTP 骨髓涂片:巨核细胞增多

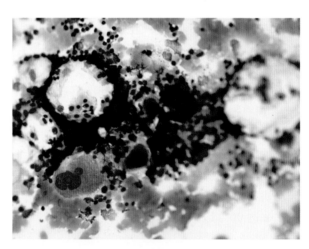

图 4-32　TTP 骨髓涂片:巨核细胞增多,可见成群分布

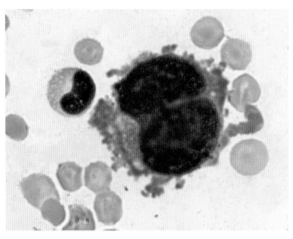

图 4-33　TTP 骨髓涂片:幼稚型巨核细胞

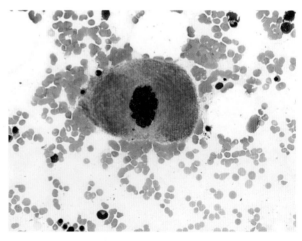

图 4-34　TTP 骨髓涂片:颗粒型巨核细胞

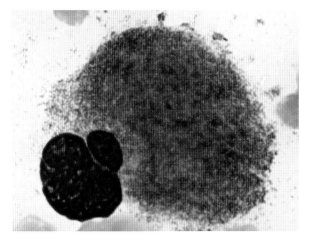

图 4-35　TTP 骨髓涂片:颗粒型巨核细胞

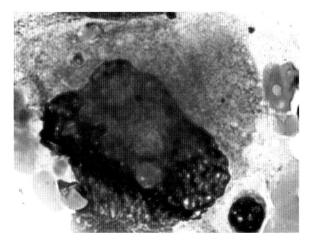

图 4-36　TTP 骨髓涂片:产板型巨核细胞,
见少许血小板附着

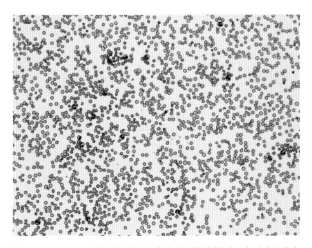

图 4-37　TTP 外周血涂片:白细胞数稍增高;血小板减少

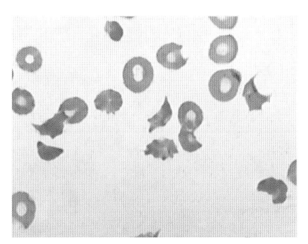

图 4-38　TTP 外周血涂片:
可见较多破碎红细胞,占 8.8%

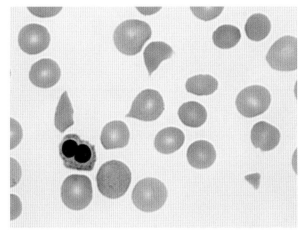

图 4-39　TTP 外周血涂片:成熟红细胞大小不等,可见双核嗜碱性点彩晚幼红细胞及嗜多色性、泪滴状、球形、破碎红细胞

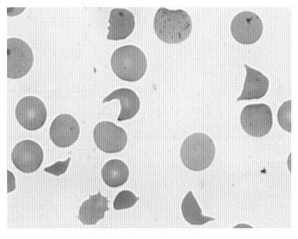

图 4-40　TTP 外周血涂片:易见破碎红细胞,可见球形、嗜碱性点彩及嗜多色性红细胞

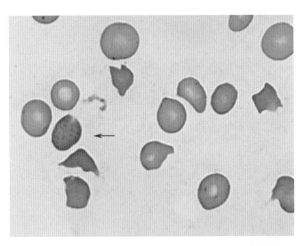

图 4-41　TTP 外周血涂片:嗜碱性点彩红细胞(↑)、
　　　　　破碎红细胞、畸形红细胞

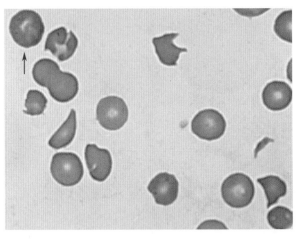

图 4-42　TTP 外周血涂片:嗜多色性红细胞(↑)、
　　　　　破碎红细胞

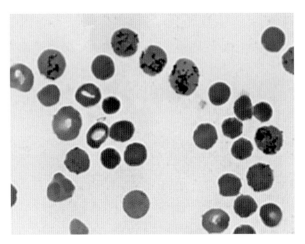

图 4-43　TTP 外周血网织红细胞染色涂片:
　　　　　网织红细胞明显增多

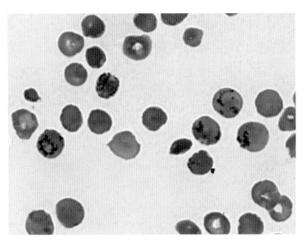

图 4-44　TTP 外周血网织红细胞染色涂片:
　　　　　网织红细胞明显增多

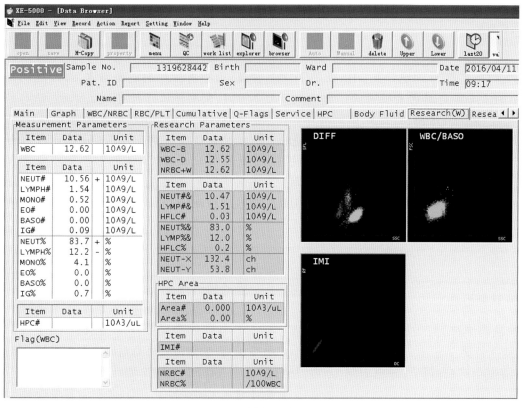

图 4-45　病例 26 血液分析

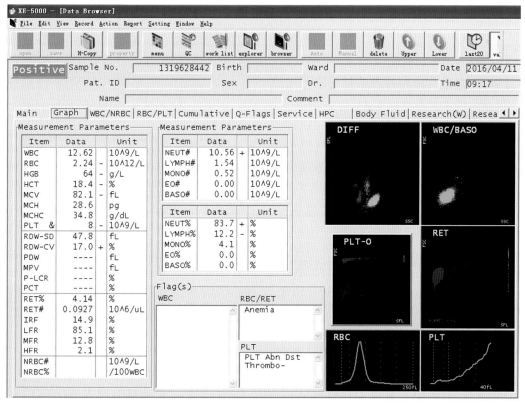

图 4-46　病例 26 血液分析

该例 TTP 患者，红细胞计数、Hb 及 HCT 均降低，MCHC 正常呈正色素性贫血。红细胞体积分布宽度（RDW）增高，红细胞直方图可见细胞峰缺乏平滑，这与外周血涂片中可见大量裂红细胞表现一致，是红细胞在微血栓部位被破坏的结果。网织红细胞检测通道显示网织红细胞增多。白细胞 DIFF 散点图中可见有核红细胞信号增强，这与血涂片中可见有核红细胞表现一致，由于有核红细胞的存在，白细胞计数的结果可疑，需要手工计数有核红细胞后进行修正。另外，Sysmex XE-5000 的有核红细胞检测通道可以对有核红细胞进行识别并自动校准白细胞计数结果。血小板计数降低。血小板直方图示右侧尾部异常，这是由于红细胞碎片所致。通过光学法检测血小板（PLT-O）可得到血小板的准确计数。

（三）诊断标准

（《血液病诊断及疗效标准》2018 年第 4 版）

1. 临床表现

（1）溶血与贫血：黄疸、尿色加深、乏力、苍白（睑结膜）。

（2）出血：因血小板减少导致的以皮肤、黏膜为主的出血表现。

（3）神经系统表现：常表现为头痛、精神错乱或神志异常、失语、抽搐、视力障碍等，以一过性、反复性、多变性为特点，严重者可有昏迷，局灶性感觉和运动障碍通常并不突出或持续时间短暂。CT 或 MRI 检查多无异常发现。

（4）肾脏损害：常有尿检异常或肾功能不全，但罕见少尿或急性肾衰竭。

（5）发热：多为低热或中等热，如有寒战伴高热应警惕感染性疾病。

（6）胃肠道症状：常见腹痛、恶心、呕吐或腹泻，血性腹泻罕见。

（7）其他：可有乏力、关节痛、肌痛等全身非特异表现。

2. 实验室检查

（1）血小板减少：血小板计数显著降低，血片中可见巨血小板。多数患者可降至 $30 \times 10^9/L$ 以下。

（2）微血管病性溶血性贫血（MAHA）：不同程度的正细胞正色素性贫血，伴网织红细胞计数明显增高；血清游离血红蛋白和间接胆红素升高，结合珠蛋白下降，乳酸脱氢酶（LDH）明显增高。Coombs 试验阴性。血涂片观察到多量破碎红细胞或裂红细胞（schistocyte），为 MAHA 存在的最直接和最重要的证据。

（3）尿常规检查可提示血尿、蛋白尿和管型尿。肾功能检查可有血尿素氮和肌酐的轻度升高。

（4）PT、aPTT 和纤维蛋白原等凝血功能检查通常无明显异常。肌钙蛋白升高可提示心肌受损。

（5）血浆 ADAMTS-13 活性通常 <10%，获得性 TTP 患者还可检测出抑制性自身抗体。

3. 诊断标准

（1）初步诊断：存在微血管病溶血性贫血和血小板减少，且无其他可以解释的原因，可初步诊断 TTP。如同时存在神经系统表现、肾脏损害或发热，进一步支持 TTP，但并非诊断所必需。

（2）确定诊断：血浆 ADAMTS-13 活性显著降低（<10%）或同时检出 ADAMTS-13 抑制物，可确诊 TTP。

4. 分型

（1）先天性 TTP：又称为 Upshaw-Schulman 综合征，系 ADAMTS-13 基因突变导致酶活性降低或消失所致，常在感染、应激或妊娠等诱发因素作用下发病。患者存在持续性 ADAMTS-13 活性严重缺乏（<10%），且无 ADAMTS-13 抑制性抗体存在。基因检测可证实患者存在 ADAMTS-13 基因的纯合子突变或双重杂合子突变。

（2）获得性 TTP：又称免疫介导的 TTP（immune mediated TTP，iTTP），根据有无继发因素可分为原发性 iTTP 和继发性 iTTP

1）原发性 iTTP：又称为特发性 TTP。患者在无明确基础疾病或诱发因素的前提下，体内产生了针对 ADAMTS-13 的自身抗体（抑制物），导致

ADAMTS-13活性减低或缺乏,是TTP最为多见的临床类型。

2)继发性iTTP:有明确基础疾病或诱发因素导致的获得性自身免疫性TTP。常见的继发因素包括结缔组织病(如系统性红斑狼疮)、感染(如HIV、CMV)、妊娠或药物(如噻氯匹定、奎宁、辛伐他汀、甲氧苄啶、长效干扰素等)。

附:以往TTP的诊断标准(《血液病诊断及疗效标准》2007年第3版)

1. 主要诊断依据

(1)血小板减少

1)血小板计数明显降低,血片中可见巨血小板。

2)皮肤和(或)其他部位出血。

3)骨髓中巨核细胞数正常或增多,可伴成熟障碍。

4)血小板寿命缩短。

(2)微血管病性溶血性贫血(MAHA)

1)正细胞正色素性中、重度贫血。

2)血片中出现多量破碎红细胞(schistocyte),小红细胞多见,有红细胞多染性,偶见有核红细胞。

3)网织红细胞计数明显增高。

4)骨髓红系细胞高度增生,粒/红比下降。

5)黄疸,高胆红素血症,以非结合型胆红素为主。

6)血浆结合珠蛋白、血色素结合蛋白减少或测不出,乳酸脱氢酶(LDH)明显增高,酶谱显示LDH 1、2、4、5增多。

7)深色尿、尿胆红素阴性。偶有高血红蛋白血症、血红蛋白尿症与含铁血黄素尿症。

以上(1)、(2)两项合称为TTP二联征。

(3)无明显原因可以解释上述二联征。

具备以上(1)~(3)项即可初步诊断。

2. 其他诊断依据

包括神经精神异常、肾脏损害、发热(多为低、中度)、消化系统症状、软弱无力和辅助检查(①血中vW因子裂解蛋白酶ADAMTS-13测定常升高;②组织病理学检查;③凝血象检查;④直接抗球蛋白试验常阴性;⑤其他检查,如抗血小板抗体、抗C36抗体、vWF多聚体分析等)。

神经精神异常与血小板减少、MAHA同时存在称为TTP三联征;肾脏损害、发热与三联征同时存在称为TTP五联征。

【诊断要点】临床主要根据特征性的五联征表现作为诊断依据。血小板减少伴神经精神症状时应高度怀疑本病。血涂片镜检发现破碎红细胞,vWF多聚体分析发现UL-vWF、vWF-cp活性降低均有助于诊断。

WHO 对造血及淋巴组织肿瘤的分类

1. 骨髓增殖性肿瘤(MPN)
    慢性髓细胞性白血病,BCR-ABL1 阳性(CML)
    慢性中性粒细胞白血病(CNL)
    真性红细胞增多症(PV)
    原发性骨髓纤维化(PMF)
    原发性骨髓纤维化,纤维化前 / 早期(prePMF)
    原发性骨髓纤维化(PMF),纤维化明显期
    原发性血小板增多症(ET)
    慢性嗜酸性粒细胞白血病,非特指型(CEL-NOS)
    骨髓增殖性肿瘤,不能分型(MPN-U)
2. 肥大细胞增生症
    皮肤肥大细胞增生症(CM)
    系统性肥大细胞增生症(SM)
        惰性系统性肥大细胞增生症(ISM)
        冒烟性系统性肥大细胞增生症(SSM)
        系统性肥大细胞增生症伴相关血液学肿瘤(SM-AHN)
        侵袭性系统性肥大细胞增生症(ASM)
        肥大细胞白血病(MCL)
    肥大细胞肉瘤(MCS)
3. 髓系 / 淋系肿瘤伴嗜酸性粒细胞增多和 *PDGFRA*、*PDGFRB* 或 *FGFR1* 基因异常,或伴 PCM1-JAK2
    髓系 / 淋系肿瘤伴 *PDGFRA* 基因重排
    髓系 / 淋系肿瘤伴 *PDGFRB* 基因重排
    髓系 / 淋系肿瘤伴 *FGFR1* 基因重排
    暂时分型:髓系 / 淋系肿瘤伴 PCM1-JAK2
4. 骨髓增生异常 / 骨髓增殖性肿瘤(MDS/MPN)
    慢性粒 - 单核细胞白血病(CMML)

不典型慢性髓细胞性白血病，BCR-ABL1 阴性（aCML）

幼年型粒单核细胞白血病（JMML）

　骨髓增生异常 / 骨髓增殖性肿瘤伴环形铁粒幼红细胞和血小板增多（MDS/MPN-RS-T）

　MDS/MPN，不能分型（MDS/MPN-U）

5. 骨髓增生异常综合征（MDS）

　MDS 伴单系病态造血（MDS-SLD）

　MDS 伴多系病态造血（MDS-MLD）

　MDS 伴环形铁粒幼红细胞（MDS-RS）

　　MDS 伴环形铁粒幼红细胞和单系病态造血（MDS-RS-SLD）

　　MDS 伴环形铁粒幼红细胞和多系病态造血（MDS-RS-MLD）

　MDS 伴原始细胞过多（MDS-EB）

　MDS 伴有孤立 5q 丢失（MDS 伴 5q-）

　暂时分型：儿童难治性血细胞减少（RCC）

　MDS，不能分型（MDS-U）

6. 髓系肿瘤伴家族遗传易感性（胚系突变）

　髓系肿瘤伴家族遗传易感性不伴有预先存在的疾病或器官功能障碍

　　AML 伴 *CEBPA* 基因突变

　　髓系肿瘤伴 *DDX41* 基因突变[*]

　髓系肿瘤伴家族遗传易感性伴预先存在的血小板疾病

　　髓系肿瘤伴 *RUNX1* 基因突变[*]

　　髓系肿瘤伴 *ANKRD26* 基因突变[*]

　　髓系肿瘤伴 *ETV6* 基因突变[*]

　髓系肿瘤伴家族遗传易感性伴其他器官功能障碍

　　髓系肿瘤伴 *GATA2* 基因突变

　　骨髓衰竭症相关的髓系肿瘤

　　端粒生物学疾病相关的髓系肿瘤

　　神经纤维瘤病、Noonan 综合征、Noonan 综合征样疾病相关的 JMML

　　唐氏综合征相关的髓系肿瘤[*]

7. 急性髓系白血病（AML）和相关肿瘤

　AML 伴重现性遗传学异常

　　AML 伴 t（8 ;21）（q22 ;q22.1）;RUNX1-RUNX1T1

　　AML 伴 inv（16）（p13.1q22）或 t（16 ;16）（p13.1 ;q22）;CBFB-MYH11

　APL 伴 PML-RARA

　　AML 伴 t（9 ;11）（p21.3 ;q23.3）;MLLT3-KMT2A

　　AML 伴 t（6 ;9）（p23 ;q34.1）;DEK-NUP214

　　AML 伴 inv（3）（q21.3q26.2）或 t（3 ;3）（q21.3 ;q26.2）;GATA2,MECOM

　　AML（原始巨核细胞性）伴 t（1 ;22）（p13.3 ;q13.3）;RBM15-MKL1

　　暂时分型：AML 伴 BCR-ABL1

　AML 伴 *NPM1* 基因突变

　　AML 伴 *CEBPA* 双等位基因突变

　　暂时分型：AML 伴 *RUNX1* 基因突变

　急性髓系白血病伴骨髓增生异常相关改变（AML-MRC）

　治疗相关髓系肿瘤

　急性髓系白血病，非特指型（AML,NOS）

AML 微分化型

AML 未成熟型

AML 伴成熟型

急性粒 - 单核细胞白血病

急性原始单核细胞 / 单核细胞白血病

纯红细胞白血病

急性原始巨核细胞白血病

急性嗜碱性粒细胞性白血病

急性全髓增殖伴骨髓纤维化

髓系肉瘤

唐氏综合征相关的髓系增殖

一过性(短暂性)骨髓增殖异常

唐氏综合征相关的髓系白血病

8. 母细胞性浆细胞样树突细胞肿瘤

9. 急性未定系列白血病

急性未分化型白血病(AUL)

混合表型急性白血病(MPAL)伴 t(9 ;22)(q34.1 ;q11.2);BCR-ABL1

MPAL 伴 t(v;11q23.3);KMT2A 重排

MPAL,B/ 髓系,非特指型(B/M-MPAL,NOS)

MPAL,T/ 髓系,非特指型(T/M-MPAL,NOS)

急性未定系列白血病,非特指型

10. 前体淋巴细胞肿瘤

B 急性淋巴细胞白血病 / 淋巴母细胞淋巴瘤(B-ALL/LBL)

B-ALL/LBL,非特指型(B-ALL/LBL,NOS)

B-ALL/LBL 伴重现性遗传学异常

B-ALL/LBL 伴 t(9 ;22)(q34.1 ;q11.2);BCR-ABL1

B-ALL/LBL 伴 t(v;11q23.3);KMT2A 重排

B-ALL/LBL 伴 t(12 ;21)(p13.2 ;q22.1);ETV6-RUNX1

B-ALL/LBL 伴超二倍体

B-ALL/LBL 伴亚二倍体

B-ALL/LBL 伴 t(5 ;14)(q31.1 ;q32.3);IGH-IL3

B-ALL/LBL 伴 t(1 ;19)(q23 ;p13.3);TCF3-PBX1

暂时分型:B-ALL/LBL,BCR-ABL1 样

暂时分型:B-ALL/LBL 伴 iAMP21

T 急性淋巴细胞白血病 / 淋巴母细胞淋巴瘤(T-ALL/LBL)

暂时分型:早前 T 急性淋巴细胞白血病(*T-ALL*)

暂时分型:自然杀伤细胞(NK)- 急性淋巴细胞白血病 / 淋巴母细胞淋巴瘤(NK-ALL/LBL)

11. 成熟 B 细胞肿瘤

慢性淋巴细胞白血病 / 小淋巴细胞淋巴瘤(CLL/SLL)

单克隆 B 淋巴细胞增多症(MBL)[*]

B 幼淋巴细胞白血病(B-PLL)

脾脏边缘区淋巴瘤(SMZL)

毛细胞白血病(HCL)

暂时分型:脾脏 B 细胞淋巴瘤 / 白血病,不能分型
   暂时分型:脾脏弥漫性红髓小 B 细胞淋巴瘤
   暂时分型:毛细胞白血病变异型(HCL-v)
淋巴浆细胞淋巴瘤(LPL)

Waldenström 巨球蛋白血症

意义未明的单克隆免疫球蛋白病(MGUS),IgM[*]

μ 重链病(μ-HCD)

γ 重链病(γ-HCD)

α 重链病(α-HCD)

意义未明的单克隆免疫球蛋白病(MGUS),非 IgM[*]

多发性骨髓瘤(浆细胞骨髓瘤)

骨孤立性浆细胞瘤

骨外浆细胞瘤

单克隆免疫球蛋白沉积病(MIDD)[*]

黏膜相关淋巴组织的结外边缘区淋巴瘤(MALT 淋巴瘤)

淋巴结边缘区淋巴瘤(NMZL)
   暂时分型:儿童淋巴结边缘区淋巴瘤(NMZL)

滤泡性淋巴瘤(FL)
   原位滤泡性肿瘤[*]
   十二指肠型滤泡性淋巴瘤[*]

儿童型滤泡性淋巴瘤[*]

暂时分型:大 B 细胞淋巴瘤伴 IRF4 重排[*]

原发皮肤滤泡中心淋巴瘤(PCFCL)

套细胞淋巴瘤(MCL)
   原位套细胞肿瘤[*]

弥漫大 B 细胞淋巴瘤,非特指型(DLBCL,NOS)
   生发中心 B 细胞型[*]
   活化 B 细胞型[*]

富含 T 细胞 / 组织细胞的大 B 细胞淋巴瘤(THRLBCL)

原发中枢神经系统的 DLBCL(CNS DLBCL)

原发皮肤的 DLBCL,腿型(PCLBCL,leg)

EBV 阳性的 DLBCL,非特指型[*]

暂时分型:EBV 阳性的黏膜与皮肤溃疡[*]

慢性炎症相关的 DLBCL

淋巴瘤样肉芽肿

原发纵隔(胸腺)的大 B 细胞淋巴瘤(PMBL)

血管内大 B 细胞淋巴瘤(IVLBCL)

ALK 阳性的大 B 细胞淋巴瘤(ALK+LBCL)

浆母细胞淋巴瘤(PBL)

原发渗出性淋巴瘤(PEL)

暂时分型:HHV8 阳性 DLBCL,非特指型[*]

伯基特淋巴瘤(Burkitt 淋巴瘤,BL)

暂时分型:伯基特样淋巴瘤伴 11q 异常[*]

高级别 B 细胞淋巴瘤伴 MYC 和 BCL2 和(或)BCL6 重排 *

高级别 B 细胞淋巴瘤,非特指型 *

B 细胞淋巴瘤,不能分型,伴有 DLBCL 与经典型霍奇金淋巴瘤中间特征

12. 成熟 T 和 NK 细胞肿瘤

T- 幼淋巴细胞白血病(T-PLL)

T- 大颗粒淋巴细胞白血病(T-LGLL)

暂时分型:慢性 NK 淋巴细胞增殖性疾病(CLPD-NK)

侵袭性 NK 细胞白血病

儿童系统性 EBV 阳性的 T 细胞淋巴瘤 *

疫苗后水疱样(种痘水疱病样)淋巴细胞增殖性疾病 *

成人 T 细胞白血病 / 淋巴瘤(ATLL)

结外 NK/T 细胞淋巴瘤,鼻型

肠病相关的 T- 细胞淋巴瘤(EATL)

单形性嗜上皮性肠道 T 细胞淋巴瘤 *

肠道 T 细胞淋巴瘤,非特指型 *

暂时分型:胃肠道惰性 T 淋巴细胞增殖性疾病 *

肝脾 T 细胞淋巴瘤(HSTL)

皮下脂膜炎样 T 细胞淋巴瘤(SPTCL)

蕈样肉芽肿(MF)

Sézary 综合征(SS)

原发皮肤 CD30 阳性的 T 淋巴细胞增殖性疾病

淋巴瘤样丘疹病

原发皮肤间变性大细胞淋巴瘤

原发皮肤 γδ T 细胞淋巴瘤(PCGD-TCL)

暂时分型:原发皮肤 CD8$^+$ 侵袭性嗜表皮细胞毒性 T 细胞淋巴瘤

暂时分型:原发肢端皮肤 CD8$^+$T 细胞淋巴瘤 *

暂时分型:原发皮肤 CD4$^+$ 小 / 中 T 淋巴细胞增殖性疾病 *

外周 T 细胞淋巴瘤,非特指型(PTCL,NOS)

血管免疫母细胞性 T 细胞淋巴瘤(AITL)

暂时分型:滤泡性 T 细胞淋巴瘤 *

暂时分型:淋巴结外周 T 细胞淋巴瘤伴 TFH 表型 *

ALK 阳性的间变大细胞淋巴瘤(ALCL,ALK+)

ALK 阴性的间变大细胞淋巴瘤(ALCL,ALK–) *

暂时分型:乳腺假体植入相关的间变性大细胞淋巴瘤 *

13. 霍奇金淋巴瘤(HL)

结节性淋巴细胞为主型霍奇金淋巴瘤(NLPHL)

经典型霍奇金淋巴瘤(CHL)

结节硬化性经典型霍奇金淋巴瘤(NSCHL)

富于淋巴细胞性经典型霍奇金淋巴瘤(LRCHL)

混合细胞性经典型霍奇金淋巴瘤(MCCHL)

淋巴细胞消减性经典型霍奇金淋巴瘤(LDCHL)

14. 移植后淋巴细胞增殖性疾病(PTLD)

浆细胞增多的 PTLD

传染性单核细胞增多症样 PTLD

滤泡明显增生 PTLD[*]

多形性 PTLD

单形性 PTLD（B 细胞型和 T/NK 细胞型）

经典 HL 型 PTLD

15. 组织细胞及树突细胞肿瘤

组织细胞肉瘤

朗格汉斯细胞组织细胞增生症（LCH）

朗格汉斯细胞肉瘤（LCS）

未定类型树突细胞肿瘤

指状树突细胞肉瘤（IDC）

滤泡树突细胞肉瘤（FDCS）

成纤维细胞网状细胞肿瘤

播散性幼年型黄色肉芽肿

Erdheim-Chester 病[*]

（[*]与 2008WHO 分类的不同之处）

第二节　WHO（2008 版）对造血及淋巴组织肿瘤的分类

1. 骨髓增殖性肿瘤（MPN）

(1) 慢性髓细胞性白血病，BCR-ABL1 阳性（CML）

(2) 慢性中性粒细胞白血病（CNL）

(3) 真性红细胞增多症（PV）

(4) 原发性骨髓纤维化（PMF）

(5) 原发性血小板增多症（ET）

(6) 慢性嗜酸性细胞白血病，非特指型（CEL，NOS）

(7) 肥大细胞增生症

皮肤肥大细胞增生症（CM）

系统性肥大细胞增生症（SM）

肥大细胞白血病（MCL）

肥大细胞肉瘤（MCS）

皮肤外肥大细胞瘤

(8) 骨髓增殖性肿瘤，不能分型（MPN-U）

2. 伴嗜酸性粒细胞增多和 PDGFRA、PDGFRB 或 *FGFR1* 基因异常的髓系或淋系肿瘤

(1) 髓系或淋系肿瘤伴 *PDGFRA* 基因重排

(2) 髓系肿瘤伴 *PDGFRB* 基因重排

(3) 髓系或淋系肿瘤伴 *FGFR1* 基因异常

3. 骨髓增生异常／骨髓增殖性肿瘤（MDS/MPN）

(1) 慢性粒 - 单核细胞白血病（CMML）

(2) 不典型慢性髓细胞性白血病，BCR-ABL1 阴性（aCML）

(3) 幼年型粒单核细胞白血病（JMML）

(4) MDS/MPN，不能分型（MDS/MPN-U）

暂时分型：难治性贫血伴环形铁粒幼红细胞和血小板增多（RARS-T）

4. 骨髓增生异常综合征（MDS）

(1)难治性血细胞减少伴单系细胞病态造血（RCUD）

难治性贫血（RA）

难治性中性粒细胞减少（RN）

难治性血小板减少（RT）

(2)难治性贫血伴环铁粒幼红细胞（RARS）

(3)难治性血细胞减少伴多系病态造血（RCMD）

(4)难治性贫血伴原始细胞过多（RAEB）

(5)MDS 伴孤立 del(5q)

(6)MDS,不能分型（MDS-U）

(7)儿童 MDS

暂时分型：儿童难治性血细胞减少（RCC）

5. 急性髓系白血病（AML）及相关的前体细胞肿瘤

(1)AML 伴重现性遗传学异常

AML 伴 t(8 ;21)(q22 ;q22);RUNX1-RUNX1T1(或 AML1-ETO)

AML 伴 inv(16)(p13.1q22)或 t(16 ;16)(p13.1 ;q22);CBFB-MYH11

APL 伴 t(15 ;17)(q22 ;q12);PML-RARA

AML 伴 t(9 ;11)(p22 ;q23);MLLT3-MLL

AML 伴 t(6 ;9)(p23 ;q34);DEK-NUP214

AML 伴 inv(3)(q21q26.2)或 t(3 ;3)(q21 ;q26.2);RPN1-EⅥ1

AML(原始巨核细胞型)伴 t(1 ;22)(p13 ;q13);RBM15-MKL1

暂时分型：AML 伴 *NPM1* 基因突变

暂时分型：AML 伴 *CEBPA* 基因突变

(2)AML 伴骨髓增生异常相关改变（AML-MRC）

(3)治疗相关的髓系肿瘤

(4)AML,非特指型（AML,NOS）

AML 微分化型

AML 未成熟型

AML 伴成熟型

急性粒单核细胞白血病

急性原始单核细胞 / 单核细胞白血病

急性红白血病

急性原始巨核细胞白血病

急性嗜碱性粒细胞白血病

急性全髓增殖伴骨髓纤维化

(5)髓系肉瘤

(6)唐氏综合征相关的髓系增殖

一过性异常髓系增殖（TAM）

唐氏综合征相关的髓系白血病

(7)母细胞性浆细胞样树突细胞肿瘤

6. 急性未定系列白血病

(1)急性未分化型白血病（AUL）

(2)混合表型急性白血病（MPAL）伴 t(9 ;22)(q34 ;q11.2);BCR-ABL1

(3)MPAL 伴 t(v;11q23);MLL 重排

(4)B/ 髓系 MPAL,非特指型（B/M MPAL,NOS）

（5）T/髓系 MPAL，非特指型（T/M MPAL，NOS）

（6）MPAL，NOS 罕见型

（7）暂时分型：自然杀伤细胞（NK）-急性淋巴细胞白血病/淋巴母细胞淋巴瘤（NK-ALL/LBL）

7. 前体淋巴细胞肿瘤

（1）B 急性淋巴细胞白血病/淋巴母细胞淋巴瘤，非特指型（B-ALL/LBL，NOS）

（2）B-ALL/LBL 伴重现性遗传学异常

B-ALL/LBL 伴 t（9；22）（q34；q11.2）；BCR-ABL1

B-ALL/LBL 伴 t（v；11q23）；MLL 重排

B-ALL/LBL 伴 t（12；21）（p13；q22）；TEL-AML1（ETV6-RUNX1）

B-ALL/LBL 伴超二倍体

B-ALL/LBL 伴亚二倍体

B-ALL/LBL 伴 t（5；14）（q31；q32）；IL3-IGH

B-ALL/LBL 伴 t（1；19）（q23；p13.3）；E2A-PBX1（TCF3-PBX1）

（3）T-ALL/LBL

8. 成熟 B 细胞肿瘤

（1）慢性淋巴细胞白血病/小淋巴细胞淋巴瘤（CLL/SLL）

（2）B 幼淋巴细胞白血病（B-PLL）

（3）脾脏边缘区 B 细胞淋巴瘤（SMZL）

（4）毛细胞白血病（HCL）

（5）暂时分型：脾脏 B 细胞淋巴瘤/白血病，不能分型

暂时分型：脾脏弥漫红髓小 B 细胞淋巴瘤

暂时分型：毛细胞白血病变异型（HCL-v）

（6）淋巴浆细胞淋巴瘤（LPL）

Waldenström 巨球蛋白血症

（7）重链病（HCD）

γ-HCD

μ-HCD

α-HCD

（8）浆细胞肿瘤

意义未明的单克隆免疫球蛋白病（MGUS）

多发性骨髓瘤（浆细胞骨髓瘤）

浆细胞白血病（PCL）

骨孤立性浆细胞瘤

骨外浆细胞瘤

单克隆免疫球蛋白沉积病（MIDD）

原发淀粉样变

系统性轻链和重链沉积病

骨硬化性骨髓瘤（POEMS 综合征）

（9）黏膜相关淋巴组织的结外边缘区淋巴瘤（MALT 淋巴瘤）

（10）淋巴结边缘区淋巴瘤（NMZL）

暂时分型：儿童淋巴结边缘区淋巴瘤

（11）滤泡性淋巴瘤（FL）

（12）原发皮肤滤泡中心淋巴瘤（PCFCL）

（13）套细胞淋巴瘤（MCL）

(14)弥漫大 B 细胞淋巴瘤,非特指型(DLBCL,NOS)

　　富含 T 细胞 / 组织细胞的大 B 细胞淋巴瘤(THRLBCL)

　　原发中枢神经系统的 DLBCL(CNS DLBCL)

　　原发皮肤的 DLBCL,腿型(PCLBCL,leg)

　　暂时分型:老年型 EBV 阳性的 DLBCL

(15)慢性炎症相关的 DLBCL

(16)淋巴瘤样肉芽肿(LYG)

(17)原发纵隔(胸腺)的大 B 细胞淋巴瘤(PMBL)

(18)血管内大 B 细胞淋巴瘤(IVLBCL)

(19)ALK 阳性的大 B 细胞淋巴瘤(ALK+LBCL)

(20)浆母细胞淋巴瘤(PBL)

(21)HHV8 病毒相关多中心 Castleman 病的大 B 细胞淋巴瘤

(22)原发渗出性淋巴瘤(PEL)

(23)伯基特淋巴瘤(Burkitt 淋巴瘤,BL)

(24)有 DLBCL 与 BL 中间特征的 B 细胞淋巴瘤,不能分型

(25)有 DLBCL 与霍奇金淋巴瘤中间特征的 B 细胞淋巴瘤,不能分型

9. 成熟 T/NK 细胞肿瘤

(1)T- 幼淋巴细胞白血病(T-PLL)

(2)T- 大颗粒淋巴细胞白血病(T-LGLL)

(3)暂时分型:慢性 NK 淋巴细胞增殖性疾病(CLPD-NK)

(4)侵袭性 NK 细胞白血病

(5)儿童 EBV 阳性的 T 淋巴细胞增殖性疾病

　　儿童系统性 EBV 阳性的 T 淋巴细胞增殖性疾病

　　疫苗后水疱样(种痘水疱病样)淋巴瘤

(6)成人 T 细胞白血病 / 淋巴瘤(ATLL)

(7)结外 NK/T 细胞淋巴瘤,鼻型

(8)肠病相关的 T 细胞淋巴瘤(EATL)

(9)肝脾 T 细胞淋巴瘤(HSTL)

(10)皮下脂膜炎样 T 细胞淋巴瘤(SPTCL)

(11)蕈样肉芽肿(MF)

(12)Sézary 综合征(SS)

(13)原发皮肤 CD30 阳性的 T 淋巴细胞增殖性疾病

　　淋巴瘤样丘疹病

　　原发皮肤间变性大细胞淋巴瘤

(14)原发皮肤外周 T 细胞淋巴瘤,罕见亚型

　　原发皮肤 γδ T 细胞淋巴瘤(PCGD-TCL)

　　暂时分型:原发皮肤 CD8$^+$ 侵袭性嗜表皮细胞毒性 T 细胞淋巴瘤

　　暂时分型:原发皮肤 CD4$^+$ 小 / 中 T 细胞淋巴瘤

(15)外周 T 细胞淋巴瘤,非特指型(PTCL,NOS)

(16)T 血管免疫母细胞性 T 细胞淋巴瘤(AITL)

(17)ALK 阳性的间变性大细胞淋巴瘤(ALCL,ALK+)

(18)暂时分型:ALK 阴性的间变性大细胞淋巴瘤(ALCL,ALK–)

10. 霍奇金淋巴瘤(HL)

    (1)结节性淋巴细胞为主型 HL(NLPHL)

    (2)经典型 HL(CHL)

        结节硬化性经典型 HL(NSCHL)

        混合细胞性经典型 HL(MCCHL)

        富于淋巴细胞性经典型 HL(LRCHL)

        淋巴细胞消减性经典型 HL(LDCHL)

11. 免疫缺陷相关的淋巴细胞增殖性疾病

    (1)原发免疫缺陷相关的淋巴细胞增殖性疾病

    (2)HIV 感染相关的淋巴瘤

    (3)移植后淋巴细胞增殖性疾病(PTLD)

        浆细胞增生性及传染性单核细胞增多症样 PTLD

        多形性 PTLD

        单形性 PTLD

        经典 HL 型 PTLD

    (4)其他医源性免疫缺陷相关的淋巴细胞增殖性疾病

12. 组织细胞及树突细胞肿瘤

    (1)组织细胞肉瘤

    (2)来源于朗格汉斯细胞的肿瘤

        朗格汉斯细胞组织细胞增生症(LCH)

        朗格汉斯细胞肉瘤(LCS)

    (3)指状树突细胞肉瘤(IDC)

    (4)滤泡树突细胞肉瘤(FDC)

    (5)其他罕见的树突细胞肿瘤

    (6)播散性幼年型黄色肉芽肿

第六章

骨髓增殖性肿瘤

骨髓增殖性肿瘤(myeloproliferative neoplasms, MPN), 在 2008 年之前, 被称为骨髓增殖性疾病(myeloproliferative diseases, MPD), 是以骨髓一种或多种髓系细胞(粒细胞、红细胞、巨核细胞)持续增殖为特征的一组克隆性造血干细胞疾病。临床上起病缓慢, 血细胞有质和量的改变, 肝、脾肿大, 常并发出血、血栓及髓外造血。与骨髓增生异常综合征(MDS)所见无效造血相反, 增殖的细胞分化成熟相对正常, 外周血粒细胞、红细胞和(或)血小板增多。常见肝、脾肿大, 是由于脾脏或肝脏扣留了过多的血细胞、髓外造血、白血病细胞浸润或以上多因素所致。2008 版 WHO 将肥大细胞疾病归入 MPN, 而 WHO(2017 版)将肥大细胞疾病独立为髓系肿瘤的另一大类。2017、2008、2001 版 WHO 对 MPN 的分类见表 6-1。2017 版 WHO 在 MPN 分类中增加了分子指标在病种类型定义中的分量和诊断中的权重, 如慢性中性粒细胞白血病(CNL)与 *CSF3R* 基因突变, JAK2、MPL 和 *CALR* 基因突变与真性红细胞增多症(PV)、原发性血小板增多症(ET)和原发性骨髓纤维化(PMF)的密切关系。JAK2、MPL 和 *CALR* 基因突变对 3 种 MPN 的预后评估见表 6-2。

表 6-1　骨髓增殖性肿瘤(MPN)分类

WHO 2017	WHO 2008	WHO 2001
慢性髓细胞性白血病,BCR-ABL1 阳性(CML)	慢性髓细胞性白血病,BCR-ABL1 阳性(CML)	慢性髓细胞性白血病(CML)
慢性中性粒细胞白血病(CNL)	慢性中性粒细胞白血病(CNL)	慢性中性粒细胞白血病(CNL)
真性红细胞增多症(PV)	真性红细胞增多症(PV)	真性红细胞增多症(PV)
原发性骨髓纤维化(PMF)	原发性骨髓纤维化(PMF)	慢性特发性骨髓纤维化(CIMF)
原发性血小板增多症(ET)	原发性血小板增多症(ET)	原发性血小板增多症(ET)
慢性嗜酸性粒细胞白血病,非特指型(CEL-NOS)	慢性嗜酸性粒细胞白血病,非特指型(CEL,NOS)	慢性嗜酸粒细胞白血病/高嗜酸粒细胞综合征(CEL/HES)
	肥大细胞增多症	
	皮肤肥大细胞增多症	
	系统性肥大细胞增多症	
	肥大细胞白血病	
	皮外肥大细胞瘤	
骨髓增殖性肿瘤,不能分型(MPN-U)	骨髓增殖性肿瘤,不能分型(MPN-U)	骨髓增殖性疾病,不能分型(MPD-U)

表 6-2　JAK2、MPL 和 *CALR* 基因突变对 3 种 MPN 的预后评估

类型	JAK-2*+	CALR*+	MPL+	三者均阴性	备注
PV	几乎所有病例	0	0	0	JAK2 等位基因负荷与预后、转化相关
PMF	50%~60%	约 24%	8%	约 12%	CALR⁺ 者与较高的血小板计数、较低水平的白细胞、疾病较惰性和较好生存期相关。JAK2⁺PMF 有更大的血栓形成风险。三者均阴性患者与较差预后相关并且急性白血病转化率增加
ET	50%~60%	约 30%	约 3%	约 12%	JAK2⁺ET 有较高血栓形成率。CALR⁺ET 较年轻、有较高的血小板数和更频繁地进展至加速期或急变期。三者均阴性者生存期最长，*MPL* 基因突变者最短

第一节　慢性髓细胞性白血病

慢性髓细胞性白血病(chronic myeloid leukaemia, BCR-ABL1-positive, CML), WHO 的定义为起源于骨髓异常多能干细胞并始终伴有位于 Ph 染色体的 BCR/ABL 融合基因阳性的骨髓增殖性肿瘤。病程发展较缓慢，主要累及髓系，外周血粒细胞显著增多并伴有不成熟性，脾肿大。在受累的细胞系中，可找到 Ph 染色体和(或)BCR-ABL1 融合基因。通常有慢性期(chronic phase, CP)、加速期(accelerated phase, AP)和急变期(blast phase, BP)。大约 5% 的病例诊断时即为 AP 或 BP。如果没有有效的治疗，大多数 CML-CP 的病例在诊断后 3~5 年内(直接或经历 AP)进展到 BP。非典型的表现包括明显的血小板增多而没有白细胞增多，类似于原发性血小板增多症(ET)或其他类型的 MPN。

2017 版 WHO 更改了 CML 的英文名称，以往在 2001 版及 2008 版 WHO 分型中的英文名称为 "chronic myelogenous leukaemia"，此外 2017 版 WHO 还对 CML 加速期的诊断标准做了一些修改。

一、慢性髓细胞性白血病 - 慢性期

(一)骨髓象

有核细胞增生明显或极度活跃，粒系增生，以中性中幼、晚幼和杆状核粒细胞为主，原始细胞 <10%。嗜碱性粒细胞增多；部分病例嗜酸性粒细胞可显著增多。幼红细胞比值通常减低，部分病例可有类巨幼变。淋巴系细胞比例相对减少。巨核细胞数量增多、正常或减少，约 40%~50% 患者巨核细胞明显增多；其病态的巨核细胞较正常小，并有核分叶少，呈大单圆核巨核细胞形态表现，部分病例可见散在及成片出现的单圆核、双圆核、多圆核及淋巴样小巨核细胞。30% 的患者可见假性戈谢细胞(Pseudo-Gaucher cell)和海蓝组织细胞。30%~40% 的病例骨髓活检组织中可见中度至显著的网状纤维化，其与巨核细胞数量增加相关，并可能与脾脏增大相关。

(二)血象

白细胞数明显增高，以中性粒细胞为主，分类可见各阶段粒细胞，以中晚幼粒细胞和杆状粒细胞为主，部分中晚幼粒细胞可有核浆发育失衡，原始细胞 <10%，嗜碱性粒细胞绝对增多(常 >2%)，常有嗜酸性粒细胞增多。单核细胞通常不增多或稍增多(通常 <3%)。血小板计数增多或正常，可见大血小板和畸形血小板，部分病例外周血可见淋巴样小巨核细胞。早期可不贫血，随着病程的发展逐渐呈轻、中度贫血，多为正细胞正色素性，可见有核红细胞、嗜多色性红细胞和嗜碱性点彩红细胞。

病例 27 慢性髓细胞性白血病 - 慢性期

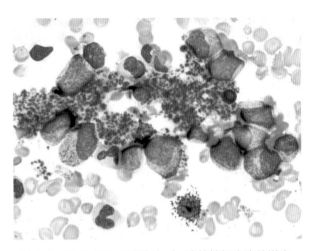

图 6-1 CML-CP 骨髓涂片：有核细胞增生极度活跃

图 6-2 CML-CP 骨髓涂片：中、晚幼粒细胞比值增高，可见原始细胞。血小板增多，成堆分布

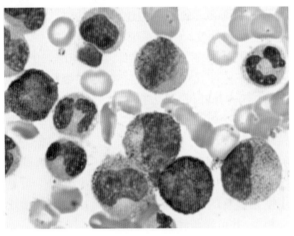

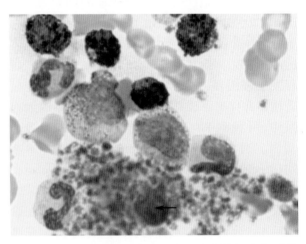

图 6-3 CML-CP 骨髓涂片：粒系细胞比值增高，以中、晚幼粒细胞增多为主；嗜酸性粒细胞增多

图 6-4 CML-CP 骨髓涂片：粒系细胞比值增高，以中、晚幼粒细胞增多为主；嗜碱性粒细胞增多；可见单小圆核产板型巨核细胞

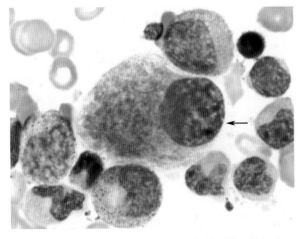

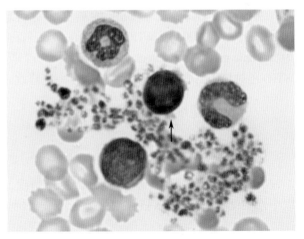

图 6-5 CML-CP 骨髓涂片：可见大单圆核巨核细胞

图 6-6 CML-CP 骨髓涂片：可见淋巴样小巨核细胞，血小板成片分布

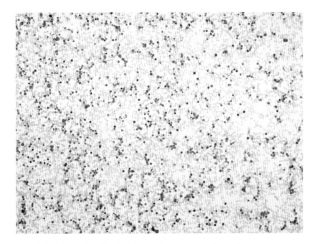

图6-7　CML-CP外周血涂片:白细胞显著增多

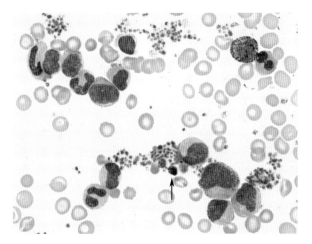

图6-8　CML-CP外周血涂片:可见各阶段中性粒细胞及嗜碱性粒细胞;可见幼红细胞;血小板增多,可见大血小板(↑)

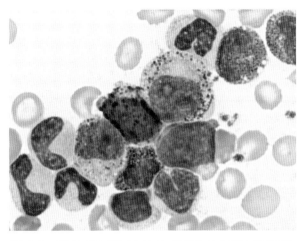

图6-9　CML-CP外周血涂片:粒细胞核左移,可见原始及以下阶段粒细胞;嗜酸性、嗜碱性粒细胞增多

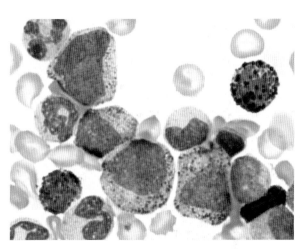

图6-10　CML-CP外周血涂片:可见各阶段中性粒细胞;嗜碱性粒细胞增多

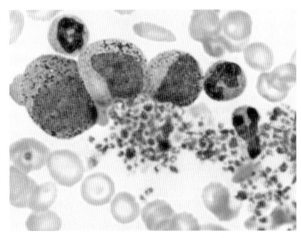

图6-11　CML-CP外周血涂片:可见各阶段中性粒细胞;血小板成片分布

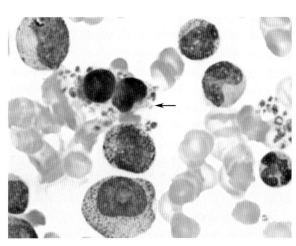

图6-12　CML-CP外周血涂片:见各阶段中性粒细胞;可见产血小板的淋巴样小巨核细胞(↑)

骨髓增殖性肿瘤

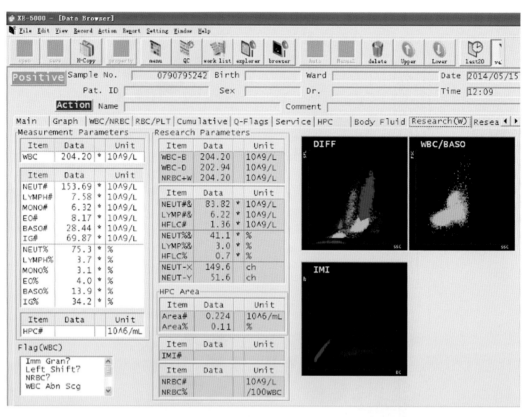

图 6-13　病例 27 血液分析

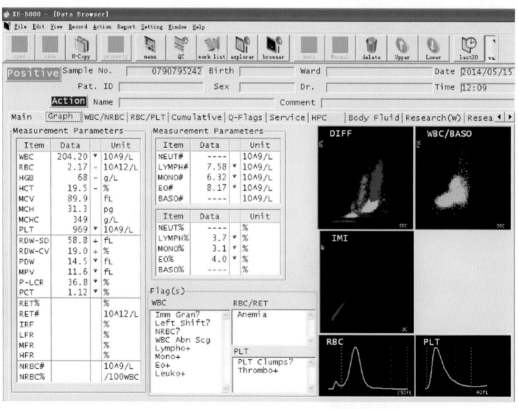

图 6-14　病例 27 血液分析

该例 CML 慢性期患者外周血白细胞计数显著增高，DIFF 及 WBC/BASO 散点图中可见中性粒细胞、嗜碱性粒细胞、嗜酸性粒细胞信号密度均显著增加。单核及淋巴细胞计数的增加可能是受到淋巴样小巨核细胞等异常细胞增加的干扰。另外，幼稚细胞（IG）显著增加，核左移显著。这与外周血涂片中各系细胞的高密度表现相一致。血小板计数结果显著增高。红细胞直方图中可见血小板形成的红细胞主峰左侧存在一小峰提示存在血小板聚集。血小板 Flag(s) 中也提示血小板聚集（PLT Clumps）。外周血涂片中存在的大量血小板及其聚集团块则是直观的表现。DIFF 散点图中可见左下方的淡蓝色信号，Flag(s) 区的"NRBC？有核红细胞"提示有核红细胞的增加，这与血涂片所见到的有核红细胞结果一致。红细胞计数降低，分布宽度 RDW 升高。升高的 RDW 可能受到血小板聚集因素的影响，也可能是红细胞异常发育所致。

病例 28　慢性髓细胞性白血病 - 慢性期

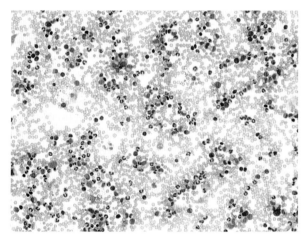

图 6-15　CML-CP 骨髓涂片：有核细胞增生明显活跃

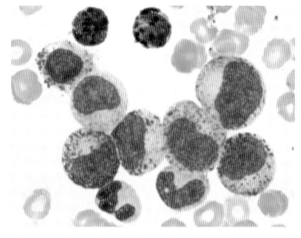

图 6-16　CML-CP 骨髓涂片：粒系细胞增多，以中、晚幼粒细胞为主；嗜碱性粒细胞增多

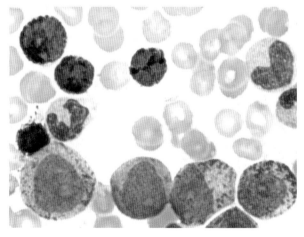

图 6-17　CML-CP 骨髓涂片：粒系细胞增多，嗜碱性粒细胞增多

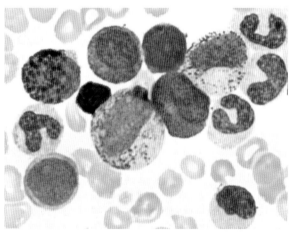

图 6-18　CML-CP 骨髓涂片：各阶段中性粒细胞增多；嗜碱性粒细胞及嗜酸性粒细胞易见

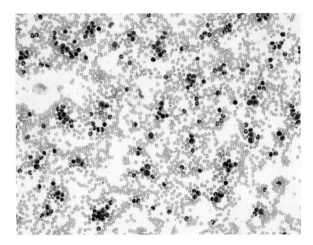

图 6-19　CML-CP 外周血涂片:白细胞数显著增多

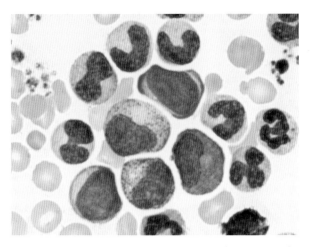

图 6-20　CML-CP 外周血涂片:粒细胞核左移,可见少量原始粒细胞及嗜酸性晚幼粒细胞

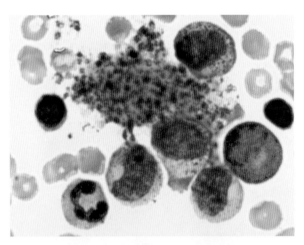

图 6-21　CML-CP 外周血涂片:部分中、晚幼粒细胞核浆发育失衡;可见嗜酸性晚幼粒细胞;血小板成堆分布

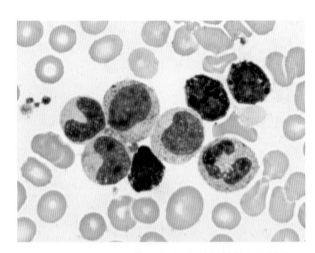

图 6-22　CML-CP 外周血涂片:嗜碱性粒细胞增多

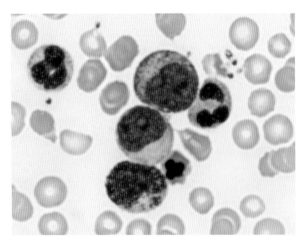

图 6-23　CML-CP 外周血涂片:可见幼粒细胞及花瓣核晚幼红细胞

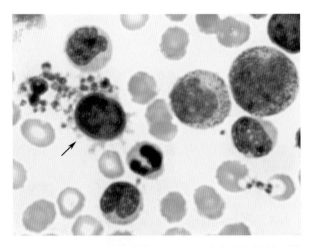

图 6-24　CML-CP 外周血涂片:可见产血小板的淋巴样小巨核细胞(↑)

第六章

168

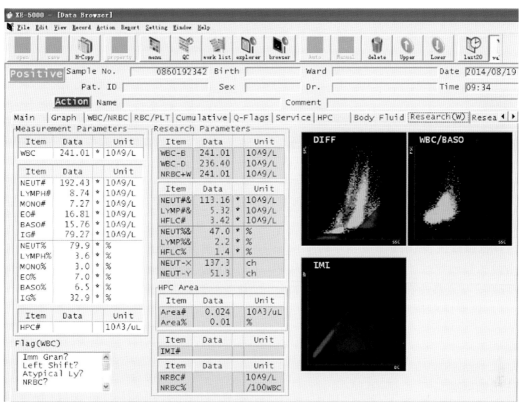

图 6-25　病例 28 血液分析

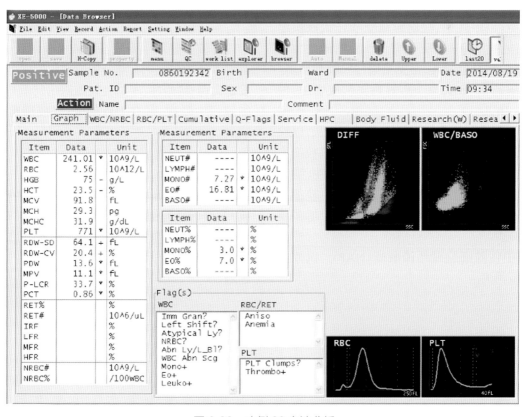

图 6-26　病例 28 血液分析

该例 CML 慢性期患者,白细胞散点图的高密度信号提示白细胞增多。DIFF 及 WBC/BASO 散点图各细胞区域分界不明显,提示出现异常细胞。IG(未成熟粒细胞)增高达 34.2%,提示出现异常幼稚粒细胞。然而仍可见 WBC/BASO 散点图中的嗜碱性粒细胞和 DIFF 散点图中的中性粒细胞和嗜酸性粒细胞信号增强。DIFF 散点图中可见幼稚细胞、核左移及有核红细胞分群,且 Flag(s)WBC 信息栏中均有相应提示。此患者白细胞在血液分析仪结果中的各种表现在外周血涂片中均有明显体现。血小板计数增高与直方图峰值增高、面积增大相一致,同时血涂片中也可见大量血小板,提示患者血小板数量增加。此患者外周血涂片中血小板的聚集显现在红细胞直方图的左侧,表现为单独血小板聚集峰的存在。患者升高的 RDW 可能受到血小板聚集因素的影响,也可能是红细胞异常发育所致。

(三)诊断标准

1. 临床表现　大部分患者就诊于慢性期,约 20%~40% 无症状,仅在常规检查时发现白细胞增高。常见症状为乏力、体重减轻、贫血、盗汗和脾大。

2. 血象　白细胞数明显增高(12~1 000)×10⁹/L,中位数 100×10⁹/L,以中性粒细胞为主,可见各阶段粒细胞,以中性中、晚幼粒细胞和杆状核粒细胞为主;原始细胞 <10%,通常 <2%。嗜碱性粒细胞常 >2%,绝对值增高;常见嗜酸性粒细胞增多。单核细胞通常 <3%,血小板计数正常或增加,可 >1 000×10⁹/L。

3. 骨髓象　增生明显活跃至极度活跃,以粒系细胞为主,中性中、晚幼粒细胞和杆状核粒细胞增多,原始细胞 <10%,通常 <5%。嗜酸性、嗜碱性粒细胞增多。幼红细胞比例常减少。巨核细胞较正常小,并有核分叶少。巨核细胞数量增多或正常或减少。

4. 中性粒细胞碱性磷酸酶(NAP)　积分显著减少或消失。

5. 遗传学检查　90%~95% 的患者骨髓细胞有特征性 t(9;22)(q34;q11)异常,形成 Ph 染色体。100% 的患者存在 BCR-ABL1 融合基因。

二、慢性髓细胞性白血病 - 加速期

(一)骨髓象

有核细胞增生明显活跃或极度活跃,原始细胞增多达 10%~19%,部分中晚幼粒细胞可有核浆发育失衡;嗜酸性、嗜碱性粒细胞比例增高。红系细胞增生受抑,可有类巨幼变;巨核细胞增多或减少。

(二)血象

白细胞显著增多,原始细胞可达 10%~19% 或/和嗜碱性粒细胞 ≥20%。贫血较慢性期加重,可见有核红细胞及嗜多色性红细胞。血小板增多、正常或减少,可见大血小板和淋巴样小巨核细胞。

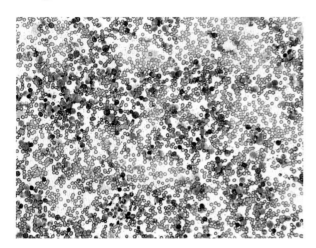

图 6-27　CML-AP 骨髓涂片:有核细胞增生明显活跃

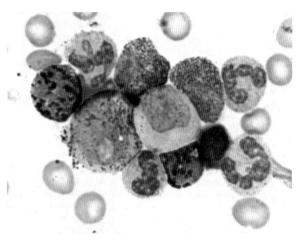

图 6-28　CML-AP 骨髓涂片:粒系细胞比值增高;嗜酸性、嗜碱性粒细胞增多

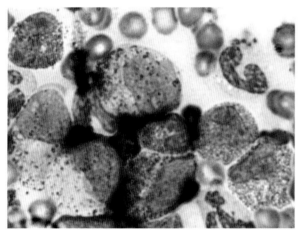

图 6-29　CML-AP 骨髓涂片:部分中、晚幼粒细胞核浆发育失衡;嗜酸性粒细胞增多

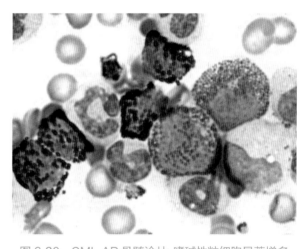

图 6-30　CML-AP 骨髓涂片:嗜碱性粒细胞显著增多

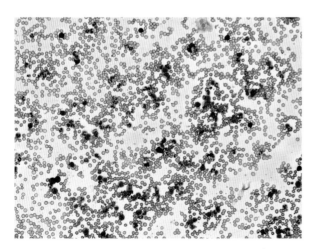

图 6-31　CML-AP 外周血涂片:白细胞增多

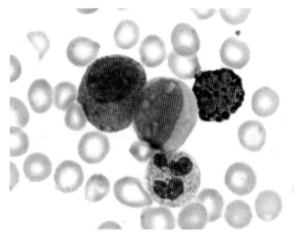

图 6-32　CML-AP 外周血涂片:可见原始细胞(占 2%);嗜酸性粒细胞和嗜碱性粒细胞增多

骨髓增殖性肿瘤

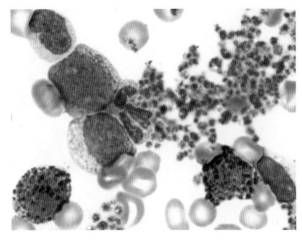

图 6-33　CML-AP 外周血涂片:易见幼稚粒细胞及嗜碱性粒细胞;血小板成片分布

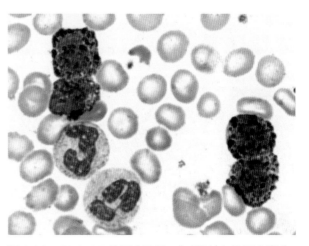

图 6-34　CML-AP 外周血涂片:嗜碱性粒细胞显著增多,占 21%

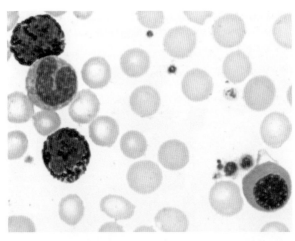

图 6-35　CML-AP 外周血涂片:嗜碱性粒细胞增多;可见少量有核红细胞

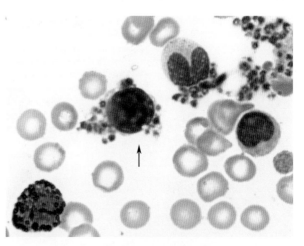

图 6-36　CML-AP 外周血涂片:可见产血小板的淋巴样小巨核细胞

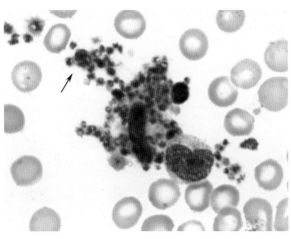

图 6-37　CML-AP 外周血涂片:可见巨血小板

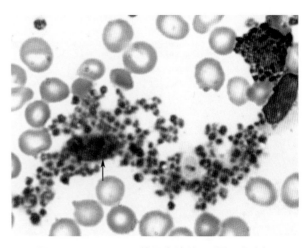

图 6-38　CML-AP 外周血涂片:可见巨血小板

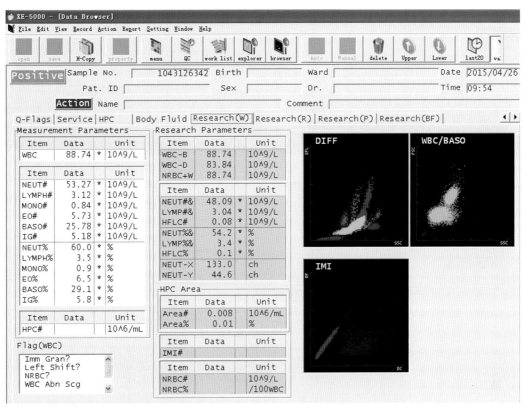

图 6-39　病例 29 血液分析

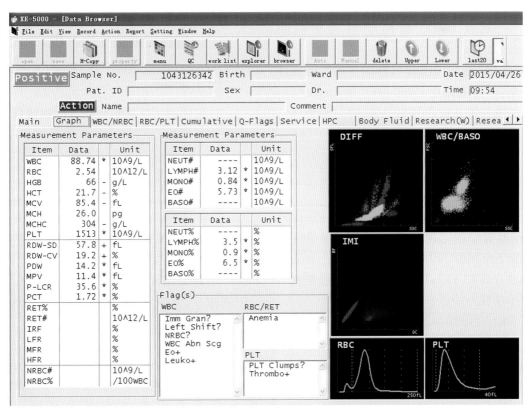

图 6-40　病例 29 血液分析

173

CML 加速期,患者白细胞计数显著增高。分类计数 WBC/BASO 散点图见嗜碱性粒细胞增加显著。外周血涂片中也可见较多量的嗜碱性粒细胞。DIFF 散点图中可见粒细胞核左移现象、有核红细胞及嗜酸性粒细胞区域信号增强,IMI 检测通道也可见各种幼稚粒细胞信号增强。Flag(s)WBC 信号栏中均给出文字提示。红细胞计数、Hb 及 HCT 均降低,呈中度贫血。血小板计数显著增高,大血小板比例(P-LCR)增高,红细胞直方图左侧可见血小板聚集峰。各种幼稚中性粒细胞及嗜酸、嗜碱性粒细胞和血小板等的表现与外周血涂片所见一致。

(三) 诊断标准

符合下列至少 1 项血液学 / 遗传学标准或 TKI 反应标准者,诊断为 CML-AP。

血液学和遗传学标准

1. 治疗无效的持续性或进行性白细胞增多($>10 \times 10^9$/L)。

2. 治疗无效的持续性或进行性脾脏增大。

3. 治疗无效的持续性血小板增多($>1\,000 \times 10^9$/L)。

4. 治疗无关的持续性血小板减少($<100 \times 10^9$/L)。

5. 外周血嗜碱性粒细胞 ≥ 20%。

6. 外周血和(或)骨髓中原始细胞占 10%~19%[**]。

7. 在 Ph[+] 细胞内出现另外的克隆性染色体异常。包括"主要路径"异常(第二条 Ph 染色体、8 号染色体三体、17q 等臂染色体、19 号染色体三体),复杂核型,或者 3q26.2 异常。

8. 治疗期间 Ph[+] 细胞内出现任何新的克隆性染色体异常。

暂定的酪氨酸激酶抑制剂反应标准

1. 首次使用酪氨酸激酶抑制剂(TKI)治疗后,出现血液学耐药现象(或未达到血液学完全缓解)[***]。

2. 2 个序贯 TKIs 治疗后,血液学、细胞遗传学或分子学任一检查显示耐药。

3. TKI 治疗期间出现 BCR-ABL1 基因 2 个以上的突变。

【备注】

[*]骨髓活检标本中见大簇或小片的异常巨核细胞,伴有显著的网硬蛋白或胶原纤维,可视为 AP 的证据,尽管这些所见通常与上面列出的一个或多个标准伴随出现

[**] 在血液或骨髓中发现典型的原始淋巴细胞,即使小于 10%,也提示即将发生急淋变的可能,需要临床及时关注并进一步做细胞遗传学等检查

[***]完全血液学缓解:白细胞计数 $<10 \times 10^9$/L,血小板计数 $<450 \times 10^9$/L,分类无幼稚粒细胞和不触及脾肿大

三、慢性髓细胞性白血病 - 急变期

(一) 骨髓象

有核细胞增生活跃或明显活跃或极度活跃,原始细胞增多(≥ 20%),中晚幼粒细胞比值常增高,可伴嗜酸性或嗜碱性粒细胞增多。红系、巨核系细胞增生受抑。

(二) 血象

白细胞显著增多,原始细胞增多,常 ≥ 20%。贫血较加速期重,成熟红细胞大小不等,可见有核红细胞及嗜多色性红细胞。血小板增多、正常或减少,可见大血小板,常有淋巴样小巨核细胞。

 病例 30　慢性髓细胞性白血病 - 急变期

骨髓原始细胞占 14%,外周血原始细胞占 28%。

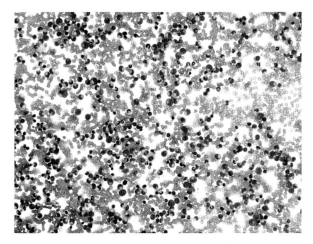

图 6-41 CML-BP 骨髓涂片:有核细胞增生明显活跃

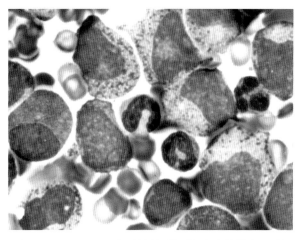

图 6-42 CML-BP 骨髓涂片:粒系细胞比值增高,原始细胞占 14%,中晚幼粒细胞增多,伴嗜酸性粒细胞增多

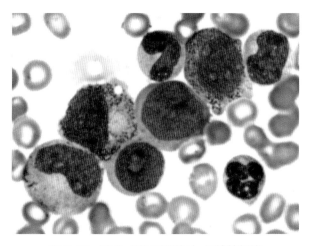

图 6-43 CML-BP 骨髓涂片:原始粒细胞增多,可见各阶段粒细胞

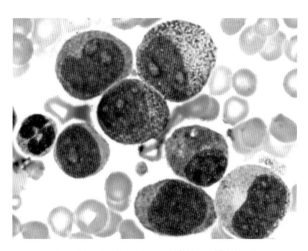

图 6-44 CML-BP 骨髓涂片:原始粒细胞增多;可见嗜酸性粒细胞

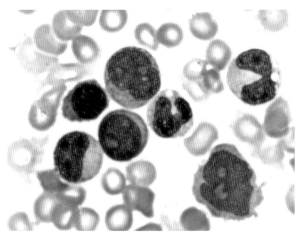

图 6-45 CML-BP 骨髓涂片:原始粒细胞增多

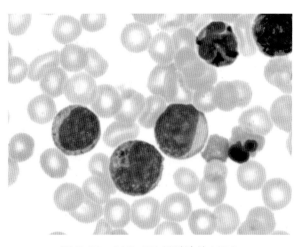

图 6-46 CML-BP 骨髓涂片 MPO 染色:部分原始粒细胞阳性

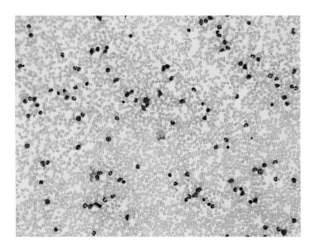

图 6-47　CML-BP 外周血涂片：白细胞数明显增高

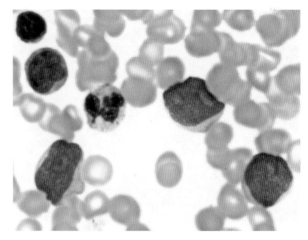

图 6-48　CML-BP 外周血涂片：
粒细胞增多，原始粒细胞占 28%

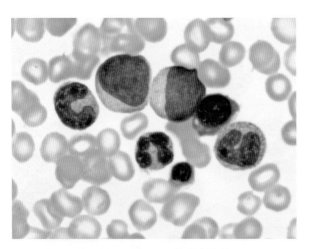

图 6-49　CML-BP 外周血涂片：
易见原始粒细胞；可见中幼红细胞

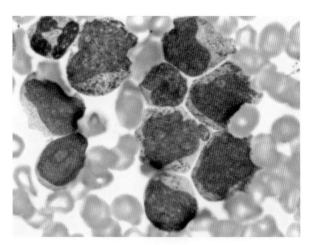

图 6-50　CML-BP 外周血涂片：易见原始
粒细胞，部分中、晚幼粒细胞核浆发育失衡

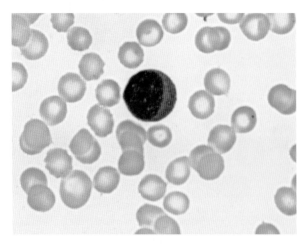

图 6-51　CML-BP 外周血涂片：可
见嗜酸性早幼粒细胞；血小板少见

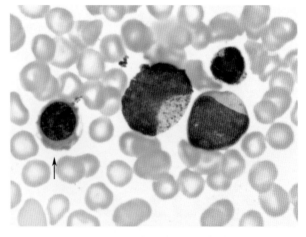

图 6-52　CML-BP 外周血涂片：原始粒
细胞及中幼粒细胞；可见中幼红细胞(↑)

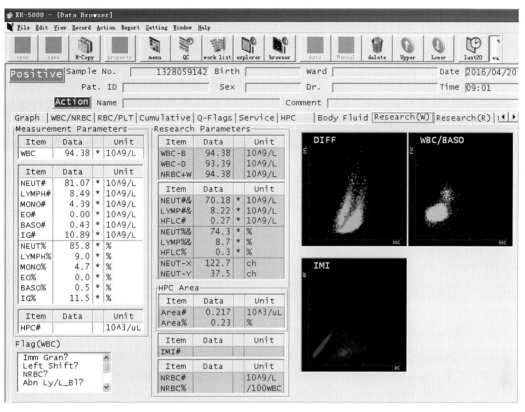

图 6-53　病例 30 血液分析

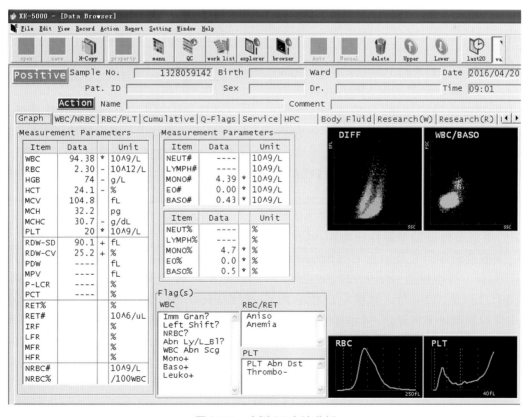

图 6-54　病例 30 血液分析

患者白细胞计数显著增多，DIFF 和 IMI 散点图提示幼稚粒细胞、核左移粒细胞、原始 / 不典型淋巴细胞增多，同时在 Flag WBC 区域也有提示，外周血涂片可见白细胞明显增多，原始细胞以及幼稚粒细胞易见。红细胞和血红蛋白降低，表现为中度贫血。红细胞 RDW 的增高以及血涂片所见都提示红细胞大小不等。DIFF 散点图中可见有核红细胞信号增强，外周血涂片均可见有核红细胞增多。血小板计数减少。血小板直方图右侧底部抬高，提示可能存在大体积的血小板，采用光学法检测血小板的结果更为可靠。

(三) 诊断标准

具备以下三项中的任意 1 项及以上者，诊断为 CML-BP。

1. 外周血或骨髓中原始细胞 ≥ 20%。

2. 髓外原始细胞增殖 (肉瘤): 常见部位为皮肤、淋巴结、脾、骨或中枢神经系统等。

3. 骨髓切片原始细胞呈大的局灶性或簇状增生。

大约 70%~79% 的病例为急性髓细胞变，包括中性粒细胞、嗜酸性粒细胞、嗜碱性粒细胞、单核细胞、巨核细胞、原始红细胞或几种细胞的混合急性变。约 20%~30% 的病例为急淋变。

CML-BP 急性髓细胞变时，原始细胞 MPO 可为强阳性、弱阳性或阴性，但表达粒系、单核系、原始巨核细胞或红系分化抗原。大多数髓系原始细胞表达一种或多种淋系抗原。急淋变时原始细胞也可表达一种或多种髓系抗原。少数的急变病例为混合表型急性白血病，但仍认为是急变期而与 MPAL 不同。

由于淋系急变发生可能相当突然，在血液或骨髓中发现原始淋巴细胞时，就应注意是否即将发生淋系急变，需要及时进行相关实验室检查以排除这种可能性。

第二节　慢性中性粒细胞白血病

慢性中性粒细胞白血病 (chronic neutrophilic leukaemia, CNL) 是一种罕见的 MPN，其特征为外周血中性粒细胞持续增多，骨髓增生极度活跃，肝脾肿大。无 Ph 染色体或 BCR/ABL 融合基因。CNL 与 *CSF3R* 基因突变密切相关，通常伴有 SETBP1 或 ASXL1 的突变。共存的 *ASXL1* 基因突变与更差的预后相关。此外 *CSF3R* 基因突变也见于骨髓增生异常 / 骨髓增殖性肿瘤 (MDS/MPN) 中的不典型慢性髓细胞性白血病 (aCML) (<10%)。细胞遗传学研究显示近 90% 的病例的核型为正常，异常核型包括 +8,+9,+21,del(20q),del(7q),del(11q),del(12p) 等。诊断时应排除所有引起中性粒细胞增多的原因，排除其他所有骨髓增殖性肿瘤。

(一) 骨髓象

有核细胞增生明显活跃或极度活跃，粒系细胞比值增高，中幼以下阶段粒细胞增多，特别是杆状及分叶核粒细胞增生明显，但原始及早幼粒细胞不增多。可能还有红系及巨核系细胞增生。病态造血不明显。

(二) 血象

白细胞增多，≥ 25 × 10^9/L，以中性分叶核粒细胞为主，杆状核粒细胞也可明显增多; 不成熟粒细胞 (早幼粒细胞、中幼粒细胞、晚幼粒细胞) <5%，偶尔可达 10%，几乎不见原始粒细胞。红细胞及血小板形态通常正常。中性粒细胞碱性磷酸酶 (NAP) 评分通常较高，但偶尔正常，甚至减低。

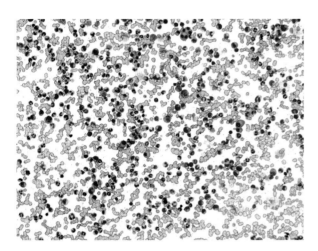

图 6-55　CNL 骨髓涂片:有核细胞增生明显活跃

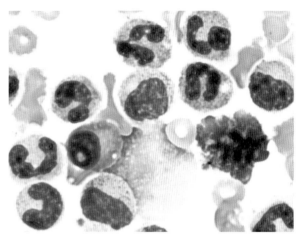

图 6-56　CNL 骨髓涂片:粒系细胞比值增高,中幼以下阶段粒细胞增多,以杆状及分叶核粒细胞为主

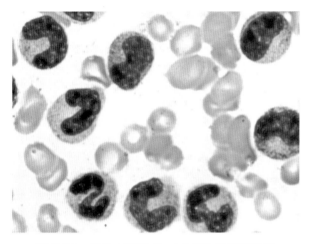

图 6-57　CNL 骨髓涂片:中幼以下阶段粒细胞明显增多,以杆状及分叶核粒细胞为主

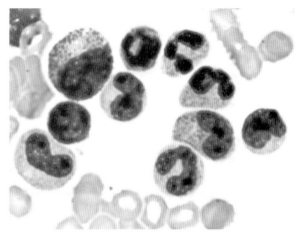

图 6-58　CNL 骨髓涂片:中幼以下阶段粒细胞明显增多,以杆状及分叶核粒细胞为主

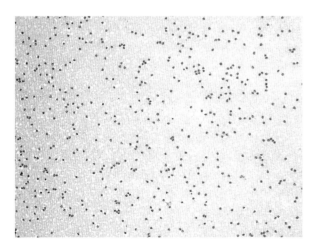

图 6-59　CNL 外周血涂片:白细胞数明显增高

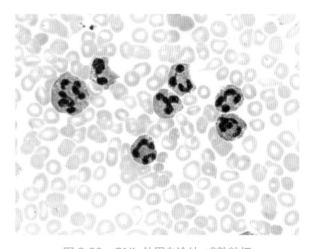

图 6-60　CNL 外周血涂片:成熟粒细胞明显增多,可见双核分叶核粒细胞

骨髓增殖性肿瘤

179

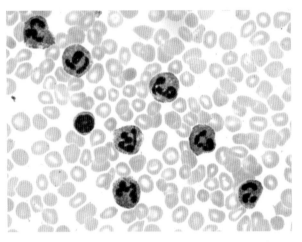

图 6-61　CNL 外周血涂片:成熟粒细胞明显增多

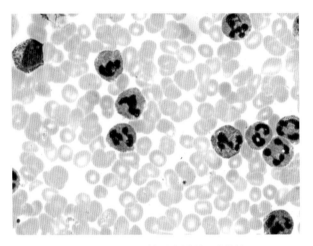

图 6-62　CNL 外周血涂片:成熟粒
细胞明显增多;偶见中晚幼粒细胞

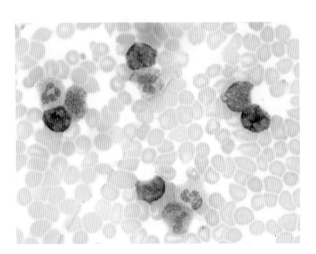

图 6-63　CNL 外周血涂片 NAP 染色:NAP 积分 195

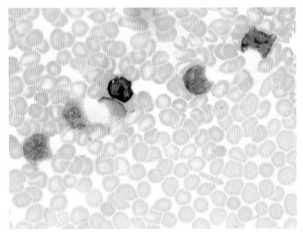

图 6-64　CNL 外周血涂片 NAP 染色:
中性粒细胞阳性程度为 +~++++

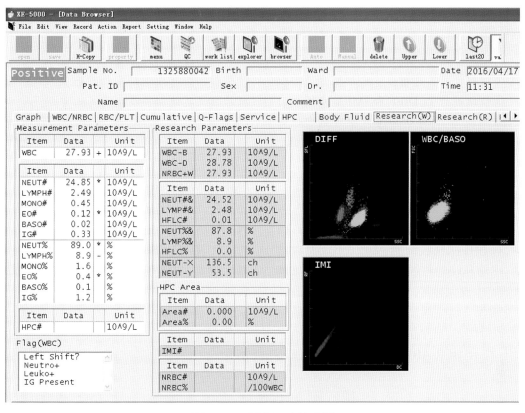

图 6-65　病例 31 血液分析

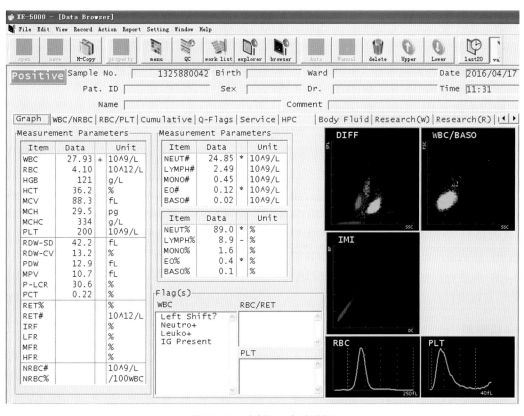

图 6-66　病例 31 血液分析

181

患者白细胞计数显著增多。白细胞分类中以中性分叶核粒细胞为主,DIFF 和 IMI 散点图中可见核左移粒细胞增多,外周血涂片中可见中性分叶核粒细胞及中晚幼粒细胞增多。红细胞和血小板计数及其他相关参数基本正常。

(三) 诊断标准

1. **血象** 外周血白细胞增多 $\geqslant 25 \times 10^9/L$;中性分叶核和杆状核粒细胞 >80%,不成熟粒细胞(早幼、中幼和晚幼粒细胞)<10%,原始粒细胞罕见,粒细胞生成无异常;单核细胞 $<1 \times 10^9/L$。

2. **骨髓象** 增生明显或极度活跃,中性粒细胞比例和数量增多,成熟正常,原始粒细胞 <5%。

3. 不符合 BCR-ABL1 阳性 CML,PV,ET,PMF 的 WHO 诊断标准。

4. 无 PDGFRA、PDGFRB 或 FGFR1 重排,或 PCM1-JAK2。

5. 存在 CSF3R T618I 或其他激活 *CSF3R* 基因突变;或者,无 *CSF3R* 基因突变,持续中性粒细胞增多(至少 3 个月),脾肿大,无确定的反应性中性粒细胞增多的原因或,若有,但细胞遗传学或分子学检查证实有髓系细胞克隆性演变。

第三节 真性红细胞增多症

真性红细胞增多症(polycythaemia vera,PV)是一种起源于造血干细胞的克隆性慢性骨髓增殖性肿瘤(MPN),其特征为红细胞的生成增多、不依赖红细胞造血的正常调控机制,除红系外,通常粒系及巨核系细胞也过度增生,即"全髓增殖"。初诊时平均年龄 60 岁,20 岁以下者罕见。几乎所有的患者存在 *JAK2V617F* 基因突变或其他功能相似的突变。临床上将 PV 分为三期:(1)增殖期(多血前期),此期仅有轻度红细胞增多;(2)多血期,此期红细胞显著增多;(3)衰竭期(多血后期),又称终末期。WHO(2017 版)将 PV 分为两个阶段:(1)红细胞增多期:血红蛋白水平升高、血细胞比容(RCM)升高和红细胞数量增加;(2)衰竭期或红细胞增多后骨髓纤维化期(PV 后骨髓纤维化):特点为包括贫血在内的血细胞减少、无效造血、骨髓纤维化、髓外造血和脾脏肿大。少数 PV 病例最后可转化为骨髓增生异常综合征(MDS-EB)或急性白血病(AML)。在诊断 PV 前必须排除所有继发性红细胞增多。

(一) 骨髓象

红细胞涂层增厚,涂片肉眼观呈深红色或鲜红色。有核细胞增生活跃或明显活跃,部分病例为增生减低或极度减低,与疾病所处的阶段有关。粒系、红系和巨核系细胞均可增生,但以红系更为明显。粒系各阶段细胞比例增高或大致正常;幼红细胞比值增高、正常或减低;巨核细胞可增多,常表现为胞体大小不等,呈显著的多形性。PV 晚期特点为骨髓纤维化而至"干抽"。

(二) 血象

可见增厚的红细胞涂层,涂片肉眼观呈深红色或鲜红色,镜下成熟红细胞大小较一致,但数量增多、密集排列。如果因出血而导致铁缺乏,红细胞可呈低色素和小细胞。中性粒细胞增多,嗜碱性粒细胞也可增多,偶见幼稚粒细胞,但一般不见原始粒细胞。血小板数量正常或增高,可有大血小板或畸形血小板。部分病例三系血细胞增多。部分病例 NAP 积分增高 >100。PV 晚期特点为骨髓纤维化,外周血有幼稚粒细胞、幼稚红细胞和泪滴样红细胞。

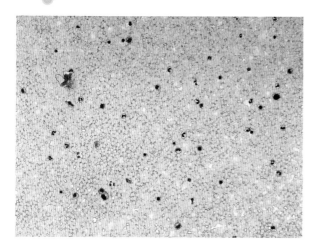

图 6-67 PV 骨髓涂片:有核细胞
增生活跃,成熟红细胞密集分布

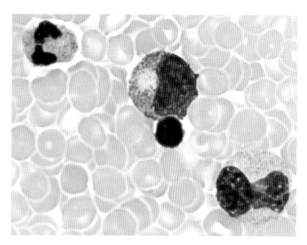

图 6-68 PV 骨髓涂片:粒系细胞比值偏高,占 75%,
各阶段细胞形态大致正常,成熟红细胞密集分布

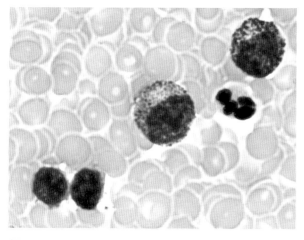

图 6-69 PV 骨髓涂片:幼红细胞占 16.5%,比值大致正常

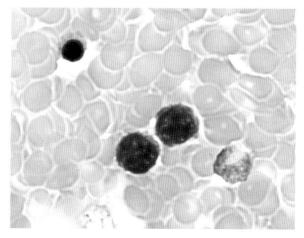

图 6-70 PV 骨髓涂片:成熟红细胞密
集分布,各阶段幼红细胞形态大致正常

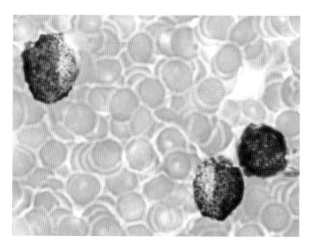

图 6-71 PV 骨髓涂片:成熟红细胞
密集分布或堆砌;可见早幼红细胞

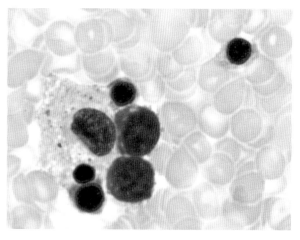

图 6-72 PV 骨髓涂片:成熟红细胞密集分
布,幼红细胞各阶段比值及形态大致正常

骨髓增殖性肿瘤

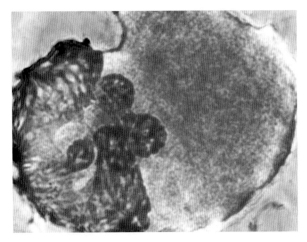

图 6-73　PV 骨髓涂片:巨核细胞可见

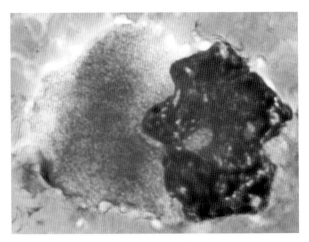

图 6-74　PV 骨髓涂片:颗粒型巨核细胞

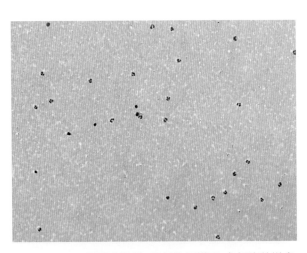

图 6-75　PV 外周血涂片:红细胞层增厚;白细胞数增多

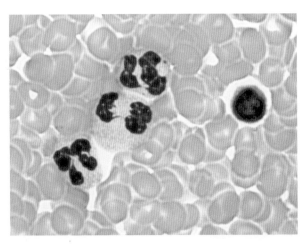

图 6-76　PV 外周血涂片:成熟红细胞增多,堆积、紧密排列

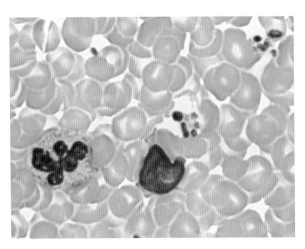

图 6-77　PV 外周血涂片:成熟红细胞增多,堆积、紧密排列

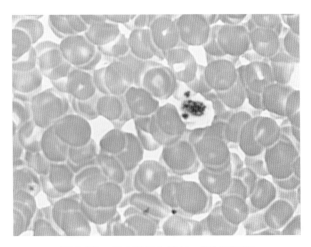

图 6-78　PV 外周血涂片:成熟红细胞
增多,堆积、紧密排列;可见大血小板

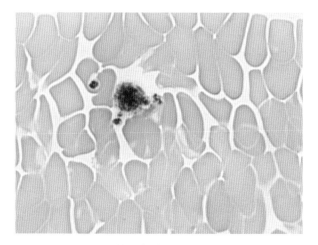

图 6-79　PV 外周血涂片:片尾部成熟红细胞紧密排列,挤压后形态不规则;可见大血小板

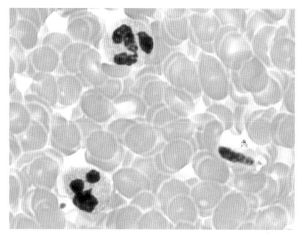

图 6-80　PV 外周血涂片:成熟红细胞增多,堆积、紧密排列;可见畸形血小板

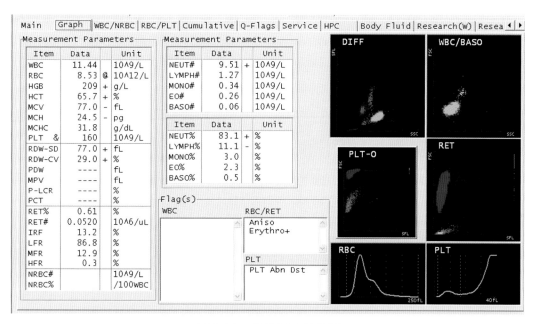

图 6-81　病例 32 血液分析

血液分析

PV 患者红细胞计数、血红蛋白浓度以及血细胞比容均显著增高。与外周血涂片见红细胞层增厚现象一致。红细胞 RDW 增高,直方图显示双峰,提示红细胞体积均一性较差,存在不同体积的红细胞群。报警信息栏中提示红细胞存在不均一性"Aniso",及红细胞增多"Erythro+"。白细胞计数及散点图均较正常。血小板计数基本正常。报警信息栏中提示血小板体积均一性低"PLT Abn Dst",可能是因为存在异形血小板,也可能受到小红细胞的干扰,通过光学法进行血小板计数(PLT-O)可得到较为准确结果。

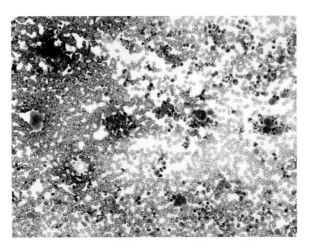

图 6-82　PV 骨髓涂片:有核细胞增生明显活跃

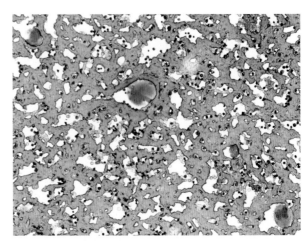

图 6-83　PV 骨髓涂片:成熟红细胞密集分布;巨核细胞增多,部分巨核细胞体积增大

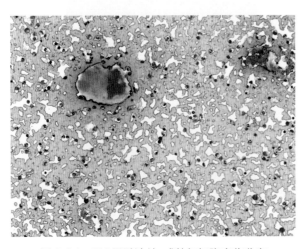

图 6-84　PV 骨髓涂片:成熟红细胞密集分布

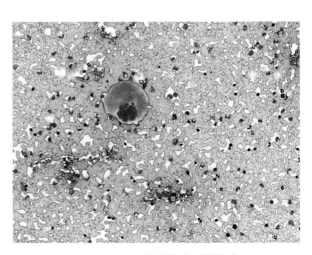

图 6-85　PV 骨髓涂片:成熟红细胞密集分布;巨核细胞体积增大

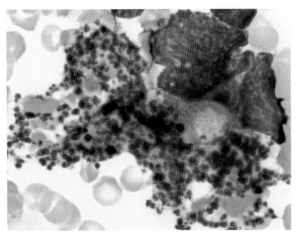

图 6-86　PV 骨髓涂片:巨核细胞产生成片血小板

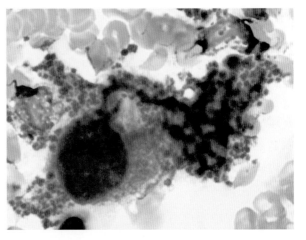

图 6-87　PV 骨髓涂片:巨核细胞产生成片血小板

第六章

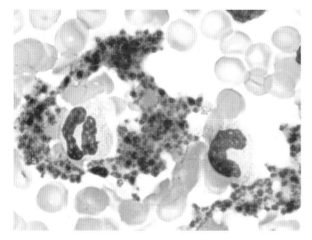

图 6-88　PV 骨髓涂片:成片分布的血小板

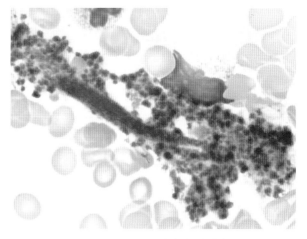

图 6-89　PV 骨髓涂片:血小板
成片分布,可见长条状血小板

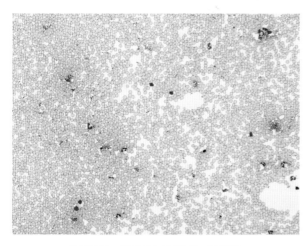

图 6-90　PV 外周血涂片:白细胞
数增高;成熟红细胞密集分布

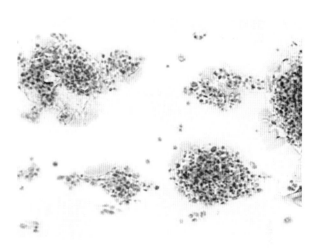

图 6-91　PV 外周血涂片:涂片尾部血小板成堆、成片分布

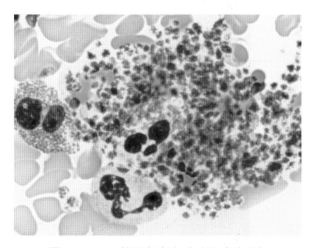

图 6-92　PV 外周血涂片:血小板成片分布

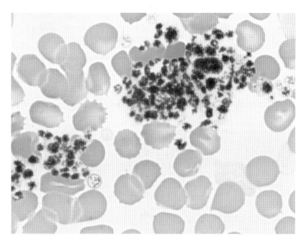

图 6-93　PV 外周血涂片:血小板成
堆、成片分布;可见大血小板

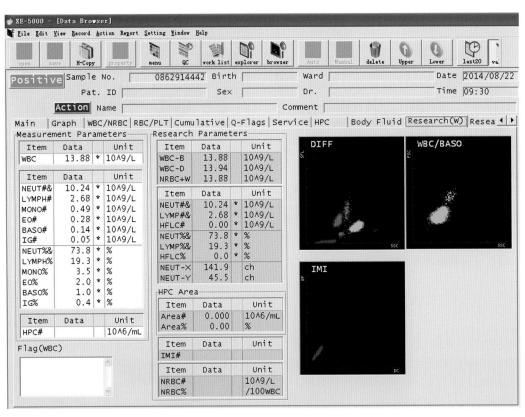

图 6-94　病例 33 血液分析

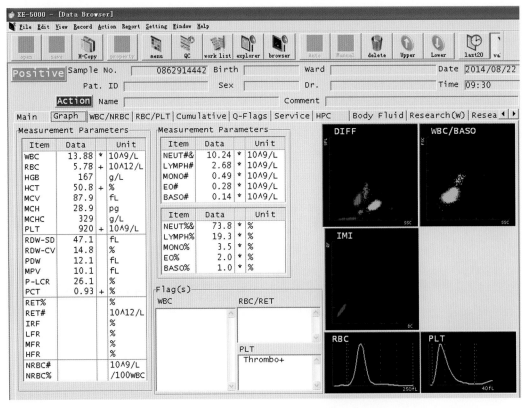

图 6-95　病例 33 血液分析

该例 PV 患者,红细胞计数、血红蛋白浓度以及血细胞比容均增高。骨髓涂片和外周血涂片见红细胞层增厚,红细胞分布较密集,也提示红细胞增多。白细胞计数轻度增高,中性粒细胞绝对值增高,外周血涂片检查显示增生的细胞为成熟中性粒细胞,未见幼稚粒细胞。白细胞散点图较正常。血小板计数显著增高。

(三) 诊断标准

诊断要求符合所有 3 条主要标准,或者符合主要标准的前 2 条和次要标准*

1. 主要标准

(1) 男性 Hb>165g/L,女性 Hb>160g/L;或者血细胞比容男性 >49%,女性 >48%;或者红细胞容量(RCM)增加(> 平均正常预测值 25% 以上)。

(2) 骨髓活检显示有核细胞增生明显活跃(与患者年龄不相称),三系(全髓)明显增殖,包括红系、粒系和巨核细胞。巨核细胞的特点是细胞成熟和大小不一的多形性。

(3) 存在 JAK2V617F 基因突变或 JAK2 外显子 12 基因突变。

2. 次要标准

血清 EPO 水平低于正常参考值范围。

【备注】

* 红细胞持续绝对增多病例中:男性 Hb>185g/L(HCT 55.5%)、女性 Hb>165g/L(HCT 49.5%),如果第 3 条主要标准和次要标准都符合,第 2 条标准(骨髓活检)可以不作要求。但是,最初的骨髓纤维化(高达 20% 患者)只有通过骨髓活检评判;若这一检查阳性可以预测患者可能快速进展为明显的骨髓纤维化,即真性红细胞增多症后骨髓纤维化(post-PV MF)

第四节 原发性血小板增多症

原发性血小板增多症(essential thrombocythemia, ET)是一种主要累及巨核细胞系的慢性骨髓增殖性肿瘤(MPN),其特征是外周血血小板持续增多,骨髓大量的成熟巨核细胞过度增生,临床有血栓形成和(或)出血。多在 50~60 岁发病,第二年龄高峰为 30 岁左右,罕见于儿童。

(一) 骨髓象

有核细胞增生活跃或明显活跃;巨核细胞明显增多,最显著的特点为较大或特别巨大的巨核细胞增多(占优势),巨核细胞胞质丰富,核深染且分叶深、分叶多(鹿角样),产血小板的巨核细胞增多。巨核细胞通常散在分布于骨髓涂片中,但也可能以松散的簇状出现。与 prePMF 和明显的 PMF 不同,ET 的病例中很少出现奇形怪状的、高度不典型的巨核细胞或大的密集簇(如果存在,应该慎重考虑)。骨髓涂片中,血小板成堆、成片分布,易见畸形血小板。幼红细胞比例正常,贫血及出血的患者可增多。粒系细胞常无明显异常,原始粒细胞不增多。

(二) 血象

涂片中最显著的异常为血小板增多,呈散在、小丛、成堆、成片分布,特别是涂片尾部分布较密集;血小板大小不等,可为微小的、大的或巨大的;可有形状怪异、伪足和无颗粒的血小板,但不常见。白细胞可轻度增多,以中性粒细胞为主,偶见幼稚粒细胞,嗜碱性粒细胞不多或轻微增高。红细胞大多为正细胞正色素性,缺铁者可为小细胞低色素性。外周血涂片 NAP 积分常增高。

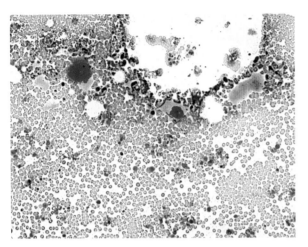

图 6-96　ET 骨髓涂片:有核细胞增生活跃

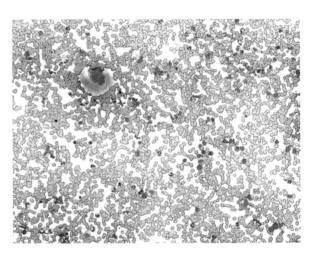

图 6-97　ET 骨髓涂片:巨核细胞增多,部分巨核细胞体积增大

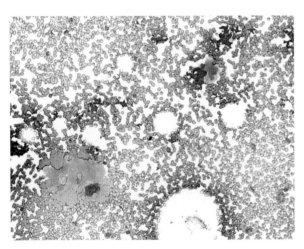

图 6-98　ET 骨髓涂片:巨核细胞体积增大

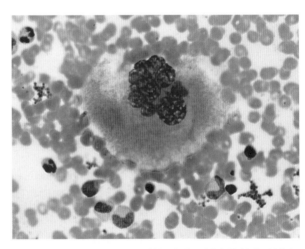

图 6-99　ET 骨髓涂片:巨核细胞体积增大伴核分叶过多

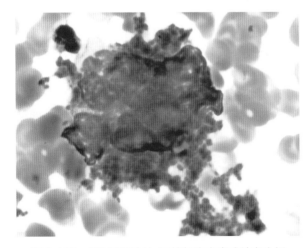

图 6-100　ET 骨髓涂片:巨核细胞产生成片血小板

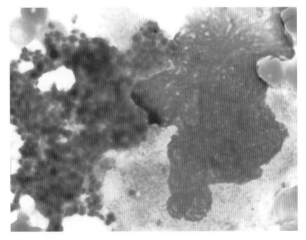

图 6-101　ET 骨髓涂片:巨核细胞产生成片血小板

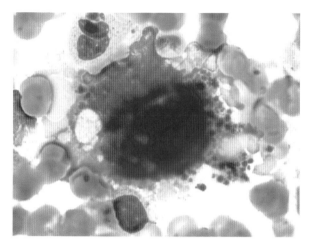

图 6-102　ET 骨髓涂片:幼稚产板巨核细胞

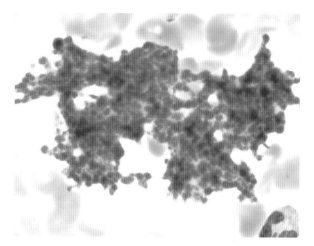

图 6-103　ET 骨髓涂片:血小板成片分布

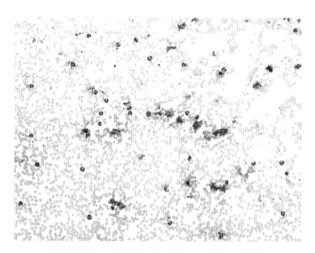

图 6-104　ET 外周血涂片:白细胞数正常

图 6-105　ET 外周血涂片:涂片尾部血小板成堆、成片分布

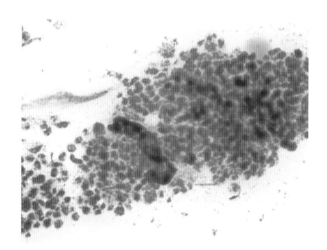

图 6-106　ET 外周血涂片:血小板成片分布

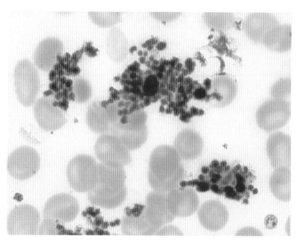

图 6-107　ET 外周血涂片:血小
板成堆、成片分布;可见大血小板

该例 ET 患者原始血液分析散点图未能获得,其血常规结果:WBC 8.63×10⁹/L,RBC 4.52×10¹²/L,Hb 137g/L,HCT 41%,MCV 90.7,MCH 30.3pg,MCHC 334g/L,PLT 666×10⁹/L。患者白细胞、红细胞均属正常范围,仅血小板计数增高。外周血涂片中,特别是片尾部的血小板成片、成堆分布,也提示血小板增多,而白细胞及红细胞形态无明显异常,与血常规结果一致。

(三)诊断标准

诊断时需要满足全部 4 项主要标准或前 3 项主要标准加次要标准

1. 主要标准

(1)血小板计数 ≥ 450×10⁹/L。

(2)骨髓显示以巨核系细胞增殖为主,其主要特征是成熟型巨核细胞伴有核分叶过多(高核叶)和体积增大;中性粒细胞和有核红细胞无明显增加或核左移;少见网状纤维轻度增加(1 级)。

(3)不符合 BCR-ABL1 阳性 CML、PV、PMF、MDS 和其他髓系肿瘤的 WHO 诊断标准。

(4)存在 JAK2 或 CALR、MPL 基因突变。

2. 次要标准 存在克隆性标记物或无反应性血小板增多的证据。

【诊断要点】反应性血小板增多包括铁缺乏、切脾、外科手术、感染、炎症、结缔组织疾病、转移癌、淋巴增殖性疾病等。虽然,有反应性血小板增多的因素存在,如果达到了前 3 项诊断标准,则不能排除 ET 的可能性。

第五节 原发性骨髓纤维化

原发性骨髓纤维化(primary myelofibrosis,PMF)是一种以骨髓巨核细胞和粒系细胞增生为主要特征的克隆性骨髓增殖性肿瘤(MPN),伴有骨髓纤维结缔组织反应性增生和髓外造血。分为骨髓纤维化前/早期(prePMF)和骨髓纤维化明显期。发病年龄常为 60~70 岁,儿童罕见。90% 的患者可检测到不同程度的脾肿大,近 50% 的患者有肝大。约 30% 的病例在诊断时无症状,往往通过常规体检检测到脾肿大或常规血细胞计数显示贫血,白细胞增多和(或)血小板增多而发现。单独的持续性血小板增多和阳性突变都不能区分 prePMF 和原发性血小板增多症(ET),仔细分析骨髓形态学特征对诊断是十分必要的。

(一)骨髓象

骨髓纤维化前/早期(prePMF),有核细胞增生明显活跃至极度活跃,中性粒细胞和异型巨核细胞(巨核细胞聚集、核异常分叶、裸核)增多,但以晚幼以下阶段粒细胞为主,原始粒细胞比例无明显增多(<10%);幼红细胞比值常减低;巨核细胞的异型性及分布对 prePMF 的诊断至关重要。巨核细胞的形态异常,表现为大小不等,多数巨核细胞胞体大,核浆比例失调,核染色质聚集、深染,部分核叶粗胖、呈云朵样或气球样,常见裸核巨核细胞,可见密集呈簇分布的巨核细胞,这些簇经常邻近骨髓血窦和骨小梁。也可见小巨核细胞。骨髓纤维化明显期,骨髓穿刺常"干抽";此期骨髓涂片常为增生活跃或减低;异型巨核细胞通常最为显著,常呈大小不等的簇状或片状分布;部分病例骨髓造血细胞几乎缺乏。骨髓活检见到大量网状纤维组织是诊断本病的重要依据(网状纤维为 2 和 3 级)。

(二)血象

PMF 的经典表现为外周血涂片可见幼红细胞、幼粒细胞和异形红细胞,尤其是泪滴形红细胞。初诊时细胞形态学变化因患者是处于纤维化前期或纤维化期而不同。纤维化前/早期(prePMF),白细胞轻度增多和中度至重度血小板增多；可见幼红细胞、泪滴形红细胞、异形大血小板和幼稚粒细胞，但通常数量较少。骨髓纤维化明显期，多数患者初诊时即为此期，外周血涂片见幼红细胞、幼粒细胞及大量泪滴形红细胞为其典型表现；白细胞数量可正常，也可显著减少或增多；粒系细胞发育不良不常见，若有则提示向更侵袭性转化；常有少量原始粒细胞，若 ≥ 10% 则转化为加速期或急变期；血小板数值范围变化较大，但常见大的异形血小板、裸核巨核细胞及小巨核细胞。患者外周血涂片出现幼红、幼粒细胞是本病的特征之一。

病例 35 原发性骨髓纤维化

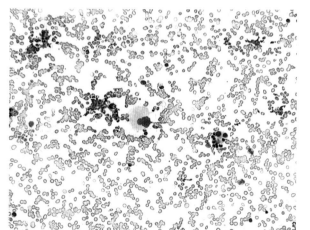

图 6-108 PMF 骨髓涂片：有核细胞增生减低；巨核细胞增生，胞体大小不等

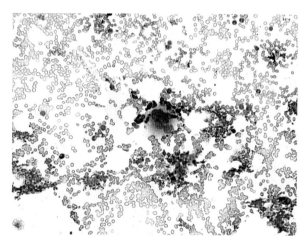

图 6-109 PMF 骨髓涂片：有核细胞增生减低；巨核细胞增生，血小板增多

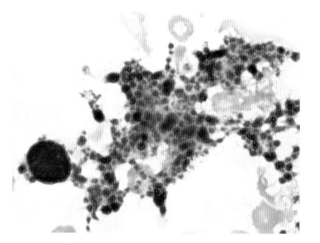

图 6-110 PMF 骨髓涂片：血小板增多，成片分布；可见淋巴样小巨核细胞

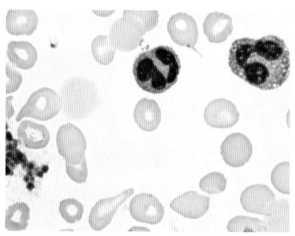

图 6-111 PMF 骨髓涂片：粒系比值减低，以成熟粒细胞为主，少数细胞可见空泡

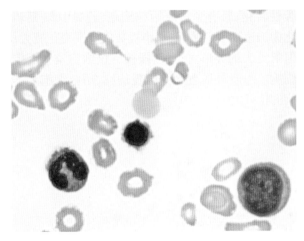

图 6-112　PMF 骨髓涂片:可见少量原始细胞

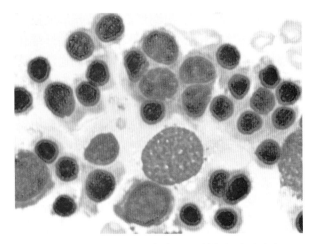

图 6-113　PMF 骨髓涂片:可见幼红细胞造血岛

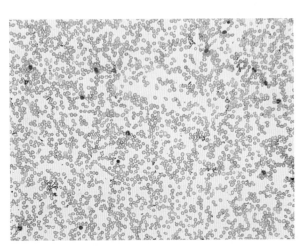

图 6-114　PMF 外周血涂片:白细胞数量正常范围

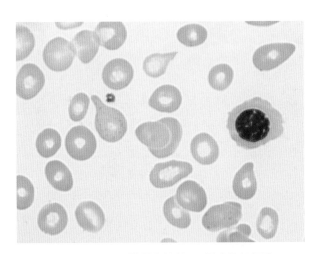

图 6-115　PMF 外周血涂片:可见晚幼红细胞;
部分泪滴形红细胞,其中一个含嗜碱性点彩

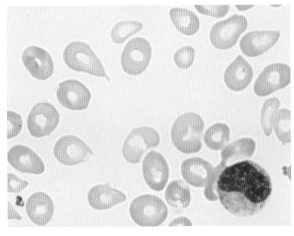

图 6-116　PMF 外周血涂片:可见
晚幼粒细胞;易见泪滴形红细胞

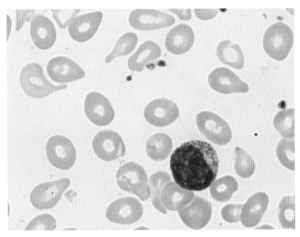

图 6-117　PMF 外周血涂片:可见
中幼粒细胞;较多泪滴形红细胞

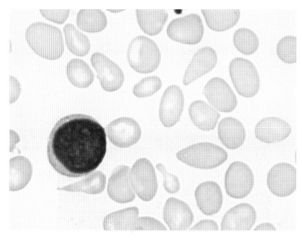

图 6-118 PMF 外周血涂片:可见少许原始粒细胞

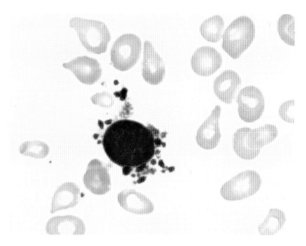

图 6-119 PMF 外周血涂片:可见单圆核小巨核细胞;易见泪滴形红细胞

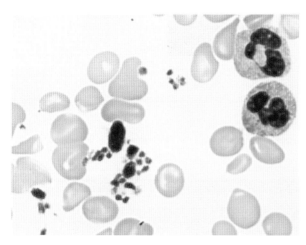

图 6-120 PMF 外周血涂片:可见大血小板;嗜多色性红细胞

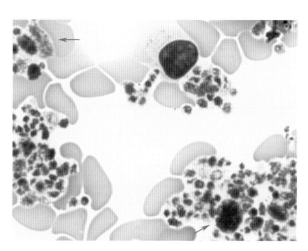

图 6-121 PMF 外周血涂片:片尾可见成片分布的血小板,可见巨血小板

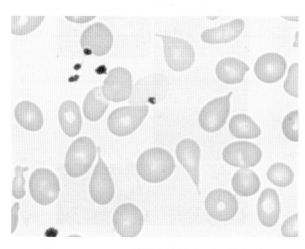

图 6-122 PMF 外周血涂片:泪滴形红细胞

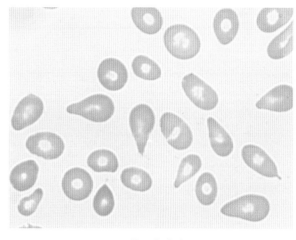

图 6-123 PMF 外周血涂片:泪滴形红细胞

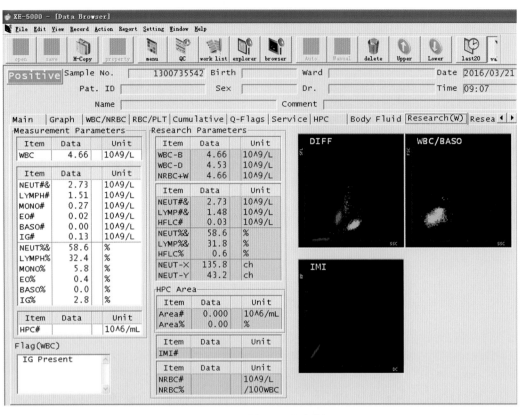

图 6-124　病例 35 血液分析

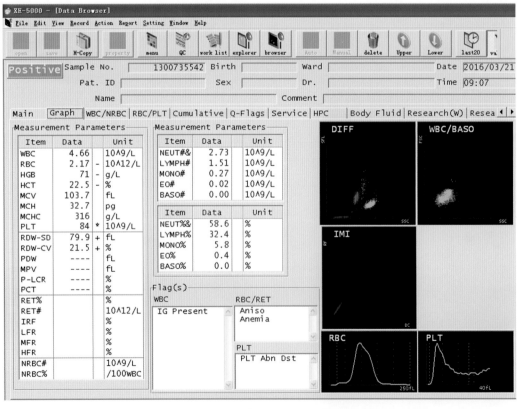

图 6-125　病例 35 血液分析

患者白细胞计数正常。白细胞 DIFF 散点图及 Flag 标签提示存在幼稚粒细胞,外周血涂片中相应见到中幼晚幼及原始粒细胞。红细胞及血红蛋白水平提示存在中度贫血。红细胞 RDW 分布增宽,提示红细胞大小不一,在外周血涂片中现为大量泪滴形红细胞的出现。血小板计数减少。血小板直方图右侧底部抬高提示可能存在大血小板,外周血涂片则证实了大血小板的存在。

病例 36　原发性骨髓纤维化

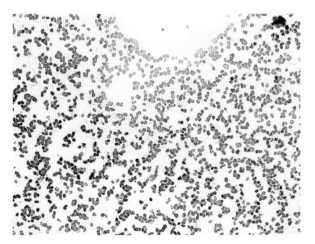

图 6-126　PMF 骨髓涂片:有核细胞增生重度减低

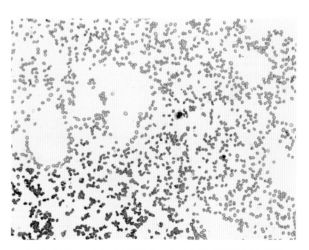

图 6-127　PMF 骨髓涂片:有核细胞增生重度减低

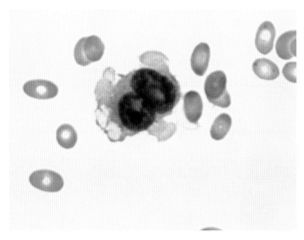

图 6-128　PMF 骨髓涂片:可见双圆核巨核细胞

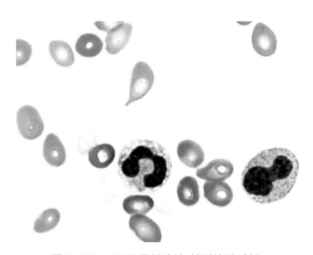

图 6-129　PMF 骨髓涂片:粒系比值减低,以成熟粒细胞为主,少数细胞可见空泡

骨髓增殖性肿瘤

197

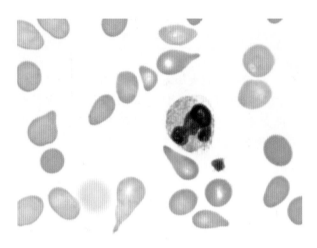

图 6-130　PMF 骨髓涂片:粒系比值减低,
以成熟粒细胞为主;易见泪滴形红细胞

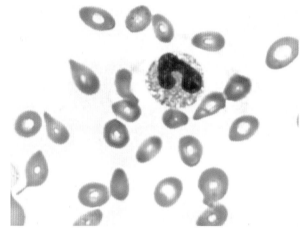

图 6-131　PMF 骨髓涂片:粒系比值减低,
以成熟粒细胞为主;易见泪滴形红细胞

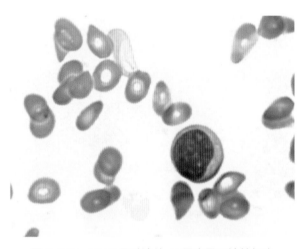

图 6-132　PMF 骨髓涂片:可见少量原始粒细胞

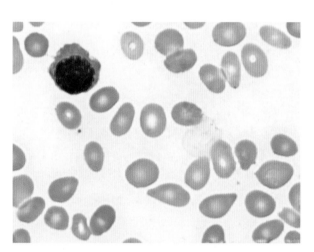

图 6-133　PMF 骨髓涂片:可见少量中幼红细胞

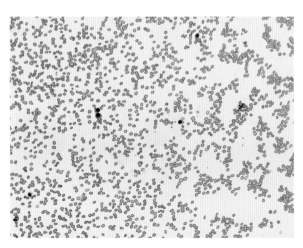

图 6-134　PMF 外周血涂片:白细胞减少

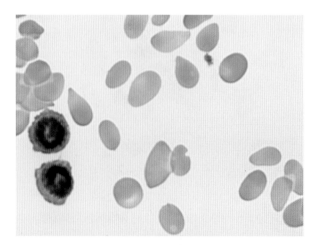

图 6-135　PMF 外周血涂片:可
见早幼红细胞;泪滴形红细胞

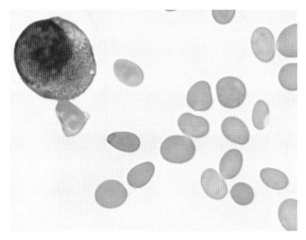

图 6-136 PMF 外周血涂片:可见中幼粒细胞

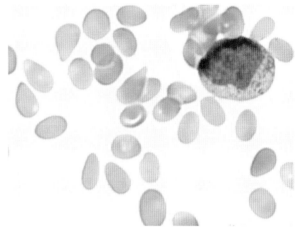

图 6-137 PMF 外周血涂片:可
见早幼粒细胞;泪滴形红细胞

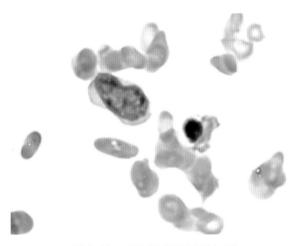

图 6-138 PMF 外周血涂片:可
见原始粒细胞及晚幼红细胞

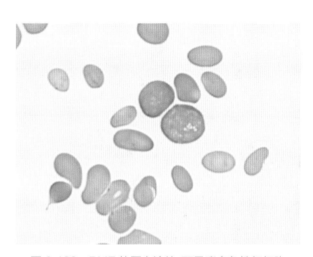

图 6-139 PMF 外周血涂片:可见嗜多色性红细胞

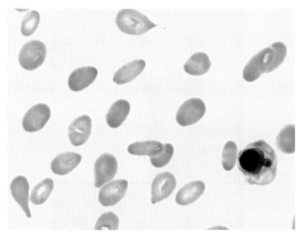

图 6-140 PMF 外周血涂片:可见晚幼红细
胞;可见泪滴形红细胞及少量椭圆形红细胞

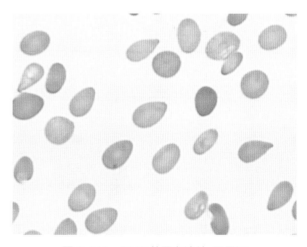

图 6-141 PMF 外周血涂片:易见泪
滴形红细胞,可见少量椭圆形红细胞

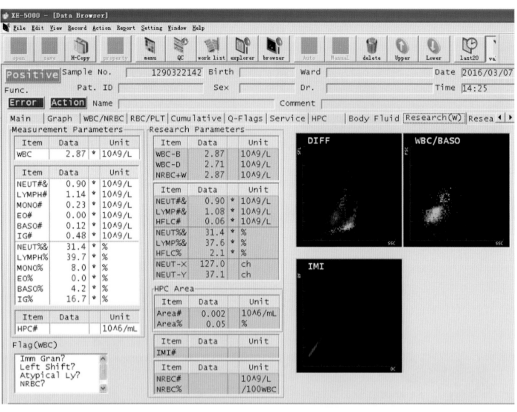

图 6-142　病例 36 血液分析

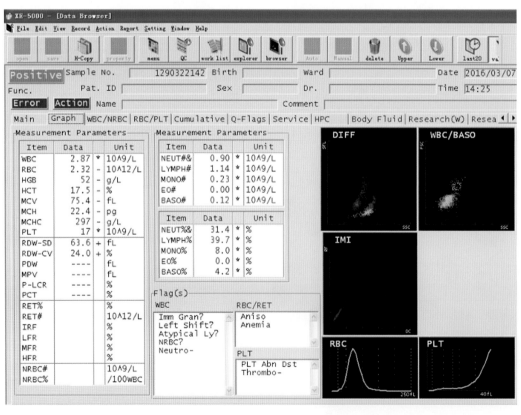

图 6-143　病例 36 血液分析

患者白细胞计数减少。白细胞DIFF散点图中可见幼稚粒细胞、原始细胞/不典型淋巴细胞、有核红细胞区域信号增强，白细胞Flag提示这些细胞在外周血中增多。这与外周血涂片所见一致。

红细胞和血红蛋白结果提示存在中度贫血。红细胞RDW增宽与外周血中可见多量泪滴形红细胞表现一致。血小板显著减少。

（三）诊断标准

1. 原发性骨髓纤维化，前/早期（prePMF）诊断标准 [*]

诊断需要满足所有3个主要标准和至少1个次要标准

主要标准

（1）存在巨核细胞增殖和异型，网状纤维化 ≤1级 [*]，骨髓增生程度为伴有年龄调整后的细胞数量增多，粒细胞增殖，红系造血通常减低。

（2）不符合BCR-ABL1阳性CML、PV、ET、MDS或其他髓系肿瘤的WHO诊断标准。

（3）存在JAK2V617F、CALR或 MPL 基因突变；或者无这些突变时，存在其他克隆性标记 [**] 或没有轻度的反应性骨髓网状纤维化 [***]。

次要标准　连续2次检查证实，至少存在以下几项中的1项：

（1）非并发症导致的贫血。

（2）白细胞增多 $\geq 11 \times 10^9/L$。

（3）可扪及的脾肿大。

（4）乳酸脱氢酶（LDH）高于正常参考区间上限。

2. 原发性骨髓纤维化（PMF），纤维化明显期诊断标准 [*]

诊断PMF，纤维化期需要满足所有3个主要标准和至少1个次要标准。

主要标准

（1）存在巨核细胞增殖和异型，伴网状纤维化和（或）胶原纤维化2级或3级 [*]。

（2）不符合BCR-ABL1阳性CML、ET、PV、MDS或其他髓系肿瘤的WHO诊断标准。

（3）存在JAK2、CALR或 MPL 基因突变；或者无这些突变时，存在其他克隆性标记 [**] 或无反应性骨髓纤维化 [***]。

次要标准　连续2次检查证实，至少存在以下几项中的1项：

（1）非并发症导致的贫血。

（2）白细胞增多 $\geq 11 \times 10^9/L$。

（3）可扪及的脾脏肿大。

（4）乳酸脱氢酶（LDH）高于正常参考区间上限。

（5）幼粒幼红细胞血症。

【备注】

[*] 见表6-3

[**] 检测到最常见的伴随突变（例如ASXL1，EZH2，TET2，IDH1，IDH2，SRSF2，SF3B1）有助于确定疾病的克隆性

[***] 骨髓纤维化可继发于感染、自身免疫性疾病或其他慢性炎症，多毛细胞白血病或其他淋系肿瘤、转移性恶性肿瘤，中毒性（慢性）骨髓病变

表6-3　骨髓纤维化分级标准

分级	特征
MF-0	网状纤维呈线性分散，未交叉，与正常骨髓一致
MF-1	网状纤维呈松散网状，有许多交叉，尤其在血管周围区域更加明显
MF-2	网状纤维密集，呈弥漫性增多，广泛交叉，偶见胶原纤维束和（或）局灶性骨硬化
MF-3	网状纤维呈弥漫而密集的增多，广泛交叉，有由胶原构成的粗糙厚纤维束，通常伴有骨硬化

注：纤维密度应在造血区域进行评估；MF-2或MF-3者，建议加做三色染色

骨髓增殖性肿瘤

201

骨髓增生异常 / 骨髓增殖性肿瘤

骨髓增生异常 / 骨髓增殖性肿瘤（myelodysplastic/myeloproliferative neoplasms，MDS/MPN）是一组克隆性造血组织肿瘤。可同时具有 MDS 和 MPN 的一些临床、实验室或形态学特征。通常为骨髓中一系或多系髓系细胞有效增殖伴外周血相应系列细胞数量增多，可有形态学和（或）功能上的发育异常；同时，另一系或多系髓系细胞增生伴病态造血，外周血相应细胞减少，表现为无效增殖（无效造血）。WHO（2017 版）将其分为慢性粒 - 单核细胞白血病（CMML）、BCR-ABL1(-)不典型慢性髓细胞性白血病（aCML）、幼年型粒单核细胞白血病（JMML）、骨髓增生异常 / 骨髓增殖性肿瘤伴环形铁粒幼红细胞和血小板增多（MDS/MPN-RS-T）、骨髓增生异常 / 骨髓增殖性肿瘤，不能分型（MDS/MPN-U）。

一、MDS/MPN 诊断程序

1. 血常规和血涂片细胞形态学检查　确认具有骨髓增生异常和骨髓增殖性混合特征。

2. 血常规决定参数　包括血细胞减少 / 增多、单核细胞百分比及绝对值、嗜酸性粒细胞百分比及绝对值、血小板计数、原始细胞百分比（原始粒细胞、原始单核细胞和幼稚单核细胞）。

3. 确认为新发疾病　并排除治疗相关髓系肿瘤。

4. 排除潜在的非肿瘤性相似情况　如细胞因子治疗、慢性病毒感染、胶原血管病或营养缺乏症，尤其是遗传学检查正常的患者。

5. 进行骨髓检查

（1）原始细胞 / 原始细胞等同细胞百分比。

（2）评估所有系列的病态造血。

（3）评估单核细胞成分（细胞化学染色和流式细胞分析可能有帮助）。

（4）铁染色：确定有无环形铁粒幼红细胞及其百分比。

（5）骨髓活检及骨髓涂片中巨核细胞形态和分布。

（6）可能的免疫组化染色包括 CD34，CD123（母细胞性浆细胞样树突细胞肿瘤），CD117/ 类胰蛋白酶（肥大细胞浸润），CD163，CD68（单核细胞成分）。

6. 遗传学检测　（常规细胞遗传学，FISH，分子学）

（1）排除性结果包括检测出 BCR-ABL1、PDGFRA/B、FGFR1、inv(16)、t(8；21)、t(15；17)、孤立性 del(5q)、inv(3)。

（2）检测克隆性细胞遗传学异常排除非肿瘤性疾病。

（3）MDS/MPN 中遗传学检测的潜在价值包括评估 JAK2、SRSF2、SF3B1、SETBP1、TET2、ASXL1、*ETNK1* 基因突变。各类型 MDS/MPN 检测基因见附表 7-1。

表 7-1 各类型 MDS/MPN 检测基因

MDS/MPN 类型	检测基因
CMML	*NPM1*、*MLL*、*SRSF2*、*TET2*、*ASXL1*，其他预后基因
aCML	*CSF3R* 阴性；*SETBP1*、*ETNK1*
JMML	*NRAS*、*KRAS*、*PTPN11*、*CBL*、*NF1*
RS-T	*SF3B1*、*JAK2*、*CALR*、*MPL*

二、MDS/MPN 诊断分型

1. 慢性粒 - 单核细胞白血病（CMML） 见本章第一节。

2. 不典型慢性髓细胞性白血病（aCML） 见本章第二节。

3. 幼年型粒单核细胞白血病（JMML）

JMML 是一种儿童克隆性造血系统疾病。占 14 岁以下儿童 MDS/MPN 的 20%~30%。2017 版 WHO 对 JMML 的诊断标准如下：

（1）临床和血液学特征（需全部满足以下 4 项）：

1）外周血单核细胞计数 ≥ 1×10^9/L。

2）外周血和骨髓原始细胞比例 <20%。

3）脾肿大。

4）Ph 染色体（BCR-ABL1 融合基因）阴性。

（2）遗传学特征（满足 1 项即可）：

1）PTPN11，或 KRAS，或 NRAS 体细胞突变。

2）临床诊断为神经纤维瘤病 1 型或 *NF1* 基因突变。

3）种系 *CBL* 基因突变和 *CBL* 基因杂合性缺失。

（3）对于不符合上述（2）遗传学特征的患者，在满足（1）临床和血液学特征外，必须满足以下标准：-7 或其他染色体异常或至少符合以下 2 项：

1）血红蛋白 F 随年龄增长。

2）外周血涂片发现髓系或红系前体细胞。

3）集落分析显示髓系祖细胞对粒细胞 - 巨噬细胞集落刺激因子（也称为 CSF2）过度敏感。

4）STAT5 的过度磷酸化。

4. 骨髓增生异常 / 骨髓增殖性肿瘤伴环形铁粒幼红细胞和血小板增多（MDS/MPN-RS-T）

MDS/MPN-RS-T，以前称为 RARS-T。有

MDS 的临床及细胞形态学特征（RS）；同时也有明显的血小板增多及类似 BCR-ABL1 阴性的 MPN（如 PMF 或 ET）中的巨核细胞形态异常。常常伴有剪接体基因 *SF3B1* 基因突变。*SF3B1* 通常联合 *JAK2V617F*，或少数（<10%）为 *CALR* 或 *MPL* 基因突变。2017 版 WHO 对 MDS/MPN-RS-T 的诊断标准如下：

（1）红细胞系病态造血相关的贫血，伴或不伴多系病态造血，环形铁粒幼红细胞比例 ≥ 15%[*]，外周血原始细胞比例 <1%，骨髓原始细胞比例 <5%。

（2）持续性血小板增多（血小板计数 ≥ 450×10^9/L）。

（3）*SF3B1* 基因突变阳性；或 *SF3B1* 基因突变阴性，近期未接受细胞毒性或生长因子疗法，可解释骨髓增生异常 / 骨髓增殖性肿瘤的临床表现[**]。

（4）无 BCR-ABL1 融合基因，或 *PDGFRA*、*PDGFRB* 基因重排，或 *FGFR1*，或 *PCM1-JAK2*，未见 t（3 ;3）（q21.3 ;q26.2），inv（3）（q21.3q26.2）或 del（5q）[***]。

（5）无 MPN，MDS（除 MDS-RS 外）或其他亚型 MDS/MPN 既往史。

【备注】

[*] 环状铁粒幼红细胞比例需 ≥ 15%，即使 *SF3B1* 基因突变阳性

[**] *SF3B1* 基因突变与 *JAK2V617F*、*CALR* 或 *MPL* 基因突变同时存在，强力支持 MDS/MPN-RS-T 的诊断

[***] 需除外 MDS 伴孤立性 5q- 的病例（因为，MDS 伴孤立性 5q- 的部分病例，环状铁粒幼红细胞比例可 ≥ 15%，血小板计数 ≥ 450×10^9/L）；无或轻微嗜碱性粒细胞绝对值增多，嗜碱性粒细胞比例通常 <2%

5. 骨髓增生异常 / 骨髓增殖性肿瘤，不能分型（MDS/MPN-U）

MDS/MPN-U 是指同时具有 MDS 和 MPN 的临床及形态学特征，但不符合前面所述 CMML、aCML、JMML、RS-T 的诊断标准，无 BCR-ABL1 融合基因、无 *PDGFRA*、*PDGFRB*、*FGFR1* 基因重排的一类疾病。2017 版 WHO 对 MDS/MPN-U 的诊断标准如下：

（1）初诊的髓系肿瘤具有骨髓增生异常和骨

骨髓增生异常／骨髓增殖性肿瘤

203

髓增殖混合特征,但不能归入 MDS/MPN、MDS 或 MPN 任何一种类型。

(2)外周血和骨髓原始细胞 <20%。

(3)有 MDS 分类中之一种类型(如 SLD、MLD、EB、U 等)临床、实验室和形态学特征[*]。

(4)有明显的骨髓增殖的临床及形态学特征,如血小板 ≥ 450×10^9/L,伴有骨髓巨核细胞增殖和(或)白细胞 ≥ 13×10^9/L。

(5)无近期使用能引起骨髓增生异常或骨髓增殖样变化的细胞毒药物或生长因子的治疗史。

(6)无 PDGFRA、PDGFRB、FGFR1 重排,无 PCM1-JAK2。

【备注】

[*] 无论是否存在血小板增多或白细胞增多,符合 MDS 伴有孤立性 del(5q)诊断标准的病例均被排除

第一节 慢性粒 - 单核细胞白血病

慢性粒 - 单核细胞白血病(chronic myelomonocytic leukaemia,CMML)是造血干细胞的恶性克隆性疾病,以单核细胞增多为主要特征,同时具有骨髓增殖性肿瘤和骨髓增生异常综合征的特点。以往分为 CMML-1、CMML-2 及 CMML-Eo,2017 版 WHO 将其分为 CMML-0、CMML-1、CMML-2 及 CMML-Eo。约 80%~90% 的 CMML 有 SRSF2、TET2 和(或)ASXL1 突变,具有诊断及预后价值。较少见的突变包括 SETBP1,NRAS/KRAS,RUNX1,CBL 和 EZH2。约 3%~5% 的 CMML 有 NPM1 基因突变或 11q23 重排,具有极高的转白风险,需要严密监测。

(一) 骨髓象

有核细胞增生活跃、明显活跃或极度活跃。粒系细胞明显增生;部分病例幼红细胞比值增高,粒系、红系及巨核系细胞均可见病态造血。原始粒细胞、原始单核细胞及幼稚单核细胞可增多,但不超过 20%。CMML-0 :原始细胞 + 幼稚单核细胞 <5%;CMML-1 :原始细胞 + 幼稚单核细胞 5%~9%;CMML-2 :原始细胞 + 幼稚单核细胞占 10%~19%,或原始细胞、幼稚单核细胞中出现 Auer 小体。CMML-Eo 者,嗜酸性粒细胞增多。CMML 急性变时,原始细胞 + 幼稚单核细胞 ≥ 20%。

(二) 血象

大多数病例白细胞数增高,少数病例白细胞数正常或轻度减低。中性粒细胞减少或增多,可见核左移,但幼稚粒细胞常 <10%;大部分病例可有粒细胞发育异常,包括核分叶减少或分叶异常,或胞质颗粒异常。单核细胞增多(几乎总 >10%),绝对值 >1×10^9/L,通常为 $(2~5) \times 10^9$/L,但也可 >80×10^9/L,全部或绝大部分为成熟单核细胞,形态不典型,可表现为颗粒异常、核分叶或细而稀疏的染色质,有时可见少量幼稚单核细胞。嗜酸性粒细胞常正常或轻度增加,但有些病例嗜酸性粒细胞明显增加(CMML-Eo),绝对值 >1.5×10^9/L;嗜碱性粒细胞可轻度增加。通常有轻度正细胞或大细胞性贫血。血小板常减少,可见大血小板和淋巴样小巨核细胞。CMML-0 :原始细胞 + 幼稚单核细胞 <2%;CMML-1 :原始细胞 + 幼稚单核细胞 2%~4%;CMML-2 :原始细胞 + 幼稚单核细胞占 5%~19%。当原始细胞或幼稚单核细胞中出现 Auer 小体时,虽然原始细胞 + 幼稚单核细胞 <5%,也归为 CMML-2。

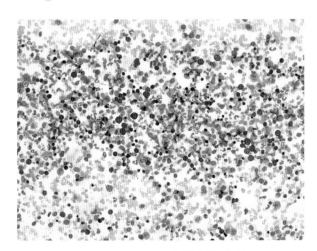

图 7-1　CMML-1 骨髓涂片:有核
细胞增生明显活跃至极度活跃

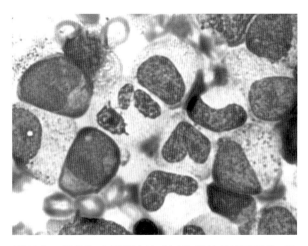

图 7-2　CMML-1 骨髓涂片:粒系细胞比值明显增高,原
始细胞增多(占 6.5%),部分粒细胞胞质颗粒减少

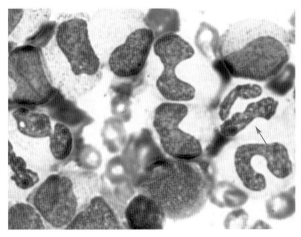

图 7-3　CMML-1 骨髓涂片:晚幼粒细胞及成熟
粒细胞胞质颗粒减少;可见双核杆状核粒细胞

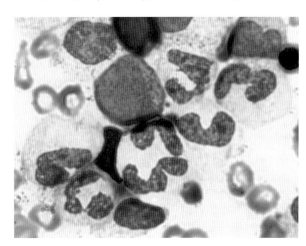

图 7-4　CMML-1 骨髓涂片:大部分粒细
胞胞质颗粒减少,可见双核杆状核粒细胞

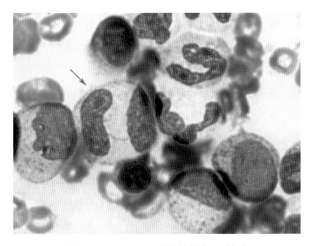

图 7-5　CMML-1 骨髓涂片:双核晚
幼粒细胞,中间有核桥相连

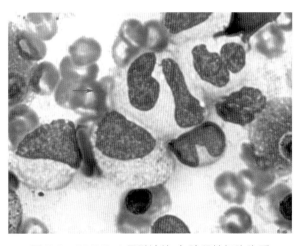

图 7-6　CMML-1 骨髓涂片:各阶段粒细胞胞质
颗粒减少;可见双核晚幼粒细胞,有核桥相连

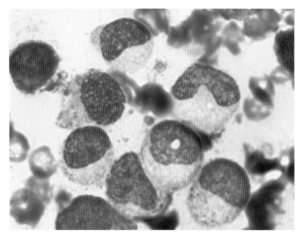

图 7-7　CMML-1 骨髓涂片:中、晚幼粒细胞胞质
颗粒减少,核浆发育失衡,可见环形核粒细胞

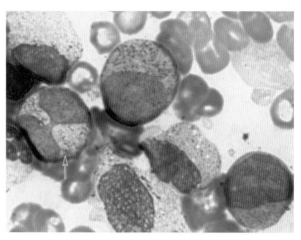

图 7-8　CMML-1 骨髓涂片:畸形核粒细胞;原始粒细胞

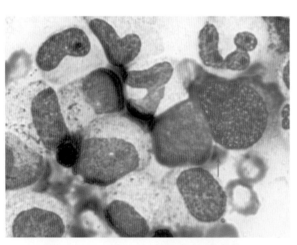

图 7-9　CMML-1 骨髓涂片:原始红细胞类
巨幼变,核染色质呈疏松网状,核仁明显

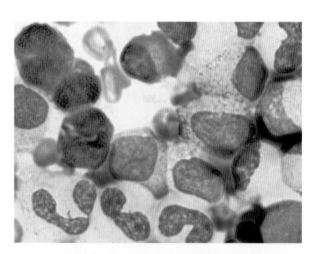

图 7-10　CMML-1 骨髓涂片:双
核和不对称双核早幼红细胞

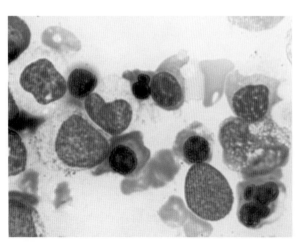

图 7-11　CMML-1 骨髓涂片:幼红细胞类巨幼
变,可见花生核及多核晚幼红细胞

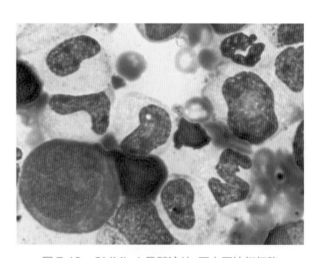

图 7-12　CMML-1 骨髓涂片:巨大原始红细胞

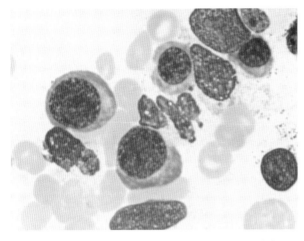

图 7-13　CMML-1 骨髓涂片:幼红细胞类巨幼变

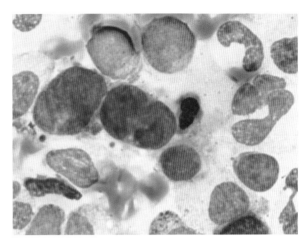

图 7-14　CMML-1 骨髓涂片:单圆核、双圆核及
原始巨核细胞;可见双核杆状核粒细胞

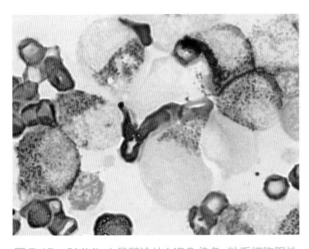

图 7-15　CMML-1 骨髓涂片 MPO 染色:粒系细胞阳性

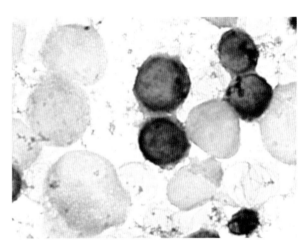

图 7-16　CMML-1 骨髓涂片 ANAE 染色:单核细胞阳性

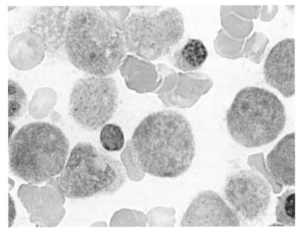

图 7-17　CMML-1 骨髓涂片 CE 染
色:粒系细胞阳性;单核细胞阴性

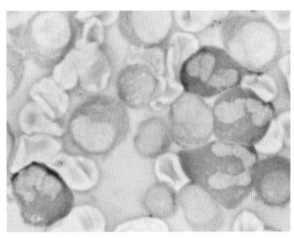

图 7-18　CMML-1 骨髓涂片 PAS 染
色:部分细胞细颗粒阳性

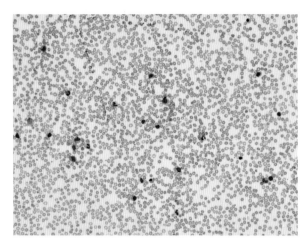

图 7-19　CMML-1 外周血涂片:白细胞数增高

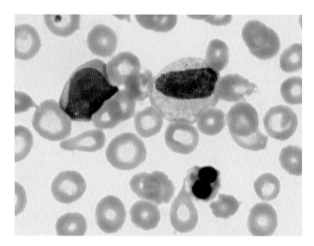

图 7-20　CMML-1 外周血涂片:粒细胞核左移,部分中、晚幼粒细胞核浆发育失衡;原始细胞和幼稚单核细胞占 4%;可见双核晚幼红细胞

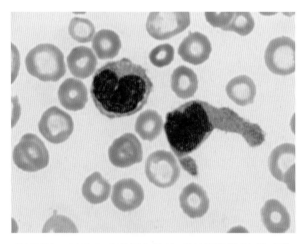

图 7-21　CMML-1 外周血涂片:单核细胞增多,以成熟单核细胞为主(占 27%),绝对值为 6.76×10⁹/L

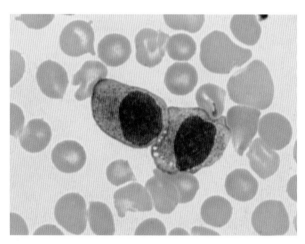

图 7-22　CMML-1 外周血涂片:可见少量幼稚单核细胞

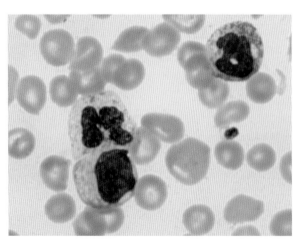

图 7-23　CMML-1 外周血涂片:成熟粒细胞核形不规则,可见中幼粒细胞;部分细胞胞质内颗粒减少

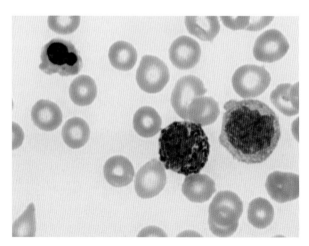

图 7-24　CMML-1 外周血涂片:嗜碱性粒细胞轻度增加;晚幼红细胞核出芽;可见不典型单核细胞

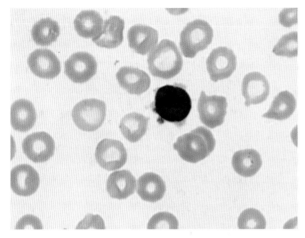

图 7-25　CMML-1 外周血涂片:可见淋巴样小巨核细胞

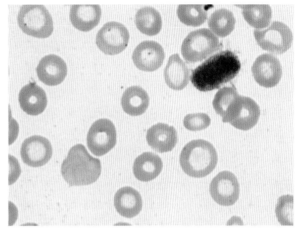

图 7-26　CMML-1 外周血涂片:可见巨血小板

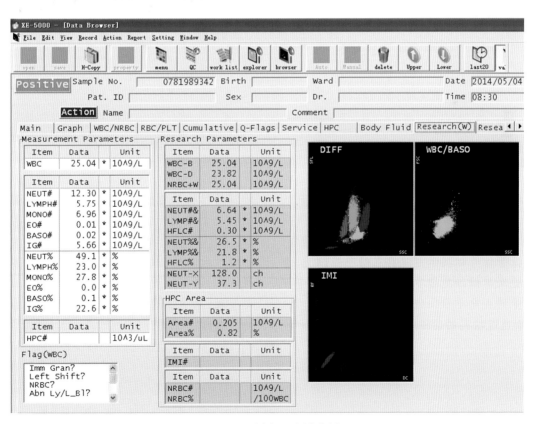

图 7-27　病例 37 血液分析

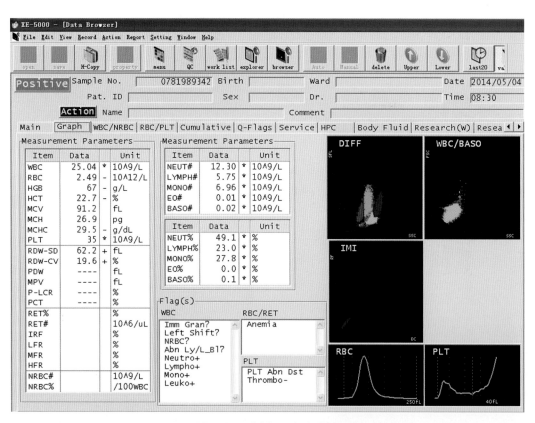

图 7-28　病例 37 血液分析

血液分析

　　CMML-1 患者,白细胞计数增高。DIFF 散点图示单核细胞、幼稚粒细胞(IG)信号增强明显,同时异型淋巴细胞和有核红细胞信号也增强,白细胞报警信号栏提示可能存在幼稚粒细胞、有核红细胞及单核细胞增多,此与外周血涂片中可见较多量的成熟单核细胞及有核红细胞相一致。IMI 检测通道增高的幼稚粒细胞信号也可进一步验证幼稚粒细胞的存在。红细胞、血红蛋白及其他相关参数提示患者呈中度正细胞正色素性贫血。RDW 增高,提示红细胞大小均一性欠佳。血小板计数降低,血小板直方图示血小板体积均一性不足,这与外周血涂片中可见少量大血小板表现一致,光学法对血小板进行检测可增强其计数的准确性。

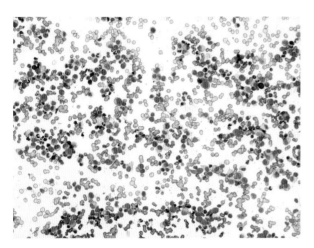

图 7-29　CMML-2 骨髓涂片：有核细胞增生明显活跃

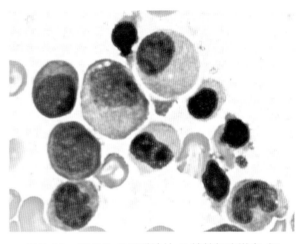

图 7-30　CMML-2 骨髓涂片：原始粒细胞增多，部分中、晚幼粒细胞核浆发育失衡，胞质颗粒减少

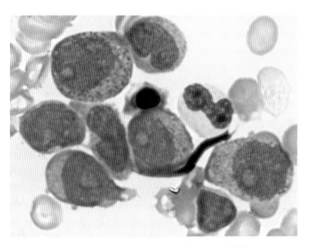

图 7-31　CMML-2 骨髓涂片：原始粒细胞增多，在涂片中分布不均

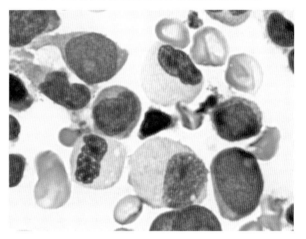

图 7-32　CMML-2 骨髓涂片：原始粒细胞占 16.5%；中、晚幼粒细胞核浆发育失衡，胞质颗粒减少

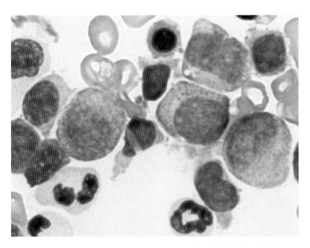

图 7-33　CMML-2 骨髓涂片：中、晚幼粒细胞核浆发育失衡；杆状及分叶核粒细胞胞质颗粒减少

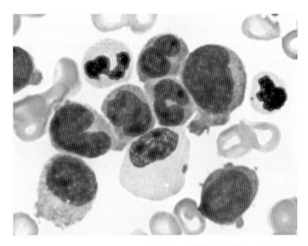

图 7-34　CMML-2 骨髓涂片：单核细胞增多；晚幼粒细胞及成熟粒细胞胞质颗粒减少

骨髓增生异常／骨髓增殖性肿瘤

211

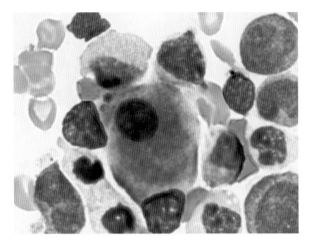

图 7-35　CMML-2 骨髓涂片:单小圆核巨核细胞

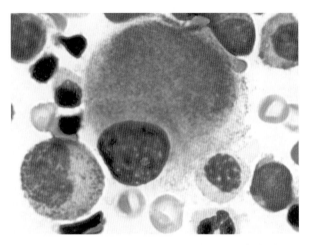

图 7-36　CMML-2 骨髓涂片:大单圆核巨核细胞

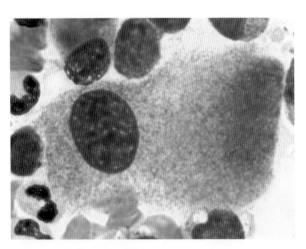

图 7-37　CMML-2 骨髓涂片:大单圆核巨核细胞

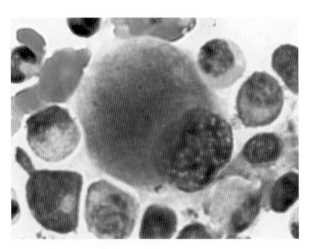

图 7-38　CMML-2 骨髓涂片:大单圆核巨核细胞

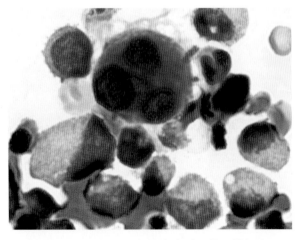

图 7-39　CMML-2 骨髓涂片:多圆核巨核细胞

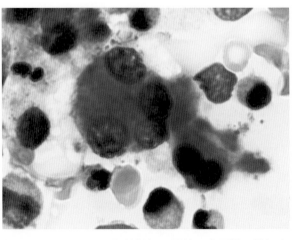

图 7-40　CMML-2 骨髓涂片:双圆核及多圆核巨核细胞

第七章

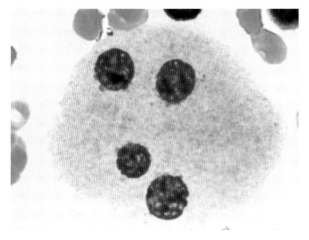

图 7-41　CMML-2 骨髓涂片:多圆核巨核细胞

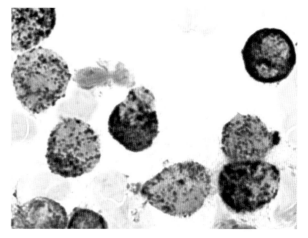

图 7-42　CMML-2 骨髓涂片 MPO 染色:原始粒细胞阳性

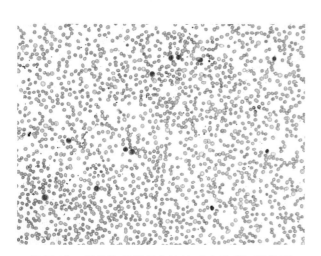

图 7-43　CMML-2 外周血涂片:白细胞数正常范围

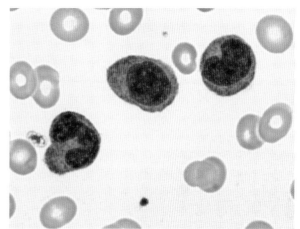

图 7-44　CMML-2 外周血涂片:单核细胞增多,
占 54%,绝对值为 3.132×10⁹/L

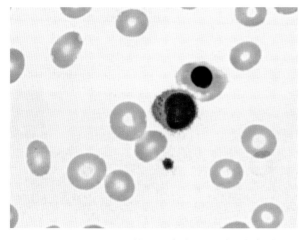

图 7-45　CMML-2 外周血涂片:可见晚幼红细胞

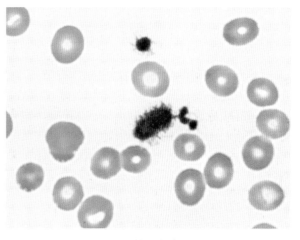

图 7-46　CMML-2 外周血涂片:可见大血小板

该例 CMML-2 患者的原始血液分析散点图未能获得。其血常规结果：WBC $3.94×10^9/L$，RBC $0.99×10^{12}/L$，Hb 42g/L，PLT $78×10^9/L$，N 20.3%，L 22.8%，M 56.6%，E 0.3%，N 绝对值 $0.8×10^9/L$，L 绝对值 $0.9×10^9/L$，M 绝对值 $2.23×10^9/L$，E 绝对值 $0.01×10^9/L$。患者白细胞数基本正常，白细胞分类计数及 DIFF 散点图中应该可见单核细胞增多。红细胞计数、血红蛋白浓度以及其他红细胞相关参数结果应该提示患者呈一定水平的正细胞正色素性贫血。血小板计数减低，其直方图应该表现为底部增宽，右侧抬高，此种情况可选用光学法对血小板进行检测以保证结果的准确性。

(三) 诊断标准

1. 外周血单核细胞持续性增多（$≥1×10^9/L$），单核细胞比例 ≥ 10%。

2. 不符合 WHO 关于 BCR-ABL1 阳性 CML，原发性骨髓纤维化，真性红细胞增多症或原发性血小板增多症的诊断标准[*]。

3. 无 *PDGFRA*、*PDGFRB* 或 *FGFR1* 基因重排，或 *PCM1-JAK2* 异常（嗜酸性粒细胞增多时应予以排除）。

4. 外周血和骨髓中原始细胞（包括原始粒细胞、原始单核细胞和幼稚单核细胞）<20%[**]。

5. 至少 1 系髓系细胞病态造血。若髓系病态造血缺乏或轻微，CMML 仍可诊断，如果符合 1~4 必要条件，并且

6. 造血细胞有获得性克隆性细胞遗传学或分子遗传学异常（e.g.TET2，SRSF2，ASXL1，SETBP1）[***]。或

7. 单核细胞增多，持续 3 个月以上，并且排除导致单核细胞增多的其他原因（如恶性肿瘤，感染和炎症）。

【备注】

[*] 某些 MPN 的病例可以伴单核细胞增多，或在其疾病的发展过程中，这些病例很像 CMML。在这些特殊少见情况下，根据以前 MPN 的病史可以排除 CMML 的诊断。当骨髓存在 MPN 的特征和（或）有 MPN 相关突变（JAK2，CALR 或 MPL）时，有助于支持 MPN 伴单核细胞增多，而不是 CMML

[**] 原始细胞和原始细胞等同细胞包括原始粒细胞、原始单核细胞和幼稚单核细胞。幼稚单核细胞（promonocytes）：胞质丰富、浅灰色或略嗜碱性，散在分布少量细小浅紫色颗粒；核染色质呈均匀细颗粒状，显隐不一的核仁，核常有折叠或折痕。不典型单核细胞（abnormal monocyte）：属于成熟单核细胞，但形态不典型，可表现为颗粒异常、核形怪异，核染色质疏松；可出现于外周血和骨髓中。在此分类中不典型单核细胞不计入原始细胞

[***] 在有相应的临床表现时，存在通常与 CMML 相关的基因突变（例如 TET2，SRSF2，ASXL1，SETBP1），可用来支持诊断。应该注意，许多这些突变可能是与年龄相关的或存在于亚克隆，因此用于解释这些遗传学的结果时必须谨慎

CMML 分型标准　根据外周血和骨髓中原始细胞（包括原始粒细胞、原始单核细胞和幼稚单核细胞）的数量，CMML 细分为 CMML-0、CMML-1 和 CMML-2。

CMML-0　外周血中原始细胞 <2%，骨髓中原始细胞 <5%。

CMML-1　外周血中原始细胞占 2%~4%，或骨髓中原始细胞占 5%~9%。

CMML-2　外周血中原始细胞占 5%~19%，或骨髓中原始细胞占 10%~19%，或出现 Auer 小体。

CMML-Eo　为 CMML 伴嗜酸性粒细胞增多。当符合 CMML 诊断标准，外周血嗜酸性粒细胞 $>1.5×10^9/L$ 时，可诊断为 CMML-Eo。但若伴有 PDGFRA 或 PDGFRB 或 *FGFR1* 基因重排，或 PCM1-JAK2 异常，则不能诊断为 CMML-Eo。根据上述诊断分型，CMML-Eo 也可分为 CMML-0-Eo、CMML-1-Eo 和 CMML-2-Eo。

不典型慢性髓细胞性白血病，BCR-ABL1 阴性（atypical chronic myeloid leukaemia，BCR-ABL1negative，aCML）是一类既具有骨髓增生异常又有骨髓增殖特征的白血病。以粒系细胞增多伴病态造血为特征，也可同时伴有红系及巨核系细胞病态造血。高达 1/3 的 aCML 伴 *SETBP1* 和（或）*ETNK1* 基因突变；与 CNL 相关的 *CSF3R* 基因突变在 aCML 是罕见的（<10%）；与 MPN 相关的 *JAK2*、*CALR* 或 *MPL* 基因突变在 aCML 中尚未见报道。

（一）骨髓象

有核细胞增生明显活跃或极度活跃，粒系细胞比值增高，原始细胞可轻度增高，但 <20%，病态造血明显，形态改变与外周血中相似。巨核细胞减少、正常或增多，大部分病例可见病态造血（如小巨核细胞、巨核细胞核分叶减少或不分叶）。幼红细胞比例可增多，可有病态造血。

（二）血象

白细胞计数通常 ≥ 13×10^9/L，中位数（24～96）× 10^9/L，有的病例可 >300×10^9/L。粒系细胞比值增高，原始细胞 <20%，通常 <5%；幼稚粒细胞通常占 10%~20% 或更多，同时伴有明显的病态造血，如假 P-H 异常或其他核形态异常，胞质颗粒减少很常见。单核细胞绝对值可增多，但 <1×10^9/L；百分率极少超过 10%。嗜碱性粒细胞可轻微增多，通常 <2%。通常有中等程度贫血，红细胞可见病态造血，如巨大椭圆形红细胞增多。血小板数量不定，常常减少。

> **病例 39　不典型慢性髓细胞性白血病**

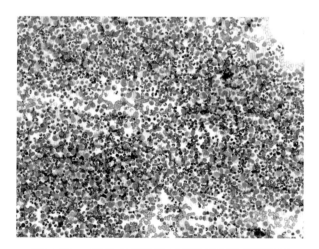

图 7-47　aCML 骨髓涂片：有核细胞增生极度活跃

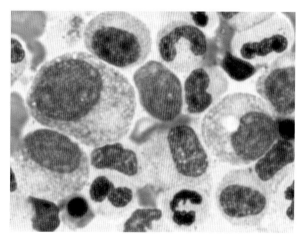

图 7-48　aCML 骨髓涂片：粒系细胞增生，以中、晚幼粒细胞为主，部分细胞核浆发育失衡

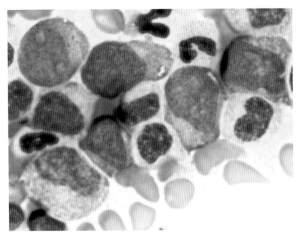

图 7-49 aCML 骨髓涂片:原始粒细胞增多,占 11.5%

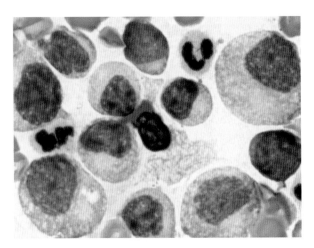

图 7-50 aCML 骨髓涂片:原始细胞
增多;中、晚幼粒细胞核浆发育失衡

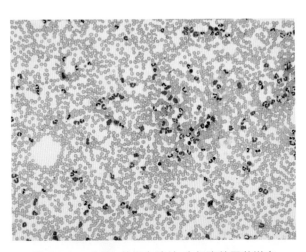

图 7-51 aCML 外周血涂片:白细胞数显著增多

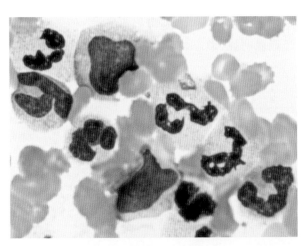

图 7-52 aCML 外周血涂片:中性粒细胞比例增高,
粒细胞核左移,部分细胞胞质颗粒减少,核形怪异

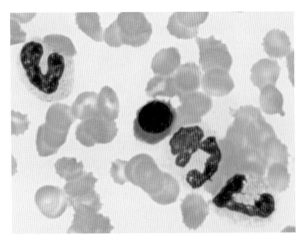

图 7-53 aCML 外周血涂片:部分杆状核粒细
胞可见空泡;可见类巨幼变晚幼红细胞

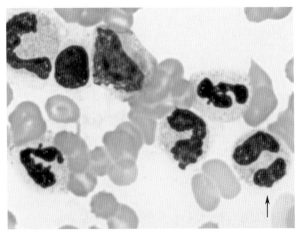

图 7-54 aCML 外周血涂片:粒细胞
核形怪异,可见双核粒细胞

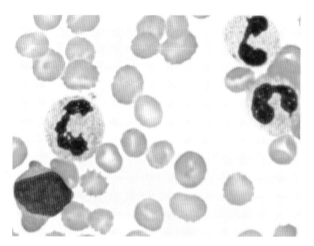

图 7-55 aCML 外周血涂片:部分中
性粒细胞颗粒减少,可见原始粒细胞

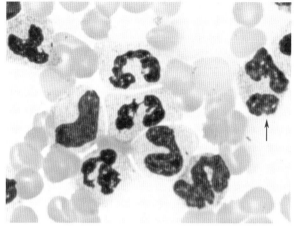

图 7-56 aCML 外周血涂片:成熟粒细胞胞质
颗粒减少,核形怪异,可见双核杆状核粒细胞(↑)

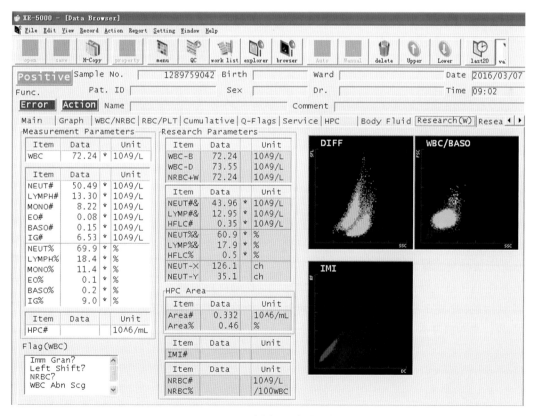

图 7-57 病例 39 血液分析

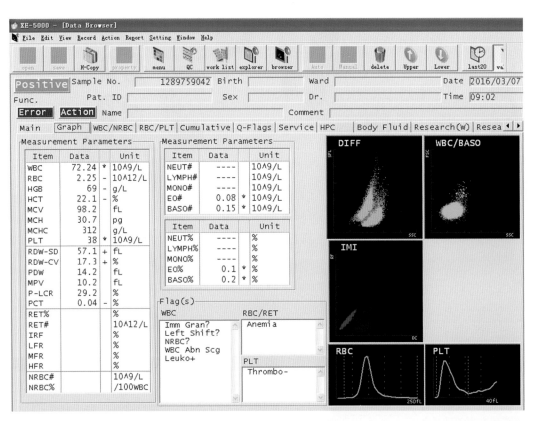

图 7-58　病例 39 血液分析

血液分析

　　患者白细胞计数显著增高。白细胞 DIFF 散点图呈现灰色，表明细胞分类结果不可靠，此时需要通过参考方法外周血涂片镜检辅助分析。DIFF 散点图尤其是 IMI 通道结果提示存在幼稚粒细胞和核左移粒细胞，此提示在外周血涂片中得到证实。研究参数中 NEUT-X 值降低，这与外周血涂片中中性粒细胞颗粒减少一致。红细胞计数及血红蛋白浓度水平提示存在中度贫血。Flag(s) WBC 提示可能存在有核红细胞，这与外周血涂片中可见晚幼红细胞的表现一致。血小板计数减少，手工镜检有助于保证结果的可靠性。

图 7-59 aCML 骨髓涂片:有核细胞增生活跃

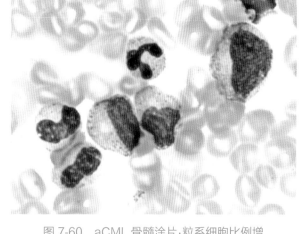

图 7-60 aCML 骨髓涂片:粒系细胞比例增高,以中幼以下阶段粒细胞增生为主

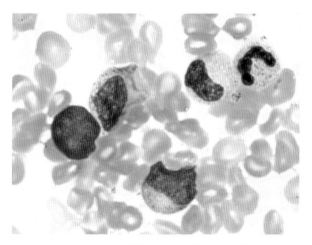

图 7-61 aCML 骨髓涂片:中幼粒细胞核浆发育失衡;部分细胞可见空泡,可见原始粒细胞

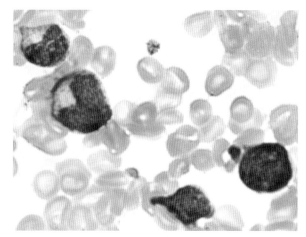

图 7-62 aCML 骨髓涂片:原始细胞占2.5%;中、晚幼粒细胞核浆发育失衡

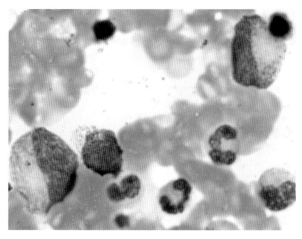

图 7-63 aCML 骨髓涂片:中、晚幼粒细胞核浆发育失衡

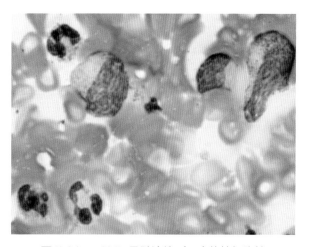

图 7-64 aCML 骨髓涂片:中、晚幼粒细胞核浆发育失衡,成熟粒细胞核形怪异

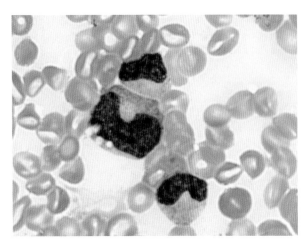

图 7-65　aCML 骨髓涂片:中、晚幼粒
细胞核浆发育失衡,部分细胞可见空泡

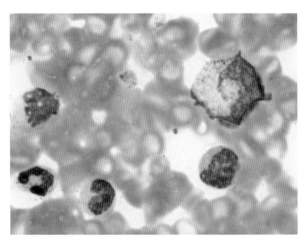

图 7-66　aCML 骨髓涂片:中幼粒细胞核浆发育失衡

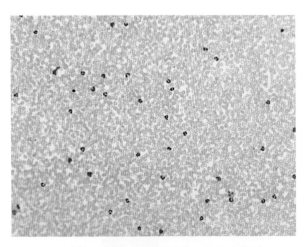

图 7-67　aCML 外周血涂片:白细胞数增高

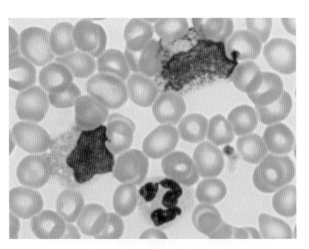

图 7-68　aCML 外周血涂片:粒细胞
比例增高,可见中幼粒细胞

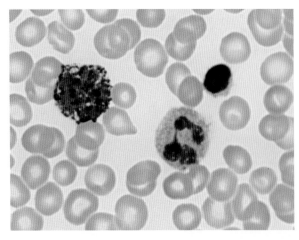

图 7-69　aCML 外周血涂片:可见嗜碱性粒细胞,占 1%

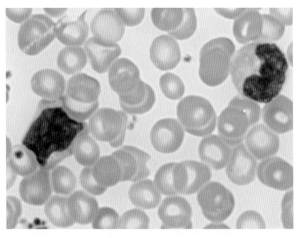

图 7-70　aCML 外周血涂片:可见原
始粒细胞(占 1%)及单核细胞

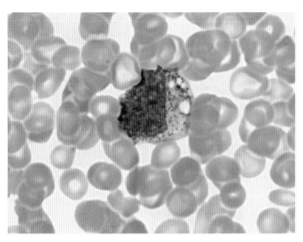

图 7-71　aCML 外周血涂片:中幼粒细胞核浆发育失衡

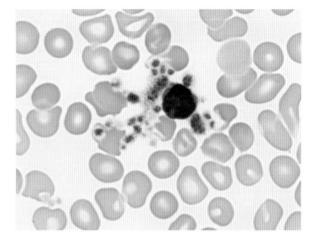

图 7-72　aCML 外周血涂片:偶见淋巴样小巨核细胞

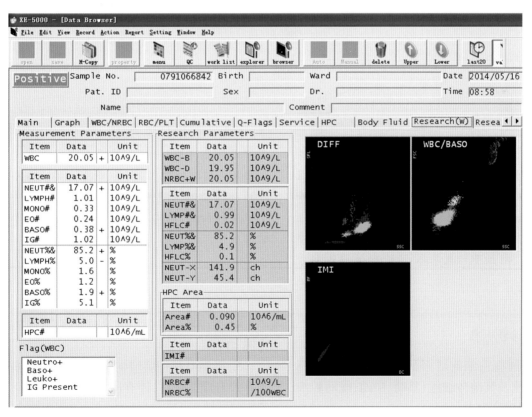

图 7-73　病例 40 血液分析

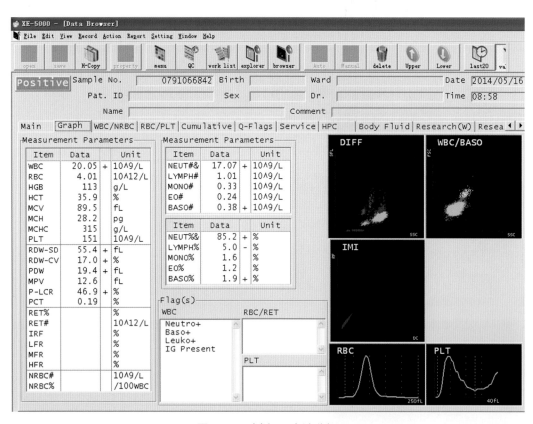

图 7-74　病例 40 血液分析

血液分析

aCML 患者白细胞计数显著增高,DIFF 散点图见以中性粒细胞和 IG 增高为主要表现,外周血涂片中相应可见原始细胞、中性粒细胞核左移等现象。嗜碱性粒细胞轻度增高,这在 DIFF 散点图和 WBC/BASO 中都有表现,在外周血涂片中得到确认。红细胞计数基本正常,红细胞体积分布宽度增高,RDW 增大,外周血涂片中也可见到大小不一的红细胞。血小板计数正常。血小板体积均一性轻度下降,PDW 增高,采用光学法对血小板进行计数,外周血涂片进行确认有助于结果的准确性。

(三) 诊断标准

1. 外周血白细胞增多 ≥ 13 × 10⁹/L,以成熟中性粒细胞及其前体细胞(早幼、中幼、晚幼粒细胞比例 ≥ 10%)为主。

2. 粒细胞生成异常,包括染色质凝集异常。

3. 无或轻微嗜碱性粒细胞绝对值增多,嗜碱性粒细胞比例通常 <2%。

4. 无或轻微单核细胞绝对值增多,单核细胞比例 <10%。

5. 骨髓有核细胞增生明显活跃,粒系细胞增殖并伴有病态造血,伴有或不伴有红系及巨核系细胞病态造血。

6. 外周血和骨髓中原始细胞比例 <20%。

7. 无 *PDGFRA*,*PDGFRB*,或 *FGFR1* 基因重排,或 *PCM1-JAK2*。

8. 不符合 *BCR-ABL1* 阳性 CML、原发性骨髓纤维化、真性红细胞增多症或原发性血小板增多症的 WHO 诊断标准*。

【备注】

*某些骨髓增殖性肿瘤(MPN),特别是处在加速期和(或)在 PV 或 ET 末期的骨髓纤维化病例,如果中性粒细胞增多,可能类似 aCML 表现。有 MPN 病史、有 MPN 骨髓象特征和(或)有 MPN 相关基因突变(*JAK2*、*CALR* 或 *MPL*)存在,倾向于排除 aCML 的诊断。相反,存在 *SETBP1* 和(或)*ETNK1* 基因突变,则支持 aCML 的诊断。*CSF3R* 基因突变在 aCML 是罕见的(<10%),如果检测到该突变,应及时认真的审查形态学,以排除慢性中性粒细胞白血病或其他髓系肿瘤的可能。

第八章

骨髓增生异常综合征

骨髓增生异常综合征（myelodysplastic syndromes，MDS）是一组获得性、造血功能严重紊乱的造血干细胞克隆性疾病。其特征为外周血一系或多系血细胞减少，髓系中 0 系至多系血细胞病态造血（发育异常）和无效造血。部分患者在经历一定时期的 MDS 后转化成为急性白血病；部分患者病程中始终不转化为急性白血病，而因感染、出血或其他原因死亡。多数起病隐袭，以中老年男性多见，MDS 的初发症状缺乏特异性，多数以贫血为就诊的首发症状。2017 版 WHO 对 MDS 的各亚型名称进行了重新命名，并对某些亚型的诊断标准进行了调整。2017、2008 及 2001 版 WHO 对 MDS 的分型，见表 8-1。

表 8-1　WHO 对 MDS 的分型（2017、2008 及 2001 版比较）

WHO 2017	WHO 2008	WHO 2001
MDS 伴单系病态造血（MDS-SLD）	难治性血细胞减少伴单系病态造血（RCUD） 难治性贫血（RA） 难治性中性粒细胞减少（RN） 难治性血小板减少（RT）	难治性贫血（RA）
MDS 伴环形铁粒幼红细胞（MDS-RS） 2 个亚型：SLD，MLD	难治性贫血伴环形铁粒幼红细胞（RARS）	难治性贫血伴环形铁粒幼红细胞（RARS）
MDS 伴多系病态造血（MDS-MLD）	难治性贫血伴多系病态造血（RCMD）	难治性贫血伴多系病态造血（RCMD、RCMD-RS）
MDS 伴原始细胞增多 -1（MDS-EB-1）	难治性贫血伴原始细胞增多 -1（RAEB-1）	难治性贫血伴原始细胞增多 -1（RAEB-1）
MDS 伴原始细胞增多 -2（MDS-EB-2）	难治性贫血伴原始细胞增多 -2（RAEB-2）	难治性贫血伴原始细胞增多 -2（RAEB-2）
MDS 伴孤立 5q 丢失（MDS 伴 5q-）	MDS 伴孤立 5q 丢失 Del（5q）	MDS 伴孤立 5q 丢失 Del（5q）
暂时分型：儿童难治性血细胞减少（RCC）	儿童 MDS（cMDS） 儿童的难治性血细胞减少（RCC）	
MDS 不能分型（MDS-U）	MDS 不能分型（MDS-U）	MDS 不能分型（MDS-U）

MDS 诊断中常见的定义及标准分述如下：

1. 血细胞减少 定义为血红蛋白(Hb) <100g/L，中性粒细胞绝对值 <1.8×10^9/L，血小板计数 <100×10^9/L。大多数情况下，数量减少的细胞系与病态造血的细胞系一致，如贫血和红系病态造血，但也可见不一致的现象。

2. 非红系细胞百分比(non-erythroid cells，NEC) 定义是指去除有核红细胞、淋巴细胞、浆细胞、肥大细胞、网状细胞、巨噬细胞外的有核细胞百分比。

3. 环形铁粒幼红细胞 定义为幼红细胞胞质中有 5 颗及以上的铁颗粒，环绕细胞核周 1/3 以上。

4. 小巨核细胞 定义为胞体近似或小于早幼粒细胞，不分叶或两分叶核的巨核细胞。是巨核系最常见、最可靠的病态造血特征。

5. 病态造血 定义为某系细胞病态造血(发育异常)细胞 ≥ 10%。

6. WHO 定义的 MDS 病态造血(发育异常)细胞的形态学特征，见表 8-2。病态造血细胞也可见于正常个体，在非肿瘤性血细胞减少者中出现频度可能还要高，特别是某些药物治疗后。在诊断 MDS 前，应仔细鉴别是否为反应性病态造血极其重要，尤其是病态造血轻微，局限于 1 系的情况。

表 8-2 髓系病态造血的形态学特征

细胞系	细胞核特征	细胞质特征
红系	类巨幼变 核出芽 不对称双核 多核 核碎裂 核间桥 多分叶核	不均性红细胞异形 巨大红细胞 环形铁粒幼红细胞 铁粒幼细胞铁增多 粗点彩 细胞质空泡形成 血红蛋白化不完整 PAS 阳性
粒系	分叶过少(假 Pelger-Huët) 胞体巨大或过小 分叶过多 凝聚的染色质伴核间桥 不规则的核分叶过多	细胞质颗粒过少或缺乏 核质发育失衡 假 Chediak-Higashi 颗粒 不成熟粒细胞异常定位 Auer 小体 胞质空泡形成
巨核系	核低分叶(单圆核) 小巨核细胞 多核	大、颗粒过少血小板 巨核细胞胞质颗粒过少 CD34 阳性巨核细胞

7. 原始细胞比例 所有髓系肿瘤诊断分型中的原始细胞比例以骨髓和外周血涂片计数确定(不是流式细胞检测结果的百分比)，是 WHO 的 MDS 分类和 IPSS-R(revised international prognostic scoring system)预后危险度分层的重要参数。诊断标准中所述的原始细胞包括原始粒细胞、原始单核细胞和幼稚单核细胞(原始细胞等同细胞)、原始巨核细胞。原始红细胞在 MDS 及大多数 AML 不包括在原始细胞百分比中，仅在急性纯红细胞白血病时有诊断意义。早幼粒细胞仅在急性早幼粒细胞白血病(APL)时，作为原始细胞等同细胞计入原始细胞。各型髓系肿瘤中原始细胞百分比基于所有有核细胞(ANC)。

8. 2017 版 WHO 定义的 MDS 遗传学异常 ①非平衡异常：-7/del(7q)、del(5q)/t(5q)、i(17q)/t(17p)、-13/del(13q)、del(11q)、del(12p)/t(12p)、idic(X)(q13)。②平衡异常：t(11；16)(q23.3；p13.3)、t(3；21)(q26.2；q22.1)、t(1；3)(p36.3；q21.2)、t(2；11)(p21；q23.3)、t(5；12)(q32；p13.2)、t(5；7)(q32；q11.2)、t(5；17)(q32；p13.2)、t(5；10)(q32；q21.2)、t(3；5)(q25.3；q35.1)、inv(3)(q21.3q26.2)/t(3；3)(q21.3；q26.2)、t(6；9)(p23；q34.1)。③复杂核型：≥ 3 个异常。

9. MDS 常见基因突变 包括 *TET2*、*RUNX1*、*ASXL1*、*DNMT3A*、*EZH2*、*SF3B1* 等，对 MDS 的诊断和危险度分层具有一定的应用价值(表 8-3)。*SF3B1* 基因突变对 MDS 伴环形铁粒幼红细胞(MDS-RS)亚型的诊断和鉴别诊断具有重要意义。

10. 2017 及 2008 版 WHO 对 MDS 的分型及诊断标准，见表 8-4、表 8-5。

11. 诊断 MDS 应注意的问题 某些药物，感染，代谢缺陷、免疫紊乱和阵发性睡眠性血红蛋白尿症可引起血细胞减少和形态发育异常(病态造血)；粒细胞集落刺激因子治疗引起的中性粒细胞的形态改变，包括显著的左移、显著的高颗粒性和低分叶核，在外周血中可短暂观察到原始细胞(通常 <5%)；在进行 MDS 诊断之前，必须仔细考虑，注意鉴别。无病态造血并且无特定细胞遗传学异常的持续性血细胞减少症应被诊断为意义不明的特发性血细胞减少症(idiopathic cytopenia of undetermined significance)。在造血细胞中鉴定出 MDS 相关克隆基因突变，但在骨髓检查中无明显异常增生的患者也不应诊断为 MDS，这种情况被称为"具有不确定潜力的克隆性血细胞生成(clonal haematopoiesis of indeterminate potential)"。

表 8-3　骨髓增生异常综合征中常见基因突变

基因突变	涉及通路	频率	预后意义
SF3B1*	RNA 剪切	20%~30%	好
TET2*	DNA 甲基化	20%~30%	中性或不明确
ASXL1*	组蛋白修饰	15%~20%	差
SRSF2*	RNA 剪切	≤ 15%	差
DNMT3A*	DNA 甲基化	≤ 10%	差
RUNX1	转录因子	≤ 10%	差
U2AF1*	RNA 剪切	5%~10%	差
TP53*	肿瘤抑制因子	5%~10%	差
EZH2	组蛋白修饰	5%~10%	差
ZRSR2	RNA 剪切	5%~10%	中性或不明确
STAG2	粘连蛋白复合物	5%~7%	差
IDH1/IDH2	DNA 甲基化	≤ 5%	中性或不明确
CBL*	信号转导	≤ 5%	差
NRAS	转录因子	≤ 5%	差
BCOR*	转录因子	≤ 5%	差

* 该类基因也在健康人群的克隆性造血中有报道

表 8-4　2017 版 WHO 骨髓增生异常综合征(MDS)的分型诊断标准

分型		病态造血(系)	血细胞减少[1](系)	环形铁粒幼红细胞(%)	骨髓(BM)和外周血(PB)原始细胞(%)	细胞遗传学核型分析
MDS 伴单系病态造血(MDS-SLD)		1	1 或 2	<15%/<5%[2]	BM<5%,PB<1%,无 Auer 小体	除 MDS 伴孤立 del(5q)之外的任何核型
MDS 伴多系病态造血(MDS-MLD)		2 或 3	1~3	<15%/<5%[2]	BM<5%,PB<1%,无 Auer 小体	
MDS 伴环形铁粒幼红细胞和单系病态造血(MDS-RS-SLD)		1	1 或 2	≥ 15%/ ≥ 5%[2]	BM<5%,PB<1%,无 Auer 小体	
MDS 伴环形铁粒幼红细胞和多系病态造血(MDS-RS-MLD)		2 或 3	1~3	≥ 15%/ ≥ 5%[2]	BM<5%,PB<1%,无 Auer 小体	
MDS 伴有孤立 5q 丢失(MDS 伴 5q-)		1~3	1~2	任何比例	BM<5%,PB<1%,无 Auer 小体	单独 del(5q)或伴有另 1 个异常(除了 -7 或 7q-)
MDS 伴原始细胞增多 -1(MDS-EB-1)		0~3	1~3	任何比例	BM 5%~9% 或 PB 2%~4%,无 Auer 小体	任何核型
MDS 伴原始细胞增多 -2(MDS-EB-2)		0~3	1~3	任何比例	BM 10%~19% 或 PB 5%~19% 或有 Auer 小体	任何核型
MDS 不能分型(MDS-U)	外周血原始细胞 1%	1~3	1~3	任何比例	BM<5%,PB=1%[3],无 Auer 小体	任何核型
	单系病态造血伴全血细胞减少	1	3	任何比例	BM<5%,PB<1%,无 Auer 小体	任何核型
	细胞遗传学异常	0	1~3	<15%[4]	BM<5%,PB<1%,无 Auer 小体	MDS 定义的遗传学异常
儿童难治性血细胞减少(RCC)		1~3	1~3	无	BM<5%,PB<2%	任何核型

[1] 血细胞减少的定义:血红蛋白(Hb)<100g/L,中性粒细胞绝对值 <1.8 × 10⁹/L,血小板计数 <100 × 10⁹/L。很少的 MDS 患者可出现轻度贫血或血小板减少。外周血单核细胞 <1 × 10⁹/L

[2] 如果存在 SF3B1 基因突变

[3] 外周血原始细胞至少两次独立计数均为 1%

[4] 如果该类病例环形铁粒幼红细胞 ≥ 15%,则被定义为红系显著的病态造血,应归类为 MDS-RS-SLD

表 8-5   2008 版 WHO 骨髓增生异常综合征(MDS)的分型诊断标准

疾病类型	外周血	骨髓
难治性血细胞减少伴单系病态造血(RCUD) 难治性贫血(RA) 难治性中性粒细胞减少(RN) 难治性血小板减少(RT)	单系细胞减少或两系细胞减少 ª 无原始细胞或罕见(<1%)	单系病态造血:一个髓系细胞中病态造血的细胞 ≥ 10% 原始细胞 <5% 环形铁粒幼红细胞 <15%
难治性贫血伴环形铁粒幼红细胞增多(RARS)	贫血 无原始细胞	环形铁粒幼红细胞 ≥ 15% 仅红系病态造血 原始细胞 <5%
难治性血细胞减少伴多系病态造血(RCMD)	血细胞减少 无原始细胞或罕见(<1%)ᵇ,无 Auer 小体 单核细胞 <1 × 10⁹/L	2 系或 3 系病态造血的细胞 ≥ 10% 原始细胞 <5%,无 Auer 小体 ± 环形铁粒幼细胞 ≥ 15%
难治性贫血伴原始细胞增多 -1(RAEB-1)	血细胞减少 原始细胞 <5%,无 Auer 小体 单核细胞 <1 × 10⁹/L	单系或多系病态造血 原始细胞 5%~9%,无 Auer 小体
难治性贫血伴原始细胞增多 -2(RAEB-2)	血细胞减少 原始细胞 5%~19%,± Auer 小体 ᶜ 单核细胞 <1 × 10⁹/L	单系或多系病态造血 原始细胞 10%~19%,± Auer 小体 ᶜ
MDS 不能分类(MDS-U)	血细胞减少 原始细胞 ≤ 1%ᵇ	单系或多系病态造血 <10%;但有可作为 MDS 诊断的推定证据的细胞遗传学异常 原始细胞 <5%
MDS 伴孤立 del(5q)	贫血 血小板数正常或增高 无原始细胞或罕见(<1%)	巨核细胞数正常或增加伴有核分叶减少 原始细胞 <5%,无 Auer 小体 单纯的 del(5q)

ª 偶可见 2 系细胞减少。全血细胞减少的患者应归于 MDS-U

ᵇ 如果骨髓原始细胞 <5% 而外周血原始细胞为 2%~4%,诊断分型为 MDS-RAEB-1。外周血原始细胞为 1% 的 RCUD 和 RCMD 患者应归于 MDS-U

ᶜ 有 Auer 小体和外周血原始细胞 <5% 和骨髓原始细胞 <10% 的患者应归于 RAEB-2

第一节   骨髓增生异常综合征伴单系病态造血

骨髓增生异常综合征伴单系病态造血(myelodysplastic syndromes with single lineage dysplasia,MDS-SLD),简称 MDS 伴单系病态造血,是指单一系列细胞病态造血的 MDS。2008 版 WHO 称其为难治性血细胞减少伴单系病态造血(refractory cytopenia with unilineage dysplasia,RCUD),包括难治性贫血(refractory anaemia,RA)、难治性中性粒细胞减少(refractory neutropenia,RN)和难治性血小板减少(refractory thrombocytopenia,RT)。由于在 RCUD 中,病态造血的细胞类型并非总与血细胞减少的系别相一致,2017 版 WHO 将 RA、RN、RT 这些亚型统一命名为 MDS-SLD。约占所有 MDS 病例的 7%~20%。

(一) 骨髓象

有核细胞增生活跃或减低。原始细胞 <5%,无 Auer 小体。粒系、红系、巨核系三系细胞中,仅有一系的病态造血细胞 ≥ 10%,另两系细胞发育正常或仅轻度异常(病态造血细胞 <10%)。有时可以见到环形铁粒幼红细胞,但 <15%。当存在 SF3B1 基因突变时,环形铁粒幼红细胞应 <5%。

(二) 血象

血常规检查显示 1 或 2 系血细胞减少。红细胞通常为正细胞正色素或大细胞正色素,而低色素红细胞通常呈现色素不均或双形性,可见红细胞大小不均和数量不等的异型红细胞。原始细胞少见(<1%),无 Auer 小体。可以见到单个系统的病态造血细胞,其细胞系别与骨髓病态造血的相一致。

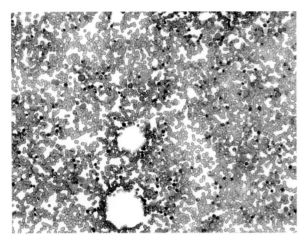

图 8-1　MDS-SLD 骨髓涂片:有核细胞增生活跃

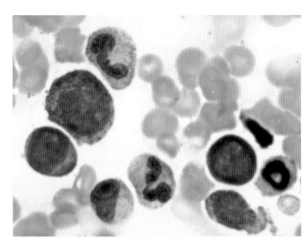

图 8-2　MDS-SLD 骨髓涂片:可见原始细胞,占 3%

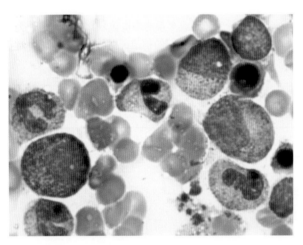

图 8-3　MDS-SLD 骨髓涂片:粒系各
阶段细胞无明显病态造血

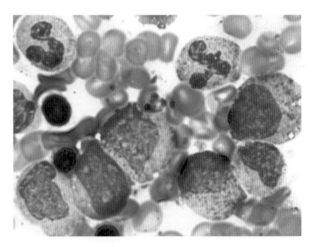

图 8-4　MDS-SLD 骨髓涂片:粒系各
阶段细胞无明显病态造血

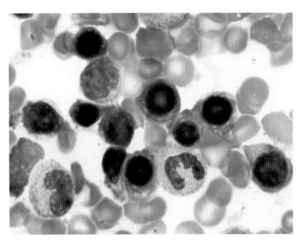

图 8-5　MDS-SLD 骨髓涂片:幼红细
胞比例增高,形态正常

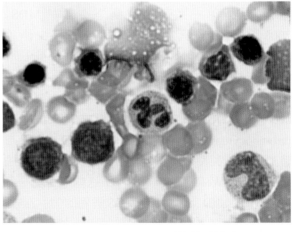

图 8-6　MDS-SLD 骨髓涂片:幼红细
胞比例增高,形态正常

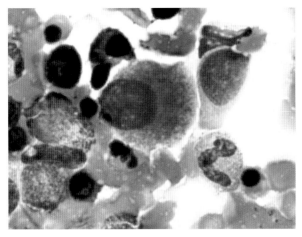

图 8-7 MDS-SLD 骨髓涂片:巨核细胞增多,易见
巨核细胞病态造血。示单圆核颗粒型巨核细胞

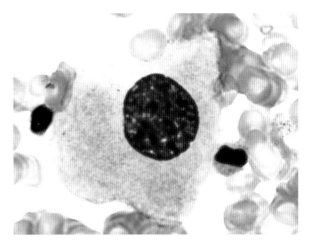

图 8-8 MDS-SLD 骨髓涂片:大单圆
核颗粒型巨核细胞

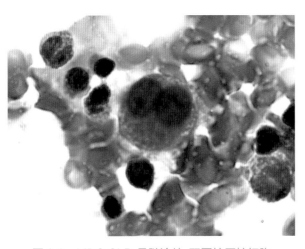

图 8-9 MDS-SLD 骨髓涂片:双圆核巨核细胞

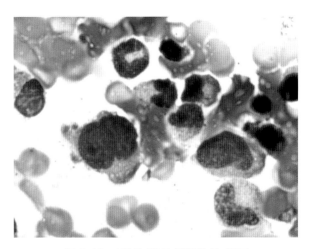

图 8-10 MDS-SLD 骨髓涂片:双圆
核幼稚巨核细胞产血小板

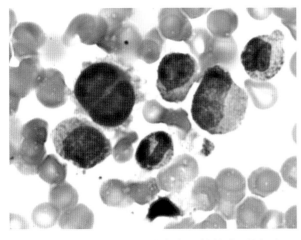

图 8-11 MDS-SLD 骨髓涂片:双核幼稚巨核细胞

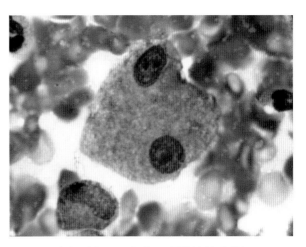

图 8-12 MDS-SLD 骨髓涂片:双圆
核颗粒型巨核细胞

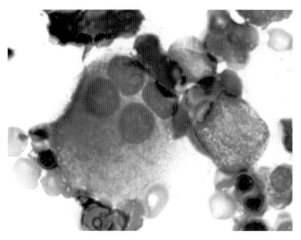

图 8-13　MDS-SLD 骨髓涂片：多圆
核颗粒型巨核细胞

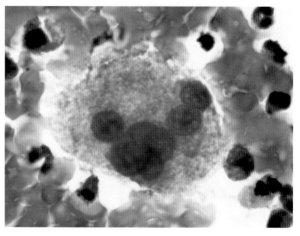

图 8-14　MDS-SLD 骨髓涂片：多圆
核颗粒型巨核细胞

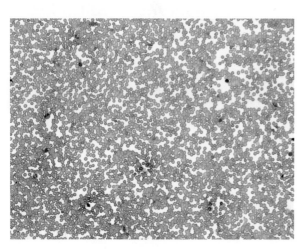

图 8-15　MDS-SLD 外周血涂片：白细胞数正常

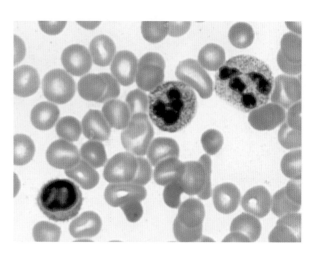

图 8-16　MDS-SLD 外周血涂片：白细
胞分类正常，无原始细胞，血小板少见

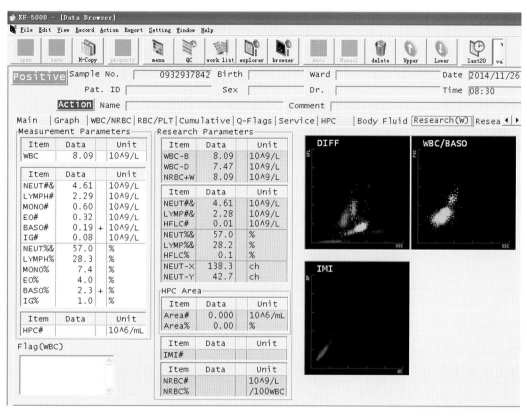

图 8-17　病例 41 血液分析

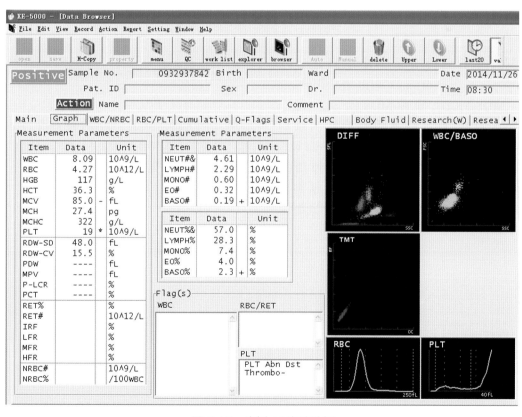

图 8-18　病例 41 血液分析

该例 MDS 伴单系病态造血患者,红细胞计数、Hb 及 HCT 正常,红细胞形态及血红蛋白相关参数(MCV、RDW、MCV、MCH、MCHC)正常。红细胞直方图表现正常。白细胞计数及分类,DIFF 与 WBC/BASO 散点图基本正常。血小板计数显著降低,血小板直方图中血小板峰低平,外周血涂片复检有助于保证结果的可靠性。

(三) 诊断标准

外周血单系血细胞减少或两系血细胞减少,无原始细胞或罕见(<1%)。骨髓单系细胞病态造血:一个髓系细胞中病态造血的细胞 ≥ 10%;原始细胞 <5%。无 Auer 小体。

当单系细胞病态造血伴有全血细胞减少时,则归为 MDS- 不能分型(MDS-U)。当单系细胞病态造血而外周血原始细胞为 1% 者,应归为 MDS-U。如果骨髓原始细胞 <5%,而外周血原始细胞为 2%~4%,其他条件符合 MDS 诊断标准的,应诊断分型为 MDS-EB-1。

髓系细胞中一系或多系血细胞减少,持续 ≥ 6 个月;经全面检查,不能达到 MDS 最低诊断标准;排除一切能引起血细胞减少的原因。则诊断为意义未定的特发性血细胞减少(idiopathic cytopenia of undetermined(uncertain)significance,ICUS)。

第二节　骨髓增生异常综合征伴多系病态造血

骨髓增生异常综合征伴多系病态造血(myelodysplastic syndromes with multilineage dysplasia,MDS-MLD),简称 MDS 伴多系病态造血。2008 版 WHO 曾称其为难治性血细胞减少伴多系病态造血(refractory cytopenia with multilineage dysplasia,RCMD)。表现为外周血 1~3 系血细胞减少,骨髓 2 系或 3 系髓系细胞(粒系、红系、巨核系)病态造血(病态造血细胞 ≥ 10%)。

(一) 骨髓象

骨髓有核细胞通常为增生活跃或明显活跃,少数病例为增生减低。髓系(粒系或 / 和红系或 / 和巨核系)≥ 2 个系别中的病态造血细胞 ≥ 10%。原始细胞 <5%,无 Auer 小体。

(二) 血象

1~3 系血细胞减少,原始细胞无或罕见(<1%),无 Auer 小体。单核细胞不增多。

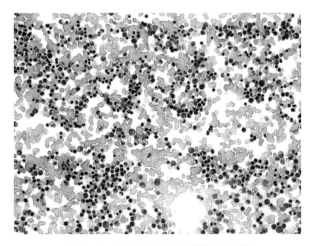

图 8-19　MDS-MLD 骨髓涂片:有核
细胞增生明显活跃

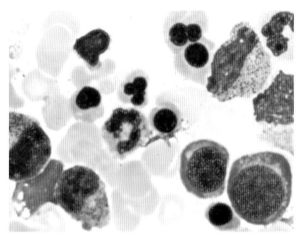

图 8-20　MDS-MLD 骨髓涂片:红系细胞增生
明显,可见分叶核、花瓣核晚幼红细胞

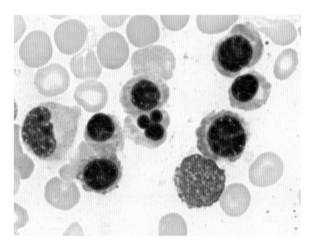

图 8-21　MDS-MLD 骨髓涂片:部分幼红细
胞类巨幼变,可见花瓣核晚幼红细胞

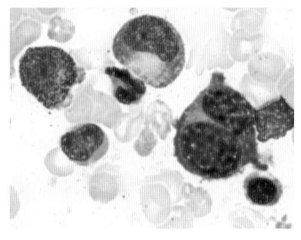

图 8-22　MDS-MLD 骨髓涂片:不对
称双核早幼红细胞

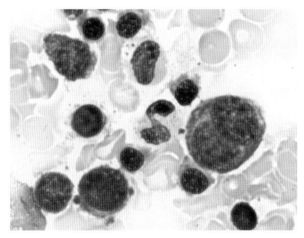

图 8-23　MDS-MLD 骨髓涂片:对称
双核早幼红细胞

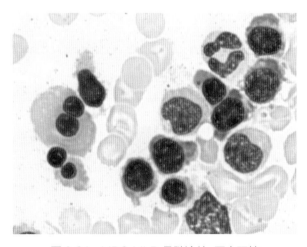

图 8-24　MDS-MLD 骨髓涂片:巨大双核
晚幼红细胞及双核中性杆状核粒细胞

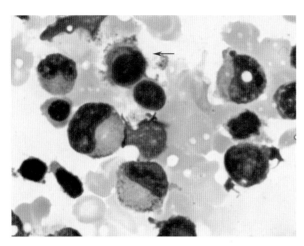

图 8-25 MDS-MLD 骨髓涂片:部分中、晚幼粒细胞胞质颗粒减少,核浆发育失衡,可见单圆核小巨核细胞(↑)

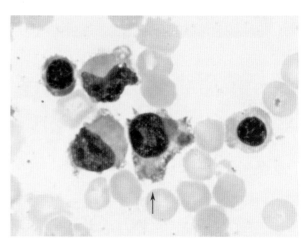

图 8-26 MDS-MLD 骨髓涂片:中、晚幼粒细胞胞质颗粒减少,核浆发育失衡,可见单圆核小巨核细胞(↑)

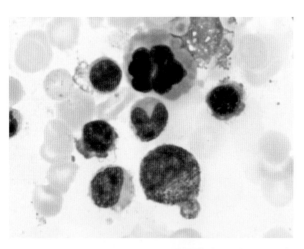

图 8-27 MDS-MLD 骨髓涂片:巨大多分叶核晚幼红细胞

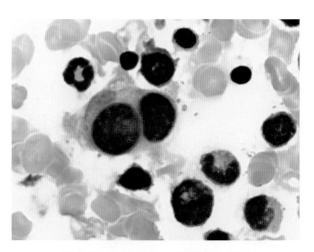

图 8-28 MDS-MLD 骨髓涂片:双圆核巨核细胞

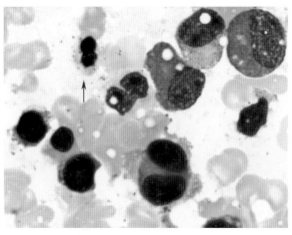

图 8-29 MDS-MLD 骨髓涂片:双圆核巨核细胞;花生样核晚幼红细胞胞质内可见嗜碱性点彩(↑)

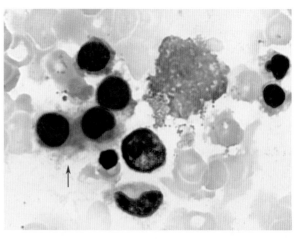

图 8-30 MDS-MLD 骨髓涂片:淋巴样小巨核细胞(↑);晚幼红细胞核出芽

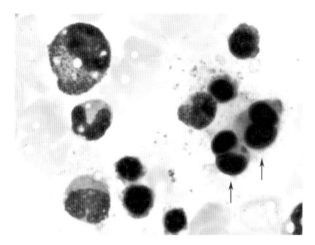

图 8-31　MDS-MLD 骨髓涂片:易见
双圆核小巨核细胞(↑)

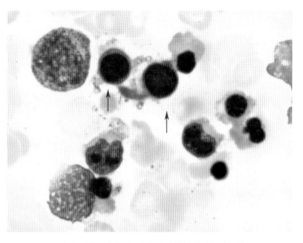

图 8-32　MDS-MLD 骨髓涂片:淋巴
样小巨核细胞(↑);畸形核晚幼红细胞

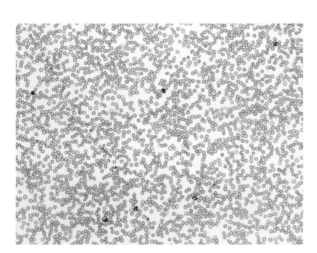

图 8-33　MDS-MLD 外周血涂片:白
细胞数减低

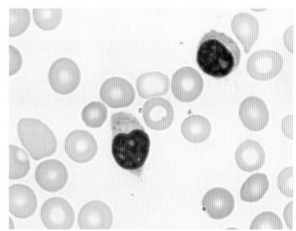

图 8-34　MDS-MLD 外周血涂片:成熟红细胞大小
不等,中性粒细胞及血小板少见,未见原始细胞

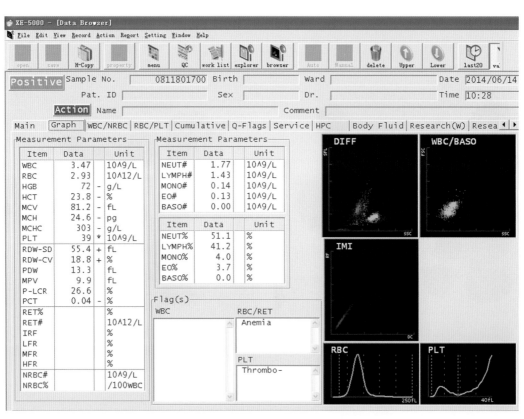

图 8-35　病例 42 血液分析

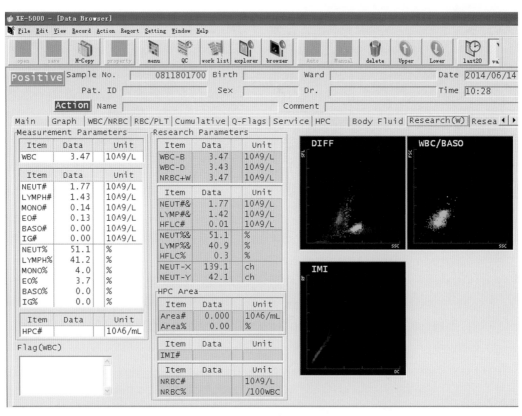

图 8-36　病例 42 血液分析

236

MDS-MLD 患者红细胞计数、Hb 及 HCT 降低，MCV、MCH、MCHC 均降低呈中度小细胞低色素性贫血状。红细胞 RDW 增高提示红细胞体积均一性不足，与外周血涂片中可见大小不等的红细胞表现一致。白细胞计数及分类结果较为正常，单核细胞比例不高。白细胞 DIFF 及 WBC/BASO 散点图显示正常。血小板计数降低，其相应的直方图中血小板峰表现低平，外周血涂片手工复检有助于保证结果的可靠性。

（三）诊断标准

外周血 1~3 系血细胞减少，原始细胞无或罕见（<1%），无 Auer 小体，单核细胞 <1.0×10^9/L。骨髓髓系（粒系和（或）红系和（或）巨核系）中 ≥ 2 系别的病态造血细胞 ≥ 10%，原始细胞 <5%，无 Auer 小体。

外周血原始细胞为 1% 的 MLD 应归为 MDS-U。当出现多系病态造血，骨髓原始细胞 <5%，无 Auer 小体，但外周血原始细胞占 2%~4% 时，应归为 MDS-EB-1；当有多系病态造血，外周血原始细胞 <1%，骨髓原始细胞 <5%，但有 Auer 小体时，应归为 MDS-EB-2。

第三节　骨髓增生异常综合征伴环形铁粒幼红细胞

骨髓增生异常综合征伴环形铁粒幼红细胞（myelodysplastic syndromes with ring sideroblasts，MDS-RS），简称 MDS 伴环形铁粒幼红细胞。包括 2 个亚型，即 MDS 伴环形铁粒幼红细胞和单系病态造血（MDS with ring sideroblasts and single lineage dysplasia，MDS-RS-SLD）和 MDS 伴环形铁粒幼红细胞和多系病态造血（MDS with ring sideroblasts and multilineage dysplasia，MDS-RS-MLD）。2017 版 WHO 将难治性贫血伴环形铁粒幼红细胞（refractory anaemia with ring sideroblasts，RARS）更名为 MDS-RS-SLD；将难治性血细胞减少伴多系病态造血（RCMD）中的伴有环形铁粒幼红细胞的病例（RCMD-RS）重新命名为 MDS-RS-MLD。其共同特征为：贫血，红系细胞病态造血，且骨髓中环形铁粒幼红细胞占幼红细胞 ≥ 15%。SF3B1 基因突变与 MDS 伴环形铁粒幼红细胞（MDS-RS）有明确关联，是预后良好的指标。SF3B1 基因突变阳性，环形铁粒幼红细胞达红系 5% 即可诊断为 MDS-RS；若没有 SF3B1 基因突变，诊断 MDS-RS 仍需环形铁粒幼红细胞比例 ≥ 15%。

（一）骨髓象

有核细胞增生活跃或减低。红系细胞比值增高（少数病例减低），红系细胞病态造血表现为类巨幼变、花瓣核、分叶核、多核。环形铁粒幼红细胞 ≥ 15%。MDS-RS-SLD 患者的粒系及巨核系细胞无明显异常（病态造血细胞 <10%）。MDS-RS-MLD 患者的粒系及巨核系至少一系病态造血细胞 ≥ 10%。原始细胞 <5%，无 Auer 小体。

（二）血象

MDS-RS-SLD 患者的外周血 1 系或 2 系血细胞减少。MDS-RS-MLD 患者的外周血为 1~3 系血细胞减少。无原始细胞（<1%）。贫血主要呈大细胞正色素或正细胞正色素性。成熟红细胞可大小不等、形态不一，如巨红细胞、大红细胞、小红细胞等。也可表现为双形性，多数细胞呈正色素，少数细胞呈低色素。

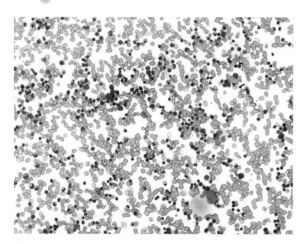

图 8-37　MDS-RS-SLD 骨髓涂片：
有核细胞增生活跃

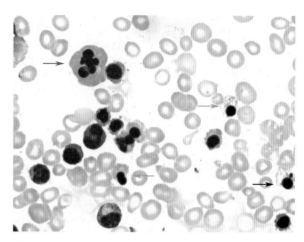

图 8-38　MDS-RS-SLD 骨髓涂片：花瓣核巨大晚幼红细胞(↑)；晚幼红细胞胞质内可见空泡及嗜碱性点彩颗粒(↑)；核出芽(↑)及花生核(↑)晚幼红细胞。成熟红细胞呈双形性

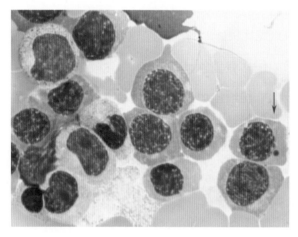

图 8-39　MDS-RS-SLD 骨髓涂片：大部分幼红细胞类巨幼变,可见 H-J 小体(↑)

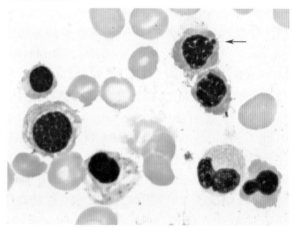

图 8-40　MDS-RS-SLD 骨髓涂片：中幼红细胞可见 H-J 小体(↑),可见类巨幼变嗜碱性点彩晚幼红细胞,花生样核晚幼红细胞

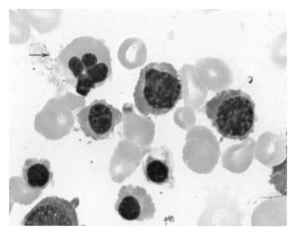

图 8-41　MDS-RS-SLD 骨髓涂片：
类巨幼变畸形核晚幼红细胞(↑)

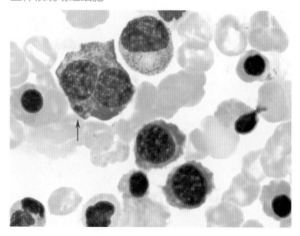

图 8-42　MDS-RS-SLD 骨髓涂片：
双核早幼红细胞,胞质内可见微核(↑)

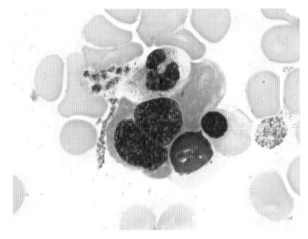

图 8-43　MDS-RS-SLD 骨髓涂片：
类巨幼变巨大双核中幼红细胞

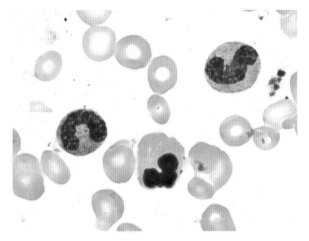

图 8-44　MDS-RS-SLD 骨髓涂片：
类巨幼变畸形核晚幼红细胞

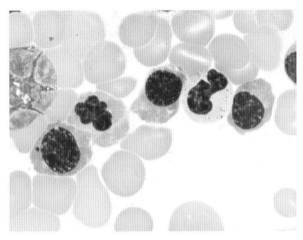

图 8-45　MDS-RS-SLD 骨髓涂片：
畸形核晚幼红细胞类巨幼变

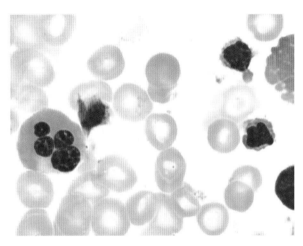

图 8-46　MDS-RS-SLD 骨髓涂片：
类巨幼变多核晚幼红细胞

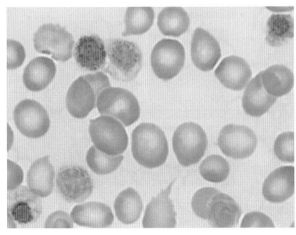

图 8-47　MDS-RS-SLD 骨髓涂片铁染色：可见较多环
形铁粒幼红细胞(5 颗及以上的铁粒环绕核超过 1/3),可
见铁粒红细胞

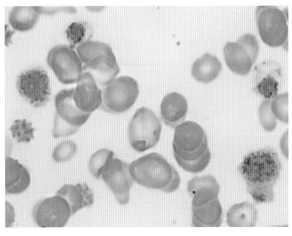

图 8-48　MDS-RS-SLD 骨髓涂片铁染色:可见较多环
形铁粒幼红细胞(占 56%),可见铁粒红细胞

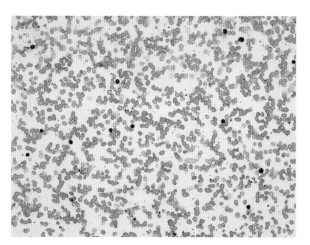

图 8-49　MDS-RS-SLD 外周血涂片：
白细胞数正常

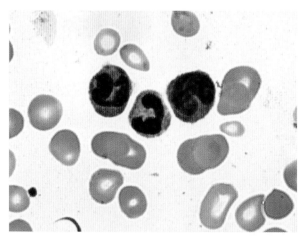

图 8-50　MDS-RS-SLD 外周血涂片：成熟红细
胞大小不等、形态不一；未见原始细胞

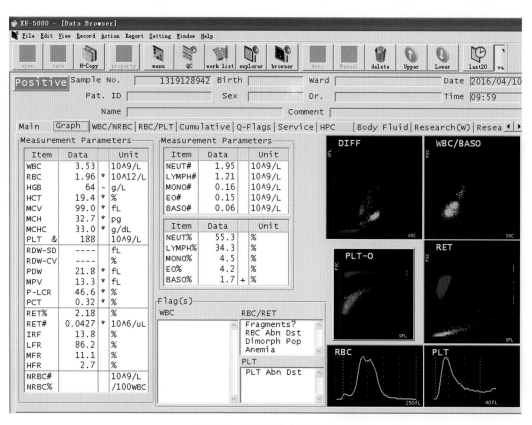

图 8-51　病例 43 血液分析

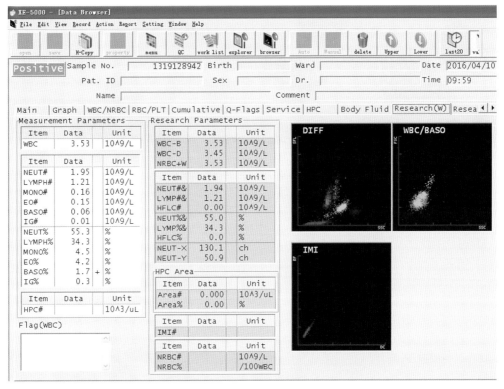

图 8-52　病例 43 血液分析

血液分析

患者红细胞计数及血红蛋白浓度提示存在中度贫血。红细胞直方图呈现双峰提示存在两群大小不等的红细胞,这与外周血涂片中可见红细胞大小不一表现一致。白细胞计数及分类正常。血小板计数正常。血小板直方图右侧底部抬高可能是受到大小不等的红细胞的影响,采用光学法对血小板进行检验有助于计数结果的准确性。

病例 44　MDS 伴环形铁粒幼红细胞和单系病态造血

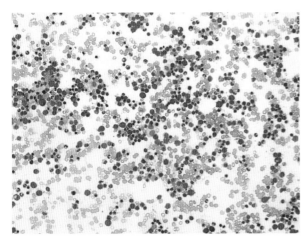

图 8-53　MDS-RS-SLD 骨髓涂片:
有核细胞增生明显活跃

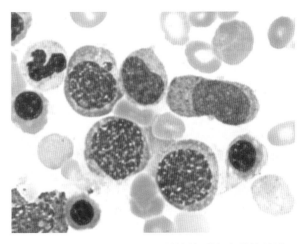

图 8-54　MDS-RS-SLD 骨髓涂片:幼红细胞比值增
高,明显病态造血:部分细胞呈类巨幼变

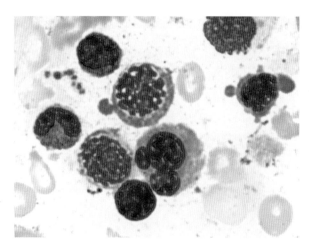

图 8-55 MDS-RS-SLD 骨髓涂片:红系病态造血;幼红
细胞类巨幼变;可见不对称多圆核巨中幼红细胞

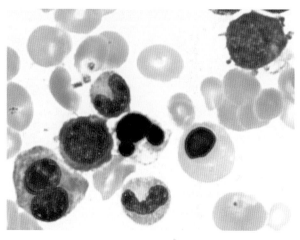

图 8-56 MDS-RS-SLD 骨髓涂片:双圆核巨中幼红细
胞;不对称多圆核巨晚幼红细胞胞质内可见嗜碱性点彩
颗粒及胞质空泡形成;巨晚幼红细胞

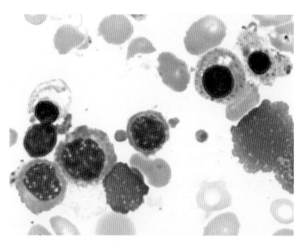

图 8-57 MDS-RS-SLD 骨髓涂片:晚幼红细胞
胞质可见嗜碱性点彩颗粒及胞质空泡形成

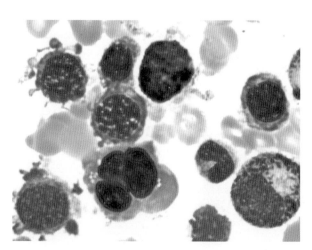

图 8-58 MDS-RS-SLD 骨髓涂片:
多核巨晚幼红细胞

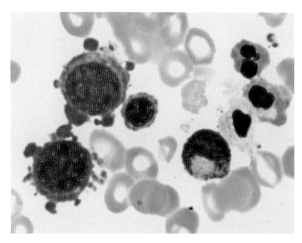

图 8-59 MDS-RS-SLD 骨髓涂片:核出
芽及核分叶的畸形核巨晚幼红细胞

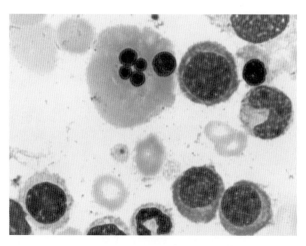

图 8-60 MDS-RS-SLD 骨髓涂片:
多圆核巨晚幼红细胞

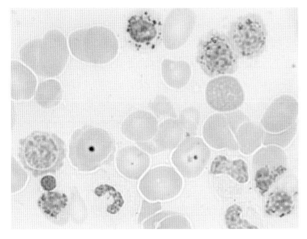

图 8-61　MDS-RS-SLD 骨髓涂片铁
染色:环形铁粒幼红细胞占 48%

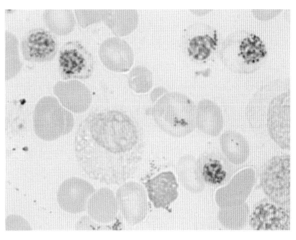

图 8-62　MDS-RS-SLD 骨髓涂片铁
染色:环形铁粒幼红细胞占 48%

图 8-63　MDS-RS-SLD 外周血涂片:白细胞数减少

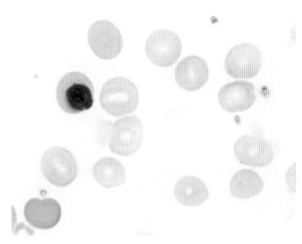

图 8-64　MDS-RS-SLD 外周血涂片:可见有核细胞

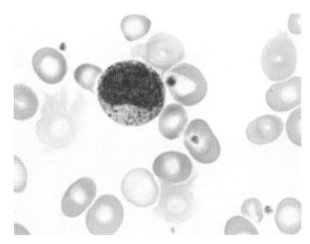

图 8-65　MDS-RS-SLD 外周血涂片:偶见幼
粒细胞,无原始细胞;血小板散在、易见

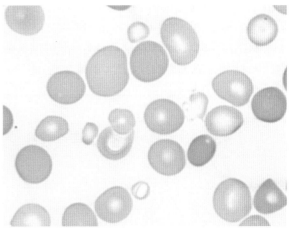

图 8-66　MDS-RS-SLD外周血涂片:
成熟红细胞明显大小不等

该例 MDS-RS-SLD 患者的原始血液分析散点图未能获得。其血常规结果：WBC $2.48 \times 10^9/L$，RBC $1.75 \times 10^{12}/L$，Hb 55g/L，HCT 17.3%，MCV 98.9fl，MCH 31.4pg，MCHC 318g/L，PLT $218 \times 10^9/L$，N 62%，L 25%，M 12.5%，E 0.4%；N 绝对值 $1.54 \times 10^9/L$，L 绝对值 $0.62 \times 10^9/L$，M 绝对值 $0.31 \times 10^9/L$，E 绝对值 $0.01 \times 10^9/L$，RDW 32.7，RET 2.2%，RET 绝对值 0.038。患者 WBC 及 RBC 减少、重度贫血，PLT 正常。描述红细胞形态的 RDW 增高，这与涂片中可见大小不等的红细胞表现一致。DIFF 散点图中应可见有核红细胞信号增强，存在幼稚粒细胞和核左移现象。

（三）诊断标准

MDS-RS 伴单系病态造血（MDS-RS-SLD）诊断标准　外周血 1 系或 2 系血细胞减少，无原始细胞（<1%）。骨髓原始细胞 <5%，无 Auer 小体。仅有红系病态造血，环形铁粒幼红细胞 ≥ 15%。当 *SF3B1* 基因突变阳性时，环形铁粒幼红细胞 ≥ 5% 即可诊断。如果 *SF3B1* 基因突变状态未知，建议将具有 5%~14% 环形铁粒幼红细胞和单系病态造血的病例归类为 MDS-SLD。

MDS-RS 伴多系病态造血（MDS-RS-MLD）诊断标准　外周血 1~3 系血细胞减少，无原始细胞（<1%）。骨髓原始细胞 <5%，无 Auer 小体；2 系或 3 系细胞病态造血，环形铁粒幼红细胞 ≥ 15%；当 *SF3B1* 基因突变阳性时，环形铁粒幼红细胞 ≥ 5% 即可诊断。如果 *SF3B1* 基因突变状态未知，建议将具有 5%~14% 环形铁粒幼红细胞和多系病态造血的病例归类为 MDS-MLD。

第四节　骨髓增生异常综合征伴孤立 5q 丢失

骨髓增生异常综合征伴孤立 5q 丢失〔myelodysplastic syndrome with isolated del(5q)〕，简称 MDS 伴有孤立 5q 丢失（MDS 伴 5q⁻），又称"5q⁻综合征"（5q⁻syndrome）或 MDS 伴单纯 del(5q)，其特点为贫血伴或不伴其他血细胞减少和（或）血小板增多，伴孤立性 del(5q) 细胞遗传学异常。MDS 伴孤立 del(5q) 以前的定义为仅限于 del(5q) 作为唯一核型异常，WHO（2017）分型提出可伴有第二种细胞遗传学异常（7 号染色体单体除外），但若出现 >2 种核型异常，则不能归于此类。MDS 伴单纯 del(5q) 预后良好，再伴有 1 个额外核型异常亦不影响预后，但单体 7 或 del(7q) 除外。

（一）骨髓象

有核细胞增生明显活跃或活跃，少数病例为增生减低。1~3 系细胞病态造血，原始细胞 <5%，无 Auer 小体。巨核细胞数量常增多，胞体正常或稍小，伴有显著的核不分叶或分叶减少，易见大单圆核巨核细胞。

（二）血象

通常为大细胞性贫血，白细胞正常或减少，无原始细胞或罕见（<1%），血小板常正常或增多。

第八章

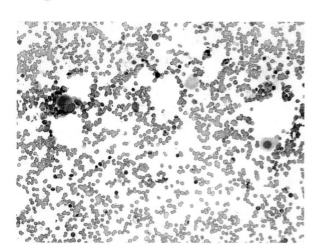

图 8-67 MDS 伴 5q− 骨髓涂片：有核细胞增生欠活跃

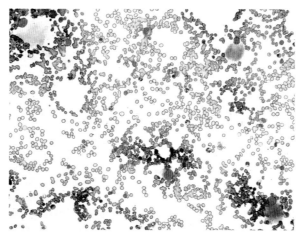

图 8-68 MDS 伴 5q− 骨髓涂片：大单圆核巨核细胞增多

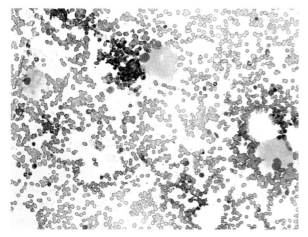

图 8-69 MDS 伴 5q− 骨髓涂片：大单圆核巨核细胞，核不分叶或少分叶

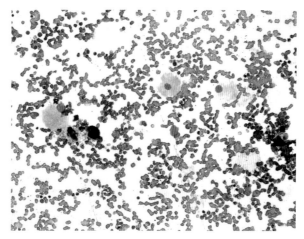

图 8-70 MDS 伴 5q− 骨髓涂片：大单圆核巨核细胞

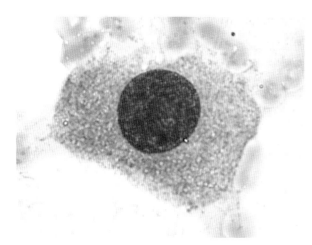

图 8-71 MDS 伴 5q− 骨髓涂片：大单圆核巨核细胞

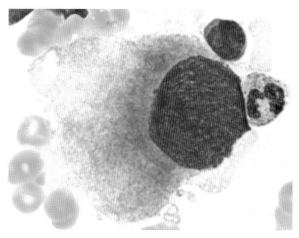

图 8-72 MDS 伴 5q− 骨髓涂片：大单圆核巨核细胞

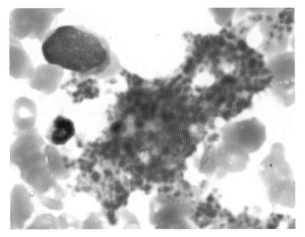

图 8-73　MDS 伴 5q– 骨髓涂片:原始
细胞占 0.5%。血小板成堆、成片分布

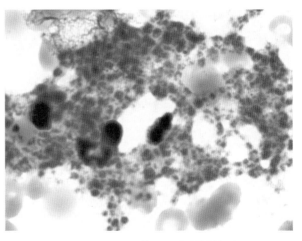

图 8-74　MDS 伴 5q– 骨髓涂片:血
小板成堆、成片分布

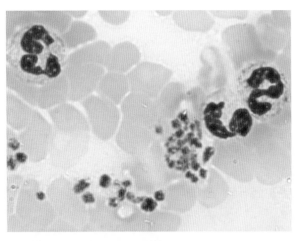

图 8-75　MDS 伴 5q– 外周血涂片:成熟红细胞大
小不等,部分细胞偏大;血小板多见,未见原始细胞

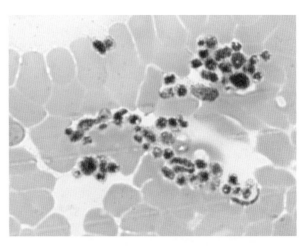

图 8-76　MDS 伴 5q– 外周血涂片:血小板增多,散
在、小丛、成群、成片分布,易见大血小板

血液分析

　　该例 MDS 伴孤立 5q 丢失患者的原始血液分析结果的散点图未能获得。其血常规结果:WBC 5.21×10⁹/L,RBC 2.26×10¹²/L,Hb 65g/L,HCT 22.0%,MCV 97.3fl,MCH 28.8pg,MCHC 295g/L,PLT 465×10⁹/L,N 50.6%,L 42.5%,M 2.9%,E 2.5%,B 1.5%,N 绝对值 2.64×10⁹/L,L 绝对值 2.21×10⁹/L,M 绝对值 0.15×10⁹/L,E 绝对值 0.13×10⁹/L,B 绝对值 0.08×10⁹/L,血小板平均体积 13.0fl,血小板比容 0.60%,PDW 20.7%,大血小板比率 46.5%,RDW-SD 52.2fl,RDW-CV 15.5%。白细胞计数较为正常。由于外周血涂片中白细胞形态较为正常,白细胞 DIFF 散点图应该可以对各种白细胞进行较好的区分。患者中度贫血,外周血涂片可见大红细胞,RDW-SD 及 RDW-CV 均增高,提示红细胞大小不等,此与外周血涂片一致。血小板增多,PDW 增加,血小板平均体积增加,大血小板比率增高,外周血涂片中可见成群血小板及大血小板,这在血小板直方图中应该表现为底部增宽、右侧底部抬高,此种情况下各种仪器法计数都难以保证结果的准确性,手工复检可以对血小板计数进行粗略估计。

（三）诊断标准

1. 外周血 贫血，血小板通常正常或增多，1~2 系血细胞减少，无原始细胞或罕见（<1%）。

2. 骨髓象 1~3 系病态造血，巨核细胞数量正常或增多，伴有核分叶过少；原始细胞 <5%，无 Auer 小体。

3. 细胞遗传学 单纯 5q⁻ 细胞遗传学异常。可伴有第二种细胞遗传学异常（7 号染色体单体或 del（7q）除外）。单纯 5q⁻ 细胞遗传学异常为 5 号染色体 q31-q33 间多条带的缺失，且缺失及断裂点的位置不同。建议将符合 MDS 伴孤立 del（5q）标准但全血细胞减少的病例归类为 MDS-U，其临床行为不确定。

第五节　骨髓增生异常综合征伴原始细胞增多

骨髓增生异常综合征伴原始细胞增多（myelodysplastic syndromes with excess blasts，MDS-EB），简称 MDS 伴原始细胞增多。2016 以前的 WHO 分型称其为难治性贫血伴原始细胞增多（refratory anaemia with excess blasts，RAEB）。骨髓中原始细胞为 5%~19% 或外周血原始细胞为 2%~19%。根据患者生存率和白血病转化率不同，又可分为 MDS-EB-1 和 MDS-EB-2。

一、骨髓增生异常综合征伴原始细胞增多 -1

（一）骨髓象

有核细胞增生活跃或明显活跃，少数病例为增生减低。0~3 系细胞病态造血。幼红细胞比值增高，部分细胞类巨幼变，可见核分叶异常、多核、核间桥。粒系细胞增生明显，可有不同程度的病态造血，如胞体小、核分叶过少（假 P-H 核）、胞质颗粒过少、假 Chediak-Higashi 颗粒和核浆发育失衡。巨核细胞常增多，病态造血以分叶少的小巨核细胞、不分叶及多核巨核细胞为特征。原始细胞增多，占 5%~9%（ANC），无 Auer 小体。

（二）血象

1~3 系血细胞减少，0~3 系细胞病态造血，包括异形红细胞、巨大或颗粒减少的血小板、中性粒细胞颗粒过少、核分叶过少。常可见原始细胞（<5%），无 Auer 小体。单核细胞不增多。

病例 46　MDS 伴原始细胞增多 -1

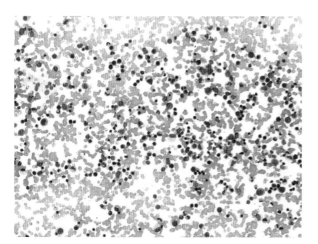

图 8-77　MDS-EB-1 骨髓涂片：有核
细胞增生明显活跃

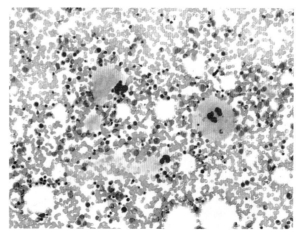

图 8-78　MDS-EB-1 骨髓涂片：部分
巨核细胞体积增大

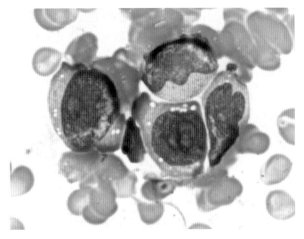

图 8-79　MDS-EB-1 骨髓涂片：原始粒细胞
增多，占 5%；在涂片中分布不均

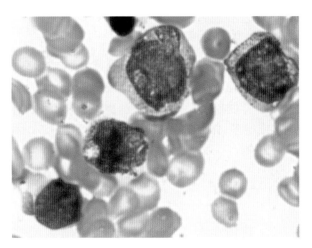

图 8-80　MDS-EB-1 骨髓涂片：可见
核型不规则原始粒细胞

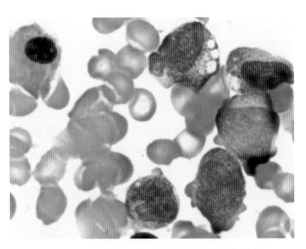

图 8-81　MDS-EB-1 骨髓涂片：原始粒细
胞增多；中幼粒细胞核型不规则，胞质空泡变
性，核浆发育失衡；晚幼红细胞类巨幼变

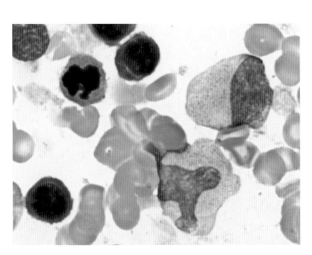

图 8-82　MDS-EB-1 骨髓涂片：中、
晚幼粒细胞核浆发育失衡

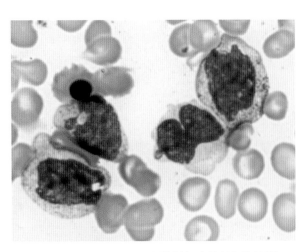

图 8-83　MDS-EB-1 骨髓涂片：中幼粒细胞核型
不规则，核浆发育失衡；晚幼粒细胞胞质颗粒减少

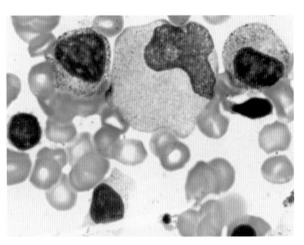

图 8-84　MDS-EB-1 骨髓涂片：核浆
发育失衡的巨大中幼粒细胞

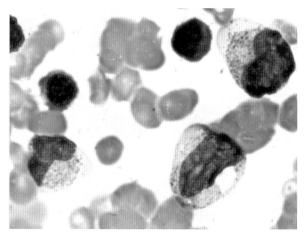

图 8-85　MDS-EB-1 骨髓涂片：中、晚幼粒细胞胞质周
边颗粒减少，胞质发育不均衡，呈内外浆现象

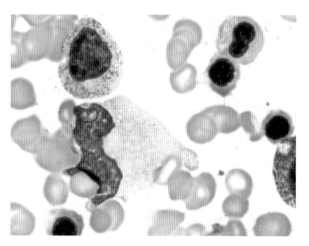

图 8-86　MDS-EB-1 骨髓涂片：巨大
晚幼粒细胞核浆发育失衡

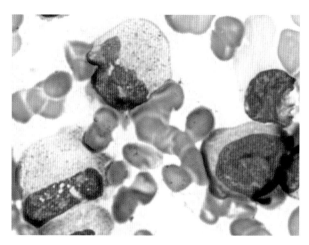

图 8-87　MDS-EB-1 骨髓涂片：巨大
晚幼粒细胞核浆发育失衡

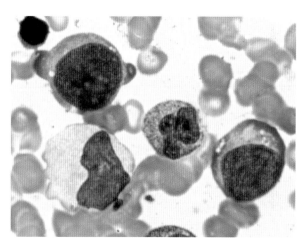

图 8-88　MDS-EB-1 骨髓涂片：原始及早幼红
细胞类巨幼变；中幼粒细胞核浆发育失衡

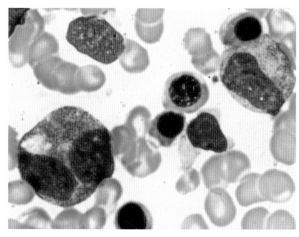

图 8-89　MDS-EB-1 骨髓涂片：双核
中幼粒细胞胞质空泡变性

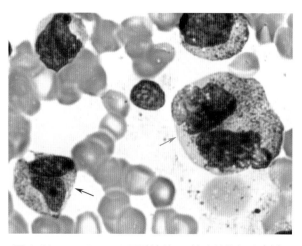

图 8-90　MDS-EB-1 骨髓涂片：双核晚幼粒细胞（↑）；
巨大双核中幼粒细胞核浆发育失衡（↑）

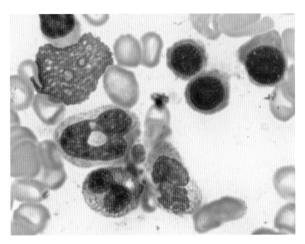

图 8-91　MDS-EB-1 骨髓涂片：环形
核中性粒细胞

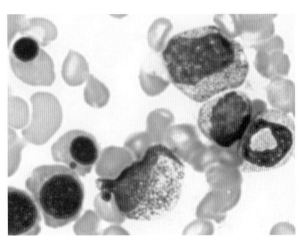

图 8-92　MDS-EB-1 骨髓涂片：幼红细胞类巨幼
变，可见 H-J 小体；可见环形核中性粒细胞

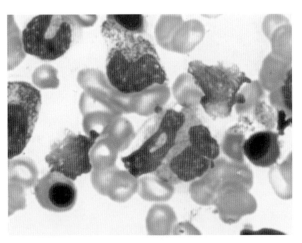

图 8-93　MDS-EB-1 骨髓涂片：巨大双核中性
粒细胞，其中一个核呈环形，另一个核呈杆状

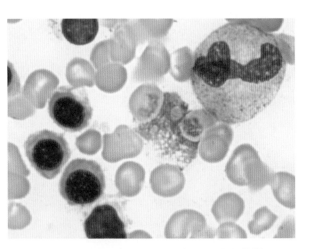

图 8-94　MDS-EB-1 骨髓涂片：巨大杆状核
粒细胞，核染色质呈疏松的网状结构

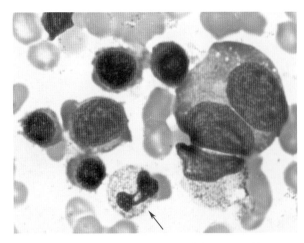

图 8-95　MDS-EB-1 骨髓涂片：巨大双核
早幼红细胞；双核假 P-H 畸形粒细胞(↑)

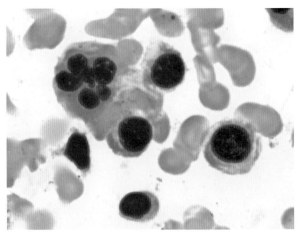

图 8-96　MDS-EB-1 骨髓涂片：巨大
多核晚幼红细胞

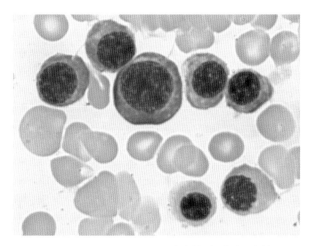

图 8-97　MDS-EB-1 骨髓涂片:部分中、晚幼红细胞类巨幼变,易见嗜多色性红细胞

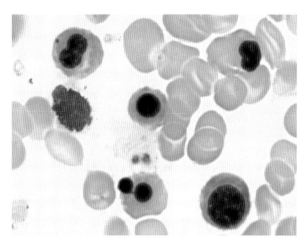

图 8-98　MDS-EB-1 骨髓涂片:晚幼红细胞类巨幼变,可见花生核、分叶核及不规则核晚幼红细胞

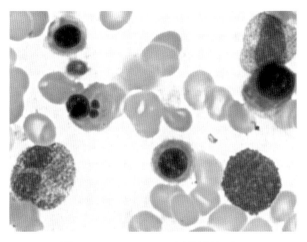

图 8-99　MDS-EB-1 骨髓涂片:中、晚幼红细胞类巨幼变,可见核出芽

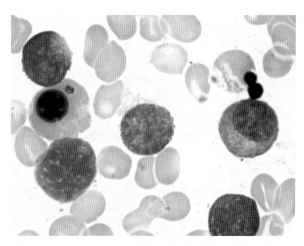

图 8-100　MDS-EB-1 骨髓涂片:晚幼红细胞类巨幼变,可见微核样 H-J 小体;可见花生样核晚幼红细胞脱核现象

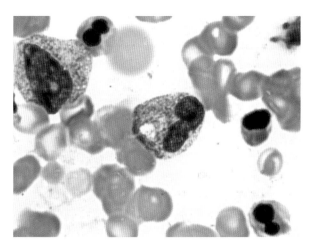

图 8-101　MDS-EB-1 骨髓涂片:花生核及核出芽晚幼红细胞

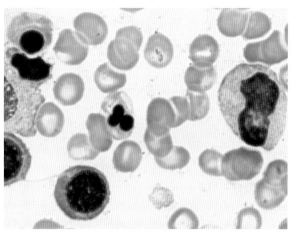

图 8-102　MDS-EB-1 骨髓涂片:巨大晚幼粒细胞核浆发育失衡;可见花瓣核晚幼红细胞

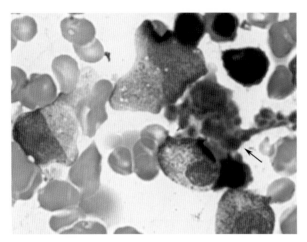

图 8-103　MDS-EB-1 骨髓涂片:可
见大血小板

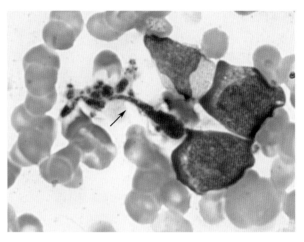

图 8-104　MDS-EB-1 骨髓涂片:长
条形大血小板

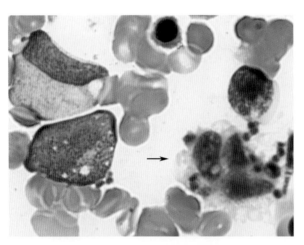

图 8-105　MDS-EB-1 骨髓涂片:大
血小板;巨大晚幼粒细胞核浆发育失衡

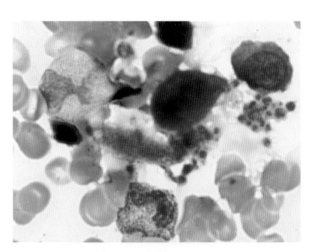

图 8-106　MDS-EB-1 骨髓涂片:单
圆核幼稚巨核细胞产血小板

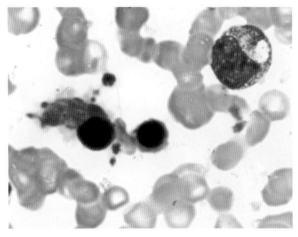

图 8-107　MDS-EB-1 骨髓涂片:产板型单圆核
小巨核细胞;中幼粒细胞空泡变性

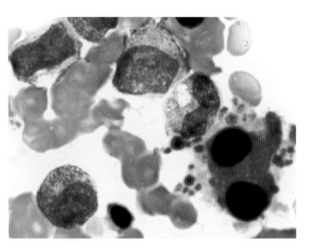

图 8-108　MDS-EB-1 骨髓涂片:双
圆核巨核细胞产血小板

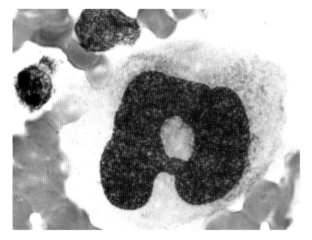

图 8-109　MDS-EB-1 骨髓涂片：环
形核巨核细胞

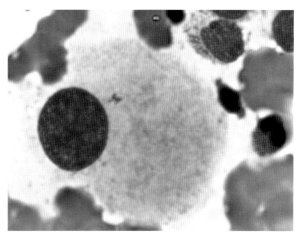

图 8-110　MDS-EB-1 骨髓涂片：大
单圆核巨核细胞

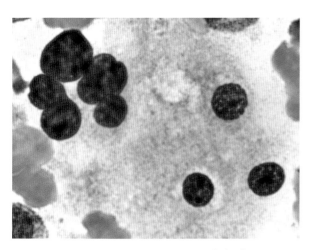

图 8-111　MDS-EB-1 骨髓涂片：多
小圆核巨核细胞

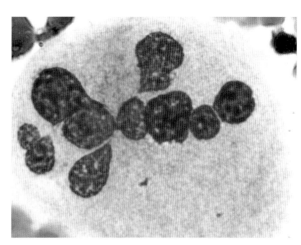

图 8-112　MDS-EB-1 骨髓涂片：多
分叶核巨核细胞

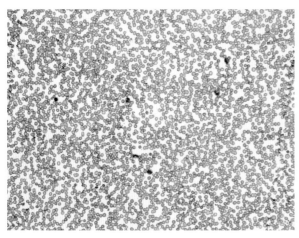

图 8-113　MDS-EB-1 外周血涂片：
白细胞数减低

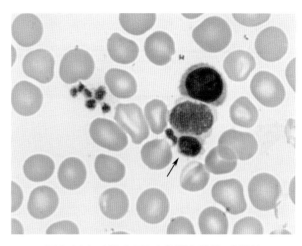

图 8-114　MDS-EB-1 外周血涂片：中性粒
细胞减少，可见大血小板，未见原始细胞

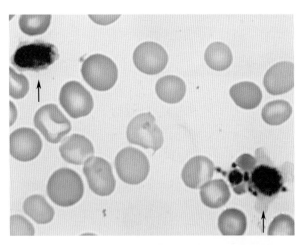

图 8-115　MDS-EB-1 外周血涂片：
巨血小板

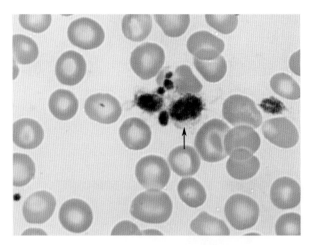

图 8-116　MDS-EB-1 外周血涂片：
巨血小板

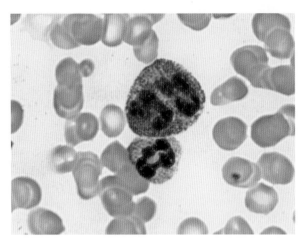

图 8-117　MDS-EB-1 外周血涂片：
巨大双核分叶核粒细胞

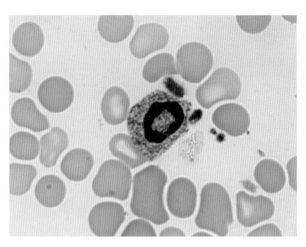

图 8-118　MDS-EB-1 外周血涂片：
环形核中性粒细胞

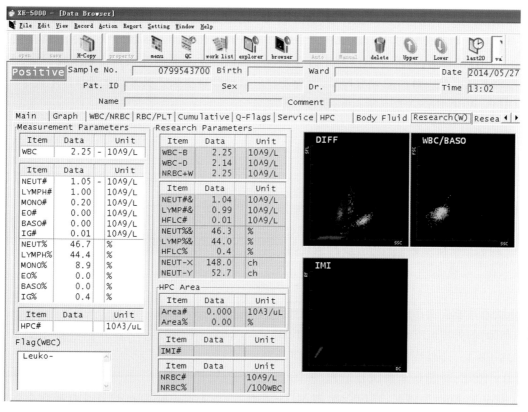

图 8-119　病例 46 血液分析

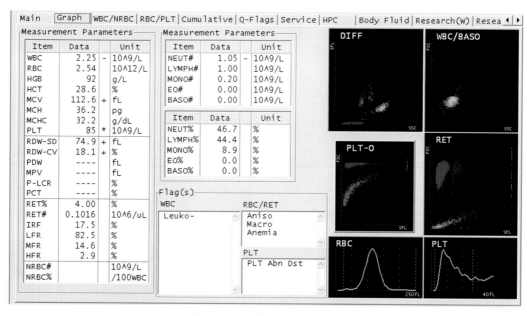

图 8-120　病例 46 血液分析

该例 MDS-EB-Ⅰ患者,红细胞计数、Hb 及 HCT 降低,MCV 增高呈轻度大细胞正色素性贫血。红细胞 RDW 增高,与外周血涂片中可见异形红细胞的表现一致。白细胞计数降低,白细胞分类及 DIFF、WBC/BASO 散点图正常,单核细胞比例正常。血小板计数减低,其直方图中血小板峰的右侧尾部抬高提示大血小板的存在,与外周血涂片中所见多量大血小板表现一致,采用光学法进行血小板计数有助于保证结果的准确性。

(三)诊断标准

骨髓原始细胞 5%~9% 或外周血原始细胞 2%~4%,无 Auer 小体。

外周血 1~3 系血细胞减少,原始细胞 <5%,无 Auer 小体,单核细胞 $<1.0 \times 10^9/L$。骨髓 0~3 系病态造血,原始细胞 5%~9%,无 Auer 小体。

当出现 0~3 系病态造血,骨髓原始细胞 <5%,无 Auer 小体,但外周血原始细胞占 2%~4% 时,应归为 MDS-EB-1。若外周血原始细胞 <5%,单核细胞 $<1.0 \times 10^9/L$;骨髓 0~3 系病态造血,原始细胞 <9%,但可见 Auer 小体时,则应诊断为 MDS-EB-2。骨髓 0~3 系病态造血,原始细胞 <9%,无 Auer 小体,但外周血原始细胞为 5%~19%,单核细胞 $<1.0 \times 10^9/L$,则应诊断为 MDS-EB-2。

二、骨髓增生异常综合征伴原始细胞增多 -2

(一)骨髓象

有核细胞增生活跃或明显活跃,少数病例为增生减低。0~3 系细胞病态造血,各系病态造血细胞的形态学特征同 MDS-EB-1。原始细胞增多,占 10%~19%(ANC),有或无 Auer 小体。

(二)血象

1~3 系血细胞减少,0~3 系细胞病态造血,包括异形红细胞、巨大或颗粒减少的血小板,中性粒细胞颗粒过少、核分叶过少。常可见 5%~19% 的原始细胞,有或无 Auer 小体。单核细胞不增多。

病例 47 MDS 伴原始细胞增多 -2

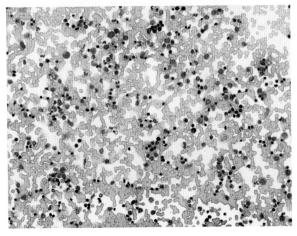

图 8-121 MDS-EB-2 骨髓涂片:有核细胞增生明显活跃

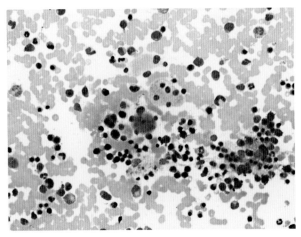

图 8-122 MDS-EB-2 骨髓涂片:易见多圆核巨核细胞

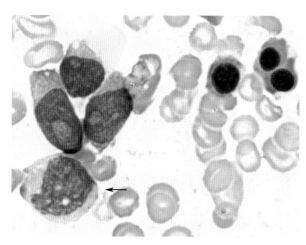

图 8-123 MDS-EB-2 骨髓涂片:原始粒细胞增多,占
11%;分布不均;中幼粒细胞核浆发育失衡(↑)

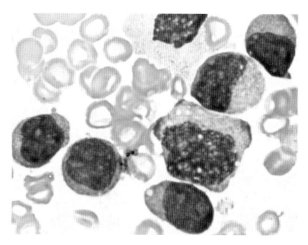

图 8-124 MDS-EB-2 骨髓涂片:原始粒细
胞增多,中幼粒细胞核浆发育失衡

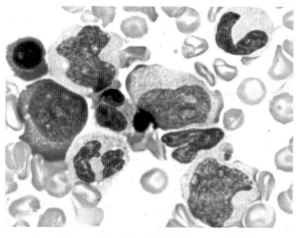

图 8-125 MDS-EB-2 骨髓涂片:中、晚幼粒细
胞核浆发育失衡;成熟粒细胞胞质颗粒减少

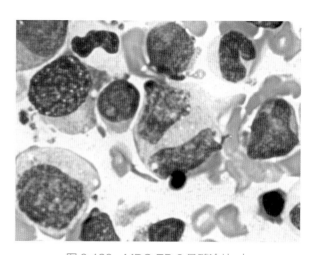

图 8-126 MDS-EB-2 骨髓涂片:中
幼粒细胞核浆发育失衡,可见双核

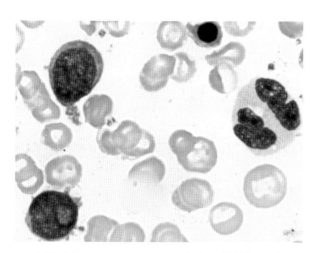

图 8-127 MDS-EB-2 骨髓涂片:原始粒细胞增
多;可见双核杆状核粒细胞,胞质颗粒减少

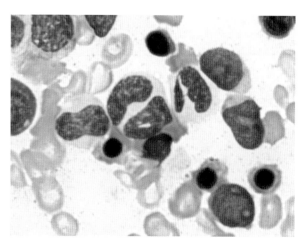

图 8-128 MDS-EB-2 骨髓涂片:原
始粒细胞增多;可见双核晚幼粒细胞

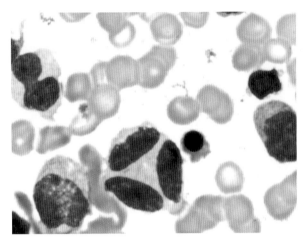

图 8-129　MDS-EB-2 骨髓涂片：可
见三核晚幼粒细胞，核浆发育失衡

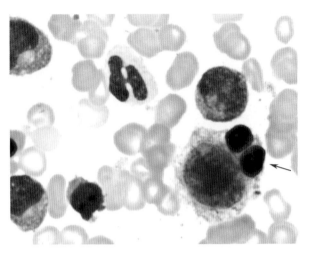

图 8-130　MDS-EB-2 骨髓涂片：畸形核分叶核粒细
胞颗粒减少；可见双小圆核巨核细胞(↑)

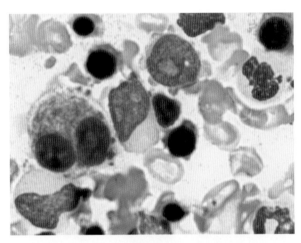

图 8-131　MDS-EB-2 骨髓涂片：原始粒细胞增多；
晚幼及成熟粒细胞胞质颗粒减少；可见双圆核巨核细
胞产血小板

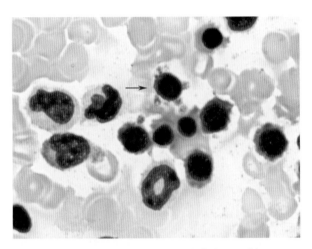

图 8-132　MDS-EB-2 骨髓涂片：环形核
粒细胞；淋巴样小巨核细胞产血小板(↑)

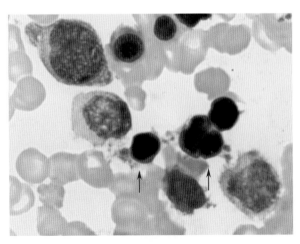

图 8-133　MDS-EB-2 骨髓涂片：多
圆核及淋巴样小巨核细胞产血小板(↑)

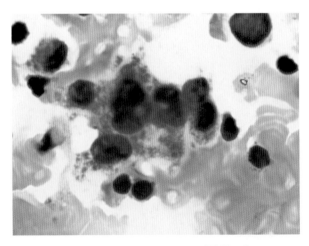

图 8-134　MDS-EB-2 骨髓涂片：成
堆聚集的小巨核细胞

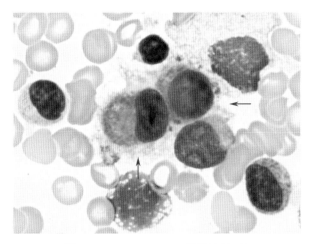

图 8-135 MDS-EB-2 骨髓涂片：单
圆核巨核细胞（↑）

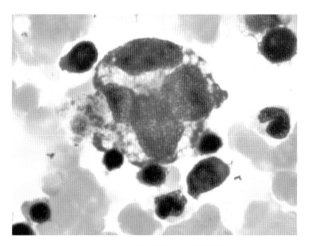

图 8-136 MDS-EB-2 骨髓涂片：多
圆核幼稚巨核细胞产血小板

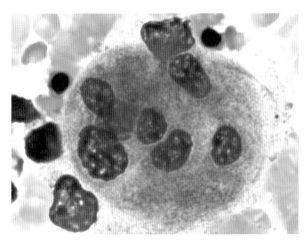

图 8-137 MDS-EB-2 骨髓涂片：多
小圆核巨核细胞

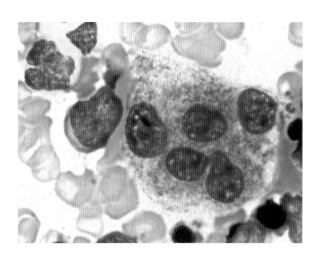

图 8-138 MDS-EB-2 骨髓涂片：多
小圆核巨核细胞

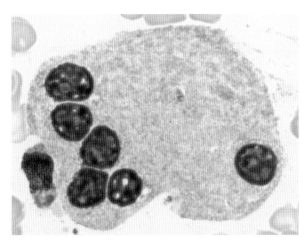

图 8-139 MDS-EB-2 骨髓涂片：多
小圆核巨核细胞

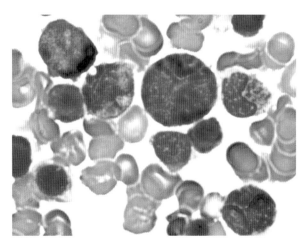

图 8-140 MDS-EB-2 骨髓涂片
MPO 染色：部分原始细胞阳性

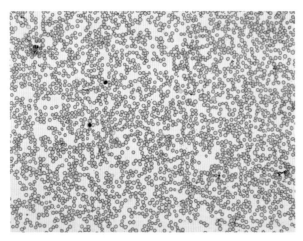

图 8-141　MDS-EB-2 外周血涂片：
白细胞数减低

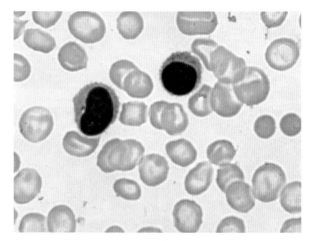

图 8-142　MDS-EB-2 外周血涂片：
中性粒细胞减少，可见少许球形红细胞

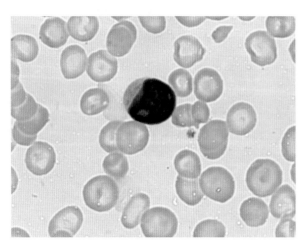

图 8-143　MDS-EB-2 外周血涂片：
可见原始粒细胞，占 1%，无 Auer 小体

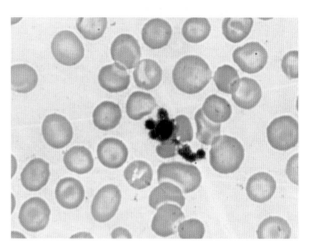

图 8-144　MDS-EB-2 外周血涂片：
可见大血小板

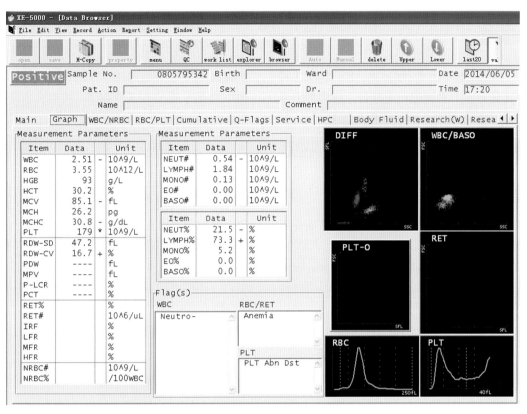

图 8-145　病例 47 血液分析

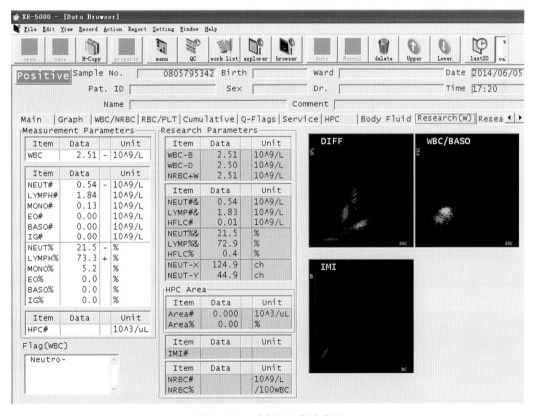

图 8-146　病例 47 血液分析

该例 MDS-EB-2 患者,红细胞、Hb 及 HCT 降低,呈轻度贫血状。白细胞计数降低。白细胞分类计数及 DIFF 散点图示中性粒细胞降低较为显著,单核细胞分类计数正常。血小板计数基本正常。血小板直方图右侧尾部抬高,提示大血小板的存在,这与外周血涂片所见一致。

(三)诊断标准

骨髓原始细胞 10%~19% 或外周血原始细胞 5%~19% 或有 Auer 小体。

外周血 1~3 系血细胞减少,原始细胞 5%~19%,有或无 Auer 小体,单核细胞 $<1.0 \times 10^9/L$;骨髓 0~3 系病态造血,原始细胞 10%~19%,有或无 Auer 小体。

若外周血原始细胞 <5%,单核细胞 $<1.0 \times 10^9/L$ 和(或)骨髓 0~3 系病态造血,原始细胞 <10%,但可见 Auer 小体时,则应诊断为 MDS-EB-2。

第九章

急性髓系白血病

急性髓系白血病(acute myeloid leukaemia，AML)指外周血、骨髓或其他组织中髓系原始细胞(粒系、红系、巨核系、单核系)克隆性增殖所致的髓系细胞肿瘤，诊断要求原始细胞(髓系)≥ 20%。是一个从临床、形态学及遗传学表现异质性疾病，白血病细胞可以为一系增生或多系混合性增生；主要侵犯骨髓，导致造血功能受抑制、外周血血细胞减少或增高。可能的致病因素包括病毒、放射线、细胞毒药物、苯、吸烟、染发剂等。

2017 版 WHO 分型对 AML 伴重现性遗传学异常中的 4 个亚型进行了重命名，并新增了 2 个亚型；修订了 AML 伴骨髓增生异常相关改变(AML-MRC)中伴多系病态造血的诊断标准；WHO 2017 版规定诊断髓系肿瘤时，原始细胞的百分比基于所有骨髓有核细胞，以往的红系细胞增生为主的红系/粒系型(erythroid/myeloid)急性红白血病(acute erythroid leukaemia，AEL)，即 FAB 分型的 AML-M6a，类别已从分类中删除，而归入相应的 MDS-EB、AML-MRC、AML 伴重现性遗传学异常、AML-NOS 的各亚型。2017 版、2008 版 WHO 急性髓系白血病分型见表 9-1。

表 9-1　2017 与 2008 版 WHO 急性髓系白血病和相关肿瘤分型比较

WHO 2017	WHO 2008
AML 伴重现性遗传学异常	AML 伴重现性遗传学异常
AML 伴 t(8 ;21)(q22 ;q22.1);RUNX1-RUNX1T1	AML 伴 t(8 ;21)(q22 ;q22);RUNX1-RUNX1T1
AML 伴 inv(16)(p13.1q22) 或 t(16 ;16)(p13.1 ;q22);CBFB-MYH11	AML 伴 inv(16)(p13.1q22) 或 t(16 ;16)(p13.1 ;q22),CBFB-MYH11
APL 伴 PML-RARA	APL 伴 t(15 ;17)(q22 ;q12);PML-RARA
AML 伴 t(9 ;11)(p21.3 ;q23.3);KMT2A-MLLT3	AML 伴 t(9 ;11)(p22 ;q23);MLLT3-MLL
AML 伴 t(6 ;9)(p23 ;q34.1);DEK-NUP214	AML 伴 t(6 ;9)(p23 ;q34);DEK-NUP214
AML 伴 inv(3)(q21.3q26.2) 或 t(3 ;3)(q21.3 ;q26.2);GATA2,MECOM	AML 伴 inv(3)(q21q26.2) 或 t(3 ;3)(q21 ;q26.2);RPN1-EⅥ1
AML(原始巨核细胞性)伴 t(1 ;22)(p13.3 ;q13.1);RBM15-MKL1	AML(原始巨核细胞性)伴 t(1 ;22)(p13 ;q13);RBM15-MKL1
暂时分型:AML 伴 BCR-ABL1	
AML 伴 NPM1 基因突变	AML 伴 NPM1 基因突变
AML 伴 CEBPA 双等位基因突变	AML 伴 CEBPA 基因突变
暂时分型:AML 伴 RUNX1 基因突变	
急性髓系白血病伴骨髓增生异常相关改变	急性髓系白血病伴骨髓增生异常相关改变
治疗相关髓系肿瘤	治疗相关髓系肿瘤

WHO 2017	WHO 2008
急性髓系白血病,非特指型	急性髓系白血病,非特指型
AML 微分化型	AML 微分化型
AML 未成熟型	AML 未成熟型
AML 伴成熟型	AML 伴成熟型
急性粒 - 单核细胞白血病	急性粒 - 单核细胞白血病
急性原始单核细胞 / 单核细胞白血病	急性原始单核细胞和单核细胞白血病
纯红细胞白血病	急性红白血病
急性原始巨核细胞白血病	急性原始巨核细胞白血病
急性嗜碱性粒细胞白血病	急性嗜碱性粒细胞白血病
急性全髓增殖伴骨髓纤维化	急性全髓增殖伴骨髓纤维化
髓系肉瘤	髓系肉瘤
唐氏综合征相关性髓系增殖	唐氏综合征相关性髓系增殖
一过性(短暂性)异常骨髓增殖	一过性(短暂性)异常骨髓增殖
唐氏综合征相关的髓系白血病	唐氏综合征相关的髓系白血病
母细胞性浆细胞样树突细胞肿瘤	母细胞性浆细胞样树突细胞肿瘤

第一节　急性髓系白血病伴重现性遗传学异常

急性髓系白血病伴重现性遗传学异常(acute myeloid leukaemia with recurrent genetic abnormalities)是一组以重现性遗传学异常为特征的 AML。最常见的染色体异常包括 t(8 ;21)(q22 ;q22.1)、inv(16)(p13.1q22) 或 t(16 ;16)(p13.1 ;q22) 和 t(15 ;17)(q24.1 ;q21.2),大多数病例都有其特征性的形态学特点和免疫学表型,WHO 认为当被证实有以上染色体异常时,即使原始细胞数 <20% 也应诊断为 AML。目前尚不确定所有伴有 t(9 ;11)(p21.3 ;q23.3),t(6 ;9)(P23 ;q34.1),inv(3)(q21.3q26.2),t(3 ;3)(q21.3 ;q26.2) 和 t(1 ;22)(P13.3 ;q13.1) 等重现性遗传学异常的病例,当原始细胞 <20% 时是否应归类为 AML。

2017 版 WHO 新增了 2 个暂时分型:AML 伴 BCR-ABL1 和 AML 伴 *RUNX1* 基因突变,并且强调了 AML 伴 *CEBPA* 双等位基因突变,对 APL 进行了重新命名。

一、急性髓系白血病伴 t(8 ;21)(q22 ;q22.1);RUNX1-RUNX1T1

急性髓系白血病伴 t(8 ;21)(q22 ;q22.1);RUNX1-RUNX1T1(AML1/ETO),简称 AML 伴 t(8 ;21),是一种具有中性粒细胞分化成熟特点并伴有粒系病态造血的 AML,约占 AML 的 5%;

占 FAB 分型中 AML-M2 的 10%,多见于年轻人。绝大部分病例细胞形态学符合国内修订的 FAB 分型中的 AML-M2b,极少数表现为 AML-M1、M2a、M4 及 M5。

(一) 骨髓象

有核细胞增生明显活跃或极度活跃,粒系细胞比值明显增高,各阶段粒细胞均可见病态造血,原始粒细胞比值增高,通常 ≥ 20%,少数病例 <20%,其胞体大小不等;胞质少量至中等量,染浅蓝色至蓝色,部分细胞可见嗜天青颗粒;核染色质呈较均匀细颗粒状,部分细胞可见核仁,以 1~5 个为主。中幼粒细胞比值增高,常 ≥ 20%,以核浆发育失衡的异常中幼粒细胞为主,其胞体大小不一,胞质量丰富,易见内外浆或浆内浆,内浆含数量不等的嗜天青颗粒及中性颗粒,外围胞质深蓝色,多呈花边状突起,无颗粒;染色质偏疏松,部分细胞可见核仁。部分原始细胞及异常中幼粒细胞核形不规则,有核凹陷、双核、分叶、扭曲等。Auer 小体为单根细长,主要见于部分病例的原始细胞中,也可见于少数病例的异常中幼粒细胞及成熟粒细胞中。其余阶段细胞比值减低。其他细胞系的发育不良是罕见的。嗜碱性粒细胞和(或)肥大细胞有时增多。有核红细胞比值减低。巨核细胞少见或不见,血小板少见。

（二）血象

多数病例表现为全血细胞减少,贫血程度较其他类型白血病重,红细胞、血红蛋白中度至重度减少,成熟红细胞轻度大小不等。白细胞大多正常或减少,少数病例增加,大多数病例可见原始粒细胞及中晚幼粒细胞,大部分中晚幼粒细胞核浆发育失衡(异常中幼粒细胞易见)。单核细胞通常减少或缺乏。嗜酸性粒细胞及嗜碱性粒细胞可增多,随病情进展白细胞数有增高趋势。血小板明显减少。

病例 48　AML 伴 t(8 ;21)/ M2b

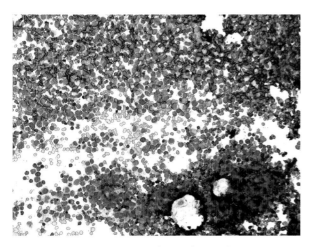

图 9-1　AML 伴 t(8 ;21)骨髓涂片:
有核细胞增生极度活跃

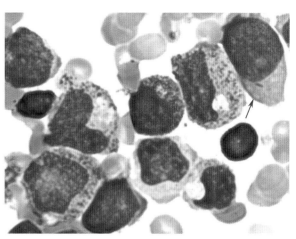

图 9-2　AML 伴 t(8 ;21)骨髓涂片:部分原始粒细胞胞质内可见 Auer 小体;异常中幼粒细胞胞体较大,可见内外浆,核圆形或不规则形,胞质可见空泡变性

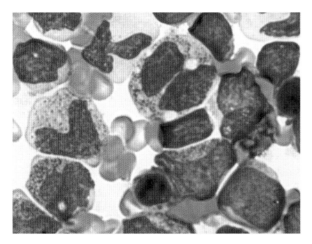

图 9-3　AML 伴 t(8 ;21)骨髓涂片:原始粒细胞大小不等;异常中幼粒细胞可见裙边状外浆,双核或核折叠;部分成熟粒细胞胞质颗粒减少

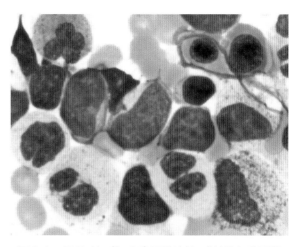

图 9-4　AML 伴 t(8 ;21)骨髓涂片:成熟粒细胞颗粒减少,可见假 P-H 畸形

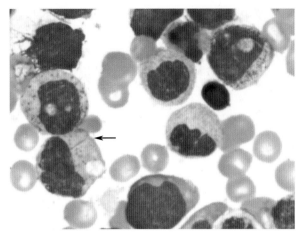

图 9-5　AML 伴 t(8 ;21)骨髓涂片:异常中幼粒细胞
胞质中可见细长 Auer 小体

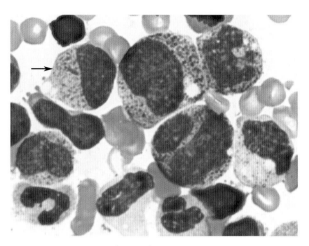

图 9-6　AML 伴 t(8 ;21)骨髓涂片:异常中幼粒细胞
胞质中可见 Auer 小体,可见不对称双核

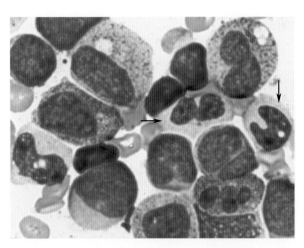

图 9-7　AML 伴 t(8 ;21)骨髓涂片:原始粒细胞大小不等,
部分细胞核形不规则;部分成熟粒细胞胞质颗粒减少(↑)

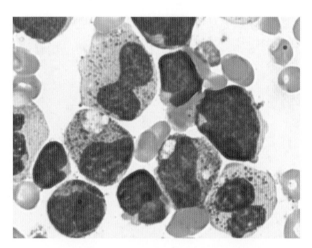

图 9-8　AML 伴 t(8 ;21)骨髓涂片:原始粒细胞和异常
中幼粒细胞,部分细胞可见空泡

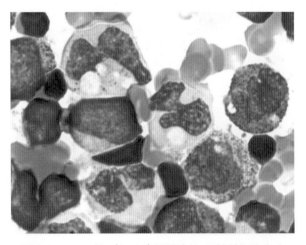

图 9-9　AML 伴 t(8 ;21)骨髓涂片:原始粒细胞大小
不等;部分异常中幼粒细胞为分叶核及不规则核形

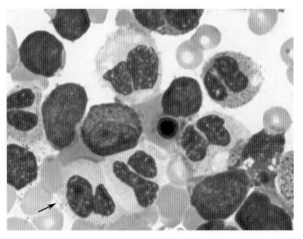

图 9-10　AML 伴 t(8 ;21)骨髓涂片:部分成熟粒细胞
胞质颗粒减少

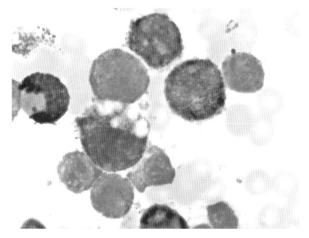

图 9-11　AML 伴 t(8 ;21)骨髓涂片 MPO 染色：
部分原始粒细胞阳性

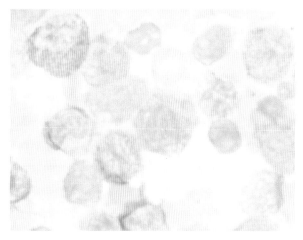

图 9-12　AML 伴 t(8 ;21)骨髓涂片 PAS 染色：
部分细胞细颗粒阳性

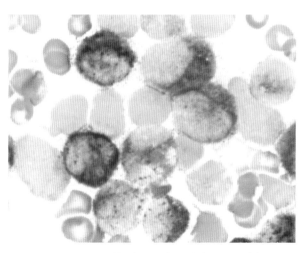

图 9-13　AML 伴 t(8 ;21)骨髓涂片 CE 染色：
大部分细胞阳性

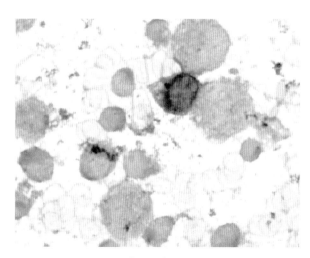

图 9-14　AML 伴 t(8 ;21)骨髓涂片 ANAE 染色：
白血病细胞弱阳性至阴性；幼红细胞呈中等强度阳性

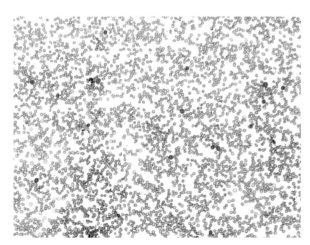

图 9-15　AML 伴 t(8 ;21)外周血涂片：
白细胞数正常范围

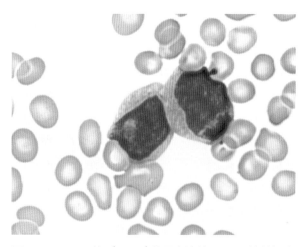

图 9-16　AML 伴 t(8 ;21)外周血涂片：可见原始粒细胞

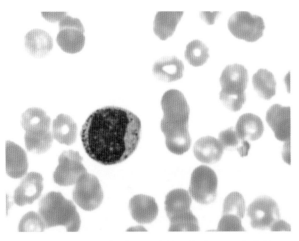

图 9-17　AML 伴 t(8 ;21)外周血涂片:异常中幼
粒细胞,核浆发育失衡,可见内外浆

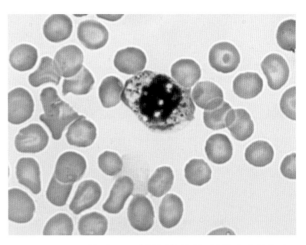

图 9-18　AML 伴 t(8 ;21)外周血涂片:异常中幼粒细胞,
核浆发育失衡,可见内外浆及空泡变性

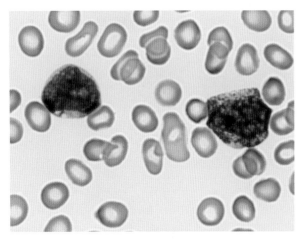

图 9-19　AML 伴 t(8 ;21)外周血涂片:原始粒细胞

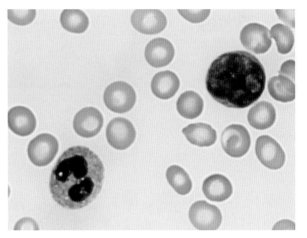

图 9-20　AML 伴 t(8 ;21)外周血涂片:原始粒细胞;
中性分叶核粒细胞

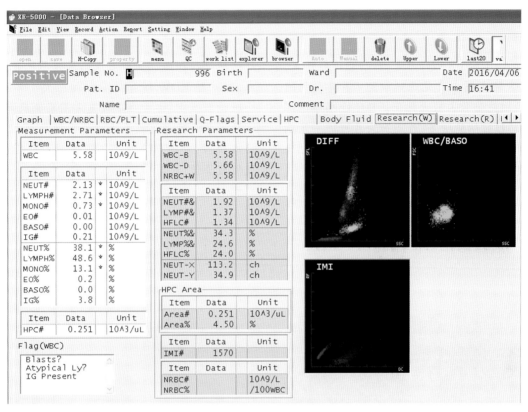

图 9-21 病例 48 血液分析

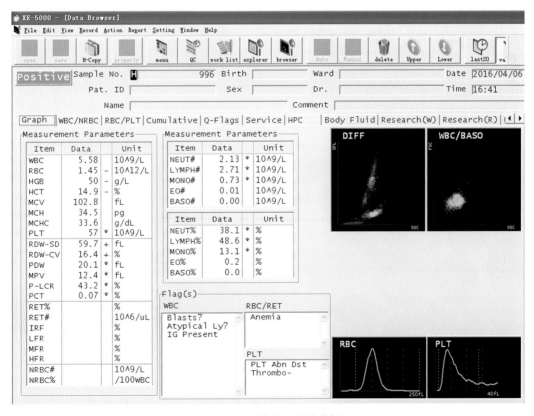

图 9-22 病例 48 血液分析

该例 AML 伴 t(8；21)患者，白细胞计数正常，但从 DIFF 散点图中可见原始细胞/不典型细胞及幼稚粒细胞信号占较大比例。IMI 检测通道可见原始、幼稚粒细胞增多，外周血涂片可进一步确认患者外周血中存在较多的原始粒细胞及各期幼稚粒细胞。嗜酸性粒细胞和嗜碱性粒细胞不多。

红细胞计数和血红蛋白浓度结果提示患者重度贫血，红细胞 RDW 增宽提示红细胞大小不等。血小板计数减少，由于血小板直方图右侧底部抬高，通过光学法通道检测血小板可以提高血小板计数的准确性，外周血涂片手工复检可排除血小板计数假性降低。

病例 49　AML 伴 t(8；21)/M2b

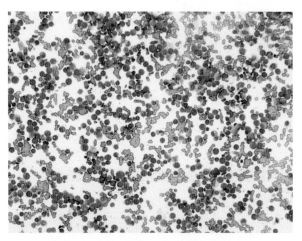

图 9-23　AML 伴 t(8；21)骨髓涂片：有核细胞增生明显活跃

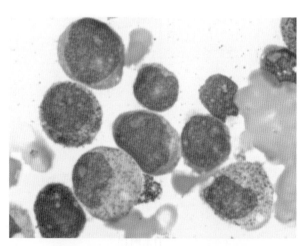

图 9-24　AML 伴 t(8；21)骨髓涂片：可见较多原始粒细胞及异常中幼粒细胞

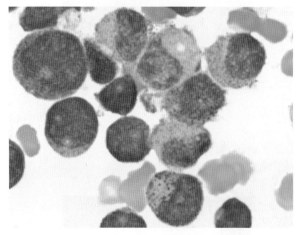

图 9-25　AML 伴 t(8；21)骨髓涂片：原始粒细胞大小不等，部分细胞胞质内可见少量嗜天青颗粒。异常中幼粒细胞增多，可见内外浆，外浆呈蓝色裙边状、无颗粒，内浆含大量中性颗粒

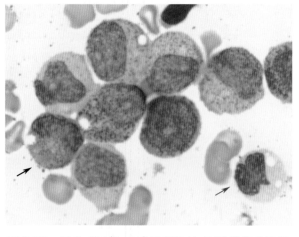

图 9-26　AML 伴 t(8；21)骨髓涂片：原始粒细胞及异常中幼粒细胞；成熟粒细胞胞质颗粒减少(↑)；可见嗜酸性粒细胞(↑)

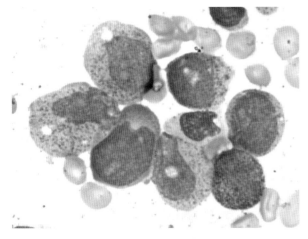

图 9-27 AML 伴 t(8 ;21)骨髓涂片：
原始粒细胞及异常中幼粒细胞

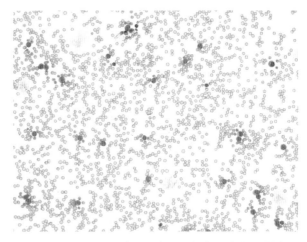

图 9-28 AML 伴 t(8 ;21)外周血涂片:白细胞增多

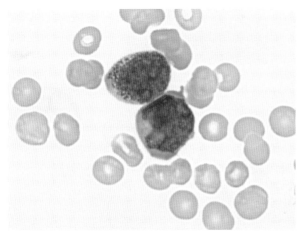

图 9-29 AML 伴 t(8 ;21)外周血涂片:易见原始
粒细胞,部分细胞可见嗜天青颗粒

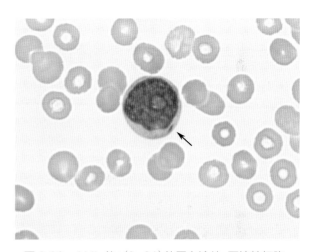

图 9-30 AML 伴 t(8 ;21)外周血涂片:原始粒细胞,
可见 Auer 小体

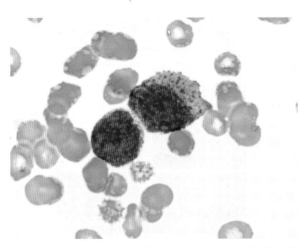

图 9-31 AML 伴 t(8 ;21)外周血涂片:异常中幼粒细胞

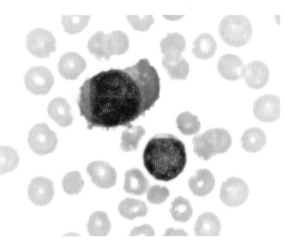

图 9-32 AML 伴 t(8 ;21)外周血涂片:
原始粒细胞,大小不等

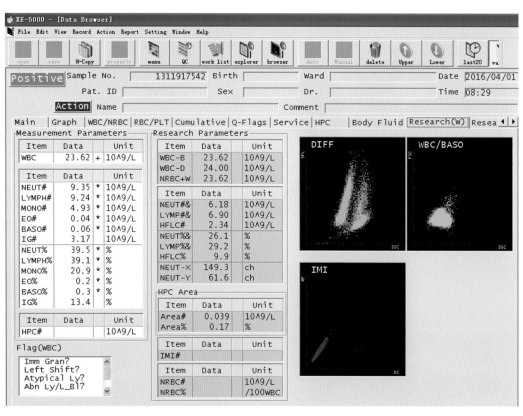

图 9-33　病例 49 血液分析

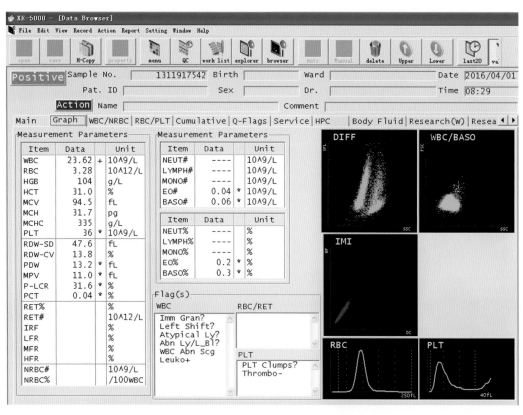

图 9-34　病例 49 血液分析

该例 AML 伴 t(8；21) 患者，白细胞计数增高。白细胞散点图中淋巴细胞与单核细胞区域不清，散点向荧光强度高的区域靠拢，仪器进行的白细胞分类结果准确性降低。现代血液分析仪及其配套软件对各种异常白细胞具有较强的分类能力，然而仍不建议直接报告这些分类数据。此患者的血液分析结果中，从研究数据（research）及散点图中仍可看出幼稚粒细胞及核左移粒细胞的存在，DIFF 散点图中还可见异形淋巴细胞的增多，IMI 检测通道可见增强的幼稚粒细胞信号。相应的异常情况在报警信息中也有体现。通过外周血涂片往往可以证实这些报警信息。患者红细胞计数、Hb 及 HCT 均降低，呈轻度贫血状。红细胞直方图无异常。血小板生成受抑制严重减低，故血小板直方图表现低平。

病例 50　AML 伴 t(8；21)/M2b

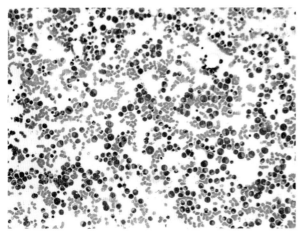

图 9-35　AML 伴 t(8；21) 骨髓涂片：
有核细胞增生明显活跃

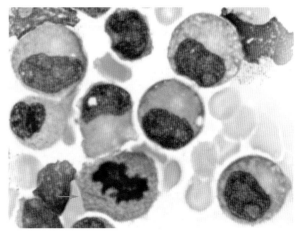

图 9-36　AML 伴 t(8；21) 骨髓涂片：异常中幼粒细胞，核浆发育失衡；原始粒细胞核分裂象胞质内可见细长 Auer 小体(↑)

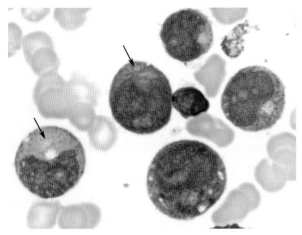

图 9-37　AML 伴 t(8；21) 骨髓涂片：原始粒细胞、异常中幼粒细胞胞质内可见细长 Auer 小体

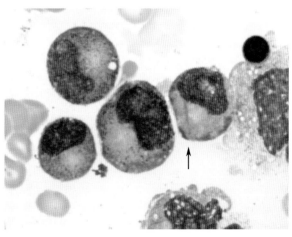

图 9-38　AML 伴 t(8；21) 骨髓涂片：异常中幼粒细胞，胞质内可见细长 Auer 小体

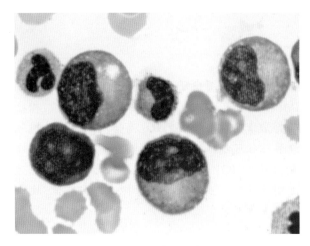

图 9-39　AML 伴 t(8 ;21)骨髓涂片:
异常中幼粒细胞及原始粒细胞

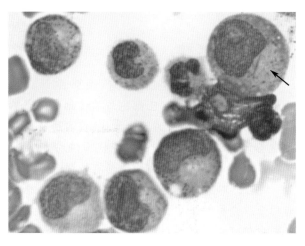

图 9-40　AML 伴 t(8 ;21)骨髓涂片:异常中幼粒细胞,
部分细胞胞质内可见细长 Auer 小体

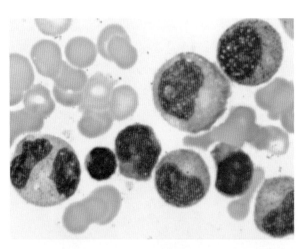

图 9-41　AML 伴 t(8 ;21)骨髓涂片:原始粒细胞胞体较
小;异常中幼粒细胞大小不等,可见双核

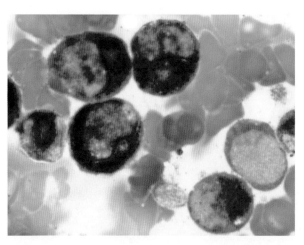

图 9-42　AML 伴 t(8 ;21)骨髓涂片 MPO 染色:大部分
细胞阳性(+++)

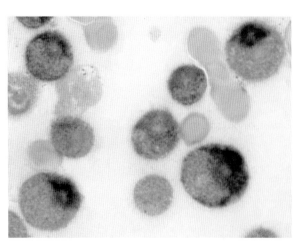

图 9-43　AML 伴 t(8 ;21)骨髓涂片 CE 染色:
大部分细胞阳性

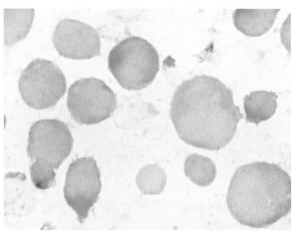

图 9-44　AML 伴 t(8 ;21)骨髓涂片 ANAE 染色:
小部分细胞阴性,多数细胞弱阳性

第九章

274

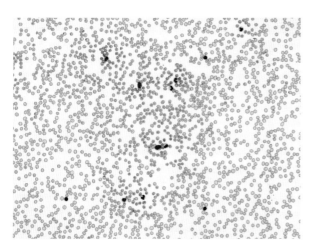

图 9-45　AML 伴 t(8 ;21)外周血涂片：
白细胞数正常范围

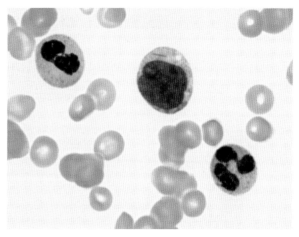

图 9-46　AML 伴 t(8 ;21)外周血涂片：原始粒细胞胞
质可见 Auer 小体

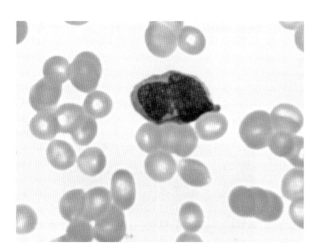

图 9-47　AML 伴 t(8 ;21)外周血涂片：
原始粒细胞,核形不规则

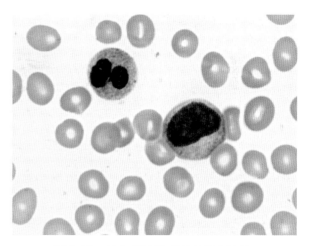

图 9-48　AML 伴 t(8 ;21)外周血涂片：
可见异常中幼粒细胞

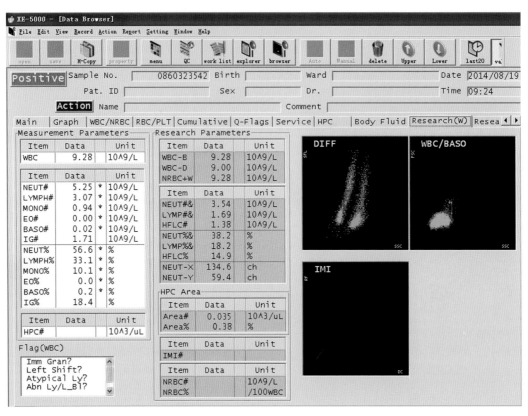

图 9-49　病例 50 血液分析

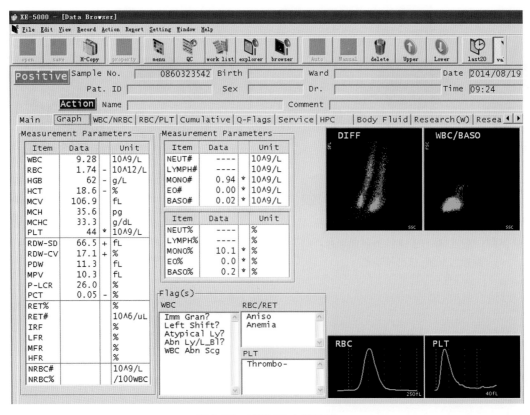

图 9-50　病例 50 血液分析

该例 AML 伴 t(8;21)患者,白细胞计数正常。DIFF 散点图中各细胞分区不明显,但仍可见幼稚粒细胞、核左移粒细胞、不典型淋巴细胞和异型淋巴细胞信号。IMI 检测通道也可见到增强的幼稚粒细胞信号。在 research 窗口中提供了白细胞的大致分类数据,同时报警信息中给出了各种异常白细胞的提示。各种异常白细胞,如原始、幼稚粒细胞,在外周血涂片中均有表现。红细胞计数、Hb 及 HCT 均降低,呈中度贫血状。RDW 增高及红细胞直方图增宽提示红细胞体积均一性下降。血小板计数降低,其直方图表现基本正常,外周血涂片手工复检有助于排除血小板假性减低。

(三)诊断标准

1. 形态学　原始细胞增多,胞体大小不等,包括丰富嗜碱性胞质的大原始细胞,常有大量的嗜天青颗粒和核周淡染区。有些病例的少数原始细胞可见非常大的颗粒(假 Chediak-Higashi 颗粒),提示为异常融合而成。Auer 小体常见,表现为细长而端尖的棒状;也可出现于成熟中性粒细胞中。另有一些较小的原始细胞,尤其是在外周血易见。骨髓中中性早幼粒细胞、中晚幼粒细胞和成熟粒细胞可见不同程度的病态造血,这些细胞可有核分叶异常(如假 Pelger-Huët 核)和(或)胞质染色异常,包括胞质呈均匀粉红色的中性粒细胞(核浆发育失衡)。少数病例的骨髓原始细胞<20%,这些病例应该归类为 AML,而不是 MDS。幼稚嗜酸性粒细胞常常增加,但没有细胞形态学或细胞化学异常,此与 16 号染色体异常的 AML 不同。

2. 免疫学表型　原始细胞表达 CD34、HLA-DR、MPO 和 CD13,弱表达 CD33。部分具有粒细胞分化特征的原始细胞亚群表达 CD15、CD65,甚至共表达 CD34 和 CD15。常表达 CD19、PAX5、cCD79a,部分病例弱表达 TdT。

3. 遗传学　t(8;21)(q22;q22.1);RUNX1-RUNX1T1(AML1/ETO)。

二、急性髓系白血病伴 inv(16)(p13.1q22)或 t(16;16)(p13.1;q22);CBFB/MYH11

急性髓系白血病(AML)伴 inv(16)(p13.1q22)或 t(16;16)(p13.1;q22);CBFB/MYH11 的特征为常有单核细胞与粒细胞分化,骨髓中有特征性的异常嗜酸性粒细胞。可称为急性粒-单核细胞白血病伴异常嗜酸性粒细胞(AMML-Eo),相当于 FAB 分型中的 AML-M4Eo。约占 AML 的 5%~8%,发生于各年龄组,主要见于年轻人,可以髓系肉瘤为首发或复发的表现。

(一)骨髓象

有核细胞增生活跃、明显活跃或极度活跃,原始粒细胞、原始单核细胞及幼稚单核细胞通常≥20%,伴有各阶段嗜酸性粒细胞增多,常≥5%,但无成熟停滞,其胞质中的嗜酸性颗粒粗大而呈双色,同时可见部分粗大而圆形的嗜碱性紫色颗粒,主要见于早幼及中幼阶段嗜酸性粒细胞中。有核红细胞比值减低。巨核细胞少见或不见,血小板少见。

(二)血象

白细胞计数增高、正常或减低,大多数病例可见原始粒细胞、原始单核细胞及幼稚单核细胞,嗜酸性粒细胞常无明显增多。红细胞、血红蛋白中度至重度减少,成熟红细胞轻度大小不等。血小板减少。

第
九
章

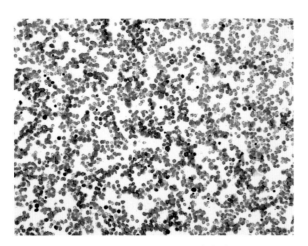

图 9-51　AMML-Eo 骨髓涂片：
有核细胞增生明显活跃

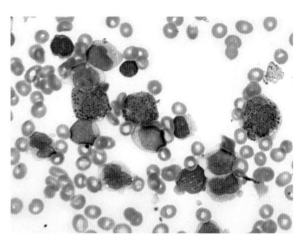

图 9-52　AMML-Eo 骨髓涂片：可见原始粒细胞、原始
及幼稚单核细胞，各阶段嗜酸性粒细胞(含粗大嗜酸性及
嗜碱性颗粒)

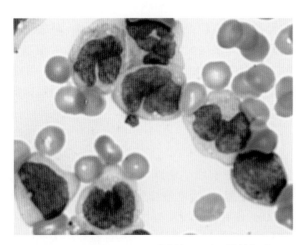

图 9-53　AMML-Eo 骨髓涂片：可见原始粒细胞、
原始单核细胞、幼稚单核细胞及成熟单核细胞

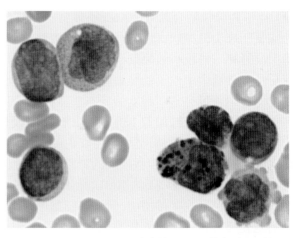

图 9-54　AMML-Eo 骨髓涂片：可见原粒细胞、原始及
幼稚单核细胞，含有嗜碱性颗粒的嗜酸性中幼粒细胞

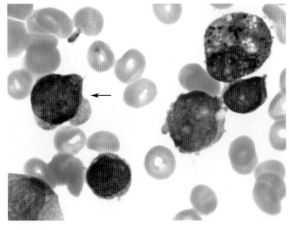

图 9-55　AMML-Eo 骨髓涂片：可见原始粒细胞，原始
单核细胞；嗜酸性原始粒细胞(↑)及晚幼粒细胞

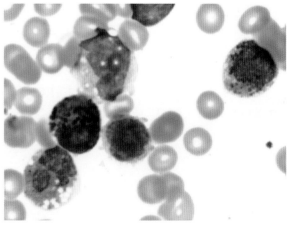

图 9-56　AMML-Eo 骨髓涂片：原始及幼稚单核细胞；
各阶段嗜酸性粒细胞，早期嗜酸性细胞含嗜碱性颗粒

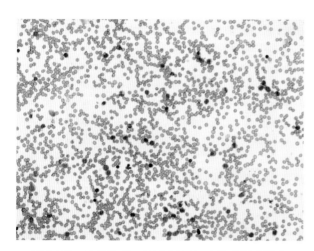

图 9-57 AMML-Eo 外周血涂片:白细胞显著增多

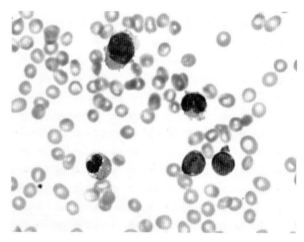

图 9-58 AMML-Eo 外周血涂片:可见原始粒细胞、
幼稚单核细胞及嗜酸性粒细胞

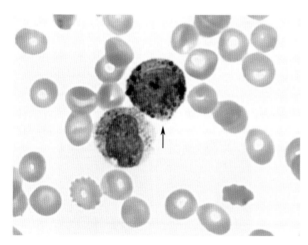

图 9-59 AMML-Eo 外周血涂片:可见各阶段的嗜酸性
粒细胞,部分细胞胞质内可见粗大的嗜碱性颗粒

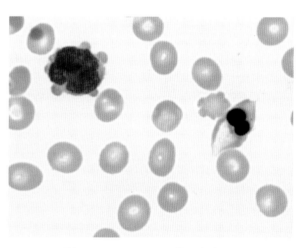

图 9-60 AMML-Eo 外周血涂片:
幼稚单核细胞和双核晚幼红细胞

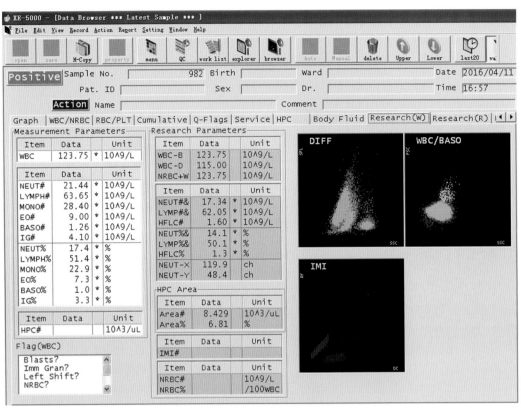

图 9-61　病例 51 血液分析

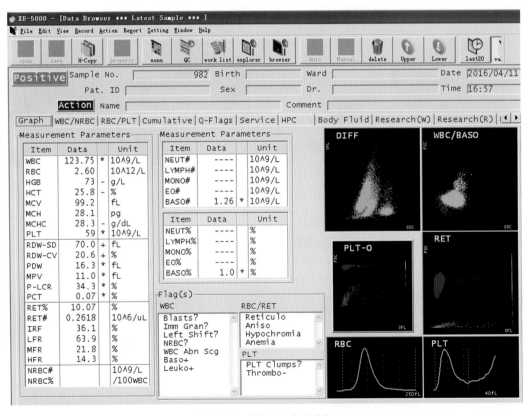

图 9-62　病例 51 血液分析

该例 AMML-Eo 患者,白细胞计数显著增高。由于 DIFF 散点图分界不清,白细胞分类数值结果仅供参考。从 DIFF 散点图中仍可发现原始细胞及幼稚单核、幼稚粒细胞和幼稚红细胞增多。从 WBC/BASO 检测通道可见嗜碱性粒细胞信号增强。IMI 检测通道提示各阶段幼稚粒细胞增多,原始粒细胞增多尤为显著。血液分析结果在外周血涂片中对应地看到原始粒细胞,幼稚单核细胞,嗜碱性粒细胞及晚幼红细胞增多。红细胞计数和血红蛋白浓度结果提示患者中度贫血。红细胞表现为低色素、大小不等。血小板计数减少。由于血小板直方图显示右侧底部抬高,光学法检测血小板有助于提高计数结果的准确性,外周血涂片手工复检则有利于排除血小板聚集导致的血小板计数假性减少。

(三)诊断标准

1. 形态学 通常表现为急性粒 - 单核细胞白血病伴有骨髓中各阶段的嗜酸性粒细胞不同数量的增多(通常 ≥ 5%),最显著的特征为幼稚嗜酸性粒细胞颗粒异常,主要为早幼及中幼阶段的嗜酸性粒细胞颗粒粗大且密集,部分颗粒呈紫色(嗜碱性),成熟嗜酸性粒细胞偶有核分叶过少,但外周血嗜酸性粒细胞常不增多。少数病例的骨髓原始细胞 <20%,这些病例也应该归类为 AMML-Eo。偶有无嗜酸性粒细胞增多的病例,也可仅表现为髓系分化而无单核细胞成分或仅有单核细胞分化。

2. 细胞化学 AMML-Eo 的嗜酸性粒细胞氯醋酸 -ASD 萘酚酯酶呈弱阳性(正常嗜酸性粒细胞为阴性);原始细胞 MPO 阳性 ≥ 3%;单核系细胞非特异性酯酶阳性,但有些病例阳性较弱或阴性。

3. 免疫学表型 无特异性。未成熟的原始细胞高表达 CD34 和 CD117。原始细胞有粒细胞分化的表达 CD13、CD33、CD15、CD65、MPO,有单核细胞分化的表达 CD14、CD4、CD11b、CD11c、CD64、CD36 和溶菌酶。常有 CD2 与髓系抗原共表达。

4. 遗传学 inv(16)(p13.1q22)或 t(16;16)(p13.1;q22),(CBFB/MYH11)。

三、急性早幼粒细胞白血病伴 PML-RARA

急性早幼粒细胞白血病(acute promyelocytic leukeamia,APL)伴 PML-RARA,简称 APL 伴 PML-RARA,是一种特殊类型的 AML,又称为 APL 伴 t(15;17)(q24.1;q21.2);PML/RARA。

血液学特点为异常早幼粒细胞增多,临床出血较其他类型白血病多见且严重,易并发 DIC。相当于 FAB 分型中 AML-M3,约占 AML 的 5%~8%,可发生于任何年龄,但多见于中年人。WHO 将其分为典型 APL(颗粒过多)和微颗粒型 APL(颗粒过少)。微颗粒型(microgranular type)APL 白细胞数高,倍增时间短。国内根据异常早幼粒细胞颗粒的粗细,将 APL 分为粗颗粒型、细颗粒型和微颗粒型。认为粗颗粒型 APL 临床症状重,通常不出现"高白";而细颗粒型 APL 和微颗粒型 APL 临床症状略轻,易形成"高白"。

2017 版 WHO 将 2008 版中的 APL 伴 t(15;17)(q22;q12);PML-RARA 重命名为 APL 伴 PML-RARA。因为 PML-RARA 融合基因可产生于除 t(15;17)(q24.1;q21.2)以外的复杂基因重排。此命名,是为了强调 PML-RARA 融合基因的重要性。

(一)骨髓象

有核细胞增生活跃至极度活跃,个别病例增生低下。颗粒增多的异常早幼粒细胞增生,常 ≥ 20%,少数病例可见到一定数量的原始粒细胞。红系和巨核系细胞增生受抑。异常早幼粒细胞特点:胞体大小不等,形态多不规则,胞核大小不等,呈类圆形或肾形,部分细胞核形不规则,可见凹陷、折叠、扭曲、分叶、双核等。核染色质较均匀细致,核仁显隐不一。胞质丰富,易见内外浆,外浆呈蓝色、灰蓝色,无颗粒,多呈伪足样突起;内浆充满粗细不等的嗜天青颗粒,多数病例可见柴捆样 Auer 小体,因多条 Auer 小体呈束状交叉排列类似柴捆,又称为"柴捆细胞"。国内根据嗜天青颗粒的粗细不同,分 APL 为粗颗粒型、细颗粒型和微颗粒型。

粗颗粒型:大部分细胞胞质内颗粒粗大而密集或融合,呈深紫红色。

细颗粒型:大部分细胞胞质内颗粒细小而密集,呈浅红色。

微颗粒型:其异常早幼粒细胞核形极不规则,多呈肾形、马蹄形,易见双叶核、芽瓣核、多叶核;细胞质丰富,呈灰蓝色,易见伪足,至少有少数细胞具有典型 APL 的胞质特征,可见内外浆;但因胞质内颗粒极细小,易与幼稚单核细胞混淆,误诊为急性单核细胞白血病。

(二) 血象

白细胞计数可减少或正常或明显增高,可高达 250×10^9/L,多数病例可见数量不等的异常早幼粒细胞,柴捆状 Auer 小体常见,部分病例可见少数原始及其他阶段的粒细胞。多为轻至中度贫血,成熟红细胞轻度大小不等,有的可见有核红细胞。血小板计数中度至重度减少。

病例 52　APL(粗颗粒型)

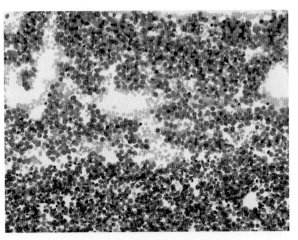

图 9-63　APL(粗颗粒型)骨髓涂片:
有核细胞增生极度活跃

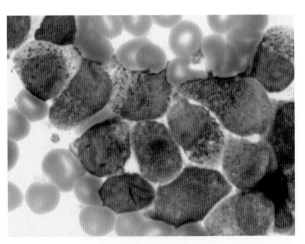

图 9-64　APL(粗颗粒型)骨髓涂片:异常早幼粒细胞,胞体大小不等,胞质中等量至丰富,易见内外浆,可见柴捆样 Auer 小体

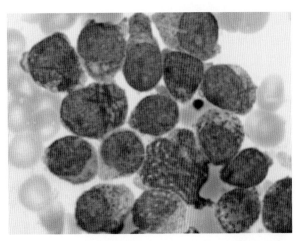

图 9-65　APL(粗颗粒型)骨髓涂片:异常早幼粒细胞,胞体大小不等,胞质中等量至丰富,内浆以粗大嗜天青颗粒为主,部分细胞可见柴捆样 Auer 小体

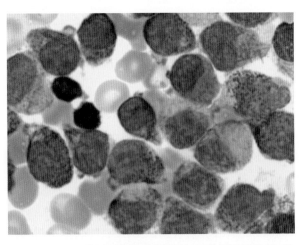

图 9-66　APL(粗颗粒型)骨髓涂片:异常早幼粒细胞,胞体大小不等,胞质中等量至丰富,外浆无颗粒,着蓝色、灰蓝色,多呈伪足样突起

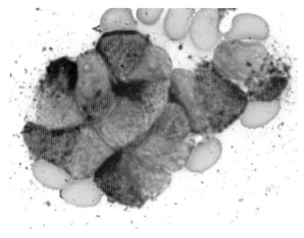

图 9-67 APL（粗颗粒型）骨髓涂片 MPO 染色：白血病
细胞阳性（+++～++++）

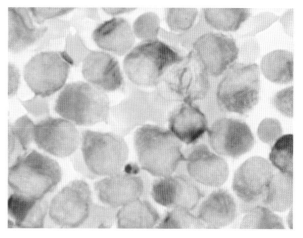

图 9-68 APL（粗颗粒型）骨髓涂片 PAS 染色：白血病
细胞呈细颗粒阳性、Auer 小体阳性

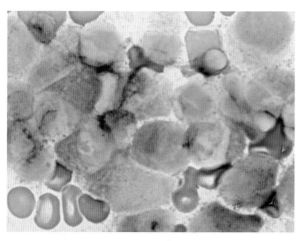

图 9-69 APL（粗颗粒型）骨髓涂片 CE 染色：
大部分细胞阳性（++）

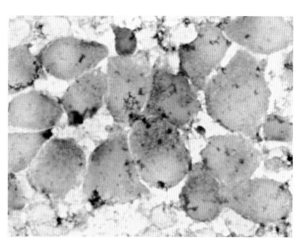

图 9-70 APL（粗颗粒型）骨髓涂片 ANAE 染色：
白血病细胞阳性（++～+++）

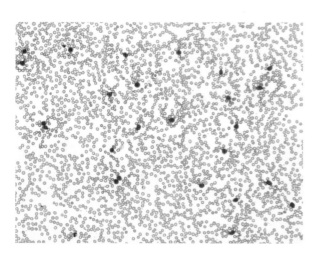

图 9-71 APL（粗颗粒型）外周血涂片：
白细胞数增多

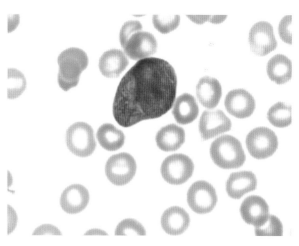

图 9-72 APL（粗颗粒型）外周血涂片：异常早幼
粒细胞，胞质内可见柴捆样 Auer 小体

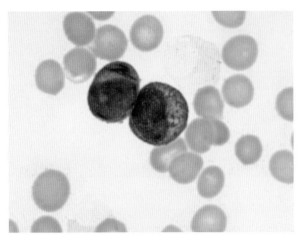

图 9-73 APL（粗颗粒型）外周血涂片：
异常早幼粒细胞和中幼粒细胞

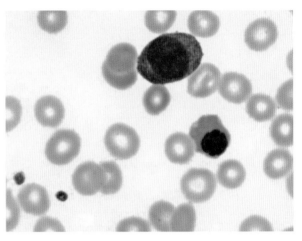

图 9-74 APL（粗颗粒型）外周血涂片：
早幼粒细胞和晚幼红细胞

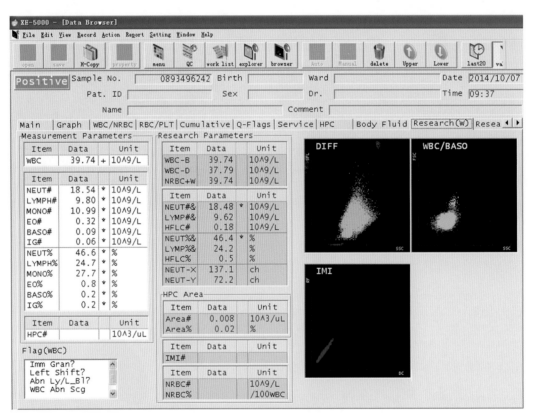

图 9-75 病例 52 血液分析

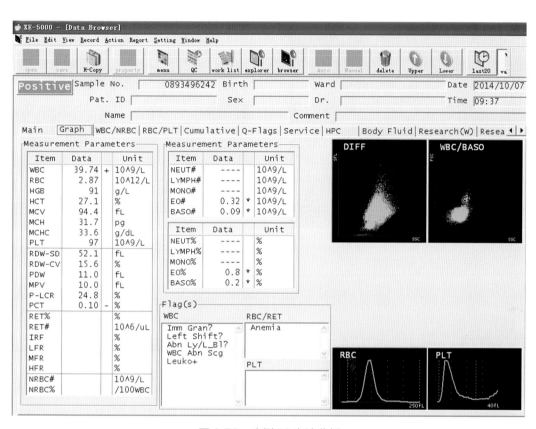

图 9-76　病例 52 血液分析

血液分析

　　该例 APL（粗颗粒型）患者，白细胞显著增高。白细胞 DIFF 散点图中各细胞分区不易辨别，提示存在异常细胞。research 窗口中虽然提示 IG（幼稚细胞），但其计算结果不准确。血液分析仪不易于区分异常的幼稚粒细胞与单核细胞。此患者血液分析结果中单核细胞增高，实际外周血涂片中的表现应该是各种异常的幼稚粒细胞。因此对于血液病患者，由于各种异常细胞形态的出现，白细胞的分类需要外周血涂片确认。患者红细胞计数、Hb 及 HCT 降低，呈轻度贫血状。红细胞直方图表现正常，相关参数正常，提示为正细胞正色素性贫血。血小板计数轻度降低，直方图表现正常。

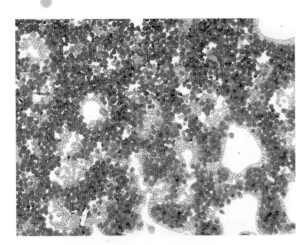

图 9-77　APL（粗颗粒型）骨髓涂片：
有核细胞增生极度活跃

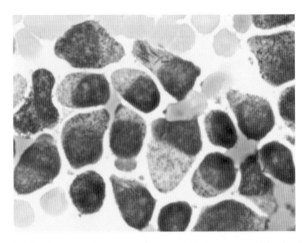

图 9-78　APL（粗颗粒型）骨髓涂片：异常早幼粒细胞，易见内外浆，内浆含较多嗜天青颗粒，以粗颗粒为主，外浆染浅蓝或蓝色，无颗粒，多呈瘤状突起；核圆形或不规则形，核染色质均匀细致，核仁显隐不一

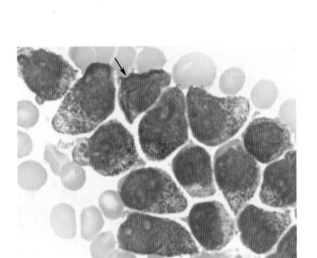

图 9-79　APL（粗颗粒型）骨髓涂片：异常早幼粒细胞，以粗颗粒为主，可见柴捆样 Auer 小体

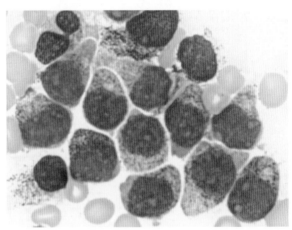

图 9-80　APL（粗颗粒型）骨髓涂片：异常早幼粒细胞，以粗颗粒为主，易见内外浆

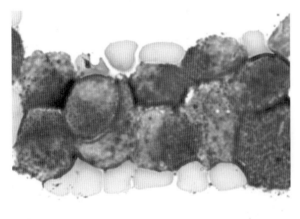

图 9-81　APL（粗颗粒型）骨髓涂片 MPO 染色：
白血病细胞阳性（+++~++++）

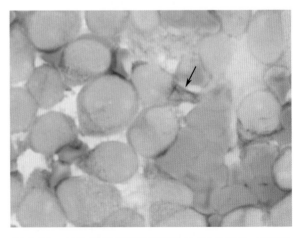

图 9-82　APL（粗颗粒型）骨髓涂片 PAS 染色：呈细颗粒阳性，Auer 小体阳性

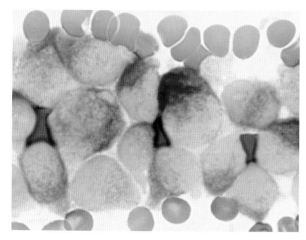

图 9-83　APL（粗颗粒型）骨髓涂片 CE 染色：
　　　　白血病细胞阳性（++~+++）

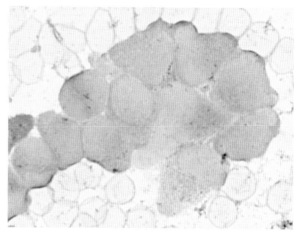

图 9-84　APL（粗颗粒型）骨髓涂片 ANAE 染色：
　　　　白血病细胞阳性（++）

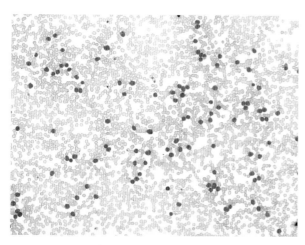

图 9-85　APL（粗颗粒型）外周血涂片：白细胞数增多

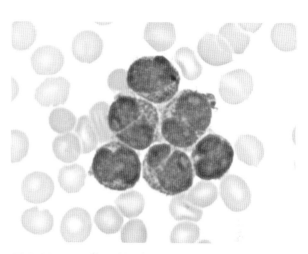

图 9-86　APL（粗颗粒型）外周血涂片：异常早幼粒细胞
　　　　核形不规则，可见双核、分叶核、核凹陷、核扭曲

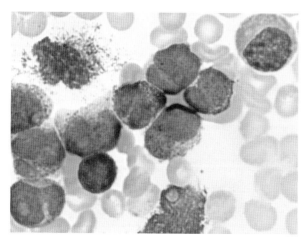

图 9-87　APL（粗颗粒型）外周血涂片：异常早幼粒细胞，
　　　　部分细胞可见内外浆；可见中幼红细胞

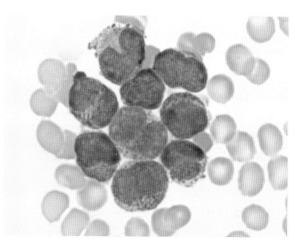

图 9-88　APL（粗颗粒型）外周血涂片：异常早幼粒细胞，
　　　　大部分细胞含粗大嗜天青颗粒，可见柴捆样 Auer 小体

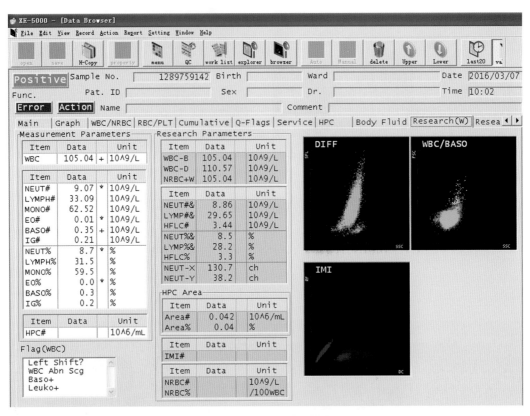

图 9-89　病例 53 血液分析

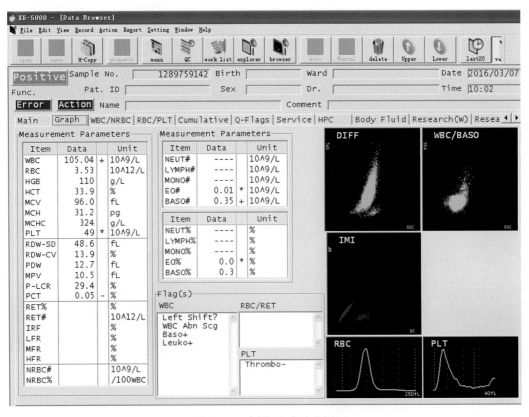

图 9-90　病例 53 血液分析

该例 APL（粗颗粒型）患者，白细胞计数显著升高。白细胞分类 WBC/BASO 散点图中嗜碱性粒细胞与其他白细胞无法区分，可能是受到异常粒细胞中粗颗粒的影响。DIFF 散点图部分区域分辨不清。综合白细胞 DIFF 散点图、IMI 检测通道散点图和 research 窗口提供的研究数据大致可发现幼稚粒细胞、有核红细胞。血液分析中白细胞分类结果在外周血涂片中的表现为多量异常早幼粒细胞及中幼红细胞。红细胞计数、血红蛋白浓度及其他相关参数基本正常。血小板计数减低，外周血涂片手工复检有助于排除血小板假性减低。

病例 54　APL（细颗粒型）

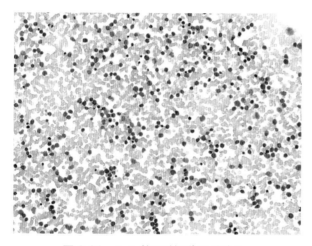

图 9-91　APL（细颗粒型）骨髓涂片：
有核细胞增生明显活跃

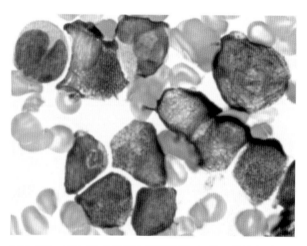

图 9-92　APL（细颗粒型）骨髓涂片：异常早幼粒细胞，易见内外浆；核圆形或不规则形，核染色质均匀细致，核仁显隐不一

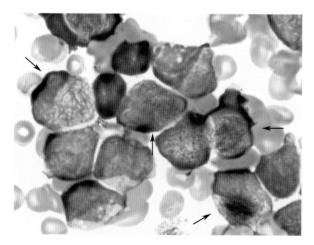

图 9-93　APL（细颗粒型）骨髓涂片：异常早幼粒细胞，内浆含较多嗜天青颗粒，以细颗粒为主，易见柴捆样 Auer 小体

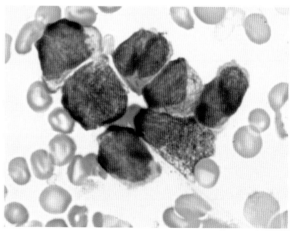

图 9-94　APL（细颗粒型）骨髓涂片：异常早幼粒细胞，外浆无颗粒，染浅蓝色或蓝色，常呈瘤状突起

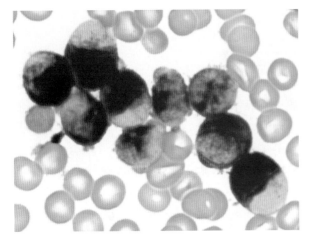

图 9-95　APL（细颗粒型）骨髓涂片 MPO 染色：
白血病细胞阳性（+++~++++）

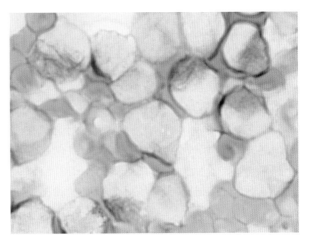

图 9-96　APL（细颗粒型）骨髓涂片 PAS 染色：
呈细颗粒阳性，Auer 小体阳性

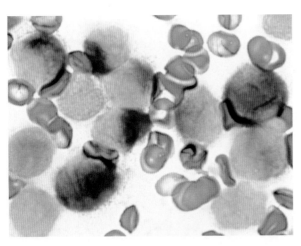

图 9-97　APL（细颗粒型）骨髓涂片 CE 染色：
大部分细胞阳性

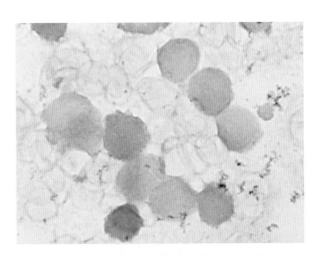

图 9-98　APL（细颗粒型）骨髓涂片 ANAE 染色：
部分细胞弱阳性

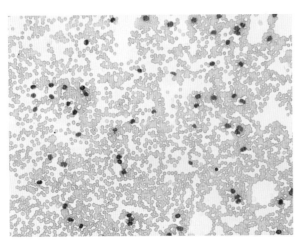

图 9-99　APL（细颗粒型）外周血涂片：
白细胞数增多

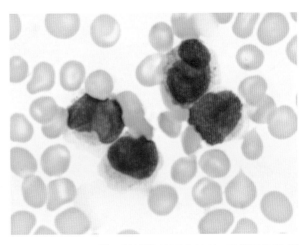

图 9-100　APL（细颗粒型）外周血涂片：异常早幼粒细
胞，可见内外浆，内浆含细小嗜天青颗粒，细胞核可见凹
陷、扭曲

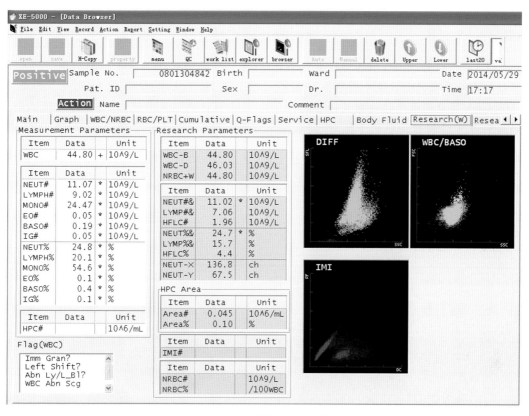

图 9-101　病例 54 血液分析

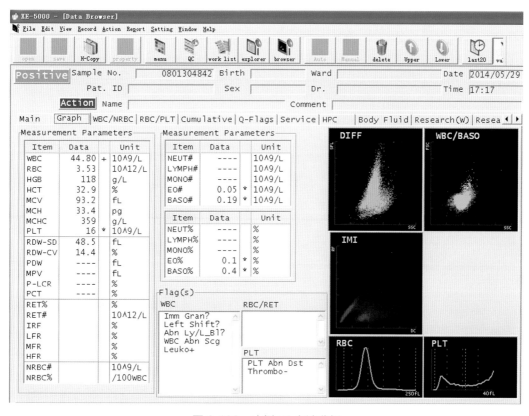

图 9-102　病例 54 血液分析

该例 APL（细颗粒型）患者，白细胞显著增高。因为异常白细胞的存在，DIFF 散点图中各细胞分区不清。research 窗口提示单核细胞显著增高，应该是受到各种异常幼稚粒细胞的干扰，外周血涂片中可证实存在多量早幼粒细胞。红细胞计数、Hb 及 HCT 基本正常，红细胞直方图基本正常。血小板计数显著降低，其直方图表现低平，外周血涂片手工复检有助于排除血小板的假性降低。

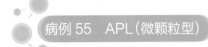

病例 55　APL（微颗粒型）

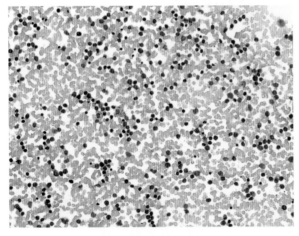

图 9-103　APL（微颗粒型）骨髓涂片：有核细胞增生明显活跃

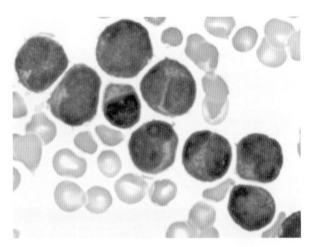

图 9-104　APL（微颗粒型）骨髓涂片：异常早幼粒细胞核形多不规则，核染色质均匀细致，核仁显隐不一

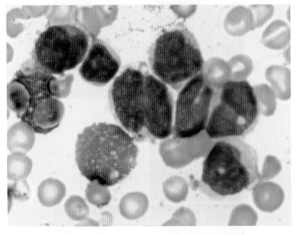

图 9-105　APL（微颗粒型）骨髓涂片：异常早幼粒细胞，易见双核、核折叠、核凹陷，大部分细胞颗粒微小或不明显

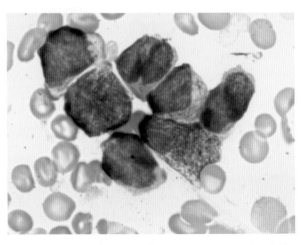

图 9-106　APL（微颗粒型）骨髓涂片：可见部分形态较典型的异常早幼粒细胞，少数细胞可见柴捆样 Auer 小体

第九章

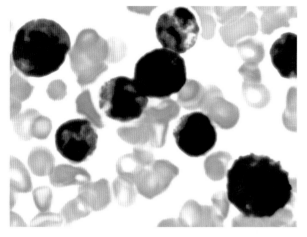

图 9-107　APL（微颗粒型）骨髓涂片 MPO 染色：
白血病细胞强阳性（+++~++++）

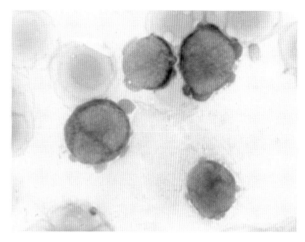

图 9-108　APL（微颗粒型）骨髓涂片 PAS 染色：
呈细颗粒阳性

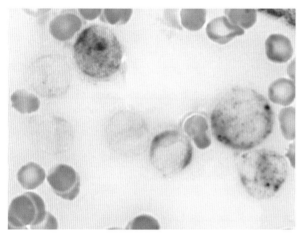

图 9-109　APL（微颗粒型）骨髓涂片 CE 染色：
部分细胞阳性

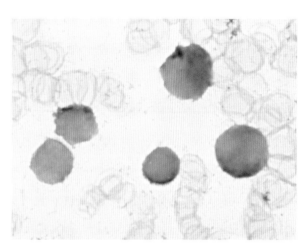

图 9-110　APL（微颗粒型）骨髓涂片 ANAE 染色：
呈弱阳性

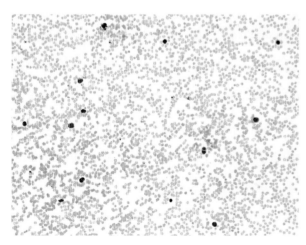

图 9-111　APL（微颗粒型）外周血涂片：
白细胞计数增高

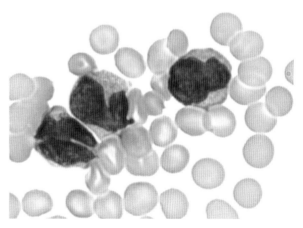

图 9-112　APL（微颗粒型）外周血涂片：异常早幼粒细
胞，可见内外浆，但颗粒微小或不明显，细胞核多有凹陷、
扭曲、切迹

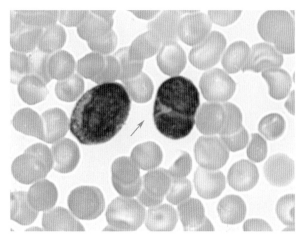

图 9-113　APL(微颗粒型)外周血涂片:异常早幼粒
　　　　　细胞,可见 Auer 小体

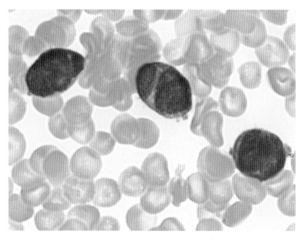

图 9-114　APL(微颗粒型)外周血涂片:异常早幼粒细胞,
　　　　　细胞核呈凹陷、折叠及不对称双核

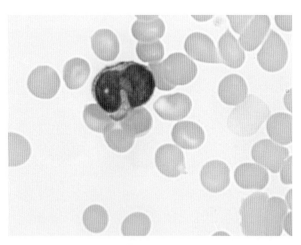

图 9-115　APL(微颗粒型)外周血涂片:异常早幼
　　　　　粒细胞,核凹陷,呈芽瓣状

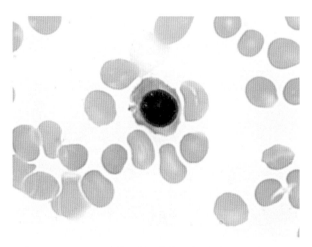

图 9-116　APL(微颗粒型)外周血涂片:偶见中幼红
　　　　　细胞;血小板少见

血液分析

　　该例 APL(微颗粒型)患者的原始血液分析散点图未能获得。其血常规结果:WBC 16.22×10⁹/L,RBC 3.24×10¹²/L,Hb 110g/L,HCT 32.7%,MCV 100.9fl,MCH 34pg,MCHC 336g/L,PLT 25×10⁹/L,N 9.4%,L 38.2%,M 52.2%,B 0.2%,N 绝对值 1.51×10⁹/L,L 绝对值 6.2×10⁹/L,M 绝对值 8.47×10⁹/L,B 绝对值 0.03×10⁹/L。患者白细胞计数增高。由于外周血中各种幼稚粒细胞的出现,在血液分析白细胞 DIFF 散点图中应该可见到粒细胞核左移信号增强,由于大量异常白细胞的存在,整个 DIFF 散点图可能区分不清。IMI 检测通道应可见到增强的幼稚粒细胞信号。外周血涂片手工分类是仪器法的有力补充。红细胞计数、血红蛋白浓度及其他相关参数应该基本正常。血小板计数一般降低,外周血涂片手工复检可排除假性降低。

(三) 诊断标准

1. 形态学 典型 APL 的异常早幼粒细胞核大小及形状不规则常为肾形或双分叶状;胞质丰富,充满大量粗细不等的嗜天青颗粒;Auer 小体易见,多数病例可见特征性的束状 Auer 小体("柴捆"细胞)。微颗粒型 APL 的异常早幼粒细胞核形主要为双分叶状,细胞质内颗粒极细小,光镜下不能识别,而表现为颗粒少或无颗粒,易与急性单核细胞白血病相混淆。少数病例的骨髓异常早幼粒细胞 <20%,这些病例也应诊断为 APL。

2. 细胞化学 异常早幼粒细胞 MPO、SBB 均呈强阳性;CE 阳性;大部分病例 ANAE 阳性,约 25% 的病例呈弱阳性,极少数微颗粒型的病例为阴性;PAS 呈细颗粒状阳性。

3. 免疫学表型 典型 APL 低表达或不表达 HLA-DR、CD34、CD11a、CD11b、CD18,高表达 CD33、异质性表达 CD13,多数病例表达 CD117,CD15、CD65 阴性或弱表达,常表达 CD64。微颗粒型 APL 常表达 CD34 和 CD2。部分病例表达 CD11c。约 10% 的 APL 表达 CD56,提示预后差。

4. 遗传学 APL 有 t(15;17)(q24.1;q21.2) 核型异常和 PML-RARA 融合基因。

2008 版 WHO 将以往所称的变异型 APL(遗传学变异)单列,命名为 AML 伴变异型 RARA 异位(variant RARA translocations in acute leukaemia;AML with avariant RARA translocation),是一组涉及 RARA 基因变异异位,形态学特征类似 APL 伴 PML-RARA 的 AML。目前已经确定的变异有 8 种,常见的变异型有 t(11;17)(q23.2;q21.2);ZBTB16-RARA 或 t(11;17)(q13.4;q11.2);STAT5B-RARA 和 t(5;17)(q35.1;q21.2);NPM1-RARA。2017 版 WHO 建议将这类具有变异易位的病例诊断为 APL 伴变异 RARA 易位(APL with avariant RARA translocation)。

第二节　急性髓系白血病伴骨髓增生异常相关改变

急性髓系白血病伴骨髓增生异常相关改变(acute myeloid leukemia with myelodysplasia-related changes,AML-MRC),其外周血或骨髓中原始细胞 ≥ 20%,同时有骨髓增生异常的形态学特征,或者诊断白血病之前有 MDS、MDS/MPN 病史,或者伴有 MDS 相关的细胞遗传学异常;且没有 AML 伴重现性细胞遗传学异常。患者此前没有细胞毒药物治疗史和放疗史。可分为三个亚型:AML 由以前的 MDS 或 MDS/MPN 转化而来、AML 伴有 MDS 相关细胞遗传学异常、AML 伴多系病态造血(MLD)。约占全部 AML 的 24%~35%,多见于老年人,儿童罕见。

(一) 骨髓象

有核细胞增生活跃或明显活跃,原始细胞数 ≥ 20%,见两系及以上细胞病态造血(通常包括巨核细胞在内的病态造血),各病态造血的细胞数 ≥ 50%。粒系病态造血的特征为:中性粒细胞核浆发育失衡、胞质颗粒减少、核分叶不良(假 P-H 畸形)、奇形怪状的分叶核。红系病态造血特征为:类巨幼变、核型不规则、核碎裂、多核、环形铁粒幼红细胞增多、胞质空泡变性、PAS 阳性。巨核系病态造血特征为:出现小巨核细胞,正常大小的巨核细胞伴核不分叶(大单圆核)或出现多核(多圆核)。

(二) 血象

白细胞计数可正常、增高或减少,部分病例可见数量不等的原始细胞,有的可见幼粒细胞及幼红细胞,有些病例单核细胞增多。血小板常减少。两系或多系血细胞可见病态造血。由 MDS 转化的 AML 可有严重的全血细胞减少。

病例 56　AML-MRC（MDS-EB-2 转化）

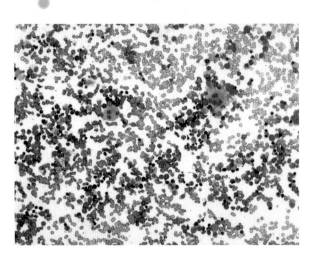

图 9-117　AML-MRC（MDS-EB-2 转化）骨髓涂片：
低倍镜下易见多圆核巨核细胞

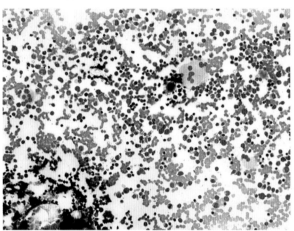

图 9-118　AML-MRC（MDS-EB-2 转化）骨髓涂片：
低倍镜下易见多圆核巨核细胞，有核细胞增生明显活跃

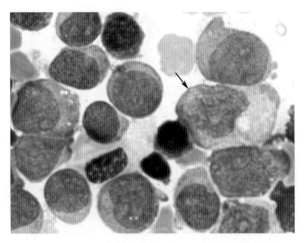

图 9-119　AML-MRC（MDS-EB-2 转化）骨髓涂片：
原始细胞增多，占 34.5%；中幼粒细胞核浆发育失衡

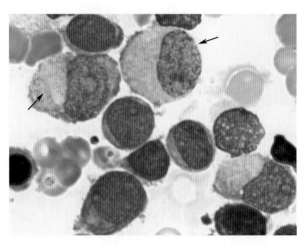

图 9-120　AML-MRC（MDS-EB-2 转化）骨髓涂片：
原始粒细胞增多；中幼粒细胞核浆发育失衡

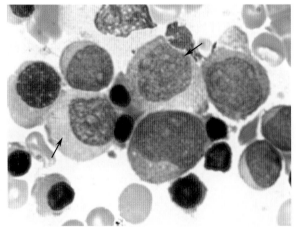

图 9-121　AML-MRC（MDS-EB-2 转化）骨髓涂片：
中幼粒细胞核浆发育失衡；部分幼红细胞类巨幼变

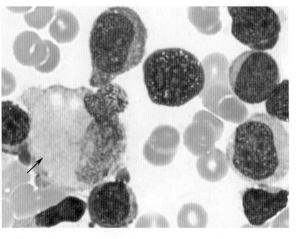

图 9-122　AML-MRC（MDS-EB-2 转化）骨髓涂片：
巨大中幼粒细胞核浆发育失衡

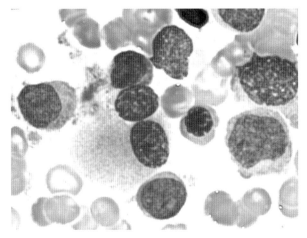

图 9-123　AML-MRC（MDS-EB-2 转化）骨髓涂片：
双圆核巨核细胞

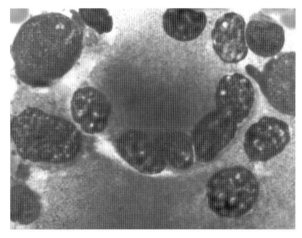

图 9-124　AML-MRC（MDS-EB-2 转化）骨髓涂片：
多圆核巨核细胞

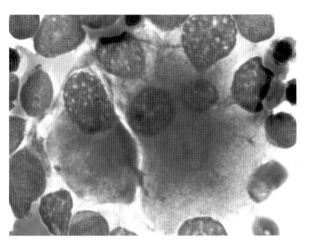

图 9-125　AML-MRC（MDS-EB-2 转化）骨髓涂片：
单圆核及多圆核巨核细胞

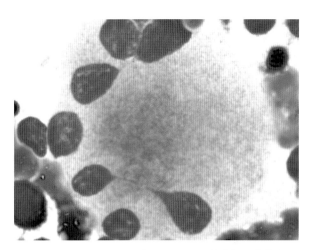

图 9-126　AML-MRC（MDS-EB-2 转化）骨髓涂片：
核分叶过多巨核细胞

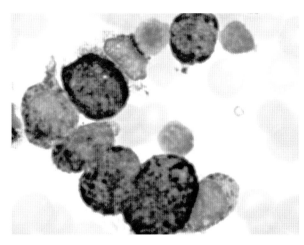

图 9-127　AML-MRC（MDS-EB-2 转化）骨髓涂片
MPO 染色：原始细胞阳性

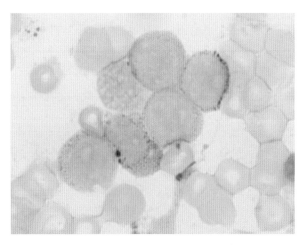

图 9-128　AML-MRC（MDS-EB-2 转化）骨髓涂片
PAS 染色：部分细胞细颗粒阳性

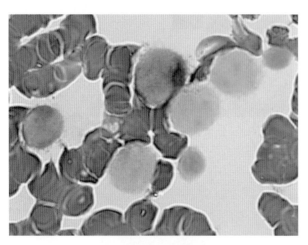

图 9-129　AML-MRC（MDS-EB-2 转化）骨髓涂片 CE
染色：部分细胞阳性

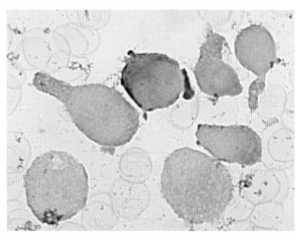

图 9-130　AML-MRC（MDS-EB-2 转化）骨髓涂片
ANAE 染色：原始粒细胞阴性；个别单核细胞阳性

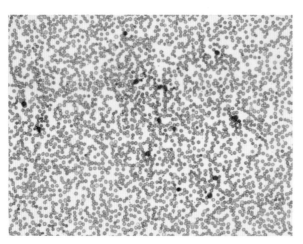

图 9-131　AML-MRC（MDS-EB-2 转化）外周血涂片：
白细胞计数偏低

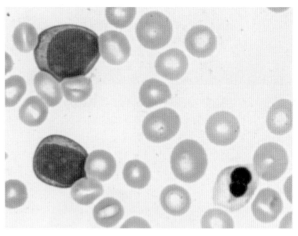

图 9-132　AML-MRC（MDS-EB-2 转化）外周血涂片：
原始粒细胞占 57%；花生核晚幼红细胞

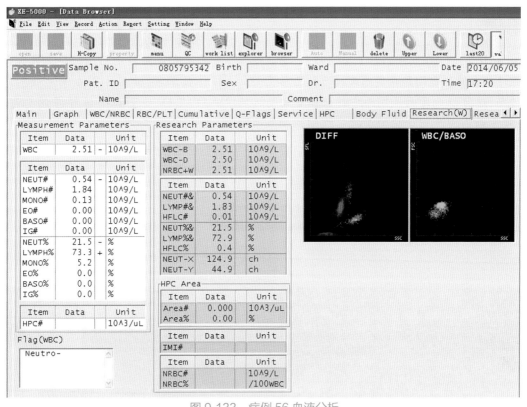

图 9-133　病例 56 血液分析

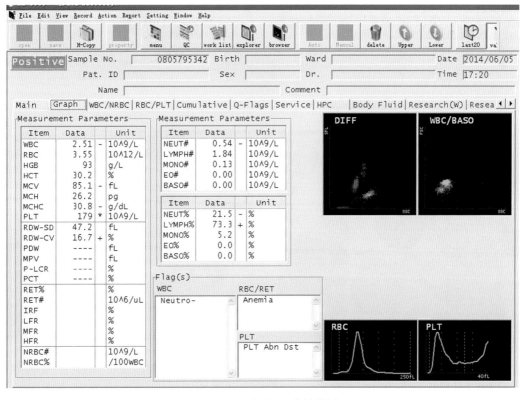

图 9-134　病例 56 血液分析

该例 AML-MRC 由 MDS-EB-2 转化而来,患者白细胞计数减低。白细胞分类结果提示淋巴细胞比例增高,这可能一方面是因为中性粒细胞的减少,另一方面因为原始细胞的干扰。红细胞相关参数基本表现为轻度的正细胞正色素性贫血。血小板计数正常,其直方图右侧尾部抬高,通过光学法(PLT-O)检测血小板可得到更为可靠的结果。

病例 57　AML-MRC(AMML/M4 伴多系病态造血)

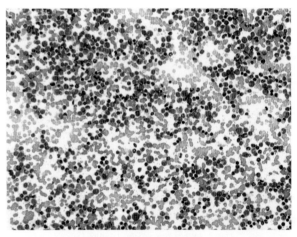

图 9-135　AMML-MLD 骨髓涂片:有核细胞增生明显活跃

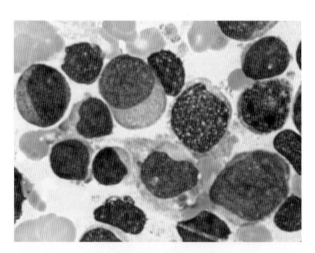

图 9-136　AMML-MLD 骨髓涂片:原始粒细胞及原始单核细胞增多

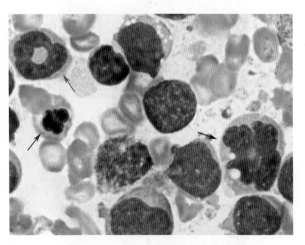

图 9-137　AMML-MLD 骨髓涂片:可见环形核粒细胞;畸形核单核细胞;花瓣核晚幼红细胞

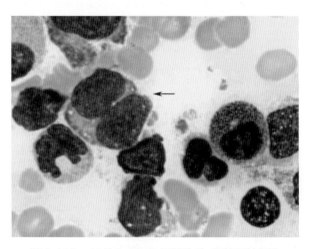

图 9-138　AMML-MLD 骨髓涂片:双核原始细胞

第九章

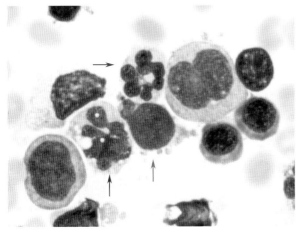

图 9-139　AMML-MLD 骨髓涂片：多分叶核粒细胞（↑），
可见空泡变性；可见淋巴样小巨核细胞（↑）

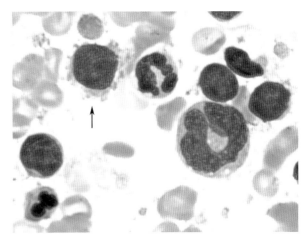

图 9-140　AMML-MLD 骨髓涂片：巨大单核细胞；淋巴
样小巨核细胞（↑）；畸形核晚幼红细胞及部分原始细胞

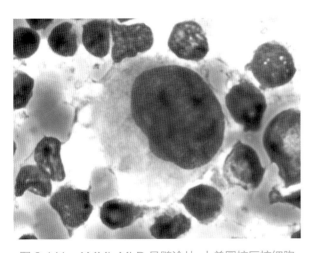

图 9-141　AMML-MLD 骨髓涂片：大单圆核巨核细胞

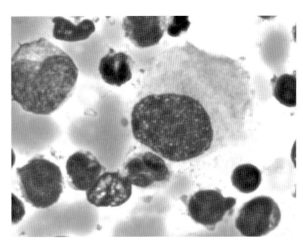

图 9-142　AMML-MLD 骨髓涂片：大单圆核巨核细胞

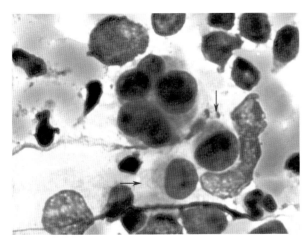

图 9-143　AMML-MLD 骨髓涂片：多圆核巨核细胞及
单圆核小巨核细胞（↑）

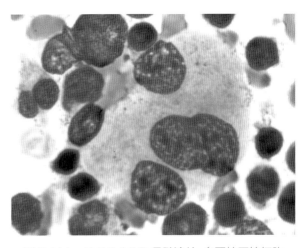

图 9-144　AMML-MLD 骨髓涂片：多圆核巨核细胞

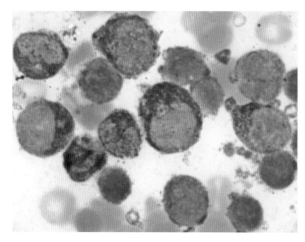

图 9-145　AMML-MLD 骨髓涂片 MPO 染色:部分原始
　　　　　细胞阳性

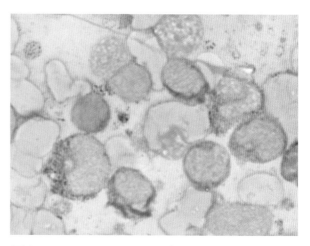

图 9-146　AMML-MLD 骨髓涂片 PAS 染色:部分细胞
　　　　　细颗粒阳性,部分细胞杂有粗颗粒

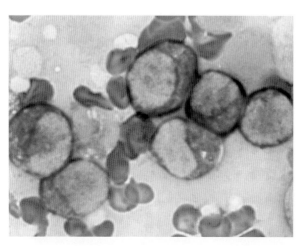

图 9-147　AMML-MLD 骨髓涂片 CE 染色:部分细胞
　　　　　阳性(粒细胞成分)

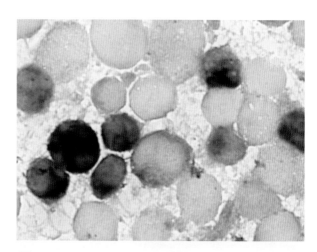

图 9-148　AMML-MLD 骨髓涂片 ANAE 染色:部分细
　　　　　胞阳性(单核细胞成分)

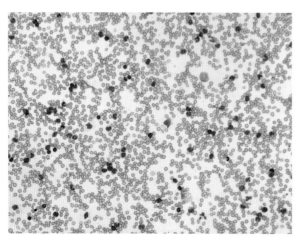

图 9-149　AMML-MLD 外周血涂片:白细胞显著增多,
　　　　　可见较多原始细胞

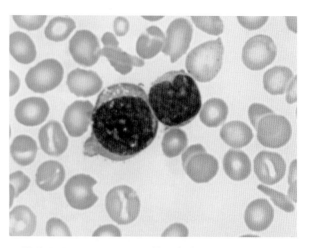

图 9-150　AMML-MLD 外周血涂片:原始粒细胞及
　　　　　原始单核细胞

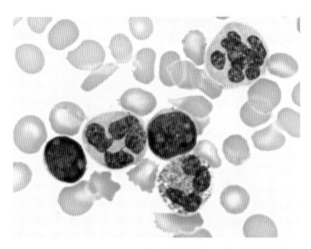

图 9-151 AMML-MLD 外周血涂片：可见原始粒细胞；
成熟粒细胞可见病态造血

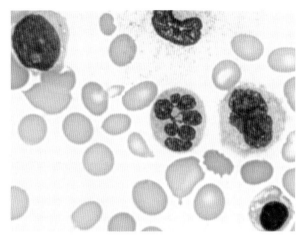

图 9-152 AMML-MLD 外周血涂片：原始粒细胞、单核
细胞、多分叶核粒细胞、晚幼红细胞

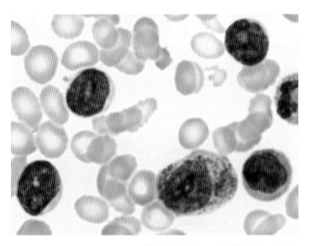

图 9-153 AMML-MLD 外周血涂片：原始粒细胞、早幼
粒细胞及幼稚单核细胞

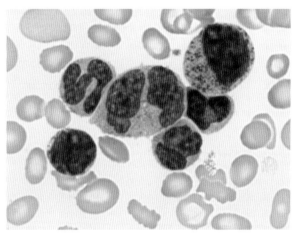

图 9-154 AMML-MLD 外周血涂片：可见原始及早幼
粒细胞；单核细胞病态造血，巨大双核单核细胞

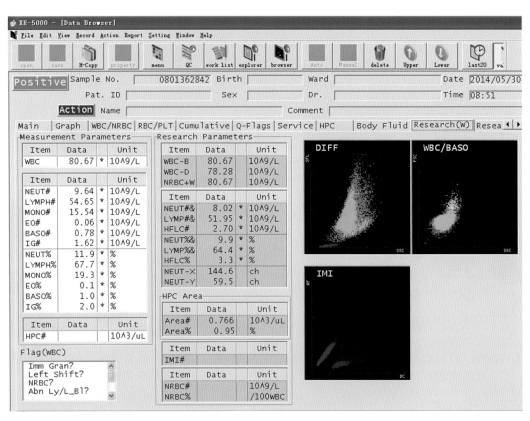

图 9-155　病例 57 血液分析

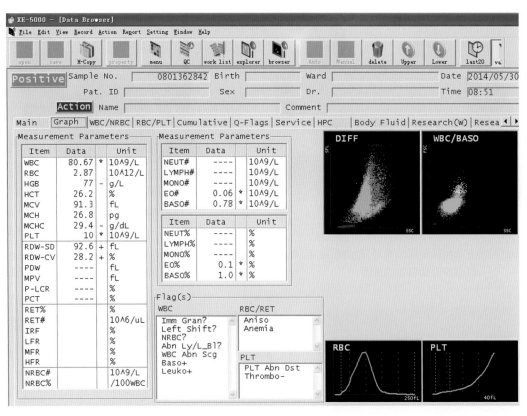

图 9-156　病例 57 血液分析

该例 AMML-MLD 患者,白细胞显著增高。由于多种异常白细胞的存在,DIFF 散点图中各白细胞分区不清。research 窗口提示白细胞的增高主要为淋巴细胞和单核细胞,这可能受到各种异常原始细胞的干扰,外周血涂片中可见增多的原始粒细胞及原始单核细胞。research 同时提示存在有核红细胞,这与外周血涂片所见一致。红细胞计数、Hb 及 HCT 降低,呈中度贫血状。RDW 增高,提示红细胞体积均一性差,这与外周血涂片中可见大小不一的红细胞表现一致。血小板计数显著降低,结合光学法对血小板进行检测和外周血涂片手工复检有助于保证血小板计数的准确性。

(三)诊断标准

1. 外周血或骨髓原始细胞 ≥ 20%。
2. 符合下面任意一条:
(1)有 MDS 病史。
(2)有 MDS 相关的细胞遗传学异常。
(3)有多系血细胞病态造血。骨髓中至少两系细胞中病态造血的细胞数 ≥ 50%。
3. 无细胞毒性药物(烷化剂)或拓扑异构酶 Ⅱ 抑制剂等治疗史;无特异的 AML 伴重现性遗传学异常。

【诊断要点】

1. 若鉴定出 NPM1 基因突变,尽管为多系细胞病态造血,也应诊断为 AML 伴 NPM1 基因突变。
2. 若鉴定出 CEBPA 双等位基因突变,尽管为多系细胞病态造血,也应诊断为 AML 伴 CEBPA 双等位基因突变。

3. 若 AML-MRC 诊断是基于 MDS 病史或 MDS 相关的细胞遗传学异常,即使鉴定到 NPM1 基因突变、CEBPA 双等位基因突变,仍应保留 AML-MRC 诊断。

4. 2017 版 WHO 规定的足以诊断 AML-MRC 的 MDS 相关的细胞遗传学异常为:①复杂核型:异常 ≥ 3;②非平衡异位:-7/del(7q)、del(5q)/t(5q)、i(17q)/t(17p)、-13/del(13q)、del(11q)、del(12p)/t(12p)、idic(X)(q13);③平衡异位:t(11;16)(q23.3;p13.3)、t(3;21)(q26.2;q22.1)、t(1;3)(p36.3;q21.2)、t(2;11)(p21;q23.3)、t(5;12)(q32;p13.2)、t(5;7)(q32;q11.2)、t(5;17)(q32;p13.2)、t(5;10)(q32;q21.2)、t(3;5)(q25.3;q35.1)。④ del(9)已被从定义 AML-MRC 的细胞遗传学异常中删除,因为它与 NPM1 或双等位 CEBPA 基因突变相关联。

第三节　治疗相关髓系肿瘤

治疗相关髓系肿瘤(therapy-related myeloid neoplasms)包括治疗相关 AML(therapy-related AML,t-AML),治疗相关的 MDS(therapy-related MDS,t-MDS)和治疗相关的 MDS/MPN(therapy-related MDS/MPN,t-MDS/MPN),占所有 AML、MDS 和 MDS/MPN 的 10%~20%。最常见的为发生于细胞毒药物的化学治疗和(或)放射治疗之后 5~10 年。20%~30% 的患者大约发生于在使用 DNA 拓扑异构酶 Ⅱ 抑制剂治疗后的 1~5 年。其中 90% 以上病例有遗传学异常。

(一)骨髓象

表现为各类的 AML、MDS 及 MDS/MPN 的形态学特征。骨髓有核细胞增生极度活跃至活跃,少数为增生减低。15% 的病例有轻微至显著的骨髓纤维化。60% 的病例可见环形铁粒幼红细胞,部分病例环形铁粒幼红细胞 >15%。部分病例巨核细胞可见病态造血。约 50% 处于 MDS 阶段的病例原始细胞 <5%。约 5% 的患者有 MDS/MPN 的特点,如慢性粒 - 单核细胞白血病。

(二)血象

部分病例表现为 MDS 或伴骨髓衰竭的特征,一系至多系血细胞减少伴病态造血。有些病例呈各类 AML 的表现。少数有 Auer 小体。贫血几乎总是存在,大多数情况下可见大红细胞和异形红细胞。中性粒细胞病态造血表现为核分叶少和颗粒减少。嗜碱性粒细胞可增多。

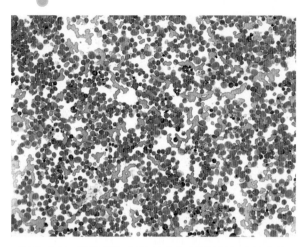

图 9-157　乳腺癌治疗后 AMML 骨髓涂片：有核细胞
增生极度活跃

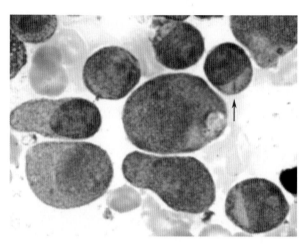

图 9-158　乳腺癌治疗后 AMML 骨髓涂片：原始及幼稚
单核细胞，胞体偏大；原始粒细胞，胞体偏小，其中一个原
始粒细胞胞质内可见 Auer 小体

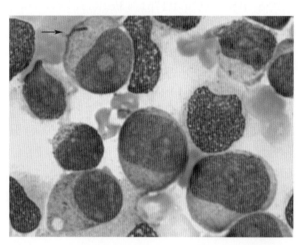

图 9-159　乳腺癌治疗后 AMML 骨髓涂片：原始单核
细胞，胞质中可见 Auer 小体

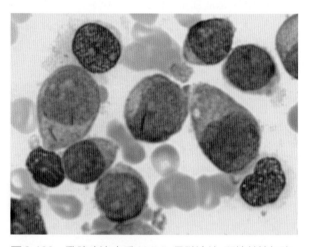

图 9-160　乳腺癌治疗后 AMML 骨髓涂片：原始单核细胞，
胞体偏大，胞质中可见 Auer 小体；原始粒细胞，胞体偏小

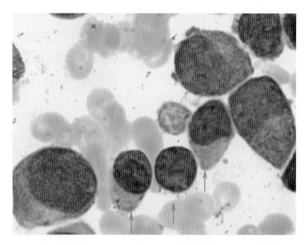

图 9-161　乳腺癌治疗后 AMML 骨髓涂片：原始粒细
胞（↑）及原始单核细胞

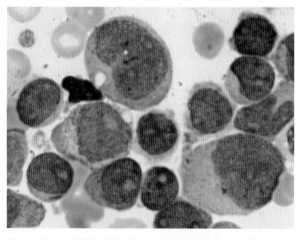

图 9-162　乳腺癌治疗后 AMML 骨髓涂片：原始粒细胞；
原始单核细胞

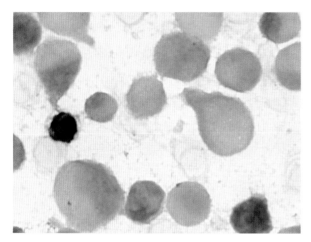

图 9-163　乳腺癌治疗后 AMML 骨髓涂片 ANAE 染色：
部分原始细胞阳性

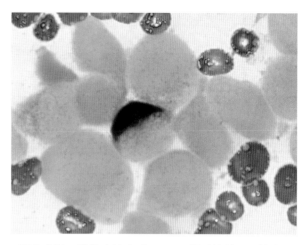

图 9-164　乳腺癌治疗后 AMML 骨髓涂片 CE 染色：
少数原始细胞阳性

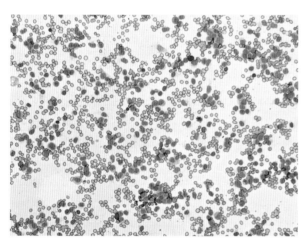

图 9-165　乳腺癌治疗后 AMML 外周血涂片：白细胞数
明显增高

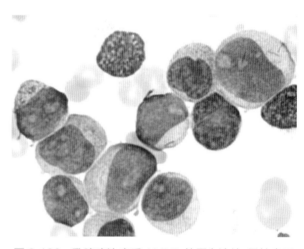

图 9-166　乳腺癌治疗后 AMML 外周血涂片：见较多原
始粒细胞、原始单核细胞，少量幼稚单核细胞

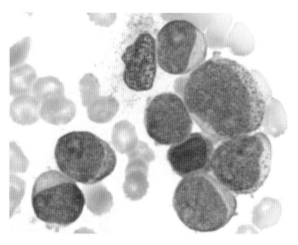

图 9-167　乳腺癌治疗后 AMML 外周血涂片：原始粒细
胞及原始单核细胞

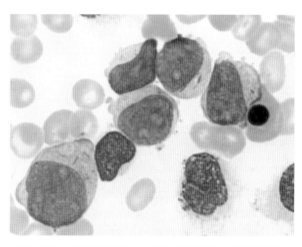

图 9-168　乳腺癌治疗后 AMML 外周血涂片：原始粒细胞
及原始单核细胞，部分细胞可见 Auer 小体；可见晚幼红细胞

该例乳腺癌治疗后 AMML 患者的原始血液分析结果未能获得。从患者外周血涂片结果可推测该患者白细胞计数增高。由于外周血涂片中多量异常原始、异常幼稚细胞的出现,外周血白细胞 DIFF 通道散点图中各细胞应该分区不清,在非典型淋巴细胞、幼稚粒细胞和核左移中性粒细胞区域应可见到增强的信号。IMI 检测通道散点图中应可见增强的异常幼稚细胞信号。红细胞计数和血红蛋白浓度结果应提示患者存在一定程度的贫血。血小板计数可减少,对血小板进行光学法检测联合外周血涂片手工复检有助于保证计数结果的可靠性

病例 59　t-AML(骨肉瘤治疗后的 AML/M2)

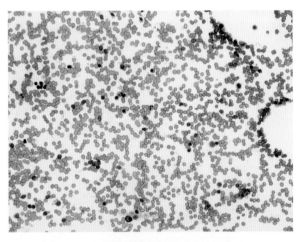

图 9-169　骨肉瘤化疗后的 AML 骨髓涂片:
　　　　　有核细胞增生尚活跃

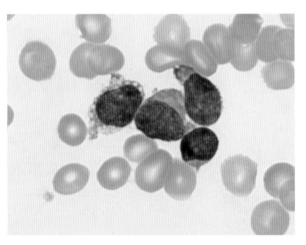

图 9-170　骨肉瘤化疗后的 AML 骨髓涂片:
　　　　　原始粒细胞大小不等

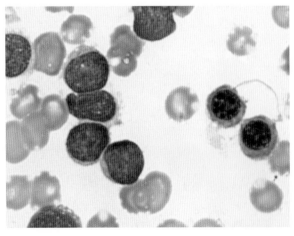

图 9-171　骨肉瘤化疗后的 AML 骨髓涂片:部分原始粒
　　　　　细胞胞体偏小,胞质量少

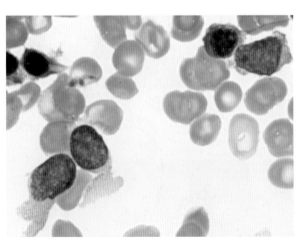

图 9-172　骨肉瘤化疗后的 AML 骨髓涂片:部分原始粒
　　　　　细胞可见胞质突起

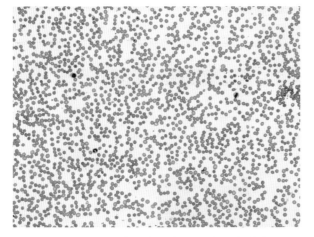

图 9-173　骨肉瘤化疗后的 AML 外周血涂片：
白细胞数减少

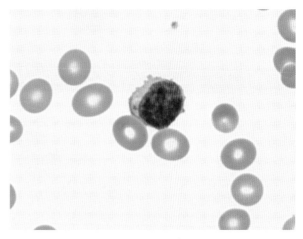

图 9-174　骨肉瘤化疗后的 AML 外周血涂片：
可见原始粒细胞

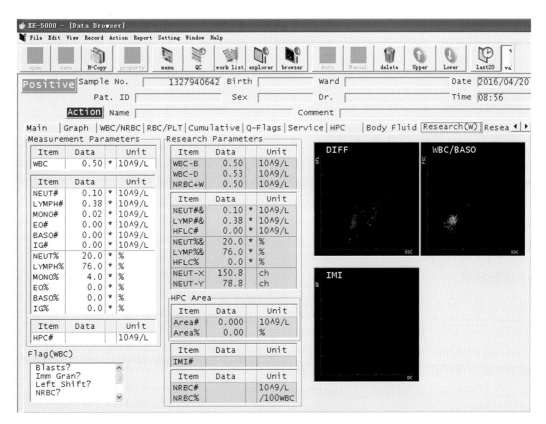

图 9-175　病例 59 血液分析

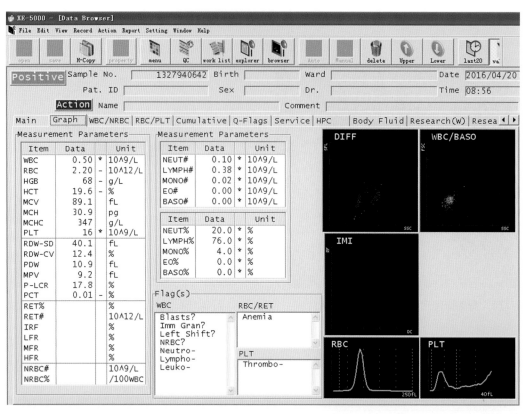

图 9-176 病例 59 血液分析

血液分析

该例骨肉瘤治疗后的 AML 患者,白细胞显著减少,各系白细胞减少,从 DIFF 散点图中可见原始细胞,幼稚粒细胞和核左移粒细胞比例增高。由于白细胞总数极少,IMI 检测通道散点图中幼稚粒细胞信号弱,但该患者外周血涂片中可见原始、幼稚粒细胞。红细胞计数和血红蛋白浓度结果提示患者中度贫血。血小板计数减少,对血小板进行光学法检测联合外周血涂片手工复检有助于保证计数结果的可靠性。

(三) 诊断标准

1. 临床表现 患者可追溯出应用烷化化疗药和/或放射治疗或拓扑异构酶Ⅱ抑制剂治疗的病史。

2. 形态学 t-AML/t-MDS 的患者常伴有多系细胞病态造血。外周血显示血细胞减少。贫血,常见伴有大红细胞和异形红细胞增多。中性粒细胞病态造血,主要表现为核分叶过少或胞质颗粒减少。嗜碱性粒细胞易见。骨髓增生减低、活跃或明显活跃,大约 15% 的病例有轻微至明显的骨髓纤维化。在大多数病例中粒系和红系病态造血最为常见。60% 以上的病例会出现环形铁粒幼红细胞。巨核细胞变化不定,病态造血包括细胞大小不等,细胞核不分叶或多核。约 5% 的病例有MDS/MPN 的特点,如慢性粒 - 单核细胞白血病。

3. 细胞遗传学 70% 的患者存在非平衡染色体畸变,主要为 5 号或 7 号染色体全部或部分丢失或伴有复杂的核型。20%~30% 的患者存在染色体平衡易位,主要为涉及 11q23 重排,包括 t(9 ; 11) (P22 ; q23) 和 t(11 ; 19) (q23 ; p13);涉及21q22 重排,包括 t(8 ; 21) (q22 ; q22.1) 和 t(3 ; 21) (q26.2 ; q22.1);其他异常,如 t(15 ; 17) (q24.1 ; q21.2) 和 inv (16) (p13.1q22)。治疗相关性淋巴细胞性白血病(ALL)也时有发生,通常有 t(4 ; 11) (q21 ; q23)染色体异常。

急性髓系白血病,非特指型(acute myeloid leukaemia,not otherwise specified,AML-NOS) 是指不符合前述伴重现性遗传学异常的 AML、AML 伴骨髓增生异常相关改变以及治疗相关的髓系肿瘤。AML 的定义为外周血或骨髓中原始细胞(原始粒细胞、原始及幼稚单核细胞) ≥ 20%,其中的幼稚单核细胞被视为与原始细胞相等同的细胞。2008 版 WHO 在 FAB 分型的基础上,将 AML-NOS 分为 9 个亚型。2017 版 WHO 删除了急性红白血病(FAB 分型 AML-M6a)这一类别,仅保留了纯红系细胞白血病(FAB 分型 AML-M6b)。

一、急性髓系白血病,微分化型

急性髓系白血病微分化型(acute myeloid leukaemia with minimal differentiation),简称 AML 微分化型,是一种光镜下细胞形态学及细胞化学无法识别髓系分化特征的急性髓系白血病。原始

细胞髓系性质需通过免疫标记和(或)超微结构研究(包括电镜细胞化学)确定。相当于 FAB 分型中的 AML-M$_0$。

(一) 骨髓象

有核细胞增生活跃至极度活跃,原始细胞 ≥ 20%,其胞体中等大小,核染色质呈稀疏细颗粒状,核圆形或轻度凹陷,常有 1~2 个核仁;胞质呈不同程度的嗜碱性,无 Auer 小体。少数病例原始细胞偏小,染色质密集,核仁不清楚,胞质量少,形似原始淋巴细胞。中性粒细胞减少,红系和巨核系细胞表现为不同程度的增生受抑。

(二) 血象

白细胞计数增高、正常或减低,中性粒细胞减少,可见原始细胞,无 Auer 小体。血小板正常或减少;伴正细胞正色素性贫血,可见有核红细胞。

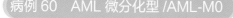

病例 60　AML 微分化型 /AML-M0

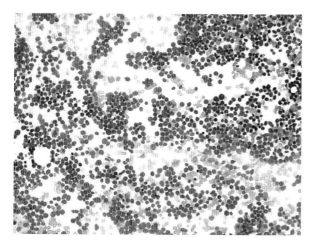

图 9-177　AML 微分化型骨髓涂片:有核细胞增生极度活跃

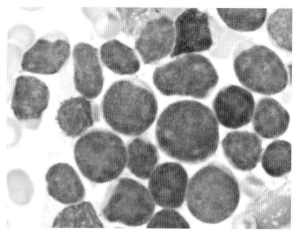

图 9-178　AML 微分化型骨髓涂片:原始细胞胞体大小不等,圆形或类圆形,胞质少,染浅蓝色,无颗粒,细胞核圆形或有切迹,核染色质细致,核仁 1~ 多个

急性髓系白血病

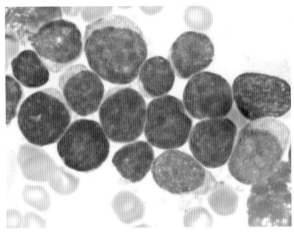

图 9-179 AML 微分化型骨髓涂片:原始细胞大小不等

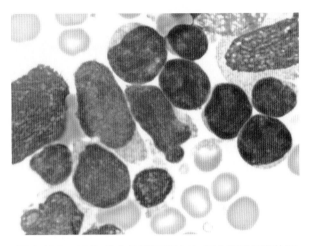

图 9-180 AML 微分化型骨髓涂片:部分原始细胞体积
较大且不规则

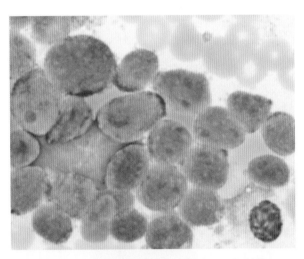

图 9-181 AML 微分化型骨髓涂片 MPO 染色:
原始细胞阴性

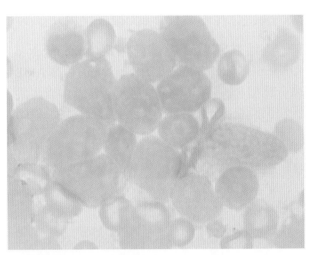

图 9-182 AML 微分化型骨髓涂片 PAS 染色:原始
细胞阴性

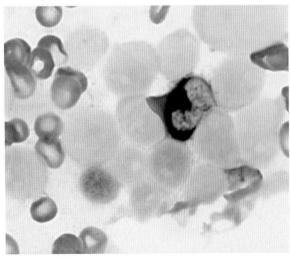

图 9-183 AML 微分化型骨髓涂片 CE 染色:原始细胞
阴性;成熟中性粒细胞阳性

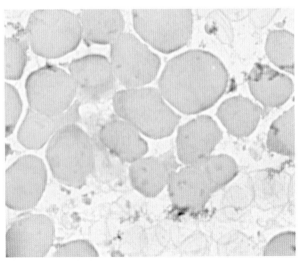

图 9-184 AML 微分化型骨髓涂片 ANAE 染色:
原始细胞阴性

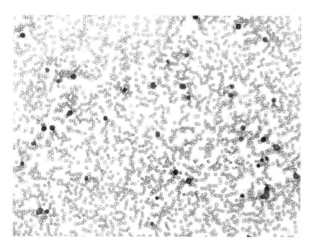

图 9-185　AML 微分化型外周血涂片:白细胞数增高

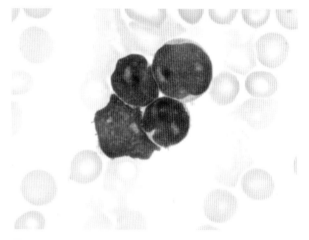

图 9-186　AML 微分化型外周血涂片:原始细胞胞体圆形或类圆形,胞质少,染浅蓝色,无颗粒,细胞核圆形或有切迹,核染色质细致,核仁 1~2 个

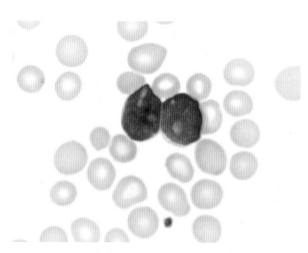

图 9-187　AML 微分化型外周血涂片:原始细胞,胞质少,核染色质细致,核仁 1~2 个

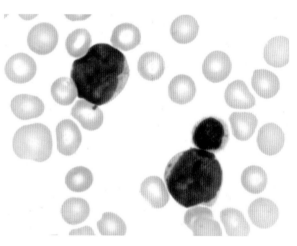

图 9-188　AML 微分化型外周血涂片:部分原始细胞胞质内可见少量大小不等的嗜天青颗粒

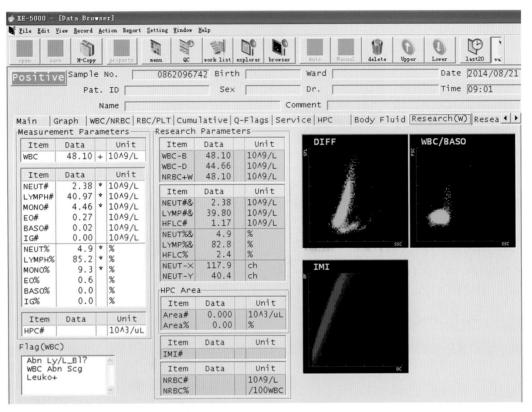

图 9-189　病例 60 血液分析

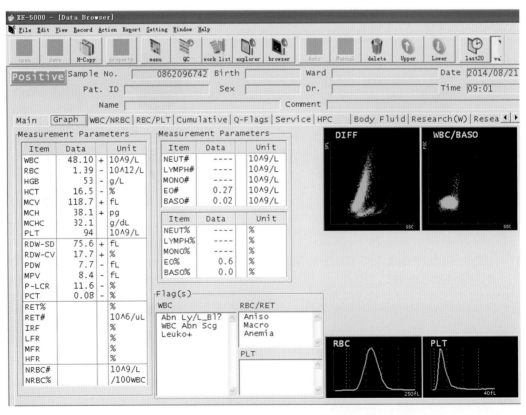

图 9-190　病例 60 血液分析

该例 AML 微分化型患者，白细胞增高，DIFF 散点图中淋巴细胞和单核细胞区域不能区分，报警信息提示可能存在异型淋巴细胞，值得注意的是 DIFF 散点图中异型淋巴细胞区域与原始细胞区域重叠。因此患者外周血涂片中可见的增多的原始细胞在血液分析仪结果中可能表现为异型淋巴细胞增高。红细胞计数、Hb 及 HCT 降低，呈重度贫血状。RDW 增高、直方图底部增宽，提示患者红细胞体积均一性不足。血小板计数轻度降低，其直方图正常。

（三）诊断标准

1. 原始细胞 ≥ 20%，无 Auer 小体。细胞形态学不能分型。

2. 细胞化学　常规细胞化学染色阴性。原始细胞髓过氧化物酶（MPO）、苏丹黑 B（SBB）、氯醋酸 ASD 萘酚酯酶（CE）阴性（阳性率 <3%）。a-醋酸萘酯酶（ANAE）及丁酸酯酶（NBE）阴性。

3. 免疫学表型　有髓系分化抗原，CD33、CD13、CD117 可阳性；淋系抗原阴性（不表达 T 和 B 细胞分化抗原，如 cCD3，cCD79a、cCD22）。通常表达早期造血相关抗原，如 CD34，CD38 和 HLA-DR。约 50% 的病例 TdT 阳性，40% 的病例 CD7 阳性。

4. 电镜 MPO 阳性。

5. 遗传学　无特异性。

二、急性髓系白血病，未成熟型

急性髓系白血病未成熟型（acute myeloid leukaemia without maturation），简称 AML 未成熟型，特点为骨髓中原始粒细胞大量增生，≥ 20%（ANC），且 ≥ 90%（NEC）。相当于 FAB 分型中的 AML-M1 型。约占 AML 的 5%~10%。根据原始细胞的形态及有无颗粒，可分为原始 I 型、原始 II 型和小原粒型。

（一）骨髓象

有核细胞增生明显或极度活跃，少数病例增生活跃或减低。原始粒细胞显著增多，≥ 20%（NEC ≥ 90%），其余阶段粒细胞少见或罕见。有些病例的部分原始粒细胞可见少量嗜天青颗粒和（或）Auer 小体；有些病例的原始粒细胞缺乏嗜天青颗粒。原始粒细胞 MPO 阳性率 ≥ 3%。红系和巨核系增生受抑。

（二）血象

通常白细胞数显著增多，分类见大量原始细胞及少量幼稚粒细胞，成熟中性粒细胞减少。常有正细胞正色素性贫血，可见有核红细胞；血小板中度至重度减少。

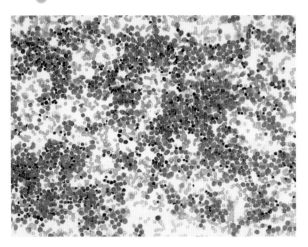

图 9-191　AML 未成熟型骨髓涂片:有核细胞增生极度活跃

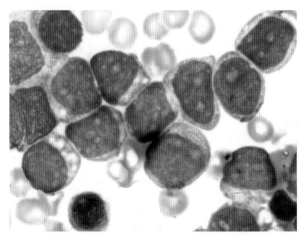

图 9-192　AML 未成熟型骨髓涂片:可见大量原始粒细胞,占 72.8%,其余阶段粒细胞罕见

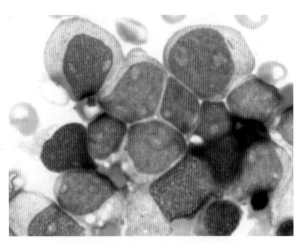

图 9-193　AML 未成熟型骨髓涂片:原始粒细胞胞体大小不等,圆形或类圆形,胞质少量至中等,染浅蓝色,大部分细胞胞质无颗粒,少数细胞可见 Auer 小体

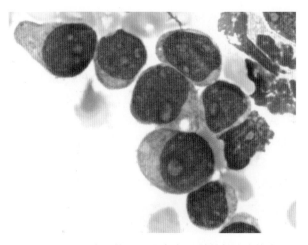

图 9-194　AML 未成熟型骨髓涂片:原始粒细胞胞体大小不等,核圆形或略不规则形,核染色质细致,可见 1~3 个较明显核仁

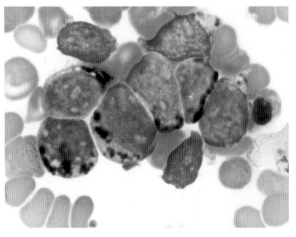

图 9-195　AML 未成熟型骨髓涂片 MPO 染色:大部分原始粒细胞阳性

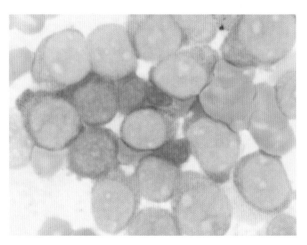

图 9-196　AML 未成熟型骨髓涂片 PAS 染色:部分原始粒细胞呈细颗粒阳性

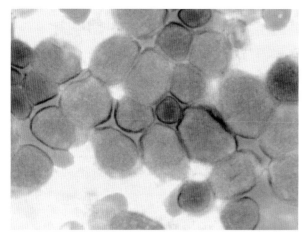

图 9-197　AML 未成熟型骨髓涂片 CE 染色:少数原始
粒细胞阳性

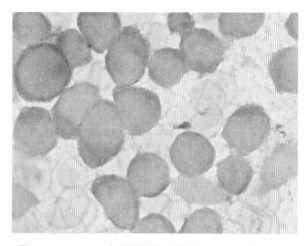

图 9-198　AML 未成熟型骨髓涂片 ANAE 染色:原始
粒细胞阴性

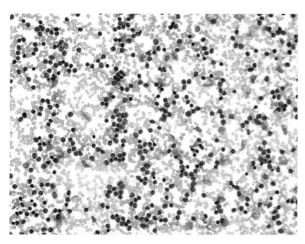

图 9-199　AML 未成熟型外周血涂片:白细胞数显著
增多,可见大量原始粒细胞

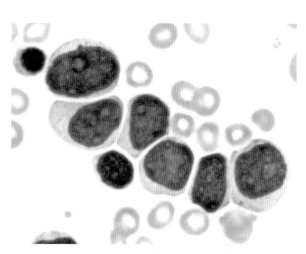

图 9-200　AML 未成熟型外周血涂片:原始粒细胞胞
体大小不等;可见晚幼红细胞

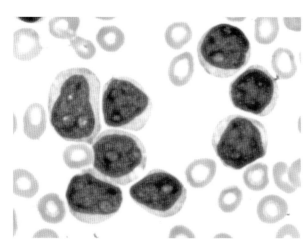

图 9-201　AML 未成熟型外周血涂片:大量原始粒细胞

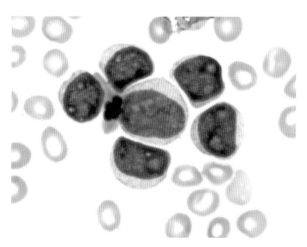

图 9-202　AML 未成熟型外周血涂片:原始粒细胞胞体
大小不等;可见花瓣核晚幼红细胞

317

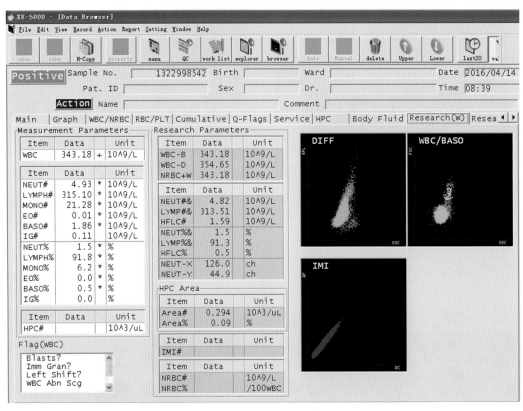

图 9-203　病例 61 血液分析

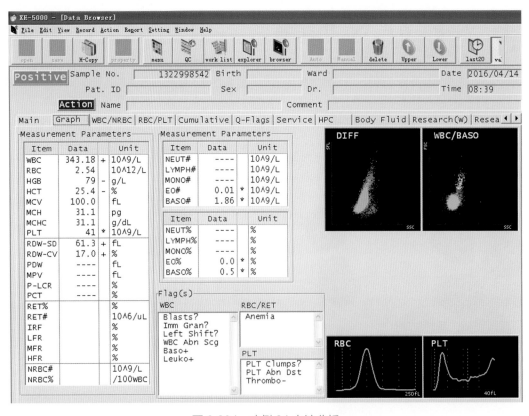

图 9-204　病例 61 血液分析

该例 AML 未成熟型患者,白细胞增高显著。由于异常细胞的存在,DIFF 散点图不能将各细胞群进行区分,但仍可见异型淋巴细胞区(可能由原始细胞所致)信号显著增高。与之对应,research 窗口提示原始细胞增强。IMI 检测通道可见幼稚核左移粒细胞信号显著增强,这与外周血涂片中可见的原始粒细胞显著增多表现一致。红细胞相关参数提示其呈正细胞正色素性中度贫血。血小板计数也降低,血小板直方图右侧底部抬高,结合血小板光学法检测和外周血涂片可确保血小板计数结果的可靠性。

病例 62 　 AML 未成熟型 /AML-M1(原始 Ⅱ 型细胞为主)

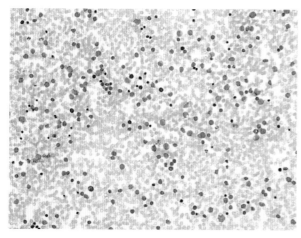

图 9-205　AML 未成熟型骨髓涂片:有核细胞增生明显活跃

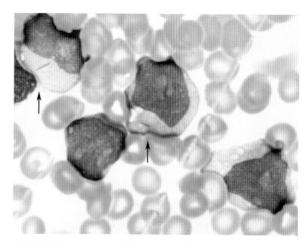

图 9-206　AML 未成熟型骨髓涂片:可见大量原始粒细胞,占 65.0%,易见 Auer 小体,部分细胞可见空泡

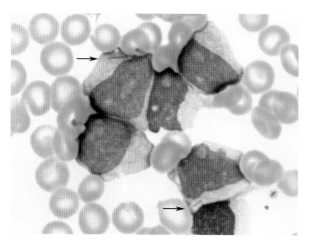

图 9-207　AML 未成熟型骨髓涂片:原始粒细胞胞体大小不等,胞质中等量至丰富,大部分细胞胞质内可见少量细小的嗜天青颗粒,Auer 小体易见

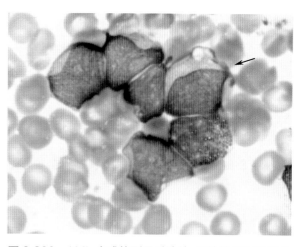

图 9-208　AML 未成熟型骨髓涂片:原始粒细胞胞质少量至中等量,部分细胞可见 Auer 小体及空泡。可见嗜酸性粒细胞

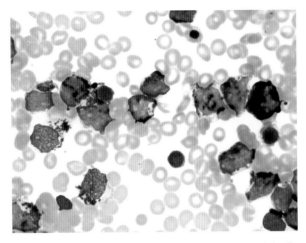

图 9-209　AML 未成熟型骨髓涂片 MPO 染色:大部分原始粒细胞阳性

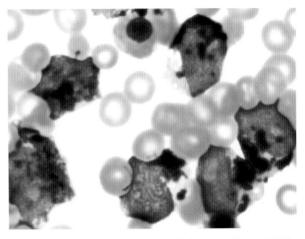

图 9-210　AML 未成熟型骨髓涂片 MPO 染色:大部分原始粒细胞阳性

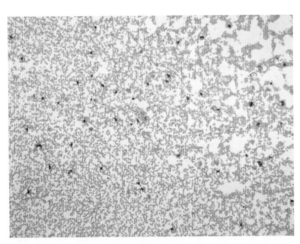

图 9-211　AML 未成熟型外周血涂片:白细胞增多,可见较多原始粒细胞

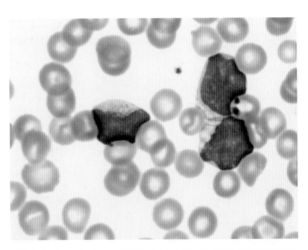

图 9-212　AML 未成熟型外周血涂片:部分原始粒细胞胞质可见 Auer 小体及空泡变性

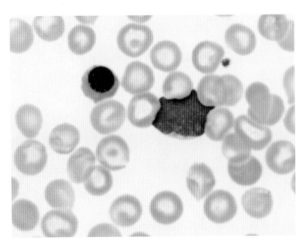

图 9-213　AML 未成熟型外周血涂片:原始粒细胞及晚幼红细胞

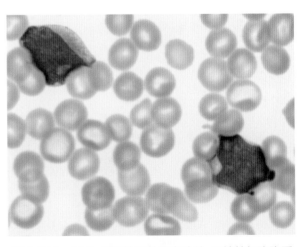

图 9-214　AML 未成熟型外周血涂片:原始粒细胞胞质内可见数量不等的嗜天青颗粒

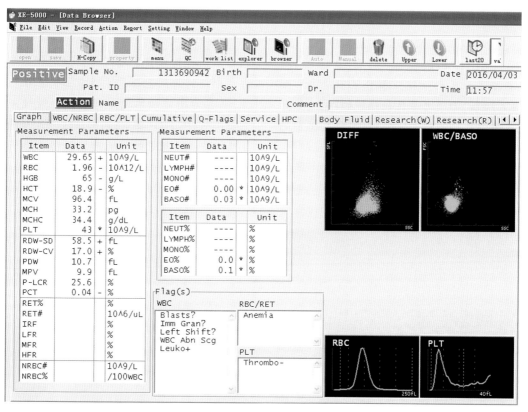

图 9-215　病例 62 血液分析

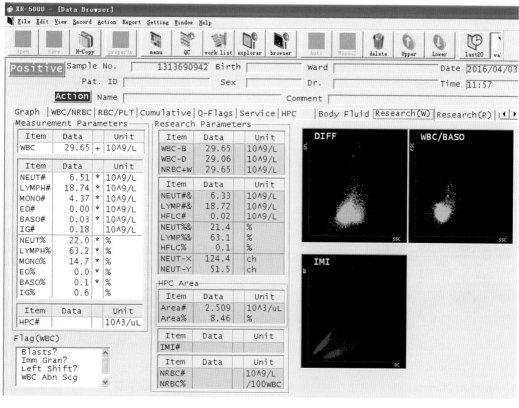

图 9-216　病例 62 血液分析

该例 AML 未成熟型患者,白细胞增高。DIFF 散点图显示各白细胞亚群分区不清晰。如外周血涂片所示,由于大量原始细胞的存在,导致 DIFF 散点图中原始细胞区增强(报警信息提示的异型淋巴细胞增高),IMI 检测通道同样发现幼稚、原始粒细胞信号显著增强。红细胞相关参数提示存在中度的正细胞正色素性贫血。血小板计数降低,其直方图显示右侧尾部抬高。通过光学法检测血小板(PLT-O)数量,同时通过外周血涂片手工复检排除血小板假性降低可保证结果的可靠性。

病例 63　AML 未成熟型 /AML-M1(小原粒细胞型)

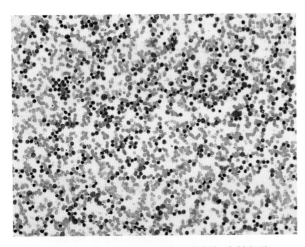

图 9-217　AML 未成熟型骨髓涂片:有核细胞增生明显活跃

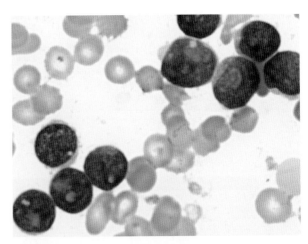

图 9-218　AML 未成熟型骨髓涂片:可见大量原始粒细胞,占 96.5%

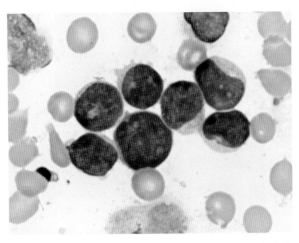

图 9-219　AML 未成熟型骨髓涂片:原始粒细胞胞体大小不等,大部分细胞胞体偏小,部分细胞胞质可见少量细小嗜天青颗粒

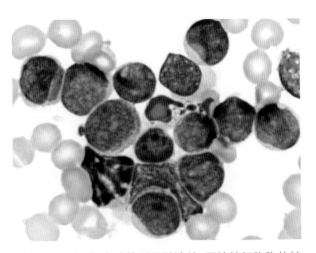

图 9-220　AML 未成熟型骨髓涂片:原始粒细胞胞体较小,胞质量少、着淡蓝色,部分细胞可见少量嗜天青颗粒;核型较规则,核染色质较均匀细致,可见 1~ 多个核仁

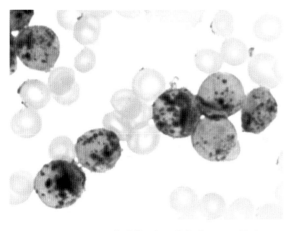

图 9-221　AML 未成熟型骨髓涂片 MPO 染色：
原始粒细胞呈强阳性

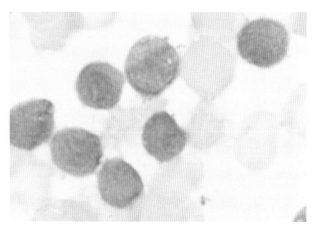

图 9-222　AML 未成熟型骨髓涂片 PAS 染色：大部分
原始粒细胞呈细颗粒阳性

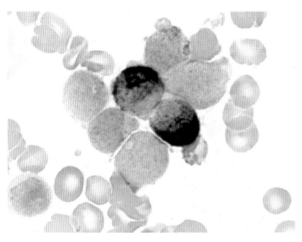

图 9-223　AML 未成熟型骨髓涂片 CE 染色：部分原始
粒细胞阳性

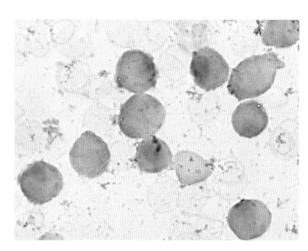

图 9-224　AML 未成熟型骨髓涂片 ANAE 染色：原始粒
细胞弱阳性或阴性

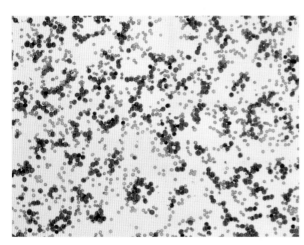

图 9-225　AML 未成熟型外周血涂片：白细胞明显增多，
可见大量原始粒细胞

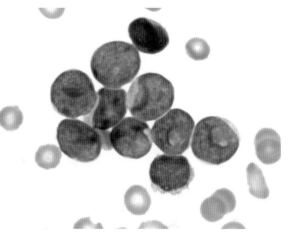

图 9-226　AML 未成熟型外周血涂片：原始粒细胞大小
不等，胞质量少。可见杯口样细胞

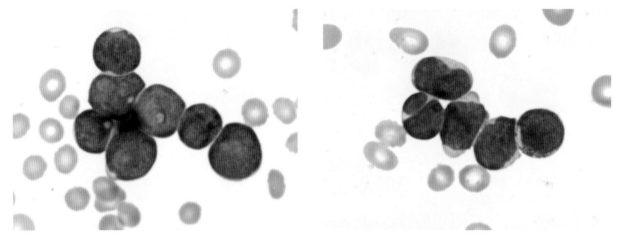

图 9-227　AML 未成熟型外周血涂片:原始粒细胞胞质
量少,甚至若无

图 9-228　AML 未成熟型外周血涂片:部分原始粒细胞
可见核分叶、切迹或凹陷或胞质内可见少量嗜天青颗粒

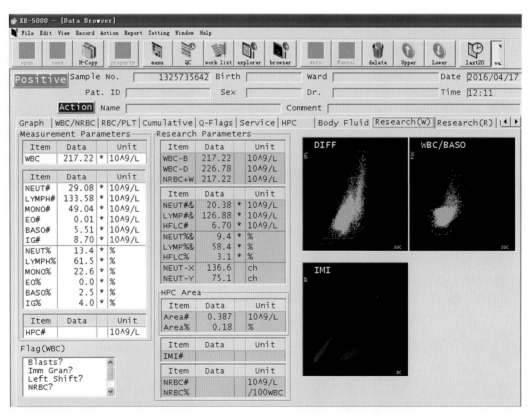

图 9-229　病例 63 血液分析

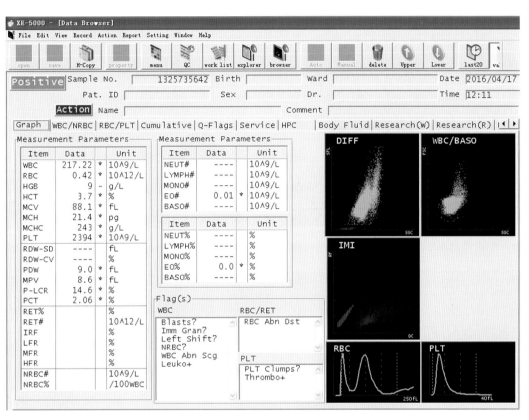

图 9-230　病例 63 血液分析

血液分析

　　患者白细胞计数显著增高。由于增多的白细胞形态结构异常,DIFF 散点图各细胞难以区分,由于此患者为 AML 未成熟型 /AML-M1(小原粒细胞型),因此在 research 给出的参考结果中可见淋巴细胞占较高的比例,这是由于如外周血涂片中所见的各种小原粒细胞显著增生所致。IMI 检测通道可见各阶段幼稚粒细胞显著增生的强信号可进一步确认幼稚粒细胞的存在。红细胞计数和血红蛋白浓度结果提示患者极重度贫血。血小板计数显著增高,红细胞直方图左侧出现双峰,可结合血小板光学法和进行外周血涂片检测排除小红细胞和大血小板或血小板聚集现象之间对计数的相互干扰。

病例 64　AML 未成熟型 /AML-M1（小原粒细胞型）

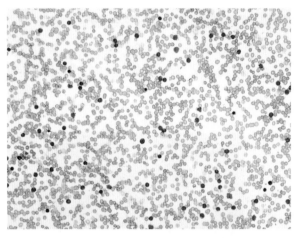

图 9-231　AML 未成熟型骨髓涂片：有核细胞增生活跃

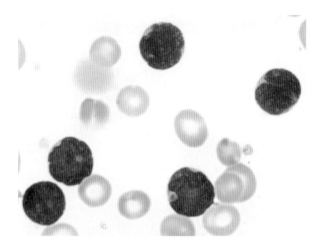

图 9-232　AML 未成熟型骨髓涂片：可见大量原始粒细胞，占 95.0%，胞体较小，胞质量少。大部分细胞核型不规则

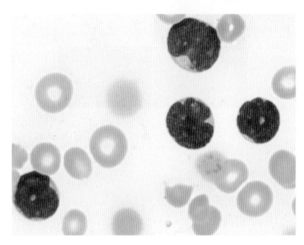

图 9-233　AML 未成熟型骨髓涂片：原始粒细胞，核形不规则，核染色质均匀致密，形似原始淋巴细胞

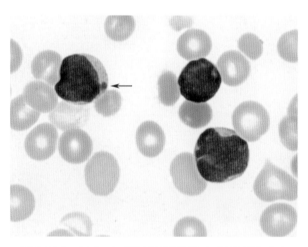

图 9-234　AML 未成熟型骨髓涂片：原始粒细胞大小不等，可见圆形 Auer 小体

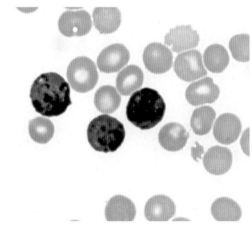

图 9-235　AML 未成熟型骨髓涂片 MPO 染色：原始粒细胞呈强阳性

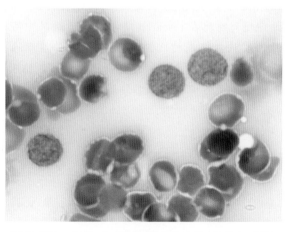

图 9-236　AML 未成熟型骨髓涂片 PAS 染色：原始粒细胞阴性

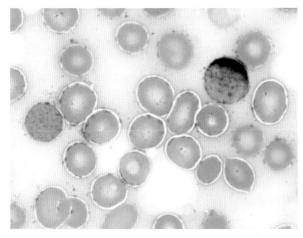

图 9-237　AML 未成熟型骨髓涂片 CE 染色:部分原始粒细胞阳性

图 9-238　AML 未成熟型骨髓涂片 ANAE 染色:原始粒细胞阴性

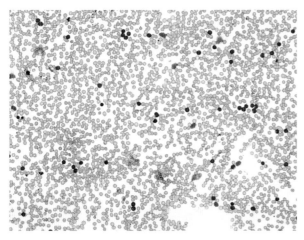

图 9-239　AML 未成熟型外周血涂片:白细胞明显增多,可见较多原始粒细胞

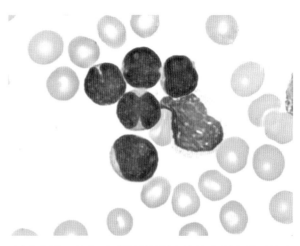

图 9-240　AML 未成熟型外周血涂片:原粒细胞,核圆形或有折叠、凹陷或扭曲,核仁显隐不一,形态酷似原始淋巴细胞

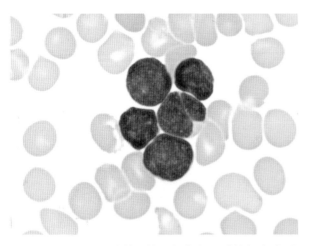

图 9-241　AML 未成熟型外周血涂片:原始粒细胞,部分细胞核形不规则

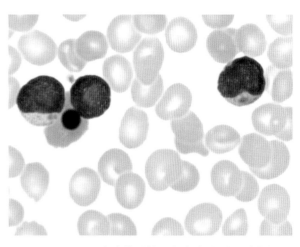

图 9-242　AML 未成熟型外周血涂片:部分原始粒细胞胞质内可见少量嗜天青颗粒;可见晚幼红细胞

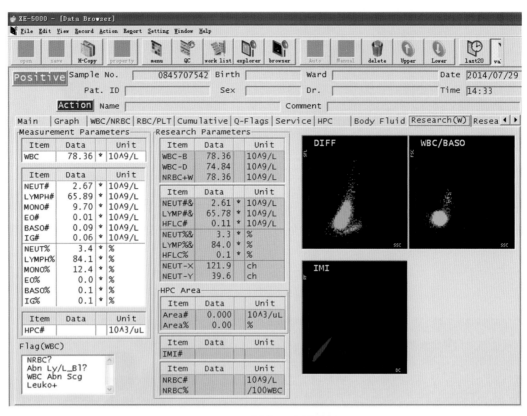

图 9-243　病例 64 血液分析

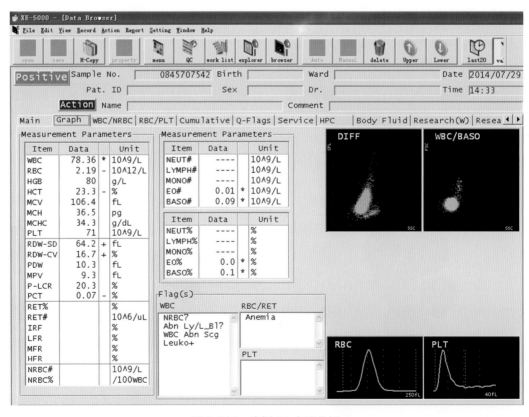

图 9-244　病例 64 血液分析

该例 AML 未成熟型(小原粒细胞型)患者,白细胞计数显著增高。DIFF 散点图示淋巴细胞及原始细胞区域信号显著增强。报警信息也提示可能存在异型淋巴细胞。由于此型原始细胞体积较小,其相应的信号主要落在异型淋巴细胞区,IMI 检测通道结果提示存在增多的幼稚粒细胞,外周血涂片复查可发现小原始粒细胞增多。research 窗口显示的淋巴细胞比例增高的结果可疑。Flag(WBC)信息栏提示可能存在有核红细胞,外周血涂片中也可见有核红细胞,采用 NRBC 检测通道检测有助于有核红细胞的计数及白细胞计数的校正。红细胞相关参数结果提示存在中度正细胞正色素性贫血,红细胞体积均一性欠佳。血小板计数降低,直方图右侧稍有抬高,结合血小板光学法检测和外周血涂片复检有助于结果的可靠性。

(三) 诊断标准

1. 外周血或骨髓原始粒细胞 ≥ 20%(ANC);骨髓原始粒细胞占非红系细胞(NEC) ≥ 90%。

2. 细胞化学　MPO ≥ 3%。a-NBE 阴性。

3. 免疫学表型　原始粒细胞表达 MPO、CD13、CD33、CD117、CD34 及 HLA-DR,不表达 CD15、CD65、CD14、CD64,少数病例表达 CD11b。不表达 cCD3、cCD79a、cCD22,少数病例表达 CD2、CD4、CD19、CD56。

4. 遗传学　无特殊性。

三、急性髓系白血病,伴成熟型

急性髓系白血病,伴成熟型(acute myeloid leukaemia with maturation),简称 AML 伴成熟型,特点为外周血或骨髓原始粒细胞 ≥ 20%(ANC),骨髓中存在一定数量的较成熟阶段的中性粒细胞。相当于国内修订的 FAB 分型中的 AML-M2a 型。

约占 AML 的 10%。

(一) 骨髓象

有核细胞增生活跃至极度活跃,原始粒细胞 ≥ 20%(ANC),<90%(NEC),部分病例可见 Auer 小体。可见部分早幼以下阶段的中性粒细胞,常有不同程度的病态造血。部分病例嗜酸性粒细胞增多,但无 AMML-Eo 中的形态学及细胞化学的异常特征。少数病例嗜碱性粒细胞和(或)肥大细胞可增多。红系及巨核系细胞增生受抑。

(二) 血象

白细胞增高或正常或减少,部分病例可见数量不等的原始粒细胞,可有少量幼稚粒细胞,成熟中性粒细胞常减少。多呈正细胞正色素性贫血,可见有核红细胞;血小板明显减少。

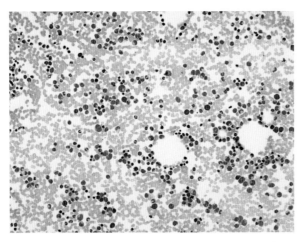

图 9-245　AML 伴成熟型骨髓涂片:有核细胞增生
明显活跃

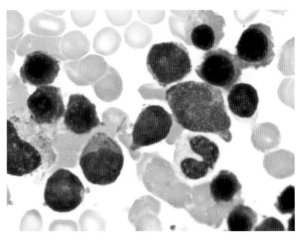

图 9-246　AML 伴成熟型骨髓涂片:原始粒细胞增多,占
46.5%,部分细胞可见 Auer 小体(↑);幼红细胞易见

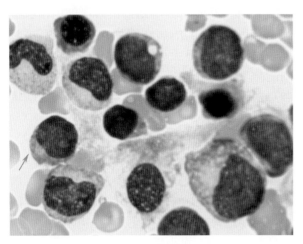

图 9-247　AML 伴成熟型骨髓涂片:原始粒细胞可见
Auer 小体(↑),中晚幼粒细胞可见核浆发育失衡

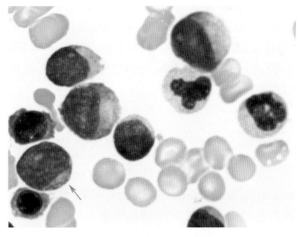

图 9-248　AML 伴成熟型骨髓涂片:原始细胞可见 Auer
小体(↑);成熟粒细胞颗粒减少

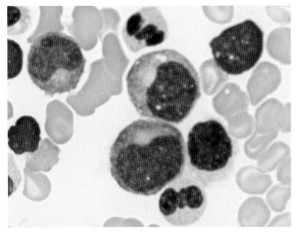

图 9-249　AML 伴成熟型骨髓涂片:中晚幼粒细胞可见
核浆发育失衡;成熟粒细胞颗粒减少

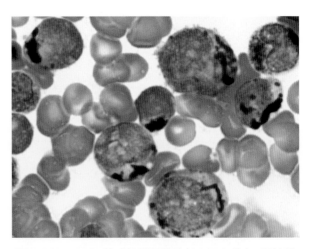

图 9-250　AML 伴成熟型骨髓涂片 MPO 染色:原始粒
细胞阳性

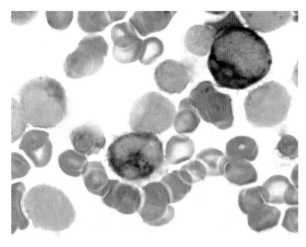

图 9-251　AML 伴成熟型骨髓涂片 CE 染色:少数原始
粒细胞阳性

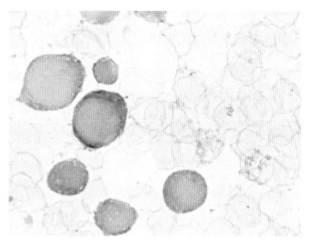

图 9-252　AML 伴成熟型骨髓涂片 ANAE 染色:
部分细胞弱阳性

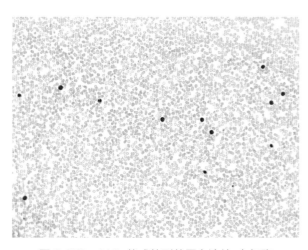

图 9-253　AML 伴成熟型外周血涂片:白细胞
计数正常范围

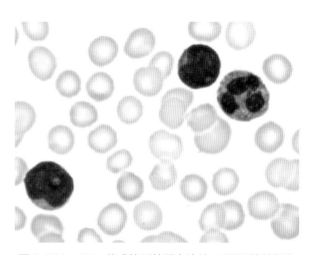

图 9-254　AML 伴成熟型外周血涂片:可见原始粒细胞

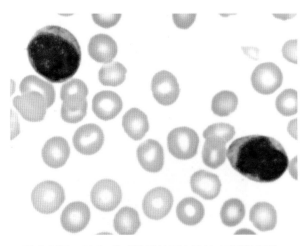

图 9-255　AML 伴成熟型外周血涂片:原始粒细胞;
血小板少见

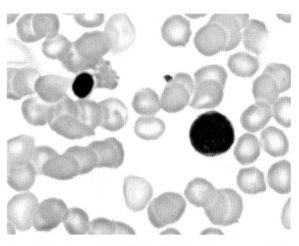

图 9-256　AML 伴成熟型外周血涂片:原始粒细胞;晚幼
红细胞脱核

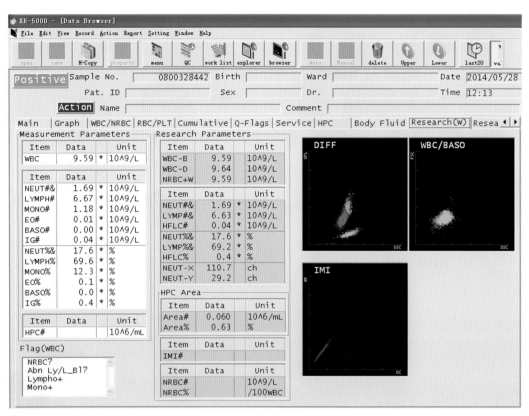

图 9-257　病例 65 血液分析

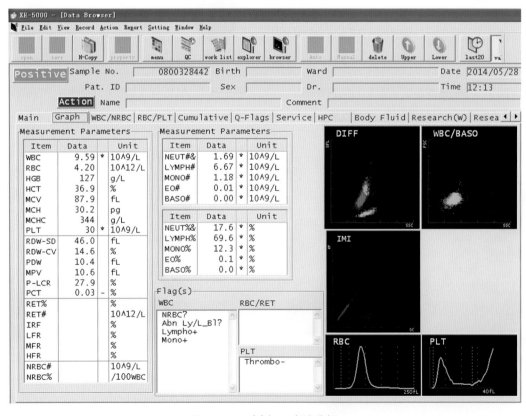

图 9-258　病例 65 血液分析

该例 AML 伴成熟型患者, 白细胞计数正常。白细胞 DIFF 散点图示中性粒细胞区信号减弱, 原始细胞散点信号增强(报警信息提示可能存在异型淋巴细胞及单核细胞)。患者外周血涂片中可见增多的原始细胞这与 IMI 检测通道中显示的增高的原始粒细胞信号一致。该患者红细胞计数、形态及色素指标基本正常。血液分析结果中的报警信息提示可能存在有核红细胞, 这与该患者外周血涂片中见到的晚幼红细胞相一致。血小板计数显著降低, 外周血涂片中血小板少见, 光学法检测血小板可得到较为准确的计数结果。

病例 66　AML 伴成熟型 /AML-M2a

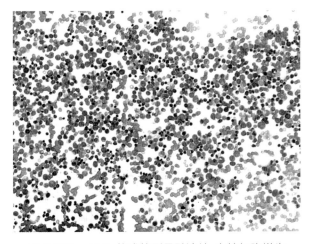

图 9-259　AML 伴成熟型骨髓涂片:有核细胞增生明显活跃

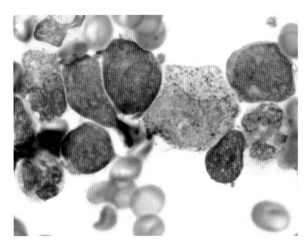

图 9-260　AML 伴成熟型骨髓涂片:原始粒细胞增多,占 48.5%

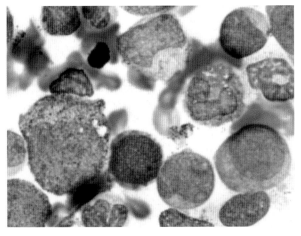

图 9-261　AML 伴成熟型骨髓涂片:原始粒细胞增多,早幼以下阶段粒细胞易见;可见嗜酸性粒细胞

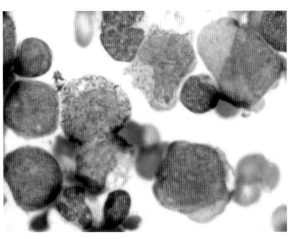

图 9-262　AML 伴成熟型骨髓涂片:原始细胞增多,早幼以下阶段粒细胞易见

急性髓系白血病

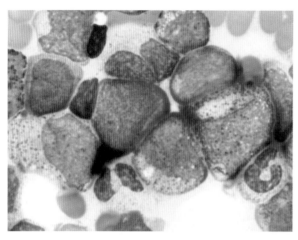

图 9-263　AML 伴成熟型骨髓涂片:原始粒细胞增多,早
幼以下阶段粒细胞易见,部分细胞核浆发育失衡

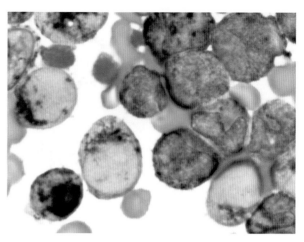

图 9-264　AML 伴成熟型骨髓涂片 MPO 染色:
原始粒细胞阳性

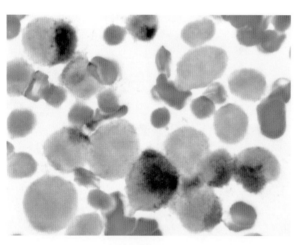

图 9-265　AML 伴成熟型骨髓涂片 CE 染色:部分原始
粒细胞阳性

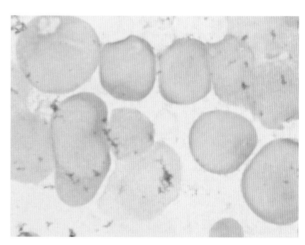

图 9-266　AML 伴成熟型骨髓涂片 ANAE 染色:
原始粒细胞阴性

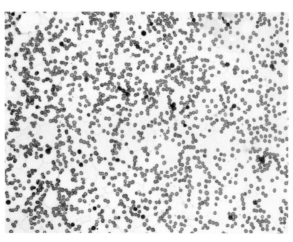

图 9-267　AML 伴成熟型外周血涂片:白细胞数正常范围

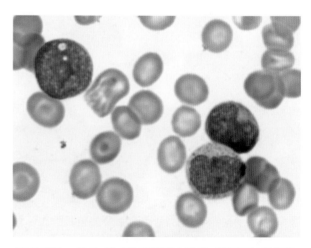

图 9-268　AML 伴成熟型外周血涂片:可见原始粒细胞

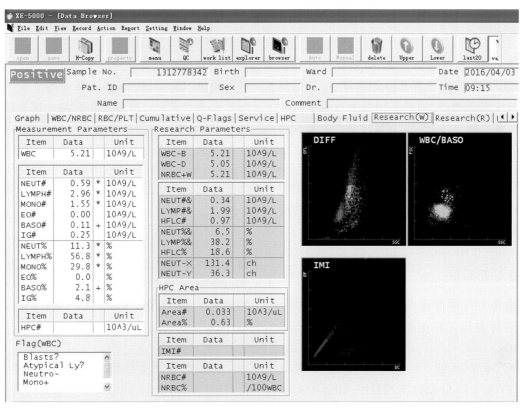

图 9-269　病例 66 血液分析

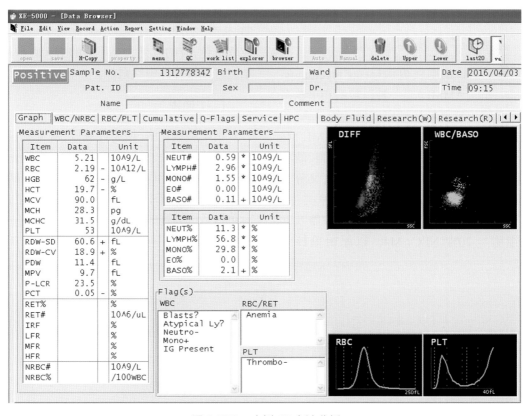

图 9-270　病例 66 血液分析

该例 AML 伴成熟型患者，白细胞计数在正常范围，DIFF 散点图中可见原始细胞、非典型淋巴细胞信号明显增强，幼稚粒细胞和核左移粒细胞信号增强。相应的 research 窗口分类数据提示淋巴细胞、单核细胞及幼稚粒细胞增高。Flag(s) WBC 报警信息提示可能存在原始细胞、不典型淋巴细胞（包含原始细胞）。IMI 检测通道散点图中也可见增强的幼稚粒细胞信号。血液分析的异常

结果相应地在外周血涂片中可见原始粒细胞、中幼粒细胞。红细胞相关参数提示患者呈中度正细胞正色素性贫血。红细胞体积均一性降低（RDW 增高，红细胞直方图底部增宽）。血小板计数降低。血小板直方图右侧底部与红细胞直方图信号比较靠近，结合血小板的光学法检测和外周血涂片手工复检有助于保证血小板计数的可靠性。

（三）诊断标准

1. 血象　外周血或骨髓原始粒细胞 ≥ 20%（ANC）；且骨髓原始粒细胞 <90%（NEC），单核系细胞 <20%。

2. 免疫学表型　原始粒细胞通常表达 CD13、CD33、CD65、CD11b、CD15、HLA-DR，少数原始细胞可表达 CD34 和（或）CD117。通常不表达 CD14、CD64，20%~30% 的病例表达 CD7，不常表达 CD56、CD2、CD19、CD4。

3. 遗传学　无特殊性。

四、急性粒-单核细胞白血病

急性粒-单核细胞白血病（acute myelomonocytic leukaemia，AMML）是一种以粒系和单核系前体细胞增殖为特征的急性白血病。约占 AML 的 5%~10%。相当于 FAB 分型中的 AML-M4 型。以往根据原始粒细胞和原始单核细胞、幼稚单核细胞所占的比例不同及形态学特征，又分为 AML-M4a、AML-M4b 及 AML-M4c 三种类型。M4a：以原始粒细胞增生为主，原始单核细胞及幼稚单核细胞 ≥ 20%（NEC）；M4b：以原始单核细胞及幼稚单核细胞增生为主，原始粒细胞 ≥ 20%（NEC）；M4c：既具有粒系又具有单核系特征的原始细胞 ≥ 20%（ANC）。

（一）骨髓象

有核细胞增生活跃至极度活跃。粒系及单核系细胞同时增生，红系及巨核系细胞增生受抑。部分病例以原始粒细胞增生为主。部分病例以原始单核细胞及幼稚单核细胞增生为主；部分病例的原始细胞同时具有粒系及单核系形态特征。核染色质细网状，核圆形或不规则形，易见凹陷、扭曲、折叠及分叶，核仁较明显；胞质丰富，呈浅蓝色或蓝灰色，有的可见大小不一的嗜天青颗粒，部分细胞可见特异性中性颗粒。

（二）血象

白细胞数正常、增高或减低，常可见粒系及单核系原始细胞及幼稚细胞。常有正细胞正色素性贫血，可见有核红细胞；血小板减少。外周血单核细胞往往比骨髓中的更成熟，形态更典型，有利于对单核系统细胞的识别。

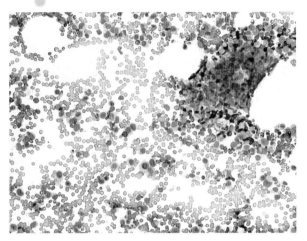

图 9-271　AMML 骨髓涂片:有核细胞增生明显活跃

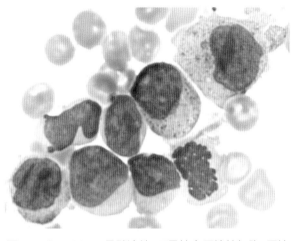

图 9-272　AMML 骨髓涂片:可见较多原始粒细胞,原始单核细胞及幼稚单细胞

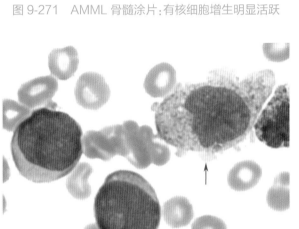

图 9-273　AMML 骨髓涂片:原始粒细胞增多,占34.5%,胞体较规则,胞质少量至中等量,着淡蓝色或蓝色,核形规则,核染色质细颗粒状,核仁显隐不一。幼稚单细胞(↑)

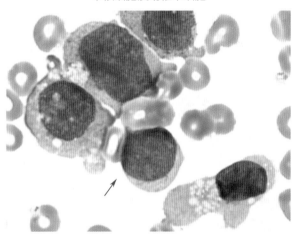

图 9-274　AMML 骨髓涂片:原始单核细胞及幼稚单核细胞增多,占 22.0%,胞体大小不等,胞质中等量至丰富,着灰蓝色,部分细胞胞质内可见细小的粉红色颗粒,细胞核圆形或不规则形,核染色质均匀细致,核仁显隐不一;原始粒细胞(↑)

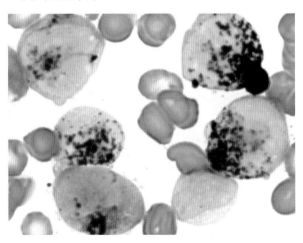

图 9-275　AMML 骨髓涂片 MPO 染色:大部分原始细胞阳性

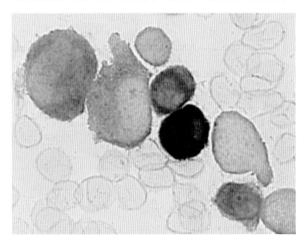

图 9-276　AMML 骨髓涂片 ANAE 染色:部分原始细胞阳性

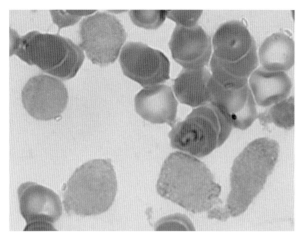

图 9-277　AMML 骨髓涂片 PAS 染色:原始细胞
细颗粒阳性

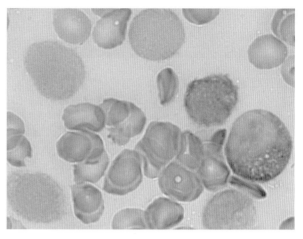

图 9-278　AMML 骨髓涂片 CE 染色:部分原始细胞阳性

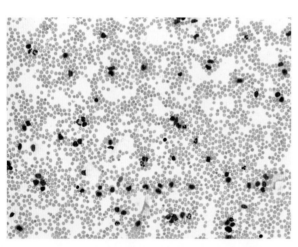

图 9-279　AMML 外周血涂片:白细胞明显增多

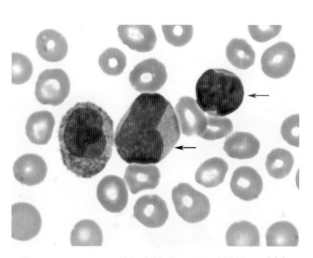

图 9-280　AMML 外周血涂片:可见原始粒细胞(↑);
原始单核细胞(↑)

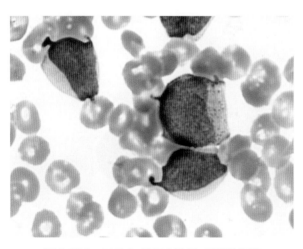

图 9-281　AMML 外周血涂片:原始粒细胞

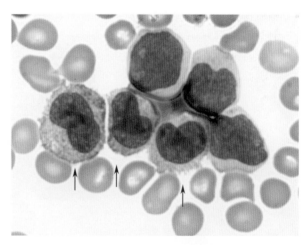

图 9-282　AMML 外周血涂片:原始单核细胞、幼稚单核
细胞及成熟单核细胞(↑)

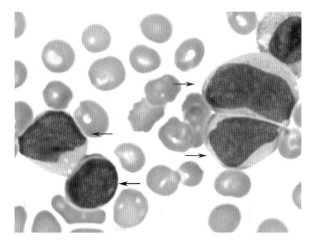

图 9-283　AMML 外周血涂片:原始粒细胞(↑);
原始单核细胞(↑)

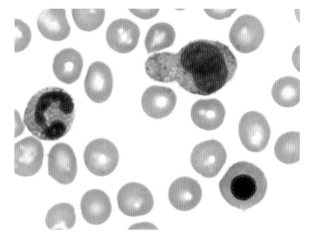

图 9-284　AMML 外周血涂片:可见晚幼红细胞

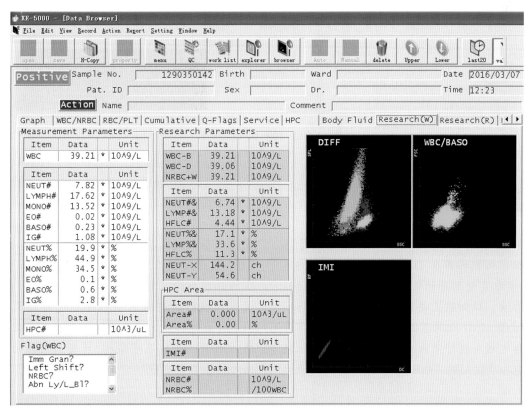

图 9-285　病例 67 血液分析

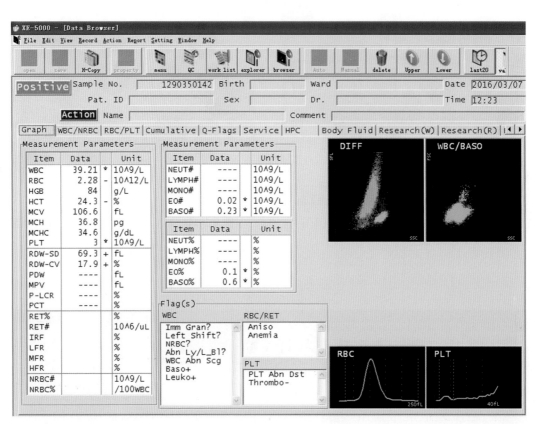

图 9-286　病例 67 血液分析

血液分析

　　该例 AMML 患者,白细胞计数增多。由于各种异常幼稚细胞的存在,DIFF 散点图可见分类不清区域,主要是受到原始及幼稚单核细胞、原始粒细胞的影响。粒细胞区域可见幼稚及核左移粒细胞信号增强。IMI 检测通道可见幼稚粒细胞信号增强。与之相应在外周血涂片中可见各种原始幼稚粒细胞和单核细胞。红细胞计数、血红蛋白浓度及其他参数结果提示患者呈中度正细胞性贫血。DIFF 散点图中仍可见有核红细胞区域信号增强,这与外周血涂片中可见有核红细胞的表现一致。采用 NRBC 通道对有核红细胞进行计数并对白细胞计数进行校正有助于白细胞检测结果的准确性。血小板计数显著减少,外周血涂片的手工复检可排除假性减少。

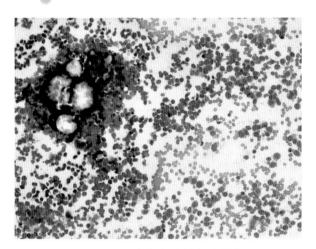

图 9-287　AMML 骨髓涂片:有核细胞增生明显活跃,
原始及幼稚单核细胞占 54.5%,原始粒细胞占 21.0%

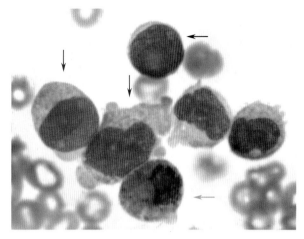

图 9-288　AMML 骨髓涂片:原始及幼稚单核细胞(↑);
原始粒细胞(↑);嗜酸性晚幼粒细胞(↑)

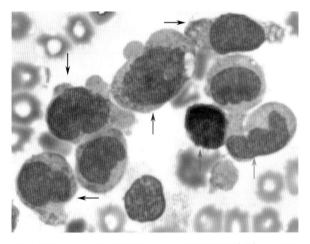

图 9-289　AMML 骨髓涂片:原始单核细胞(↑)、幼稚单
核细胞(↑)、成熟单核细胞(↑);原始粒细胞(↑)

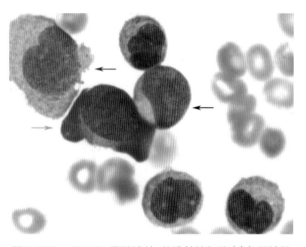

图 9-290　AMML 骨髓涂片:幼稚单核细胞(↑);原始粒
细胞(↑);原始红细胞(↑)

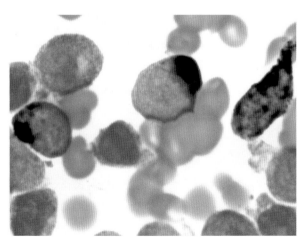

图 9-291　AMML 骨髓涂片 MPO 染色:
部分原始细胞阳性

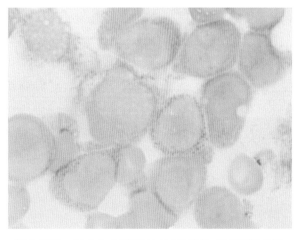

图 9-292　AMML 骨髓涂片 PAS 染色:呈细颗粒阳性

急性髓系白血病

341

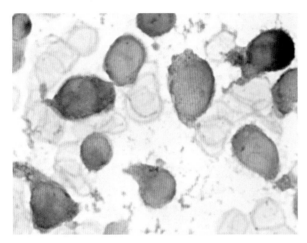

图 9-293　AMML 骨髓涂片 ANAE 染色：
部分原始细胞阳性

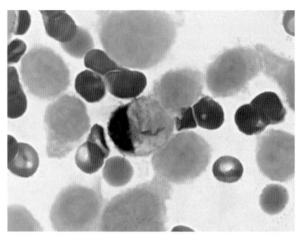

图 9-294　AMML 骨髓涂片 CE 染色：少部分细胞阳性

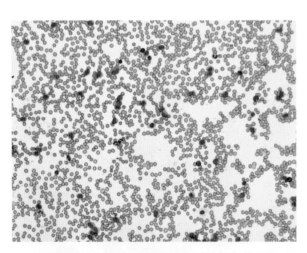

图 9-295　AMML 外周血涂片：白细胞计数增高

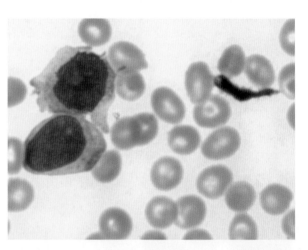

图 9-296　AMML 外周血涂片：原始及幼稚单核细胞增
生为主；可见畸形血小板

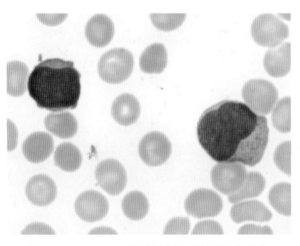

图 9-297　AMML 外周血涂片：原始单核细胞和
原始粒细胞

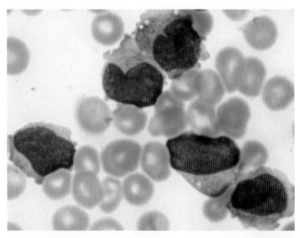

图 9-298　AMML 外周血涂片：原始单核细胞及
幼稚单核细胞

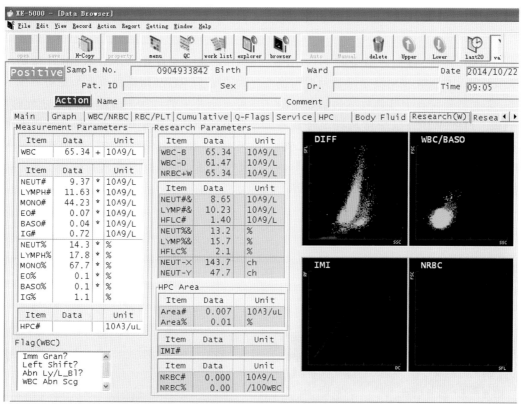

图 9-299　病例 68 血液分析

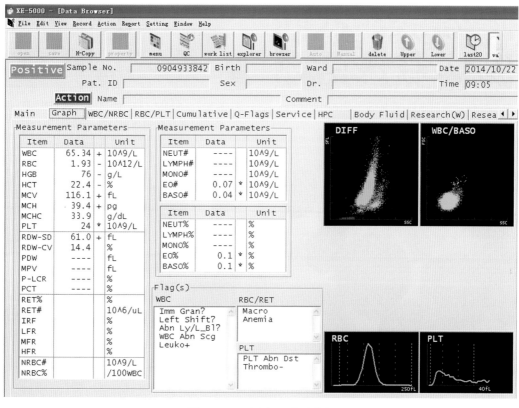

图 9-300　病例 68 血液分析

该例 AMML 患者，白细胞显著增高。DIFF 散点图及 research 提供数据均提示单核细胞增高最为显著，这也与外周血中可见较多的幼稚单核细胞相一致。Flag（WBC）报警信息提示可能存在幼稚粒细胞、粒细胞核左移、异常淋巴细胞/淋巴母细胞。外周血涂片中表现为多量的原始粒细胞及单核细胞。红细胞计数及血红蛋白浓度水平提示患者呈中度贫血，MCV、MCH 增高提示大红细胞增多，RDW 增高提示红细胞均一性不足。外周血涂片中的红细胞可证实血液分析的可靠性。血小板计数显著降低。血小板直方图右侧形态不规则，综合血小板光学法检测和外周血涂片手工复检可保证结果的可靠性。

病例 69　AMML/AML-M4c

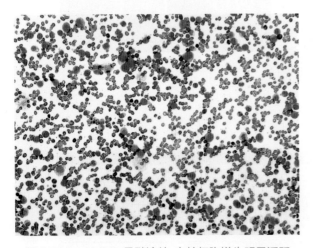

图 9-301　AMML 骨髓涂片：有核细胞增生明显活跃

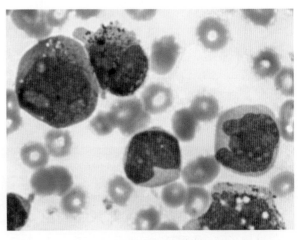

图 9-302　AMML 骨髓涂片：原始细胞增多，兼有粒细胞、单核细胞双重特征（原始粒单核细胞）

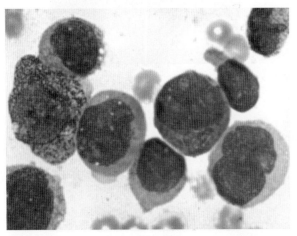

图 9-303　AMML 骨髓涂片：原始粒单核细胞和幼稚粒单核细胞

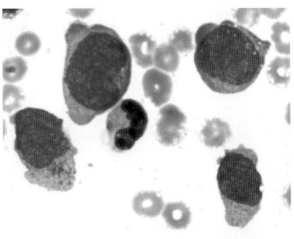

图 9-304　AMML 骨髓涂片：原始粒单核细胞和幼稚粒单核细胞

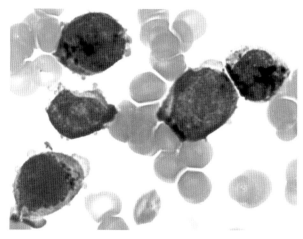

图 9-305　AMML 骨髓涂片 MPO 染色:部分原始粒单核细胞阳性

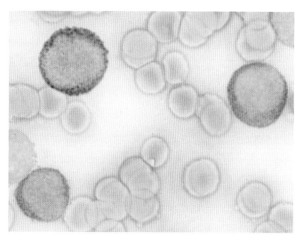

图 9-306　AMML 骨髓涂片 PAS 染色:部分原始粒单核细胞细颗粒阳性

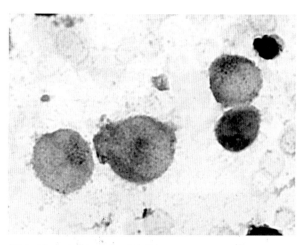

图 9-307　AMML 骨髓涂片 ANAE-CE 双染色:部分原始粒单核细胞双阳性

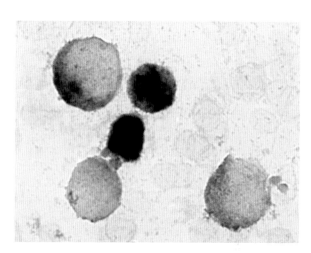

图 9-308　AMML 骨髓涂片 ANAE-CE 双染色:部分原始粒单核细胞双阳性

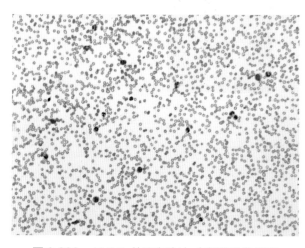

图 9-309　AMML 外周血涂片:白细胞计数增高

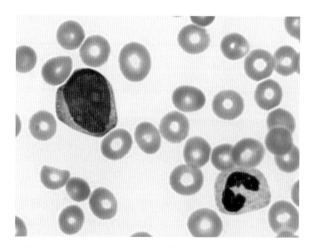

图 9-310　AMML 外周血涂片:可见原始粒单核细胞

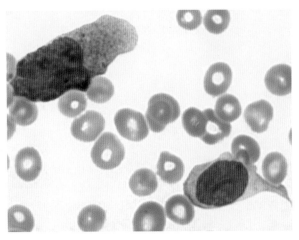

图 9-311 AMML 外周血涂片:可见原始粒单核细胞及
幼稚粒单核细胞

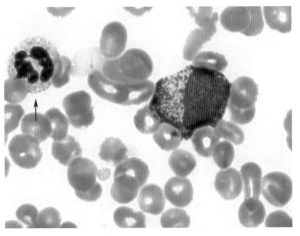

图 9-312 AMML 外周血涂片:可见中性中幼粒细胞

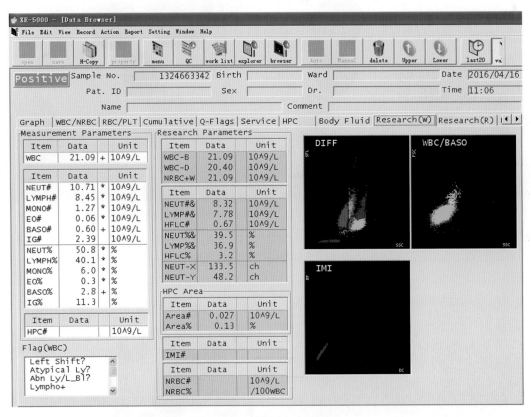

图 9-313 病例 69 血液分析

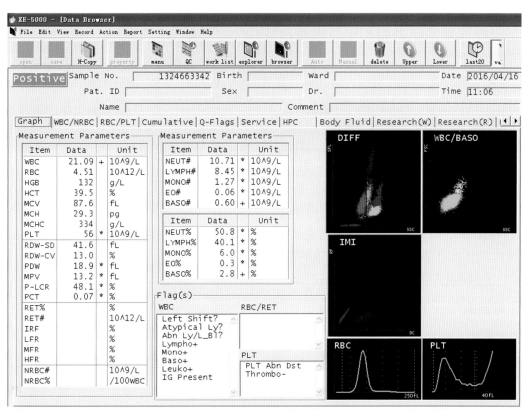

图 9-314　病例 69 血液分析

血液分析

该例 AMML/AML-M4c 患者,白细胞计数增高。DIFF 散点图显示原始细胞区域信号增强,幼稚及核左移粒细胞区域信号增强,IMI 检测通道可见增强的幼稚粒细胞信号,在该患者外周血涂片中相应可见多量的幼稚粒细胞。该患者红细胞计数及血红蛋白浓度等参数基本正常。血小板计数减少,由于血小板直方图右侧出现异常抬高现象,增加光学法血小板计数及外周血涂片手工复检有助于血小板计数的可靠性。

(三) 诊断标准

1. 骨髓象　原始细胞(原始粒细胞、原始单核细胞、幼稚单核细胞)≥20%(ANC);且骨髓原始粒细胞(Ⅰ型 + Ⅱ型)≥20%(NEC),原始单核细胞及幼稚单核细胞≥20%(NEC)。部分病例以原始粒细胞增生为主;部分病例以原始及幼稚单核细胞增生为主;部分病例的原始细胞既具有粒系又具有单核系形态特征。

2. 细胞化学　原始细胞 MPO 阳性率≥3%,原始单核细胞、幼稚单核细胞及成熟单核细胞非特异性酯酶(NSE)阳性,但有些病例阳性较弱或阴性。如果细胞形态学为单核细胞,而 NSE(-),也不能排除 AMML 的诊断。NSE 与氯醋酸 ASD 萘酚酯酶(CE)或 MPO 双重染色,可显示双阳性细胞。

3. 免疫学表型　白血病细胞通常不同程度表达髓系抗原 CD13、CD33、CD65 和 CD15。通常也表达一些单核细胞特征性分化抗原,如 CD14、CD4、CD11b、CD11c、CD64、CD36,及巨噬细胞相关抗原 CD68(PGM1)、CD163 和溶菌酶。共表达 CD15、CD36 和强表达 CD64 是单核细胞分化的特征。不成熟的原始细胞常表达 CD34 和(或)CD117。多数病例表达 HLA-DR,少数病例表达 CD7。

4. 遗传学　无特殊性。

五、急性原始单核细胞和单核细胞白血病

急性原始单核细胞和单核细胞白血病(acute monoblastic and monocytic leukaemia),包括急性原始单核细胞白血病(acute monoblastic leukaemia,AMBL)和急性单核细胞白血病(acute monocytic leukaemia,AMOL),相当于 FAB 分型中的 AML-M5a 和 AML-M5b。其白血病细胞包括原始单核细胞、幼稚单核细胞和单核细胞。急性原始单核细胞白血病(AMBL)的大多数白血病细胞为原始单核细胞(≥80%)。急性单核细胞白血病(AMOL)的幼稚单核细胞及单核细胞偏多。

(一)骨髓象

有核细胞增生明显活跃或极度活跃,粒系细胞比值减低。有核红细胞比值减低。单核系细胞比值增高,原始单核细胞及幼稚单核细胞≥20%,

细胞胞体大小不等,胞质中等量至丰富,着灰蓝色,部分细胞可有伪足状突起和空泡,部分细胞胞质内可见散在分布的细小粉红色颗粒,部分病例可见 Auer 小体;部分细胞核形不规则,可见核凹陷、扭曲、折叠等;核染色质均匀细致,部分细胞可见 1~多个大核仁。巨核细胞少见或不见,血小板少见。少数病例可见噬血细胞。AMBL 的白血病细胞以原始单核细胞为主,≥80%;AMOL 涂片中原始、幼稚及成熟单核细胞均可见到,幼稚及成熟单核细胞偏多,原始单核细胞<80%。

(二)血象

大多数病例白细胞数减低,也可正常或增高,部分病例可见原始和幼稚单核细胞,大部分病例成熟单核细胞比值增高。红细胞、血红蛋白中度至重度减少,成熟红细胞轻度大小不等。血小板明显减少。

病例 70　急性原始单核细胞白血病 /AML-M5a

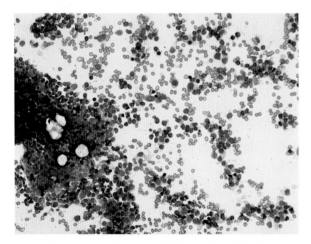

图 9-315　AMBL 骨髓涂片:有核细胞增生活跃至明显活跃

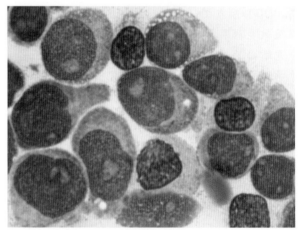

图 9-316　AMBL 骨髓涂片:可见大量胞体大小不等的原始单核细胞,占 89.5%

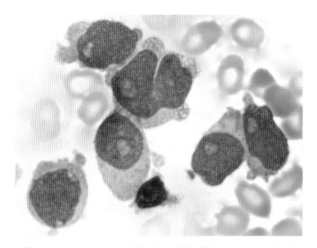

图 9-317 AMBL 骨髓涂片:原始单核细胞大小不等,核圆形或不规则形,核染色质细致,大部分细胞可见明显核仁

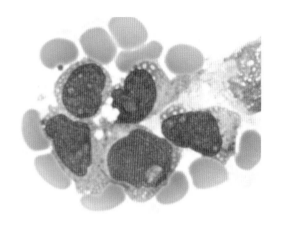

图 9-318 AMBL 骨髓涂片:原始单核细胞胞质丰富,着蓝色或灰蓝色,部分细胞可见少量细小嗜天青颗粒和空泡,有些细胞可见伪足状突起

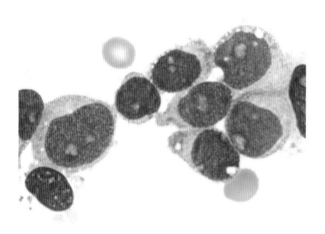

图 9-319 AMBL 骨髓涂片:原始单核细胞大小不等,部分细胞可见少量嗜天青颗粒

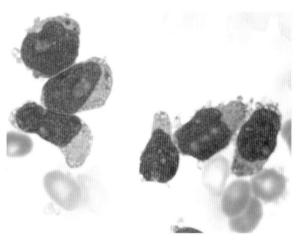

图 9-320 AMBL 骨髓涂片:原始单核细胞大小不等,部分细胞核形不规则

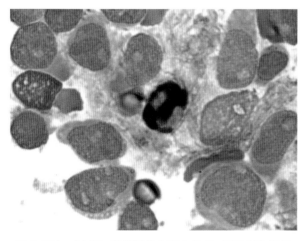

图 9-321 AMBL 骨髓涂片 MPO 染色:原始细胞阴性

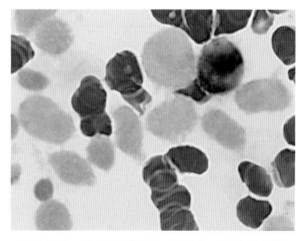

图 9-322 AMBL 骨髓涂片 CE 染色:原始细胞阴性

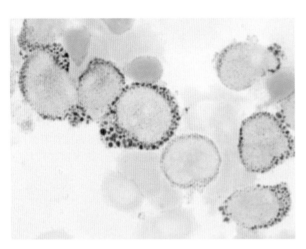

图 9-323　AMBL 骨髓涂片 PAS 染色:原始单核细胞阳性,阳性颗粒粗细不等

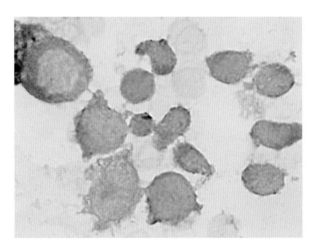

图 9-324　AMBL 骨髓涂片 ANAE 染色:原始单核细胞阳性

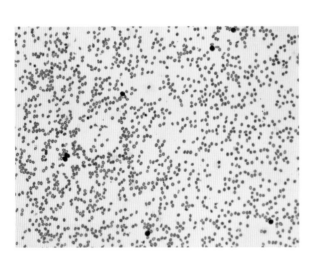

图 9-325　AMBL 外周血涂片:白细胞数正常范围

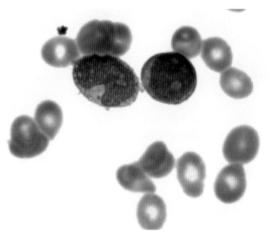

图 9-326　AMBL 外周血涂片:可见原始单核细胞

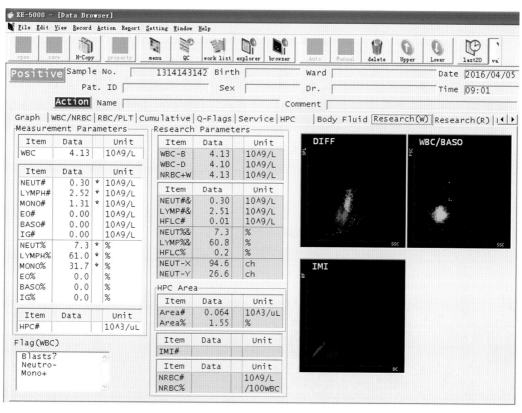

图 9-327 病例 70 血液分析

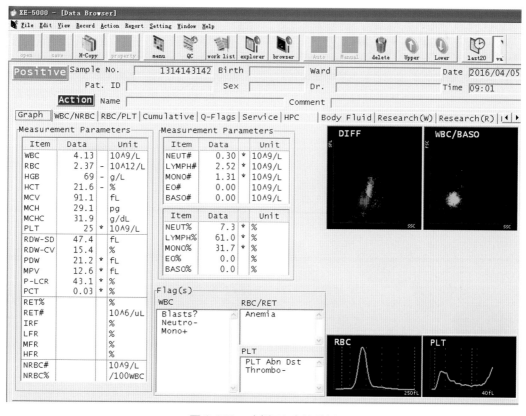

图 9-328 病例 70 血液分析

急性髓系白血病

351

该例急性原始单核细胞白血病（AMBL）患者，白细胞计数基本正常。DIFF 散点图及 research 数据提示淋巴细胞及单核细胞比例增高，报警信息提示可能存在原始细胞，IMI 检测通道散点图中可见幼稚细胞信号增强，这与外周血涂片中可见原始单核细胞增多的表现一致。红细胞相关参数提示患者呈中度正细胞正色素性贫血。血小板计数降低，综合血小板光学法检测和外周血涂片手工复检可保证血小板计数的可靠性。

病例 71　急性原始单核细胞白血病 /AML-M5a

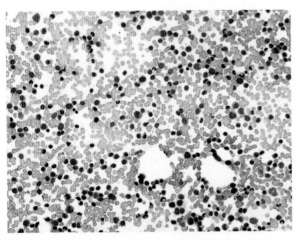

图 9-329　AMBL 骨髓涂片：有核细胞增生明显活跃

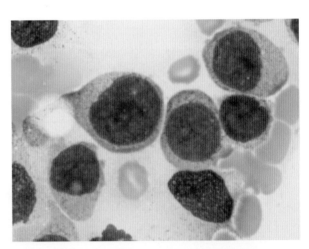

图 9-330　AMBL 骨髓涂片：见大量原始单核细胞，占 81.5%，胞体大小不等，大部分细胞偏大

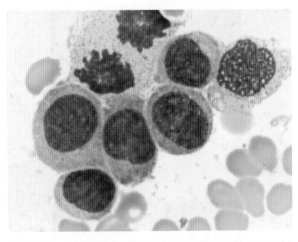

图 9-331　AMBL 骨髓涂片：原始单核细胞，核圆形或椭圆形，部分细胞核形不规则，核染色质细致而疏松，可见核分裂象

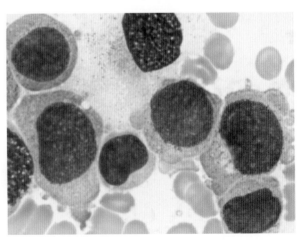

图 9-332　AMBL 骨髓涂片：原始单核细胞大小不等，胞质中等量至丰富，着蓝色或灰蓝色，不透明，部分细胞可见少量细小颗粒

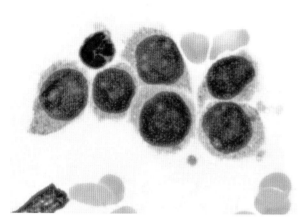

图 9-333　AMBL 骨髓涂片 MPO 染色：
原始单核细胞阴性

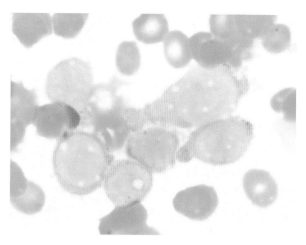

图 9-334　AMBL 骨髓涂片 PAS 染色：原始单核
细胞呈细颗粒阳性

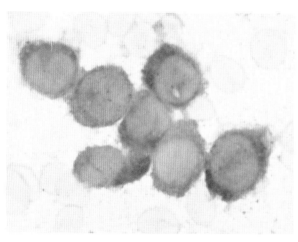

图 9-335　AMBL 骨髓涂片 ANAE 染色：原始单核
细胞阳性

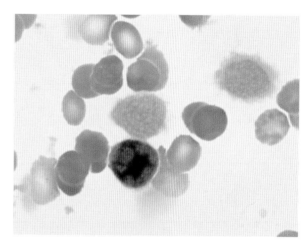

图 9-336　AMBL 骨髓涂片 CE 染色：原始单核细胞
阴性，中性分叶核粒细胞阳性

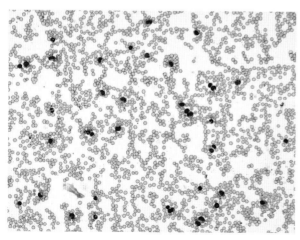

图 9-337　AMBL 外周血涂片：白细胞数增高

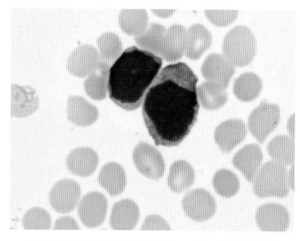

图 9-338　AMBL 外周血涂片：可见原始单核细胞

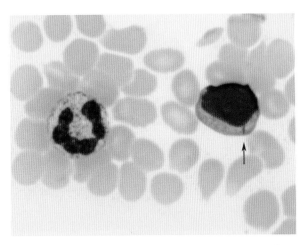

图 9-339　AMBL 外周血涂片:原始单核细胞,胞质内可
见 Auer 小体

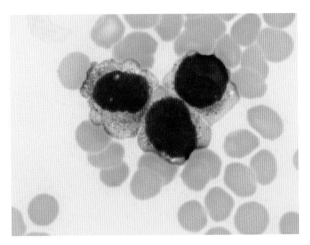

图 9-340　AMBL 外周血涂片:可见幼稚单核细胞

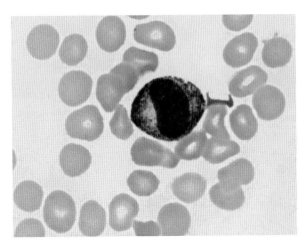

图 9-341　AMBL 外周血涂片:偶见中性中幼粒细胞

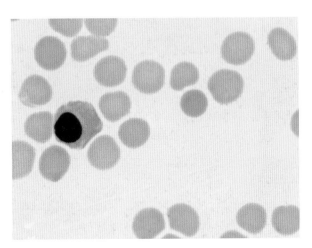

图 9-342　AMBL 外周血涂片:偶见晚幼红细胞

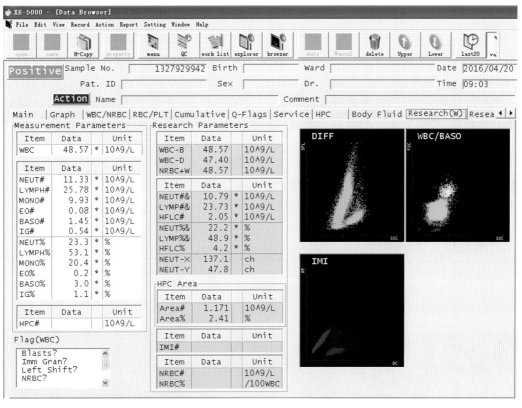

图 9-343　病例 71 血液分析

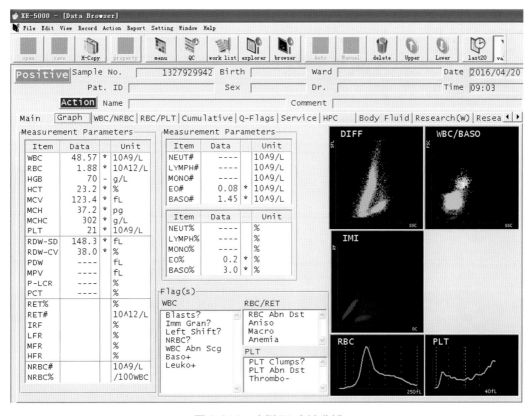

图 9-344　病例 71 血液分析

该例急性原始单核细胞白血病（AMBL）患者，白细胞计数显著增高，由于异常白细胞的存在，DIFF 散点图分类不清，仪器不能给出可靠的分类数据。散点图、研究参数及 Flag 提示单核细胞及原始细胞增多，另外幼稚粒细胞/核左移粒细胞以及有核红细胞增多，IMI 检测通道同样提示原始及幼稚细胞增多。患者外周血涂片中可见增多的原始及幼稚单核细胞以及幼稚中性粒细胞和幼稚红细胞。红细胞计数、血红蛋白浓度结果提示患者呈中度贫血。红细胞直方图底部增宽，MCV 及 RDW 异常增高，相应的在外周血涂片中见到大红细胞。血小板计数结果显著降低，由于血小板直方图右侧底部异常（可能存在血小板聚集和（或）大血小板），需要外周血涂片镜检进行确认，该患者外周血涂片未见血小板聚集，进一步采用光学法进行血小板计数可给出准确结果。

病例 72　急性原始单核细胞白血病 /AML-M5a

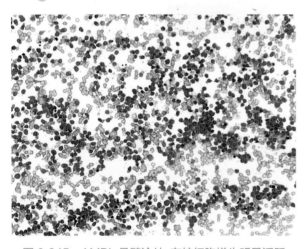

图 9-345　AMBL 骨髓涂片:有核细胞增生明显活跃

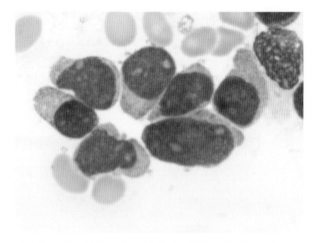

图 9-346　AMBL 骨髓涂片:见大量原始单核细胞,占 89.5%,胞体大小不等

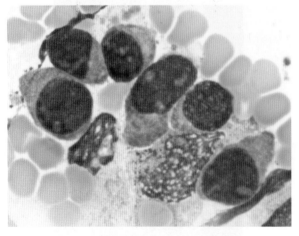

图 9-347　AMBL 骨髓涂片:原始单核细胞核染色质细致,核圆形或椭圆形,核染色质细致,可见 1~3 个明显的核仁

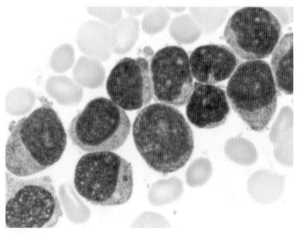

图 9-348　AMBL 骨髓涂片:原始单核细胞大小不等,胞质中等量至丰富,染灰蓝或蓝色,部分细胞胞质内可见少量细小的嗜天青颗粒

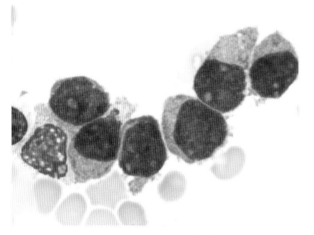

图 9-349　AMBL 骨髓涂片:原始单核细胞,胞质可见
伪足状突起或呈拖尾状

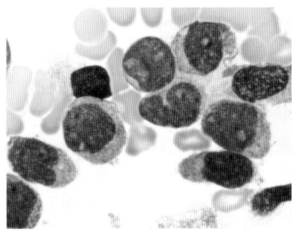

图 9-350　AMBL 骨髓涂片:部分原始单核细胞核形
不规则,可见核凹陷

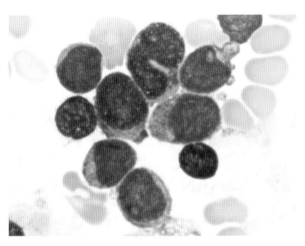

图 9-351　AMBL 骨髓涂片:部分原始单核细胞,可见
核凹陷

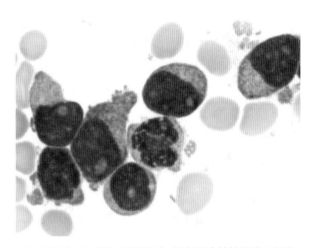

图 9-352　AMBL 骨髓涂片:部分原始单核细胞,胞质
可见拖尾或伪足样突起

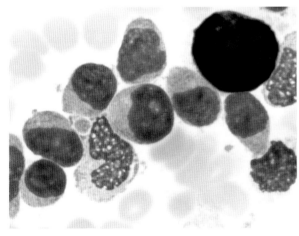

图 9-353　AMBL 骨髓涂片 MPO 染色:个别中性
粒细胞阳性;原始单核细胞阴性

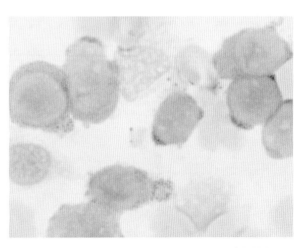

图 9-354　AMBL 骨髓涂片 PAS 染色:原始单核细胞
呈细颗粒阳性

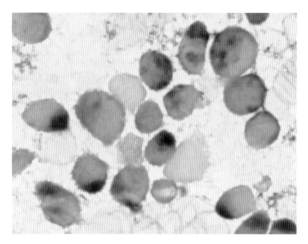

图 9-355　AMBL 骨髓涂片 ANAE 染色:原始单核
细胞阳性

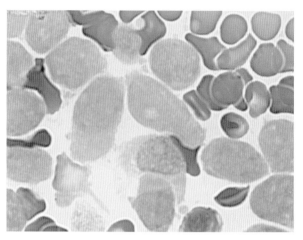

图 9-356　AMBL 骨髓涂片 CE 染色:原始单核细胞阴性

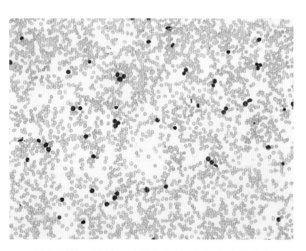

图 9-357　AMBL 外周血涂片:白细胞数量增多

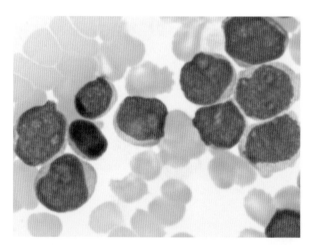

图 9-358　AMBL 外周血涂片:见大量原始单核细胞

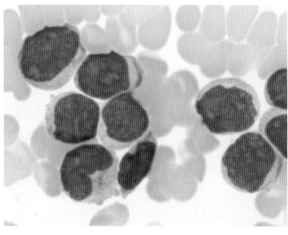

图 9-359　AMBL 外周血涂片:部分原始单核细胞胞质
可见少量细小嗜天青颗粒

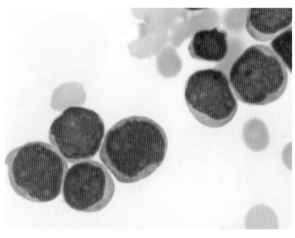

图 9-360　AMBL 外周血涂片:部分原始单核细胞核形
不规则

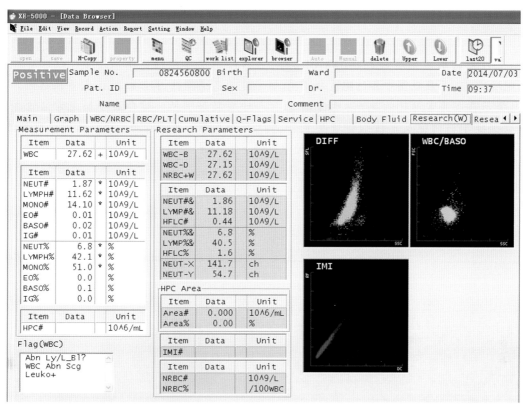

图 9-361 病例 72 血液分析

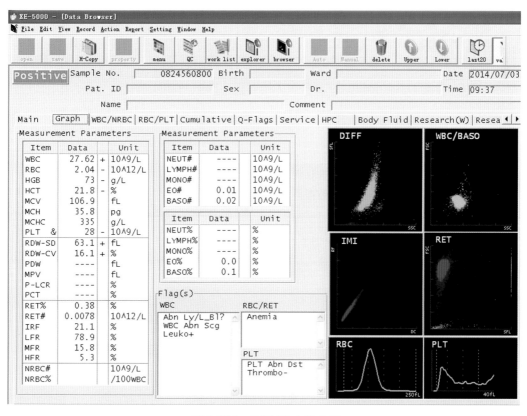

图 9-362 病例 72 血液分析

该例急性原始单核细胞白血病（AMBL）患者，白细胞增高，DIFF 散点图中各细胞区分不清。报警信息提示存在异常淋巴细胞 / 淋巴母细胞。research 数据提示白细胞及单核细胞增高显著。外周血涂片发现血液分析中的异常细胞为原始单核细胞及单核细胞明显增多。红细胞相关参数提示患者呈中度正细胞正色素性贫血。血小板计数显著降低。综合血小板光学法检测和外周血涂片手工复检有助于保证结果的可靠性。

病例 73　急性单核细胞白血病 /AML-M5b

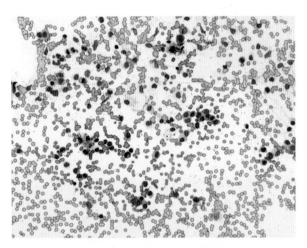

图 9-363　AMOL 骨髓涂片：有核细胞增生活跃

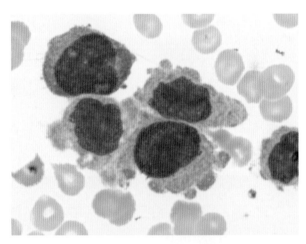

图 9-364　AMOL 骨髓涂片：见大量原始单核细胞及幼稚单核细胞

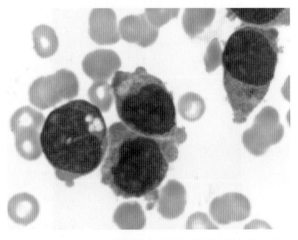

图 9-365　AMOL 骨髓涂片：原始单核细胞占 25.5%

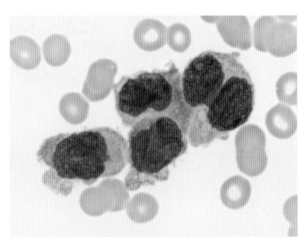

图 9-366　AMOL 骨髓涂片：可见较多幼稚单核细胞占 60.5%

第九章

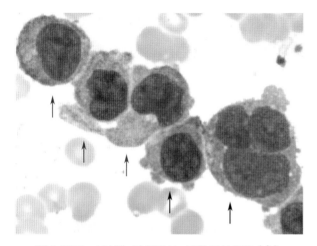

图 9-367　AMOL 骨髓涂片:原始单核细胞(↑);
　　　　　幼稚单核细胞(↑)

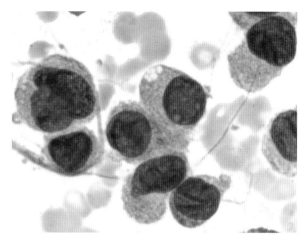

图 9-368　AMOL 骨髓涂片:较多原始及幼稚单核
　　　　　细胞,少数细胞可见空泡

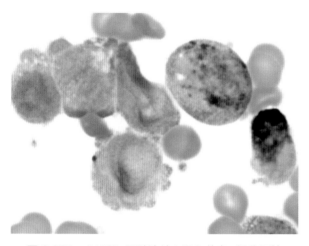

图 9-369　AMOL 骨髓涂片 MPO 染色:部分原始
　　　　　及幼稚单核细胞阳性

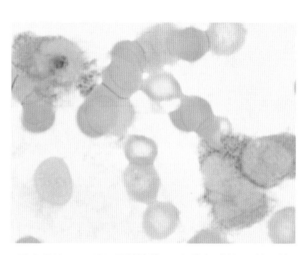

图 9-370　AMOL 骨髓涂片 PAS 染色:以细颗粒阳性
　　　　　为主,其间可见少量粗颗粒

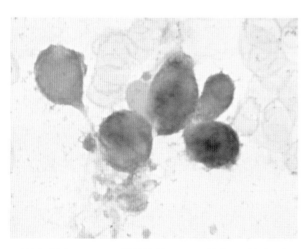

图 9-371　AMOL 骨髓涂片 ANAE 染色:阳性(++)

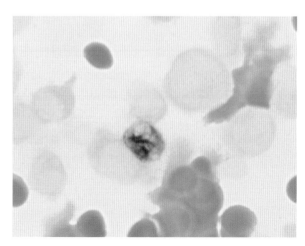

图 9-372　AMOL 骨髓涂片 CE 染色:个别中性粒细胞
　　　　　阳性;原始及幼稚单核细胞阴性

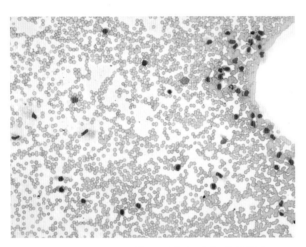

图 9-373　AMOL 外周血涂片:白细胞数增高

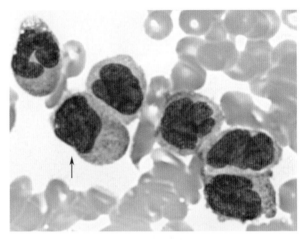

图 9-374　AMOL 外周血涂片:单核细胞增多,可见幼稚单核细胞(↑),易见成熟单核细胞

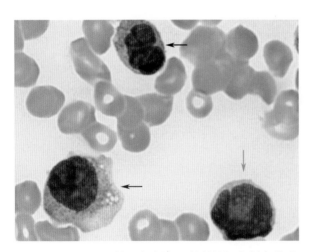

图 9-375　AMOL 外周血涂片:原始单核细胞(↑);幼稚单核细胞(↑);成熟单核细胞(↑)

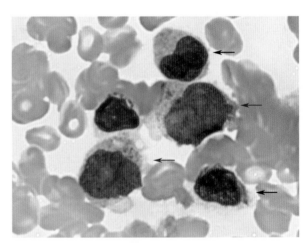

图 9-376　AMOL 外周血涂片:幼稚单核细胞(↑);成熟单核细胞(↑)

该例急性单核细胞白血病（AMOL）患者的原始血液分析散点图未能获得。其血常规：WBC 77.91×10⁹/L，RBC 2.07×10¹²/L，Hb 62g/L，HCT 19.8%，MCV 95.7fl，MCH 30pg，MCHC 313g/L，PLT 35×10⁹/L，N 10.4%，L 27%，M 62.5%，B 0.1%，N绝对值8.01×10⁹/L，L绝对值21.06×10⁹/L，M绝对值48.69×10⁹/L，B绝对值0.08×10⁹/L，血小板平均体积12.5fl。白细胞计数增高，由于外周血中存在大量幼稚单核细胞其白细胞DIFF散点图中应可见异常淋巴细胞/淋巴母细胞区域信号增强，外周血涂片中单核细胞增多，在白细胞DIFF散点图中应可见到单核细胞区域信号增强。红细胞相关参数可提示患者呈中度正细胞正色素性贫血。血小板计数降低。综合血小板光学法检测和外周血涂片手工复检有助于保证结果的可靠性。

病例74　急性单核细胞白血病/AML-M5b

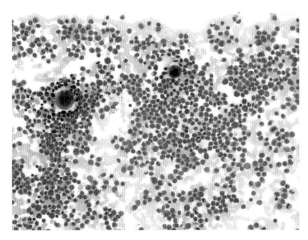

图9-377　AMOL骨髓涂片:有核细胞增生明显活跃

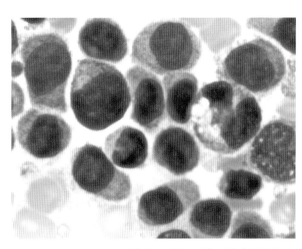

图9-378　AMOL骨髓涂片:见大量原始及幼稚单核细胞

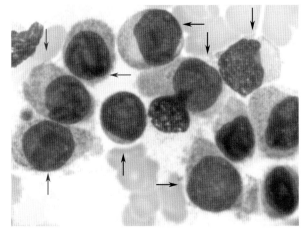

图9-379　AMOL骨髓涂片:原始单核细胞(↑);幼稚单核细胞(↑)

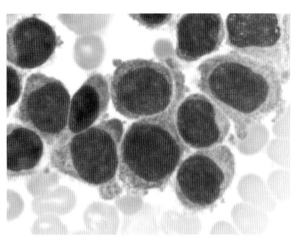

图9-380　AMOL骨髓涂片:原始单核细胞占39.5%,幼稚单核细胞占49.5%

急性髓系白血病

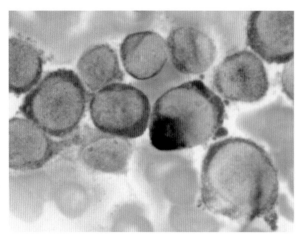

图 9-381　AMOL 骨髓涂片 MPO 染色:少部分原始及
幼稚单核细胞阳性

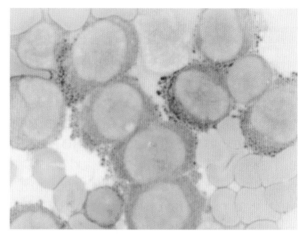

图 9-382　AMOL 骨髓涂片 PAS 染色:原始及幼稚单
核细胞以细颗粒阳性为主,其间可见部分粗颗粒

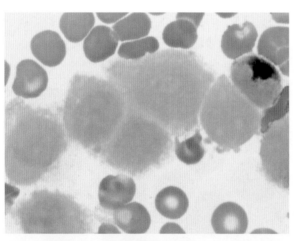

图 9-383　AMOL 骨髓涂片 CE 染色:原幼单核细胞阴
性;中性晚幼粒细胞阳性

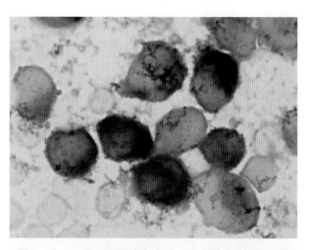

图 9-384　AMOL 骨髓涂片 ANAE 染色:原始及幼稚
单核细胞阳性(++~+++)

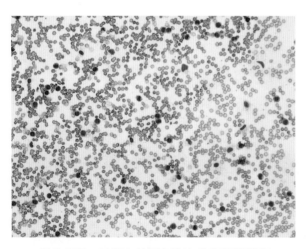

图 9-385　AMOL 外周血涂片:白细胞数增高

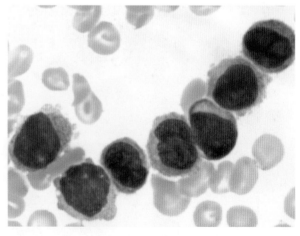

图 9-386　AMOL 外周血涂片:单核细胞增多,以幼稚
单核细胞为主,可见原始单核细胞

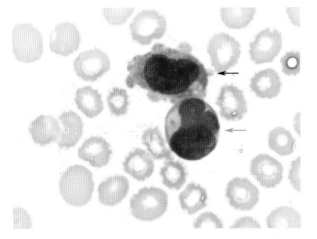

图 9-387　AMOL 外周血涂片:原始单核细胞(↑);
幼稚单核细胞(↑)

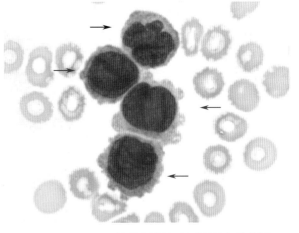

图 9-388　AMOL 外周血涂片:幼稚单核细胞(↑);
成熟单核细胞(↑)

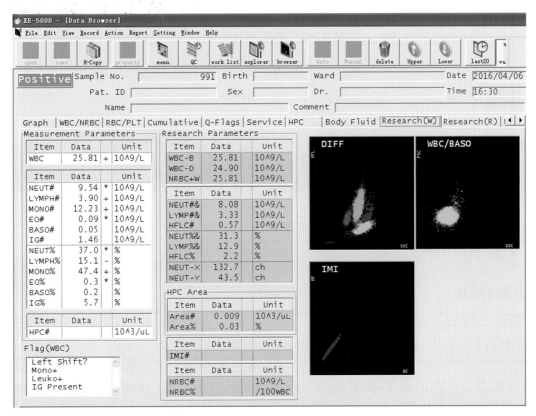

图 9-389　病例 74 血液分析

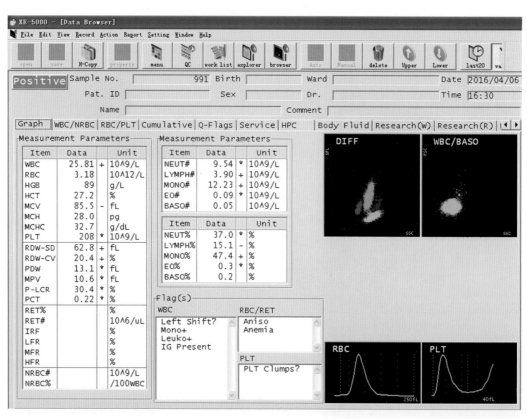

图 9-390　病例 74 血液分析

血液分析

该例急性单核细胞白血病(AMOL)患者,白细胞计数增多。DIFF 散点图及分类计数结果提示单核细胞绝对值及比例增高,原始及单核细胞信号区信号增强,DIFF 散点图中性粒细胞核左移信号增强,IMI 检测通道可见幼稚粒细胞信号增强,外周血涂片中可见增高的不同阶段幼稚单核细胞。红细胞计数和血红蛋白浓度结果提示患者中度贫血。血小板计数提示正常,由于血小板直方图右侧异常,可增加对外周血涂片手工复检以排除异常情况对计数结果的影响。

(三) 诊断标准

1. 血象　原始及幼稚单核细胞 ≥ 20%。白血病细胞包括原始单核细胞、幼稚单核细胞和单核细胞。

2. 骨髓象　急性原始单核细胞白血病(AMBL):骨髓中原始单核细胞占白血病细胞的比例 ≥ 80%。急性单核细胞白血病(AMOL):骨髓中原始单核细胞占白血病细胞的比例 <80%。

3. 细胞化学　MPO 弱阳性或阴性,阳性颗粒散在分布;ANAE 呈强阳性,但约有 10%~20%的急性原始单核细胞白血病为阴性或很弱的阳性;CE 阴性;PAS 可呈细颗粒状阳性,其间可有部分粗颗粒。

4. 免疫学表型　白血病细胞不同程度地表达髓系抗原 CD13、CD33、CD15 和 CD65。通常表达至少两个单核细胞分化的标志,如 CD14、CD4、CD11b、CD11c、CD64、CD68、CD36 和溶菌酶。少部分病例表达 CD34,常表达 CD117。几乎都表达 HLA-DR。急性单核细胞白血病可有 MPO 表达,而急性原始单核细胞白血病不常表达。少数病例异常表达 CD7 和(或)CD56。通常表达巨噬细胞相关的 CD68 和 CD163。

5. 遗传学　无特殊性。

六、纯红细胞白血病

纯红细胞白血病(pure erythroid leukaemia,PEL),骨髓有核红细胞 ≥ 80%,原始红细胞 ≥ 30%,无原始粒细胞(<20%)。相当于 FAB 分型中的 AML-M6b。

2017 版 WHO 规定,在髓系肿瘤的分类中,原始细胞的百分比基于所有骨髓有核细胞(ANC),以往以红系细胞显著增生为特征的急性红白血病(acute erythroid leukaemia,AEL)中的红系/粒系型(erythroid/myeloid),即 FAB 分型的 AML-M6a 被归入相应的 MDS-EB、AML 伴骨髓增生异常相关改变、AML 伴重现性遗传学异常、AML-NOS 的各亚型。急性红白血病这一名称被取消。

(一)骨髓象

有核细胞增生明显活跃至极度活跃,有核红细胞 ≥ 80%(ANC),原始红细胞及早幼红细胞多见,原始红细胞 ≥ 30%,常有中幼红细胞阶段缺如的"红血病裂孔"现象或中幼红细胞阶段减少的"红血病亚裂孔现象"且有形态学异常,如类巨幼变、核碎裂、多核及巨型核等。原始红细胞体积中等或偏大,核圆,核染色质细致,有一个或多个核仁;胞质明显嗜碱,有空泡。有时原始细胞体积小,类似 ALL 的细胞。原始粒细胞很少或全无,<20%。巨核细胞显著减少。

(二)血象

白细胞数低于正常,随着疾病进展可增多。贫血轻重不一,可见各阶段有核红细胞,以原始红细胞和早幼红细胞为主,有类巨幼变。网织红细胞轻度增高,少数病例正常或偏低。血小板减低。

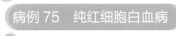

病例 75　纯红细胞白血病

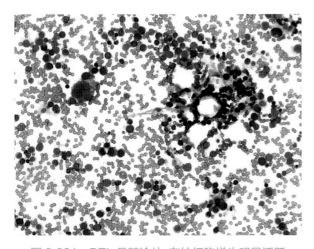

图 9-391　PEL 骨髓涂片:有核细胞增生明显活跃

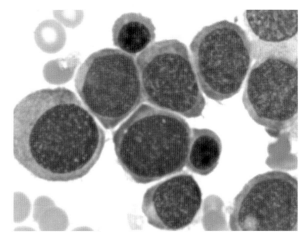

图 9-392　PEL 骨髓涂片:红系细胞明显增生,以原始及早幼红细胞为主

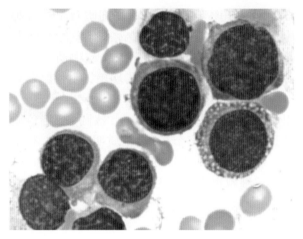

图 9-393　PEL 骨髓涂片:红系细胞占 80.5%,其中原始红细胞占 43%,部分细胞胞质空泡变性

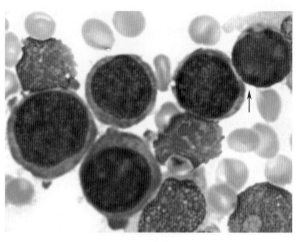

图 9-394　PEL 骨髓涂片:原始及早幼红细胞增多;偶见个别原始粒细胞(↑)

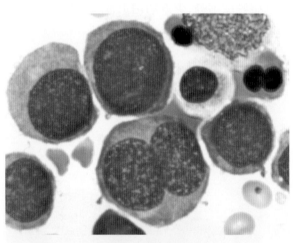

图 9-395　PEL 骨髓涂片:原始及早幼红细胞增多;可见双核原始红细胞及晚幼红细胞

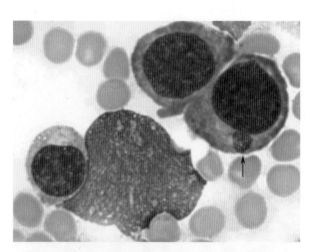

图 9-396　PEL 骨髓涂片:原始红细胞可见微核(↑)

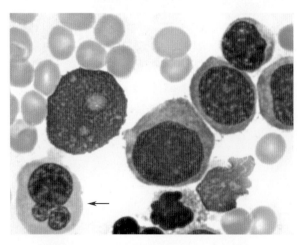

图 9-397　PEL 骨髓涂片:可见母子核巨大晚幼红细胞(↑)

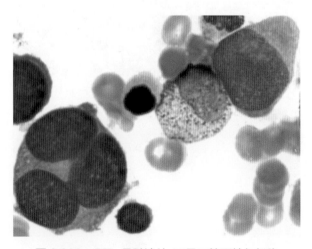

图 9-398　PEL 骨髓涂片:可见三核原始红细胞

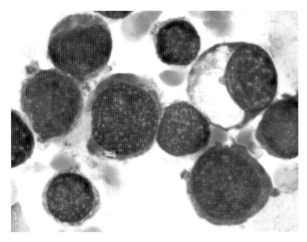

图 9-399　PEL 骨髓涂片:早幼红细胞胞质空泡变性;可见较多原始红细胞

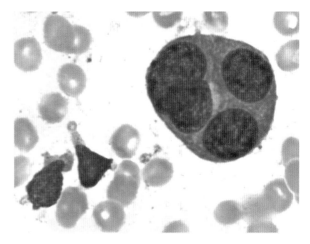

图 9-400　PEL 骨髓涂片:可见多核巨大幼红细胞

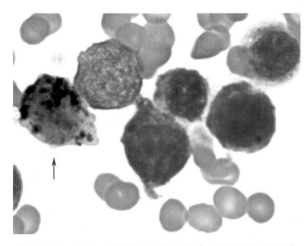

图 9-401　PEL 骨髓涂片 MPO 染色:原始粒细胞阳性（↑）;原始及幼稚红细胞阴性

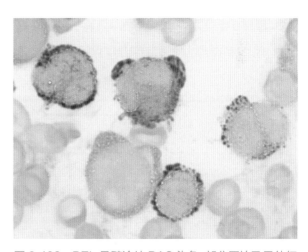

图 9-402　PEL 骨髓涂片 PAS 染色:部分原始及早幼红细胞呈粗颗粒阳性

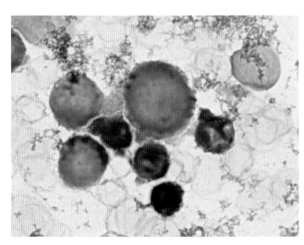

图 9-403　PEL 骨髓涂片 ANAE 染色:原始及幼红细胞阳性（++）

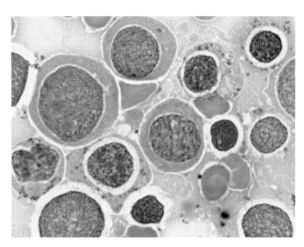

图 9-404　PEL 骨髓涂片铁染色:幼红细胞内铁增多,铁粒幼红细胞占 82.5%

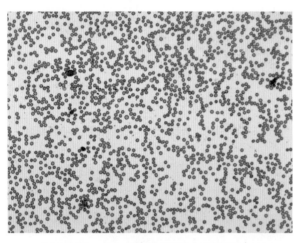

图 9-405 PEL 外周血涂片:白细胞数减少

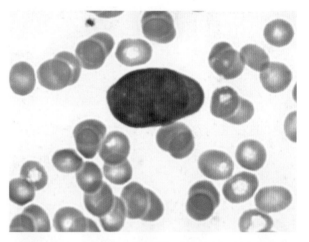

图 9-406 PEL 外周血涂片:可见少量原始红细胞

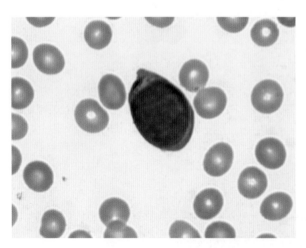

图 9-407 PEL 外周血涂片:原始红细胞可见瘤状突起

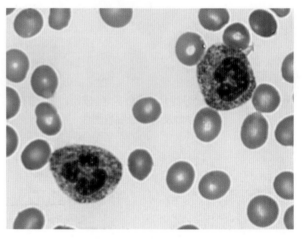

图 9-408 PEL 外周血涂片:中性粒细胞可见中毒颗粒

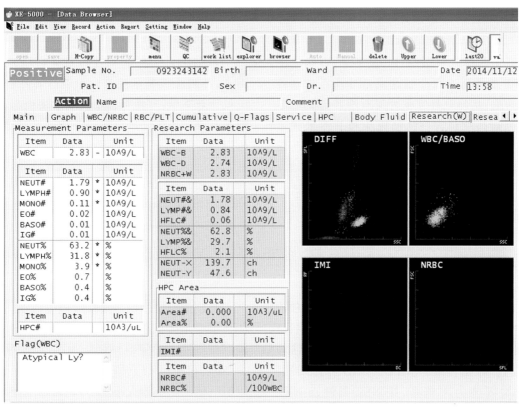

图 9-409　病例 75 血液分析

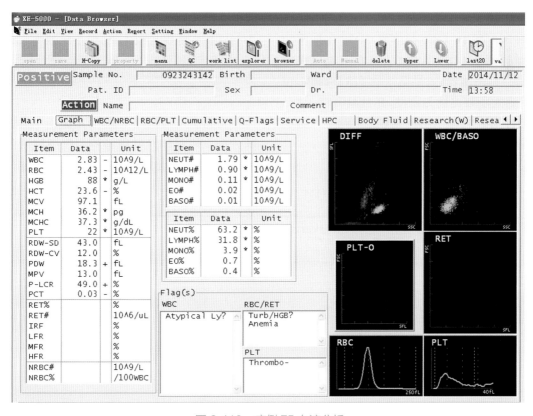

图 9-410　病例 75 血液分析

该例纯红细胞白血病(PEL)患者,白细胞降低。DIFF 散点图及报警信息提示可能存在非典型淋巴细胞,此细胞群可被外周血涂片所见的各种异常原始细胞证实。红细胞及相关参数提示患者呈中度贫血状,但 Flag(s)RBC/RET 信息提示"Turb/Hb?",可能存在血红蛋白检测的干扰因素,可用生理盐水洗涤红细胞后再行检测。血小板计数降低,可增加血小板光学法检测,以及对外周血涂片手工复检以排除异常情况对计数结果的影响。

(三)诊断标准

1. 形态学　有核红细胞 ≥ 80%(ANC),原始红细胞占有核红细胞 ≥ 30%。原始粒细胞很少或全无(<20%)。

2. 细胞化学　原始红细胞的 MPO、SBB 阴性,ANAE、ACP 阳性,PAS 常为阳性,呈颗粒状至块状或弥漫分布。铁染色可能显示有环形铁粒幼红细胞。原始粒细胞 MPO、SBB 可为阳性;若其原始细胞为单核系,则 NSE 阳性,a-NBE 阳性。

3. 免疫学表型　原始红细胞通常血红蛋白 A 和血型糖蛋白阳性(但更幼稚的细胞可能是阴性的),表达较少的谱系特异性标记 CD71。其他抗原如碳酸酐酶 1、Gero 抗体或 CD36 在早期分化的红系祖细胞通常为阳性。但 CD36 也可在单核细胞和巨核细胞表达。早期红系细胞 E-cadherin 染色,在绝大多数比例为阳性,并且具有特异性。通常 CD117 阳性,HLA-DR 和 CD34 阴性。髓系原始细胞不同程度的表达髓系相关抗原。

4. 遗传学　无特殊性。

七、急性原始巨核细胞白血病

急性原始巨核细胞白血病(acute megakaryoblastic leukaemia,AMKL)是一种发生于巨核细胞系统的少见类型的急性髓系白血病。相当于 FAB 分型中的 AML-M7 型。

(一)骨髓象

有核细胞增生明显活跃或极度活跃。粒系及红系细胞增生减低。巨核系细胞异常增生,以原始巨核细胞及幼稚巨核细胞为主,原始巨核细胞 ≥ 20%,可见巨型原始巨核细胞和小巨核细胞。原始巨核细胞胞体大小不等,胞质量少至丰富,常无颗粒,有伪足样突起,有的含空泡;核染色质浓缩不均,核仁 1~3 个。有些病例的大部分原始巨核细胞胞体偏小,形似原始淋巴细胞。但胞质成熟的小巨核细胞不应计入原始巨核细胞。正常大小的巨核细胞少见或不见,血小板减少、正常或增多,可见大血小板。

(二)血象

常见全血细胞减少,呈正细胞正色素性贫血,部分病例可见幼红幼粒细胞。白细胞增多、减少或正常范围。部分病例可见原始及幼稚巨核细胞、淋巴样小巨核细胞,大血小板和畸形血小板,血小板数量减少、正常或增多。

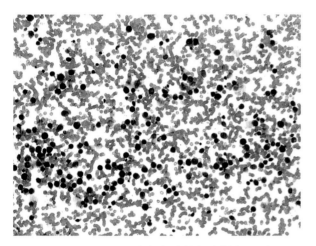

图 9-411　AMKL 骨髓涂片:有核细胞增生明显活跃

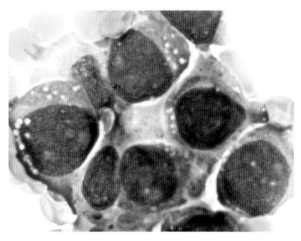

图 9-412　AMKL 骨髓涂片:可见较多原始巨核细胞,胞体大,胞质丰富、嗜碱性,大部分细胞有伪足样突起

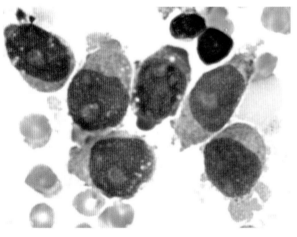

图 9-413　AMKL 骨髓涂片:原始巨核细胞核染色质均匀致密,核仁明显;胞质可见伪足样突起及空泡

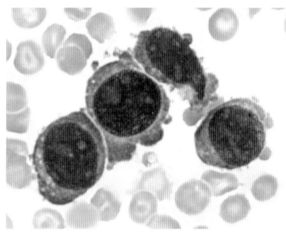

图 9-414　AMKL 骨髓涂片:大部分原始巨核细胞可见较多伪足样突起,部分细胞有空泡

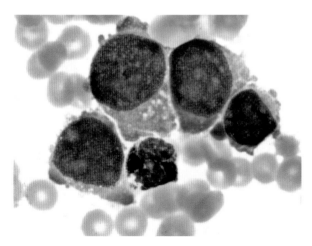

图 9-415　AMKL 骨髓涂片 MPO 染色:原始巨核细胞阴性

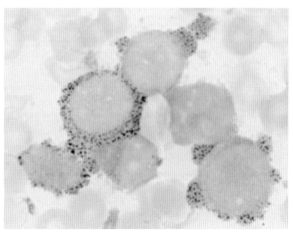

图 9-416　AMKL 骨髓涂片 PAS 染色:原始巨核细胞呈粗颗粒阳性

急性髓系白血病

373

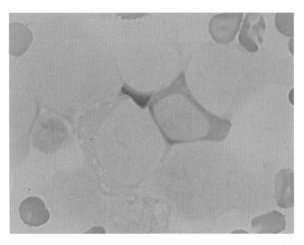

图 9-417　AMKL 骨髓涂片 CE 染色:原始巨核细胞阴性

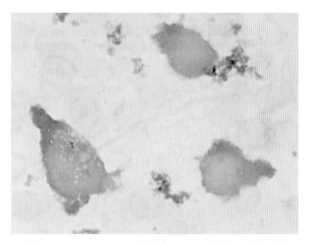

图 9-418　AMKL 骨髓涂片 ANAE 染色:原始巨核细胞弱阳性

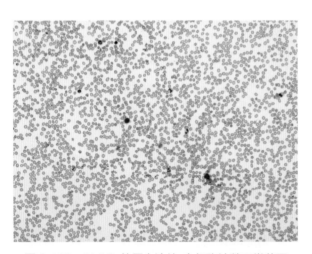

图 9-419　AMKL 外周血涂片:白细胞计数正常范围

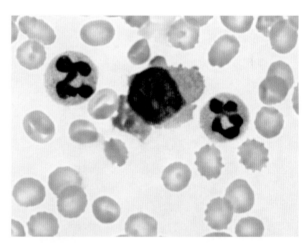

图 9-420　AMKL 外周血涂片:可见原始巨核细胞;血小板少见

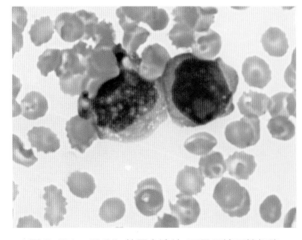

图 9-421　AMKL 外周血涂片:可见原始巨核细胞

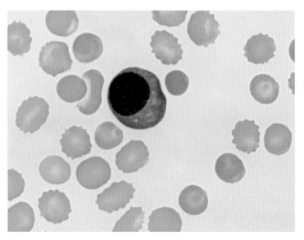

图 9-422　AMKL 外周血涂片:可见中幼红细胞

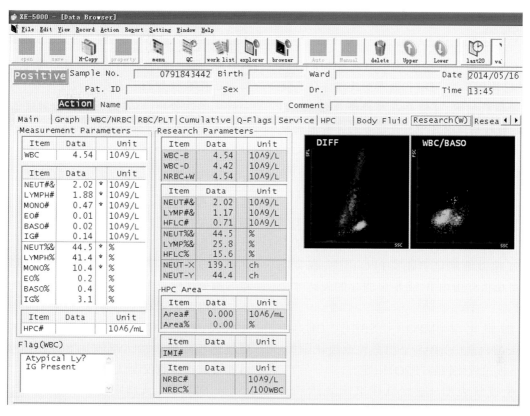

图 9-423　病例 76 血液分析

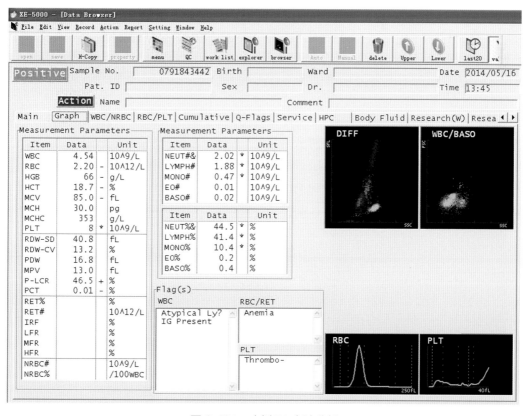

图 9-424　病例 76 血液分析

375

该例急性原始巨核细胞白血病（AMKL）患者，白细胞计数正常。DIFF 散点图及报警信息提示存在幼稚粒细胞、可能存在非典型原始／淋巴细胞。这与外周血涂片中可见增多的异常原始巨核细胞一致。红细胞相关参数提示基本呈中度正细胞正色素性贫血。血小板极度降低，可增加血小板光学法检测，以及对外周血涂片手工复检以排除异常情况对计数结果的影响。

（三）诊断标准

1. 原始巨核细胞 ≥ 20%（ANC）。有些病例以原始巨核细胞为主，形态学难以识别，诊断需做电镜或超微细胞化学证实 PPO 阳性，或免疫学检测血小板糖蛋白 Ib 或 Ⅱb／Ⅲa 的表达才能确定。

2. 细胞化学　MPO:(-)；SBB(-)；CE:(-)；ACP:(+)；ANAE:(+)；PAS 呈粗颗粒或块状阳性。电镜血小板过氧化物酶（PPO）阳性。

3. 免疫学表型　原始巨核细胞表达一种或一种以上的血小板糖蛋白，如 CD41（糖蛋白 Ⅱb／Ⅲa)，和（或）CD61（糖蛋白Ⅲa)。 更成熟的血小板相关标记 CD42（糖蛋白Ⅰb）不常表达。髓系相关标记 CD13 和 CD33 可为阳性。CD34，泛白细胞标志 CD45，HLA-DR 通常阴性，特别是儿童；CD36 特征性阳性。原始细胞 MPO 和其他粒细胞分化标记阴性。

淋巴系标记和 TDT 不表达，但有可能异常表达 CD7。CD41 和 CD61 细胞质表达比表面染色更敏感和特异，因血小板黏附在原始细胞表面而可能被流式细胞仪误认为阳性染色。

4. 遗传学　无特殊性。

急性未定系列白血病

急性未定系列白血病(acute leukaemias of ambiguous lineage,ALAL)指一组缺乏单一系列分化证据的白血病。这些白血病细胞起源早、分化差,其细胞形态、细胞化学以及免疫学表型缺乏足够证据以划分为髓系或淋系,或同时具有髓系和淋系细胞的形态学和(或)免疫学表型特征。2017及2008版WHO分型中急性未定系列白血病包括急性未分化型白血病(acute undifferentiated leukaemia,AUL)、混合表型急性白血病(mixed phenotype acute leukaemias,MPAL)和急性未定系列白血病非特指型(acute leukaemias of ambiguous lineage,not otherwise specified)。MPAL包括以往所称的急性双系列白血病(acute bilineal leukaemia)和急性双表型白血病(acute biphenotypic leukaemia)。

第一节 急性未分化型白血病

急性未分化型白血病(acute undifferentiated leukemia,AUL)指细胞起源早、分化程度差或未分化,且无任何细胞学、免疫学、基因学系列标志的急性白血病,其白血病细胞的形态学、细胞化学及免疫学表型缺乏足够划分为髓系或淋系的证据。其临床表现与其他类型白血病无明显区别。

(一) 骨髓象

有核细胞增生活跃至明显活跃,原始细胞 ≥ 20%,可高达90%以上。原始细胞大小不一,核圆形或不规则形,核仁常明显。胞质少,嗜碱性,无颗粒,无 Auer 小体。红系、巨核系细胞不同程度的增生受抑。

(二) 血象

多数患者白细胞数较低,常 ≤ 3×10^9/L,甚至低达 0.6×10^9/L,高者可达 175×10^9/L,原始细胞数量不等。血小板减少或正常,伴正细胞正色素性贫血。

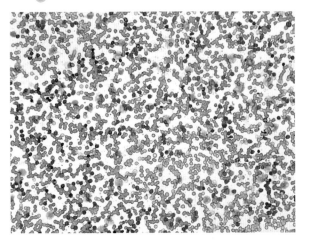

图 10-1　AUL 骨髓涂片:有核细胞增生活跃

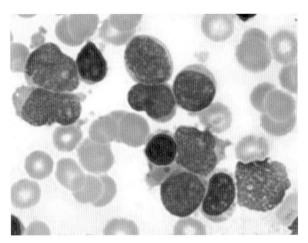

图 10-2　AUL 骨髓涂片:见大量原始细胞,胞体大小不等,核圆形或不规则形,核染色质均匀细致,部分细胞核仁明显

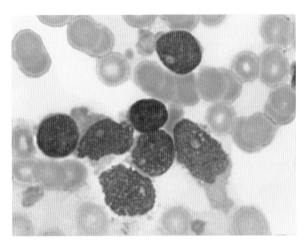

图 10-3　AUL 骨髓涂片:原始细胞胞质量少,染浅蓝色,无颗粒,部分细胞胞质可见拖尾或伪足状突起

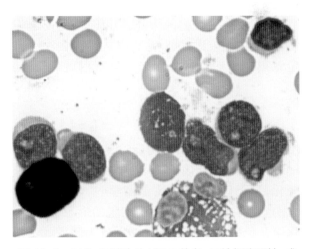

图 10-4　AUL 骨髓涂片 MPO 染色:原始细胞阴性,成熟中性粒细胞阳性

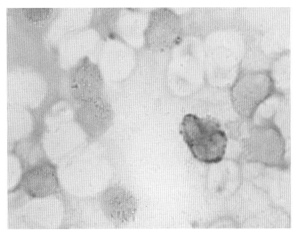

图 10-5　AUL 骨髓涂片 PAS 染色:原始细胞阴性,成熟中性粒细胞呈细颗粒阳性

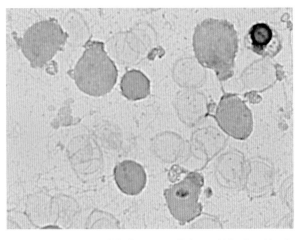

图 10-6　AUL 骨髓涂片 ANAE 染色:原始细胞阴性,晚幼红细胞核周阳性

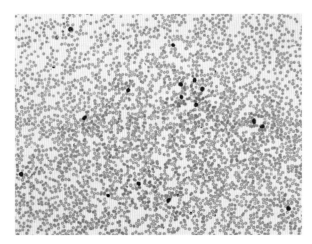

图 10-7　AUL 外周血涂片:白细胞数增高

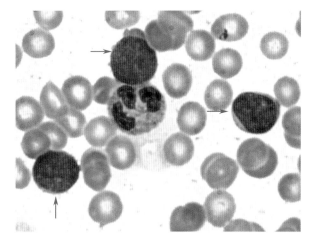

图 10-8　AUL 外周血涂片:可见较多原始细胞(↑);少量中性分叶核粒细胞

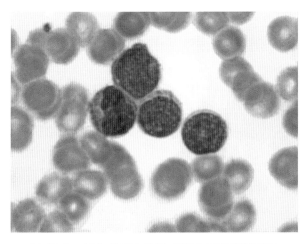

图 10-9　AUL 外周血涂片:原始细胞和单核细胞

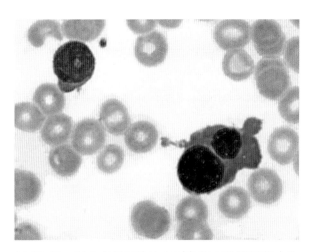

图 10-10　AUL 外周血涂片:原始细胞;不对称双核中幼红细胞

血液分析

该例急性未分化型白血病(AUL)患者,血液分析原始数据散点图未能获得。其血常规结果:WBC 13.51×10⁹/L,RBC 2.16×10¹²/L,Hb 63g/L,HCT 17.9%,MCV 82.9fl,MCH 29.2pg,MCHC 352g/L,PLT 35×10⁹/L,N 16.3%,L 62.3%,M 20.4%,E 1%,N 绝对值 2.21×10⁹/L,L 绝对值 8.42×10⁹/L,M 绝对值 2.76×10⁹/L,E 绝对值 0.14×10⁹/L,血小板平均体积 10.1fl。白细胞计数增高,由于外周血涂片中可见大量原始细胞、少量有核红细胞,DIFF 散点图应该不能将有核细胞进行有效分类,但是原始细胞,不典型淋巴细胞以及有核红细胞区信号可能增强。IMI 检测通道应该可见原始细胞区域信号增强。患者外周血涂片中红细胞形态基本正常,在血液分析结果中红细胞计数、血红蛋白浓度呈中度贫血表现,其他红细胞参数如 MCV、MCH、MCHC 正常。血小板在血液分析仪上的计数水平应该降低。

（三）诊断标准

1. 形态学　白血病细胞无任何分化特征,胞质少量至中等量,呈蓝色或灰蓝色,无颗粒;细胞核呈圆形或椭圆形,核染色质呈细颗粒状,有较明显的核仁。

2. 细胞化学　MPO、SBB、NSE、ANAE、NBE、CE、PAS、电镜 PPO 等均为阴性。

3. 免疫学表型　所有系列特异性标记均为阴性,包括 cCD79a、cCD22、cCD3、MPO;也没有其他系列如巨核细胞或母细胞性浆细胞样树突细胞的特征性标记;而通常表达 HLA-DR、CD34 和（或）CD38,TdT 等非系列特异性标记抗原。

第二节　混合表型急性白血病

混合表型急性白血病（mixed phenotype acute leukaemia,MPAL）指原始细胞 ≥ 20%,表达 ≥ 2 种系列以上抗原的急性白血病,通常是白血病性原始细胞表达淋巴系列（T 或 B 细胞系）和髓系细胞特异性抗原,或同时表达 B 细胞和 T 细胞抗原。流式细胞免疫学分型（FCM）是诊断 MPAL 的首选方法,尤其是证实双表型（在同一原始细胞上共同表达淋巴系和髓系分化抗原）或双系列型（两群原始细胞分别表达淋巴系和髓系分化抗原）;免疫组化和细胞化学染色也有辅助诊断价值;双系列型 MPAL 形态学往往可见两群形态不同的原始细胞。有些 MPAL 的病例,诊断时只有一群原始细胞（双表型白血病）,随着病情的进展会转变为（或者复发为）含有不同原始细胞群的双系列型白血病,反之亦然。部分病例在治疗后或复发时也可以表现为纯 ALL 或 AML。少数 MPAL 在疾病的发生及治疗过程中表现为 ALL 与 AML 互相转换,即所谓系列转换型白血病。

2017 版 WHO 用于定义或诊断 MPAL 的系列特异性标记物未变,但强调在能分辨出 2 个不同的原始细胞群的病例中,不必拘泥于其特异性标记物的存在,认为每一群原始细胞只要满足 B、T 或髓系细胞白血病的定义即可。用以严格判断 MPAL 的系列标准也不适用于诊断 AML 或 ALL。当没有两个明显分开的细胞群时,大多数 MPAL 病例（双表型）会显示一些抗原表达的异质性,如表达 MPO 的原始细胞群,可以强表达一些髓系标记物同时低强度表达 B 系相关标记物。在一些典型 B-ALL 病例中,可见低水平的髓过氧化物酶表达,而无髓系分化的其他证据,建议对此类病例作出 B 系 / 髓系 MPAL 的诊断时需谨慎。

（一）骨髓象

有核细胞增生活跃至极度活跃,原始细胞 ≥ 20%。有些病例可见两种不同类型原始细胞,其中一类符合原始淋巴细胞形态特征,另一类符合原始粒细胞或原始单核细胞形态特征。有些病例的原始细胞为单一的细胞形态特征。正常的粒系及幼红细胞比值减低或少见;巨核细胞少见或不见。

（二）血象

白细胞数大多增高,少数减低,分类可见一定数量的原始细胞。通常贫血,成熟红细胞大小不等。血小板常减少。

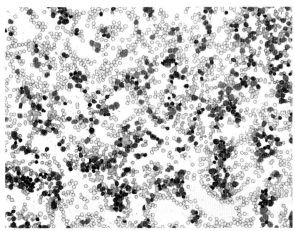

图 10-11　淋系 / 髓系 MPAL 骨髓涂片：
有核细胞增生明显活跃

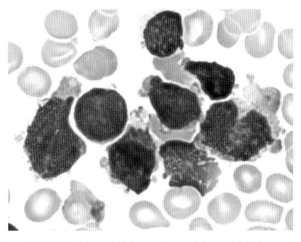

图 10-12　淋系 / 髓系 MPAL 骨髓涂片：可见大小两类
不同形态的原始细胞，可见涂抹细胞

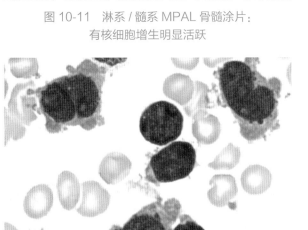

图 10-13　淋系 / 髓系 MPAL 骨髓涂片：可见大小两类
原始细胞，一类原始细胞胞体大，胞质中等量至丰富，有大
的伪足样突起，形态符合原始单核细胞，占 37.5%

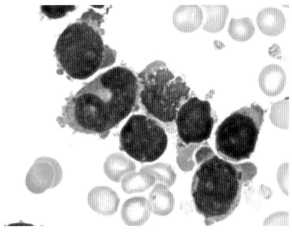

图 10-14　淋系 / 髓系 MPAL 骨髓涂片：可见大小两类
不同形态的原始细胞，另一类原始细胞胞体小，胞质少或
若无，形态符合原始淋巴细胞，占 31.5%

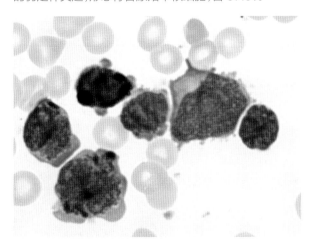

图 10-15　淋系 / 髓系 MPAL 骨髓涂片 MPO 染色：部
分胞体较大的原始单核细胞呈阳性反应

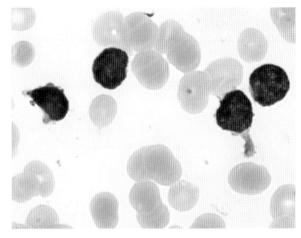

图 10-16　淋系 / 髓系 MPAL 骨髓涂片 MPO 染色：胞
体较小的原始淋巴细胞为阴性

急性未定系列白血病

381

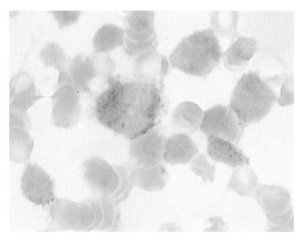

图 10-17 淋系 / 髓系 MPAL 骨髓涂片 PAS 染色:部分胞体较大的原始单核细胞呈细颗粒状阳性;部分胞体较小的原始淋巴细胞呈粗颗粒状阳性

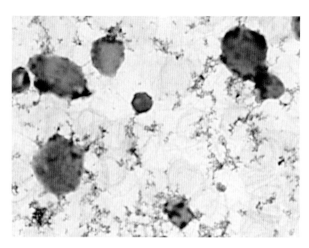

图 10-18 淋系 / 髓系 MPAL 骨髓涂片 ANAE 染色:胞体较大的原始单核细胞阳性;胞体较小的原始淋巴细胞为阴性

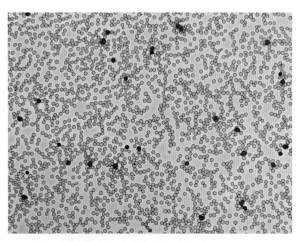

图 10-19 淋系 / 髓系 MPAL 外周血涂片:白细胞数增高

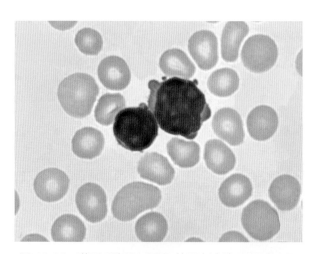

图 10-20 淋系 / 髓系 MPAL 外周血涂片:可见大小两类原始细胞

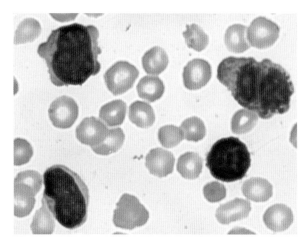

图 10-21 淋系 / 髓系 MPAL 外周血涂片:可见大小两类原始细胞,胞体较大的细胞,形态符合原始及幼稚单核细胞;胞体较小的细胞,形态符合原始淋巴细胞

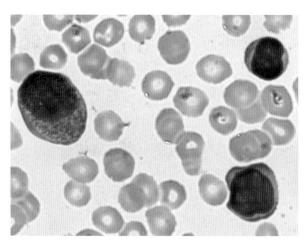

图 10-22 淋系 / 髓系 MPAL 外周血涂片:原始细胞大小不等,可见少许中幼粒细胞

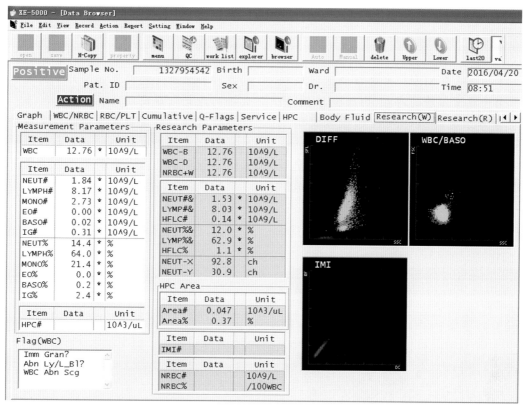

图 10-23　病例 78 血液分析

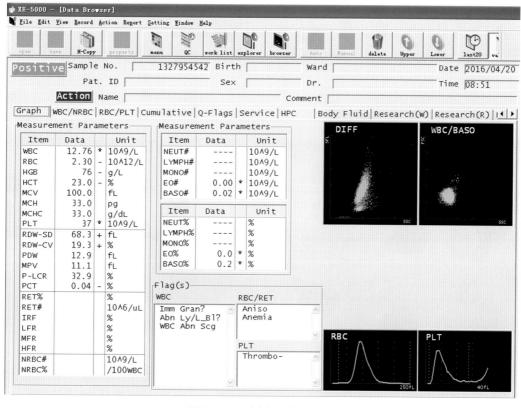

图 10-24　病例 78 血液分析

该例 T 系 / 髓系 MPAL 患者白细胞计数轻度增高。由于异常细胞的存在,白细胞 DIFF 通道不能区分各细胞群,research(w)数据仅供参考。从 DIFF 散点图中可见不典型原始细胞 / 淋巴细胞区域信号增强,IMI 检测通道散点图中幼稚粒细胞信号增强。白细胞在血液分析结果中的表现和该患者的外周血涂片中的表现为各种大小的原始细胞及幼稚粒细胞的增多。患者红细胞计数和血红蛋白浓度检测以及各种平均参数提示患者呈中度正细胞性贫血同时伴红细胞大小不等。血小板计数降低,外周血涂片可进一步进行确认。

病例 79　T/B 双表 MPAL 伴髓系表达

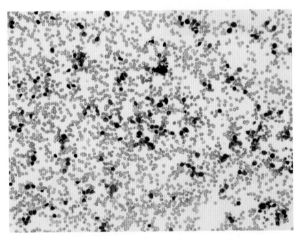

图 10-25　T/B 双表 MPAL 伴髓系表达骨髓涂片:有核细胞增生活跃

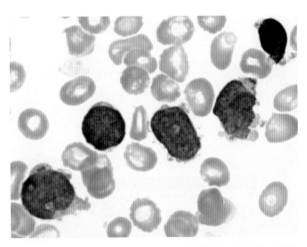

图 10-26　T/B 双表 MPAL 伴髓系表达骨髓涂片:原始细胞轻度大小不等,部分细胞核形不规则

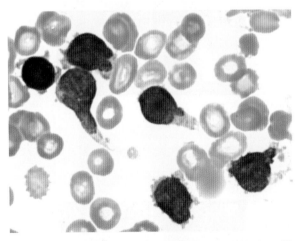

图 10-27　T/B 双表 MPAL 伴髓系表达骨髓涂片:原始细胞大小不等,形态符合原始淋巴细胞特征,部分细胞有拖尾状胞质,形似"手镜"

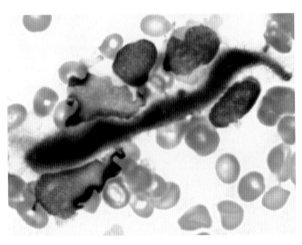

图 10-28　T/B 双表 MPAL 伴髓系表达骨髓涂片:原始细胞大小不等;可见蛇形血小板

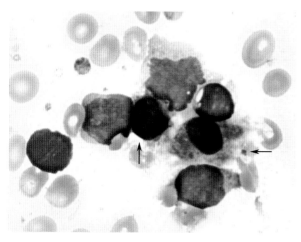

图 10-29　T/B 双表 MPAL 伴髓系表达骨髓涂片:原始细胞大小不等;可见单圆核淋巴样小巨核细胞(↑)

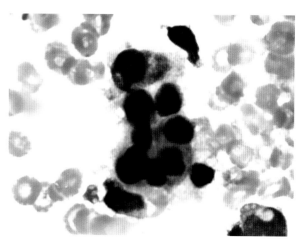

图 10-30　T/B 双表 MPAL 伴髓系表达骨髓涂片:可见成群分布的淋巴样小巨核细胞

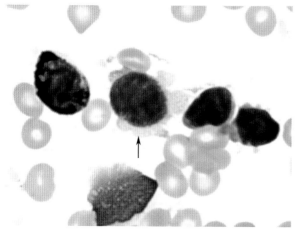

图 10-31　T/B 双表 MPAL 伴髓系表达骨髓涂片 MPO 染色:中幼粒细胞阳性;原始细胞阴性;巨核细胞阴性(↑)

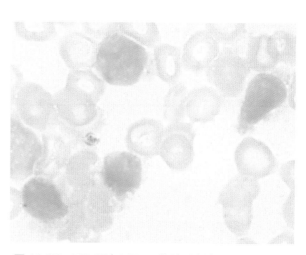

图 10-32　T/B 双表 MPAL 伴髓系表达骨髓涂片 PAS 染色:原始细胞阴性

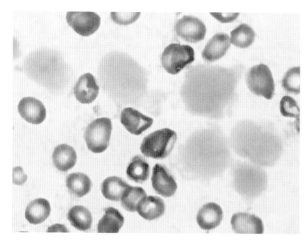

图 10-33　T/B 双表 MPAL 伴髓系表达骨髓涂片 CE 染色:原始细胞阴性

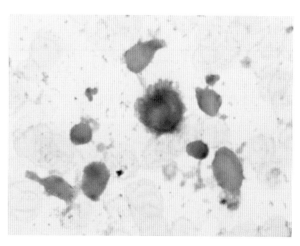

图 10-34　T/B 双表 MPAL 伴髓系表达骨髓涂片 ANAE 染色:巨核细胞阳性;原始细胞弱阳性至阴性

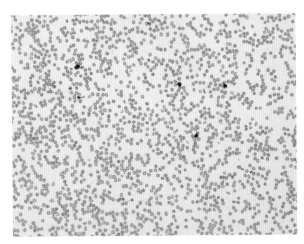

图 10-35　T/B 双表 MPAL 伴髓系表达外周血涂片:白细胞数减少

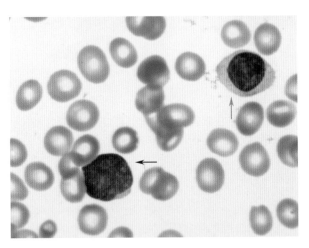

图 10-36　T/B 双表 MPAL 伴髓系表达外周血涂片:可见原始细胞(↑)和成熟淋巴细胞(↑)

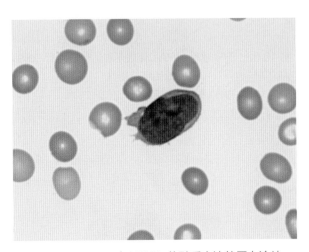

图 10-37　T/B 双表 MPAL 伴髓系表达外周血涂片:原始细胞胞质量少,可见核仁

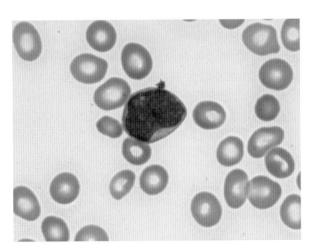

图 10-38　T/B 双表 MPAL 伴髓系表达外周血涂片:原始细胞核染色质较细致

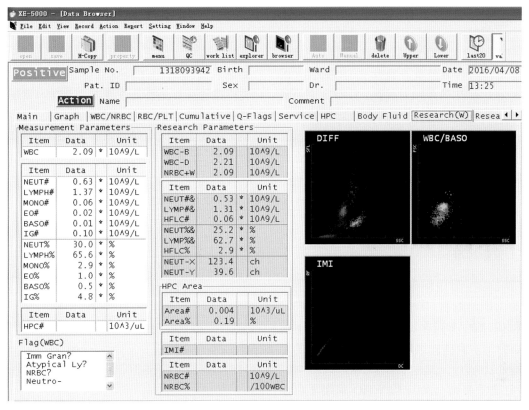

图 10-39　病例 79 血液分析

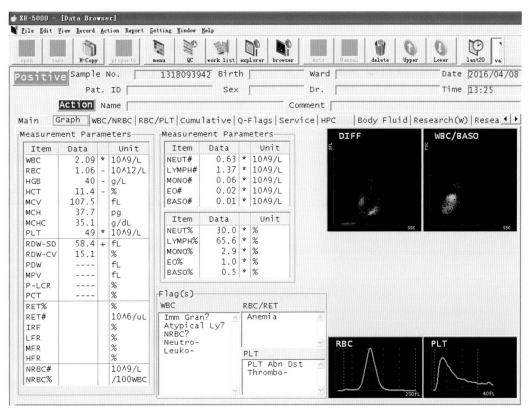

图 10-40　病例 79 血液分析

患者白细胞计数降低。白细胞 DIFF 散点图显示患者淋巴细胞信号相对较高，其他细胞如非典型淋巴细胞、幼稚粒细胞以及有核红细胞等异常细胞信号可见，IMI 通道也可见幼稚粒细胞信号。该患者的外周血涂片中相应可见减少的白细胞，以及相对多见的原始细胞（胞质减少）和淋巴

细胞。红细胞计数和血红蛋白浓度以及其他相关均值指标提示患者呈重度正细胞性贫血。血小板计数减少。血小板直方图右侧底部抬高，通过手工外周血涂片可明确是否存在血小板聚集现象的干扰，再通过光学法检测可得到血小板的准确计数。

（三）诊断标准

1. 形态学 原始细胞 ≥ 20%。有些病例可见两种类型原始细胞，其中一类符合原始淋巴细胞形态特征，另一类符合原始粒细胞或原始单核细胞形态特征。有些病例的原始细胞为单一的细胞形态特征。

2. 免疫学表型 2001 版 WHO 采用了白血病免疫学分型欧洲组（EGIL）提出的免疫标记积分系统（见表 10-1），MPAL 的诊断标准为髓系和一个淋系的积分均 >2 分。但 2017 版和 2008 版 WHO 不再强调积分，而是强调系列特异性免疫学标记，诊断 MPAL 必需有系列特异性免疫学标志（见表 10-2）。

3. 分型

（1）MPAL 伴 t(9；22)(q34.1；q11.2)；BCR-ABL1。有 CML 病史的急变期患者除外。

（2）MPAL 伴 t(v；11q23.3)；KMT2A 重排。淋系 / 单核系 MPAL 多见。

（3）MPAL，B/ 髓系，NOS。

（4）MPAL，T/ 髓系，NOS。

（5）MPAL，NOS- 少见类型。如 T/B、T/B/ 髓系等。

表 10-1 EGIL 免疫标志积分系统

积分	B 细胞系	T 细胞系	髓系
2	CytCD79a	CD3（m/cyt）	MPO
	CytIgM	抗 -TCR	
	CytCD22		
1	CD19	CD2	CD117
	CD20	CD5	CD13
	CD10	CD8	CD33
		CD10	CD65
0.5	TdT	TdT	CD14
	CD24	CD7	CD15
		CD1a	CD64

*CD79a 也可表达于某些 T-ALL/LBL

表 10-2 诊断 MPAL 必需的各系列
特异性免疫学标志

髓系标志：MPO（流式细胞仪、免疫组化或细胞化学）或单核细胞分化证据（表达以下至少两种：NSE、CD11c、CD14、CD64、溶菌酶）

T 系标志：强表达胞质 CD3（抗体检测 CD3ε 链）或表面 CD3

B 系标志：强表达 CD19 伴有以下至少 1 项强表达：CD79a，胞质 CD22，CD10

或弱表达 CD19 伴有以下至少 2 项表达：CD79a，胞质 CD22，CD10

这些标准不适用于诊断的 AML 或 ALL，仅用于诊断 MPAL。

前体淋巴细胞肿瘤

WHO 将淋巴系统肿瘤分为前体淋巴细胞肿瘤（precursor lymphoid neoplasms）和成熟淋巴细胞肿瘤，前体淋巴细胞肿瘤又分为 B 急性（原始）淋巴细胞白血病 / 淋巴母细胞淋巴瘤（B lymphoblastic leukaemia/lymphoma，B-ALL/LBL）和 T 急性（原始）淋巴细胞白血病 / 淋巴母细胞淋巴瘤（T lymphoblastic leukaemia/lymphoma，T-ALL/LBL）；成熟淋巴细胞肿瘤分为成熟 B 淋巴细胞和成熟 T/NK 淋巴细胞肿瘤。认为淋巴细胞白血病与淋巴瘤，生物学本质无区别，只是临床表现不同。当只表现为瘤块不伴或仅伴有轻微血液和骨髓受累时应诊断为淋巴瘤，当存在广泛骨髓和血液受累时则诊断为白血病。2017 版 WHO 增加了 4 个新的暂时分型的前体淋巴细胞肿瘤，其与 2008 版分型的比较见表 11-1。

2001 版、2008 版及 2017 版 WHO 均提出通常将骨髓中原始淋巴细胞 ≥ 25% 作为诊断急性淋巴细胞白血病（acute lymphoblastic leukaemia，ALL）的阈值；当原始淋巴细胞累及骨髓，但 <25% 时诊断为淋巴母细胞淋巴瘤（lymphoblastic lymphoma，LBL）骨髓浸润。2008 版及 2017 版 WHO 也指出：确诊急性淋巴细胞白血病（ALL）所需的原始淋巴细胞的比例没有达成一致的下限，但当原始淋巴细胞 <20% 时，应避免诊断 ALL。《中国成人急性淋巴细胞白血病诊断与治疗专家共识（2012 版）》及《中国成人急性淋巴细胞白血病诊断与治疗指南（2016 版）》中，诊断 ALL 的最低标准为骨髓中原始淋巴细胞比例 ≥ 20%。以往形态学 FAB 分型中的 L1（小淋巴细胞为主型）和 L2（大淋巴细胞为主型）相当于前体淋巴细胞白血病（ALL），而 L3（Burkitt 淋巴瘤、白血病）被归入成熟 B 淋巴细胞白血病。

表 11-1 前体淋巴细胞肿瘤 WHO 分型

WHO 2017	WHO 2008
B 急性淋巴细胞白血病 / 淋巴母细胞淋巴瘤（B-ALL/LBL）	B 急性淋巴细胞白血病 / 淋巴母细胞淋巴瘤（B-ALL/LBL）
B-ALL/LBL，非特指型（B-ALL/LBL，NOS）	B-ALL/LBL，非特指型（B-ALL/LBL，NOS）
B-ALL/LBL 伴重现性遗传学异常	B-ALL/LBL 伴重现性遗传学异常
B-ALL/LBL 伴 t(9；22)(q34.1；q11.2)；BCR-ABL1	B-ALL/LBL 伴 t(9；22)(q34；q11.2)；BCR-ABL 1
B-ALL/LBL 伴 t(v；11q23.3)；KMT2A 重排	B-ALL/LBL 伴 t(v；11q23)；MLL 重排
B-ALL/LBL 伴 t(12；21)(p13.2；q22.1)；ETV6-RUNX1	B-ALL/LBL 伴 t(12；21)(p13；q22)；TEL-AML 1（ETV6-RUNX1）
B-ALL/LBL 伴超二倍体	B-ALL/LBL 伴超二倍体
B-ALL/LBL 伴亚二倍体	B-ALL/LBL 伴亚二倍体
B-ALL/LBL 伴 t(5；14)(q31.1；q32.3)；IGH-IL3	B-ALL/LBL 伴 t(5；14)(q31；q32)；IL3-IGH
B-ALL/LBL 伴 t(1；19)(q23；p13.3)；TCF3-PBX1	B-ALL/LBL 伴 t(1；19)(q23；p13.3)；E2A-PBX1（TCF3-PBX1）
暂时分型：B-ALL/LBL，BCR-ABL1 样	
暂时分型：B-ALL/LBL 伴 iAMP21	
T 急性淋巴细胞白血病 / 淋巴母细胞淋巴瘤（T-ALL/LBL）	T 急性淋巴细胞白血病 / 淋巴母细胞淋巴瘤（T-ALL/LBL）
暂时分型：早前 T 急性淋巴细胞白血病（T-ALL）	
暂时分型：自然杀伤细胞（NK）- 急性淋巴细胞白血病 / 淋巴母细胞淋巴瘤（NK-ALL/LBL）	

B 急性淋巴细胞白血病／淋巴母细胞淋巴瘤，非 特 指 型（B acute lymphoblastic leukaemia/lymphoblastic lymphoma，not otherwise specified），WHO 称其为 B 原始淋巴细胞白血病／淋巴母细胞淋巴瘤，非特指型（B lymphoblastic leukaemia/lymphoma，not otherwise specified），简 称 B-ALL/LBL 非特指型（B-ALL/LBL，NOS）。是起源于前体 B 淋巴细胞的小至中等大小原始淋巴细胞克隆性增殖的造血系统恶性疾病。B-ALL 约占 ALL 的 80%~85%，B-LBL 约占 LBL 的 10%。

（一）骨髓象

B-ALL 患者，骨髓有核细胞增生极度活跃或明显活跃，少数病例增生活跃。原始淋巴细胞 ≥ 20%，可高达 50%~90%，细胞大小不一。小细胞胞体较小，胞质量少；大细胞胞质中等量，着淡蓝色至蓝色，可有少量空泡；核染色质稍浓聚至较细致不等，部分细胞核仁不甚清晰。约 10% 的病例，部分原始淋巴细胞可见少量粗大的嗜天青颗粒；部分病例中原始淋巴细胞有伪足（手镜细胞）。核染色质呈较致密粗颗粒状，可有 1~ 多个清楚的核仁。部分病例的原始淋巴细胞核形不规则；多数病例易见核分裂象。"篮细胞"（涂抹细胞）多见，为前体淋巴细胞白血病的特征之一。粒系、红系及巨核系细胞增生受抑。当原始淋巴细胞累及骨髓，但 <20% 时诊断为淋巴母细胞淋巴瘤（LBL）骨髓浸润。

（二）血象

白细胞计数正常或减少或增高，大部分病例可见原始淋巴细胞，分类计数可多达 90%，涂抹细胞（篮细胞）易见，约 10% 的病例部分原始淋巴细胞可见少量粗大嗜天青颗粒；中性粒细胞减少或缺如，可见粒细胞核左移。一般为正细胞、正色素性贫血，可见少量幼红细胞。血小板计数减少，晚期更加明显，可伴血小板功能异常。

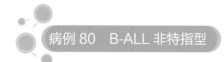

病例 80　B-ALL 非特指型

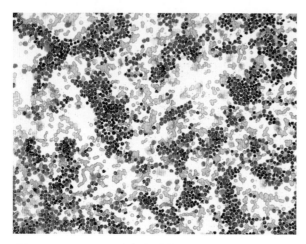

图 11-1　B-ALL 骨髓涂片：有核细胞增生明显活跃至极度活跃；易见涂抹细胞

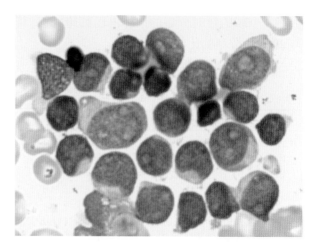

图 11-2　B-ALL 骨髓涂片：见大量原始淋巴细胞，胞体大小不等

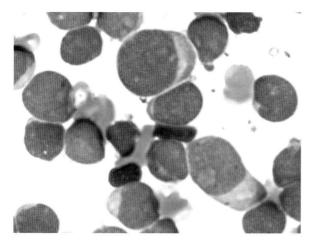

图 11-3　B-ALL 骨髓涂片:原始淋巴细胞大小不等,部分细胞胞体较大,胞质中等量至丰富,染浅蓝色或蓝色,无颗粒。核圆形或椭圆形,核染色质呈均匀粗颗粒状,部分细胞可见 1~2 个明显核仁

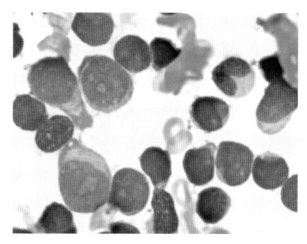

图 11-4　B-ALL 骨髓涂片:原始淋巴细胞大小不等,部分细胞胞体较小,胞质量少或若无,核可见凹陷、折叠,核染色质较致密均匀,核仁显隐不一

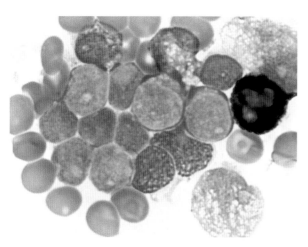

图 11-5　B-ALL 骨髓涂片 MPO 染色:原始淋巴细胞阴性;中性分叶核粒细胞阳性

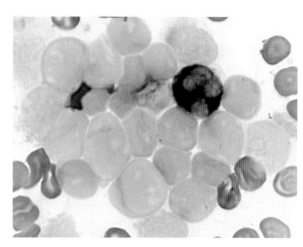

图 11-6　B-ALL 骨髓涂片 CE 染色:原始淋巴细胞阴性;中性分叶核粒细胞阳性

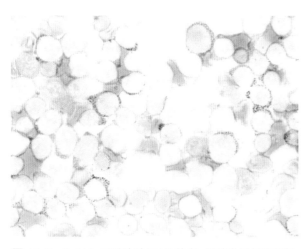

图 11-7　B-ALL 骨髓涂片 PAS 染色:原始淋巴细胞阳性

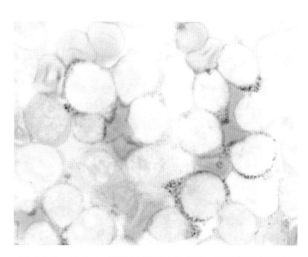

图 11-8　B-ALL 骨髓涂片 PAS 染色:原始淋巴细胞呈粗颗粒阳性

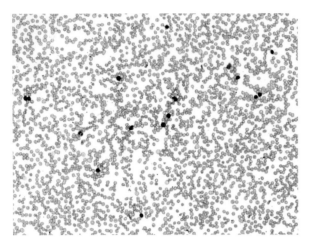

图 11-9　B-ALL 外周血涂片:白细胞计数正常范围

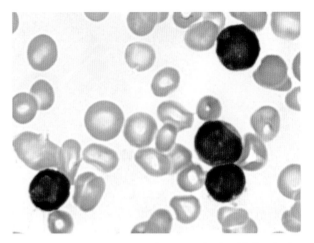

图 11-10　B-ALL 外周血涂片:可见较多原始淋巴细胞

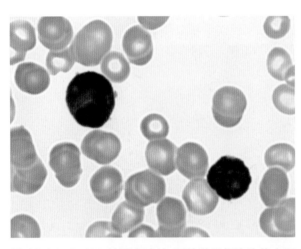

图 11-11　B-ALL 外周血涂片:原始淋巴细胞胞体小至中等。胞质量少,核型不规则,可见切迹,核染色质呈粗颗粒状,核仁显隐不一

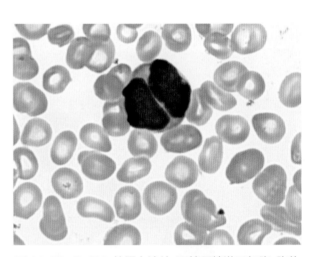

图 11-12　B-ALL 外周血涂片:双核原始淋巴细胞,胞体大,胞质中等量,着蓝色;核染色质呈均匀粗颗粒状

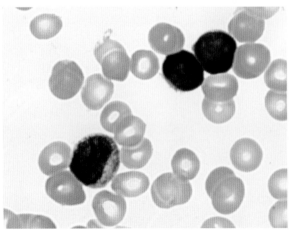

图 11-13　B-ALL 外周血涂片:见原始淋巴细胞及中性中幼粒细胞;血小板少见

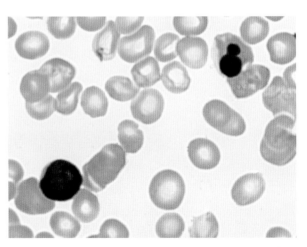

图 11-14　B-ALL 外周血涂片:可见晚幼红细胞;成熟红细胞形态大致正常

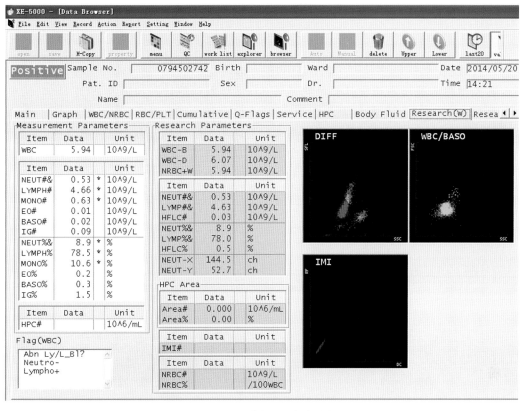

图 11-15　病例 80 血液分析

前体淋巴细胞肿瘤

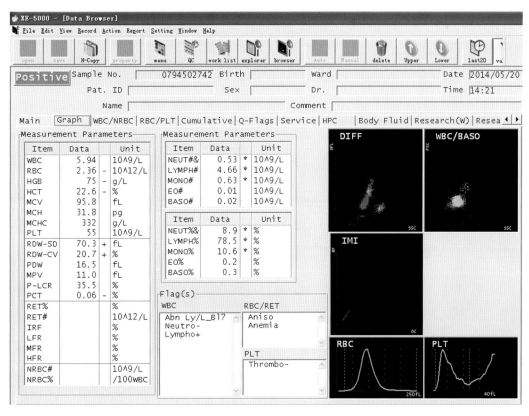

图 11-16　病例 80 血液分析

该例 B-ALL 患者白细胞计数正常。DIFF 散点图示淋巴细胞显著增高而中性粒细胞显著降低。报警信息提示可能存在异常淋巴细胞/原始淋巴细胞(Abn Ly/L_Bl)。IMI 检测通道未见异常幼稚粒细胞,可排除幼稚粒细胞造成的异常淋巴细胞/原始淋巴细胞(Abn Ly/L_Bl)增强

信号,相应地外周血涂片中可见原始淋巴细胞增多。红细胞计数、Hb 及 HCT 降低,呈中度贫血。红细胞 RDW 增高,直方图底部增宽,提示红细胞均一性降低。血小板计数降低,其直方图右侧尾部抬高,采用光学法检测血小板(PLT-O)的结果更为可靠。

病例 81　B-ALL 非特指型

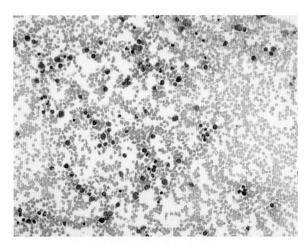

图 11-17　B-ALL 骨髓涂片:有核细胞增生活跃,可见大量原始淋巴细胞

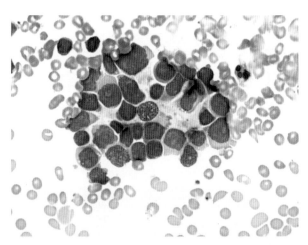

图 11-18　B-ALL 骨髓涂片:可见原始淋巴细胞造血岛

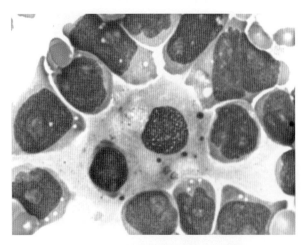

图 11-19　B-ALL 骨髓涂片:原始淋巴细胞造血岛,中心网状细胞被原始淋巴细胞环绕

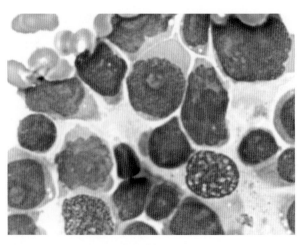

图 11-20　B-ALL 骨髓涂片:原始淋巴细胞大小不等,以大细胞为主,形态不规则。胞质少量至中等量,染浅蓝色至蓝色;核圆形、椭圆形或有折叠、扭曲,核染色质粗颗粒状,核仁显隐不一

第十一章

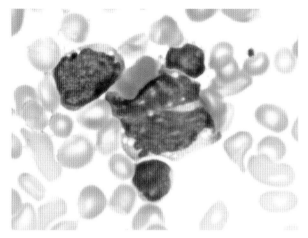

图 11-21 B-ALL 骨髓涂片:原始淋巴细胞胞体大小不等,部分细胞胞体大,核型不规则,核染色质呈条索状,胞质及核内可见少量空泡

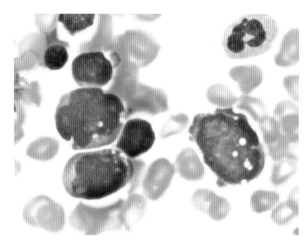

图 11-22 B-ALL 骨髓涂片:原始淋巴细胞胞体大小不等,部分细胞核型不规则,可见凹陷或切迹,核染色质较致密均匀;部分细胞可见少量空泡

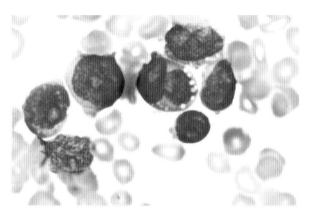

图 11-23 B-ALL 骨髓涂片:原始淋巴细胞胞体大小不等,以大细胞为主,部分细胞核型不规则;部分细胞可见少量空泡

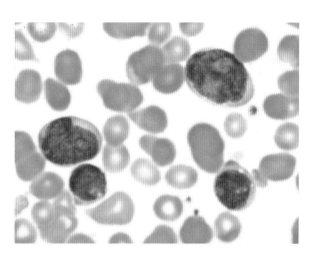

图 11-24 B-ALL 骨髓涂片 MPO 染色:原始淋巴细胞阴性

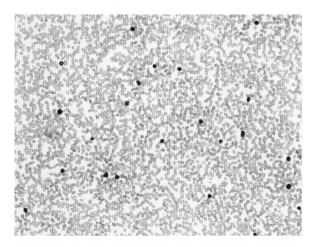

图 11-25 B-ALL 外周血涂片:白细胞数增多,原始淋巴细胞占 40%

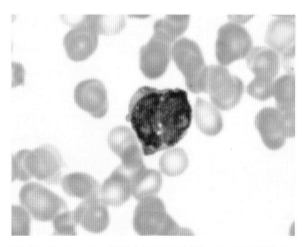

图 11-26 B-ALL 外周血涂片:原始淋巴细胞胞体较大,胞质中等量,着蓝色,无颗粒;核染色质较均匀细致,核仁明显

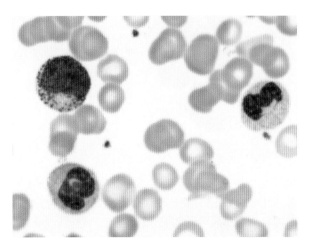

图 11-27 B-ALL 外周血涂片:可见中性中幼粒细胞

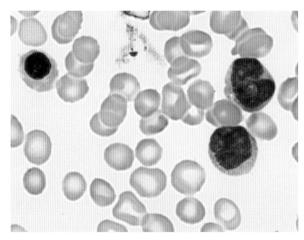

图 11-28 B-ALL 外周血涂片:原始淋巴细胞,核形不规则,呈凹陷、扭曲、折叠,染色质呈粗颗粒状,核仁显隐不一。可见晚幼红细胞

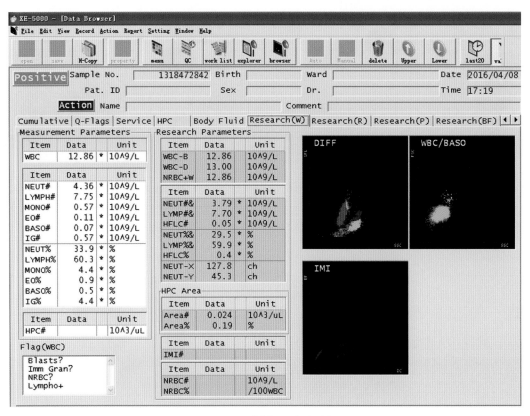

图 11-29 病例 81 血液分析

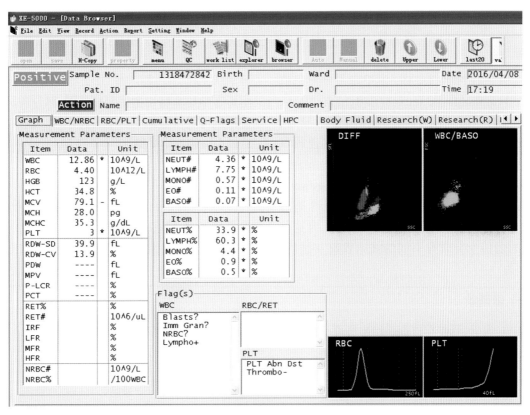

图 11-30　病例 81 血液分析

血液分析

该例 B-ALL 患者白细胞计数增高。白细胞 DIFF 散点图中可见淋巴细胞信号区明显增强,中性粒细胞区域幼稚粒细胞信号可见,有核红细胞信号可见。IMI 通道散点图结果可见增高的幼稚粒细胞信号。报警信息提示可能存在幼稚粒细胞及其他异常淋巴细胞 / 原始淋巴细胞。外周血涂片可见中性粒细胞核左移、原始淋巴细胞及晚幼红细胞。红细胞计数、Hb 及其他平均参数提示患者红细胞基本正常。血小板计数缺乏,且在外周血涂片中被进一步证实。

(三) 诊断标准

1. 当血液、骨髓广泛受累时(原始淋巴细胞 ≥ 20%),诊断为 B-ALL。当只表现为瘤块伴有轻微血液和骨髓受累时(原始淋巴细胞 <20%),诊断为 B- 淋巴母细胞淋巴瘤(B-LBL)骨髓浸润。

2. 免疫学表型　B-ALL/LBL 主要表达 CD19、HLA-DR、TdT、cCD79a、cCD22。大多数病例表达 CD10、sCD22、CD24、PAX5 和 TdT。PAX5 通常被认为是组织切片中 B 系细胞最敏感和最特异的标记。根据细胞分化程度又分为三个阶段。早期:早前 B-ALL(pro-B-ALL),CD19、cCD79a、cCD22、核 TdT 阳性,CD10 阴性。中期:普通 B-ALL(common-B-ALL),CD10 阳性。后期:前 B-ALL(pre-B-ALL),胞质 μ 链(c-μ)阳性。膜表面免疫球蛋白一般阴性。髓系抗原 CD13、CD33 可以阳性,但该阳性并不能排除 B-ALL 的诊断。

3. 遗传学　B-ALL/LBL 非特指型,无重现性遗传学异常。IgH 和 TCR 基因重排系列特异性差。也可能有其他遗传学异常。

B 急性淋巴细胞白血病 / 淋巴母细胞淋巴瘤（B acute lymphoblastic leukaemia/lymphoblastic lymphoma，B-ALL/LBL）伴重现性遗传学异常，WHO 称其为 B 原始淋巴细胞白血病 / 淋巴母细胞淋巴瘤伴重现性遗传学异常（B lymphoblastic leukaemia/lymphoma with recurrent genetic abnormalities），简称 B-ALL/LBL 伴重现性遗传学异常。WHO 将此类疾病单独列出，认为这些重现性的遗传学异常有不同的临床表现及预后，见表 11-2。

(一) 骨髓象

B-ALL 患者，骨髓有核细胞增生极度活跃或明显活跃，原始淋巴细胞 ≥ 20%，可高达 50%~90%，细胞形态学与非特指型无明显区别，部分病例原始淋巴细胞可见少量粗大的嗜天青颗粒。粒系、红系及巨核系细胞增生受抑。

(二) 血象

白细胞计数正常或减低或增高，分类计数原始淋巴细胞增多，可达 90%，涂抹细胞（篮细胞）易见，部分病例原始淋巴细胞可见少量粗大的嗜天青颗粒。中性粒细胞减少或缺如，可见粒细胞核左移。一般为正细胞、正色素性贫血，可见少量幼红细胞。血小板计数减少，晚期更加明显，可伴血小板功能异常。

表 11-2　B-ALL/LBL 伴重现性遗传学异常

伴重现性遗传学异常	预后
t(9 ;22)(q34.1 ;q11.2);*BCR-ABL1*;ph(+)	差
t(v;11q23.3);*KMT2A* 重排	差或很差
t(12 ;21)(p13.2 ;q22.1);*ETV6-RUNX1*	很好,可痊愈
超二倍体(超二倍体 ALL)	很好,可痊愈
亚二倍体	较差,44~45 条染色体最好,近单倍体较差
t(5 ;14)(q31.1 ;q32.3);*IGH-IL3*	尚不确定
t(1 ;19)(q23 ;p13.3);*TCF3-PBX1*	差

病例 82　B-ALL 伴 BCR-ABL1$^+$Ph$^+$

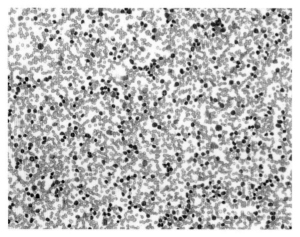

图 11-31　B-ALL 伴 BCR-ABL1+Ph+ 骨髓涂片:有核细胞增生明显活跃;可见较多原始淋巴细胞,易见涂抹细胞

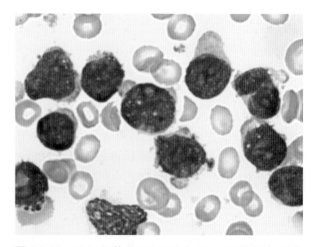

图 11-32　B-ALL 伴 BCR-ABL1+Ph+ 骨髓涂片:原始淋巴细胞胞体偏大,胞质少量至中等量,着蓝色,边缘较深,部分细胞可见瘤状突起

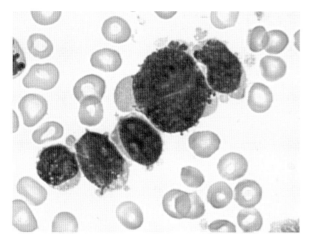

图 11-33　B-ALL 伴 BCR-ABL1+Ph+ 骨髓涂片：原始淋巴细胞大小不等，核圆形或不规则形，少数细胞可见切迹；核染色质呈均匀致密的粗颗粒状，核仁显隐不一

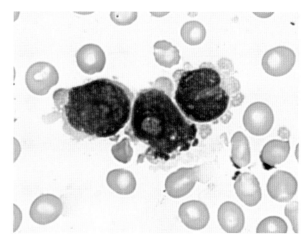

图 11-34　B-ALL 伴 BCR-ABL1+Ph+ 骨髓涂片：部分原始淋巴细胞核形不规则，核染色质呈致密粗颗粒状，核仁显隐不一；可见瘤状突起

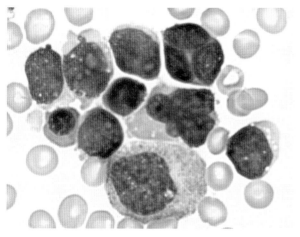

图 11-35　B-ALL 伴 BCR-ABL1+Ph+ 骨髓涂片：部分原始淋巴细胞核形不规则，呈扭曲、分叶或有三核，部分细胞可见空泡

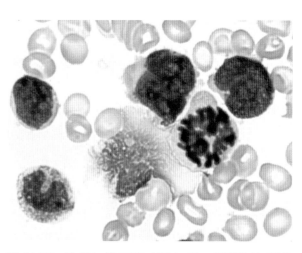

图 11-36　B-ALL 伴 BCR-ABL1+Ph+ 骨髓涂片：部分原始淋巴细胞核形不规则，可见核切迹或扭曲，可见核分裂象及篮细胞

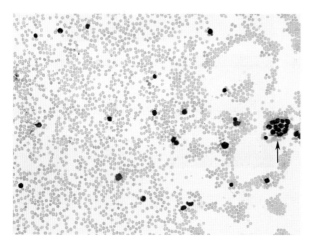

图 11-37　B-ALL 伴 BCR-ABL1+Ph+ 外周血涂片：白细胞数增多，见较多原始淋巴细胞，并可见原始细胞团

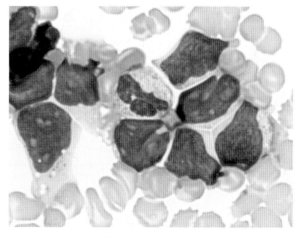

图 11-38　B-ALL 伴 BCR-ABL1+Ph+ 外周血涂片：原始淋巴细胞胞体较大，胞质中等量至丰富，着蓝色，边缘较深，部分细胞可见少量嗜天青颗粒

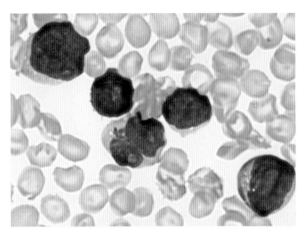

图 11-39 B-ALL 伴 BCR-ABL1+Ph+ 外周血涂片:原始淋巴细胞胞体大小不等;部分细胞核形不规则;可见少量空泡

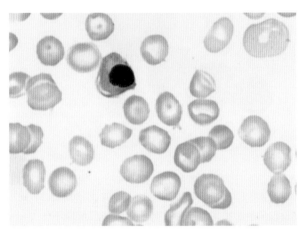

图 11-40 B-ALL 伴 BCR-ABL1+Ph+ 外周血涂片:偶见晚幼红细胞;血小板明显减少

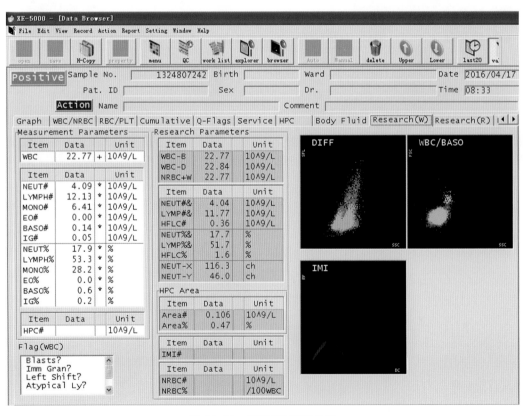

图 11-41 病例 82 血液分析

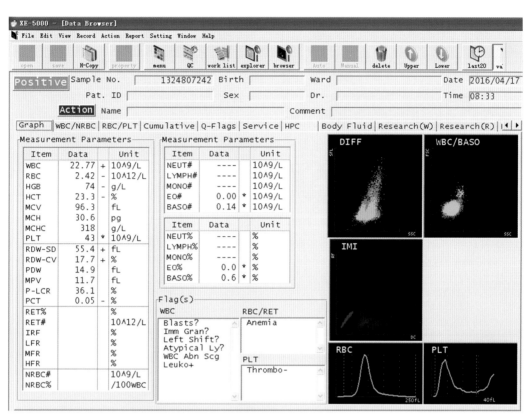

图 11-42　病例 82 血液分析

血液分析

　　该例 B-ALL 伴 BCR-ABL+Ph+ 患者,白细胞计数增高。DIFF 散点图显示不能对各类白细胞进行区分。research 窗口提供的研究参数显示淋巴细胞和单核细胞增高显著,中性粒细胞降低。Flag 信息提示可能存在原始细胞、幼稚细胞、非典型淋巴细胞。IMI 检测通道进一步证实各阶段幼稚细胞增多。外周血涂片相应地可见各种胞体增大的原始淋巴细胞。红细胞各参数提示患者存在中度正细胞正色素性贫血。血小板计数重度降低。

病例 83　B-ALL 伴 BCR-ABL1⁺Ph⁺

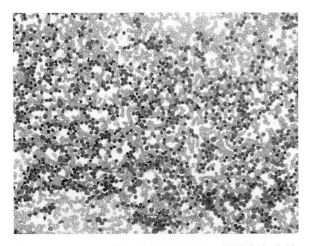

图 11-43　B-ALL 伴 BCR-ABL1+Ph+ 骨髓涂片：有核细胞增生明显活跃至极度活跃

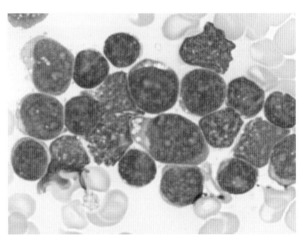

图 11-44　B-ALL 伴 BCR-ABL1+Ph+ 骨髓涂片：见大量大小不等的原始淋巴细胞，部分细胞可见空泡

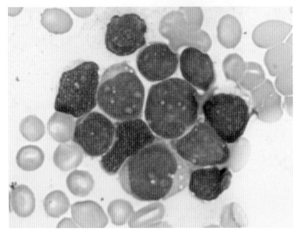

图 11-45　B-ALL 伴 BCR-ABL1+Ph+ 骨髓涂片：原始淋巴细胞大小不等，胞质少量至中等量，部分细胞胞质及核内可见空泡

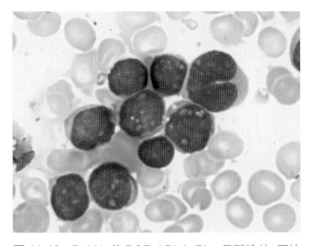

图 11-46　B-ALL 伴 BCR-ABL1+Ph+ 骨髓涂片：原始淋巴细胞大小不等，少数细胞核凹陷或切迹；核染色质呈致密粗颗粒状，核仁显隐不一

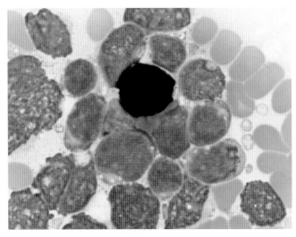

图 11-47　B-ALL 伴 BCR-ABL1+Ph+ 骨髓涂片 MPO 染色：原始淋巴细胞阴性；中性粒细胞阳性

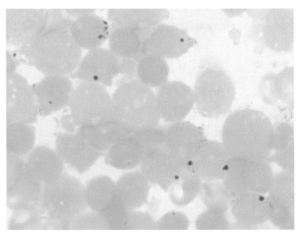

图 11-48　B-ALL 伴 BCR-ABL1+Ph+ 骨髓涂片 PAS 染色：部分原始淋巴细胞为粗颗粒阳性

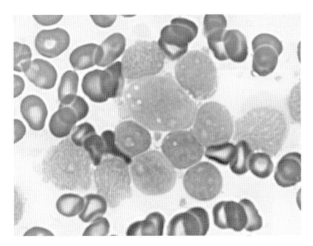

图 11-49　B-ALL 伴 BCR-ABL1+Ph+ 骨髓涂片 CE 染色:原始淋巴细胞阴性

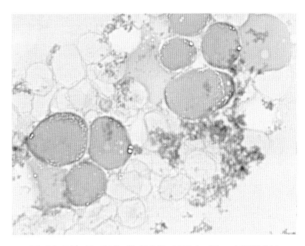

图 11-50　B-ALL 伴 BCR-ABL1+Ph+ 骨髓涂片 ANAE 染色:原始淋巴细胞阴性

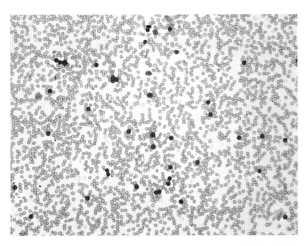

图 11-51　B-ALL 伴 BCR-ABL1+Ph+ 外周血涂片:白细胞数增高

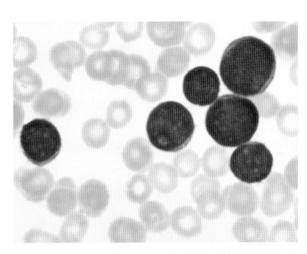

图 11-52　B-ALL 伴 BCR-ABL1+Ph+ 外周血涂片:可见大量原始淋巴细胞,胞体大小不等

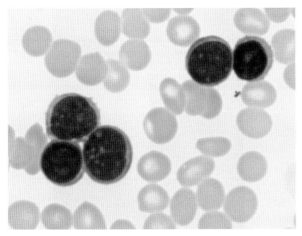

图 11-53　B-ALL 伴 BCR-ABL1+Ph+ 外周血涂片:原始淋巴细胞大小不等,核染色质较致密均匀

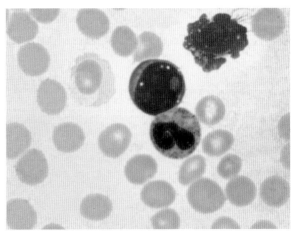

图 11-54　B-ALL 伴 BCR-ABL1+Ph+ 外周血涂片:部分原始淋巴细胞可见空泡

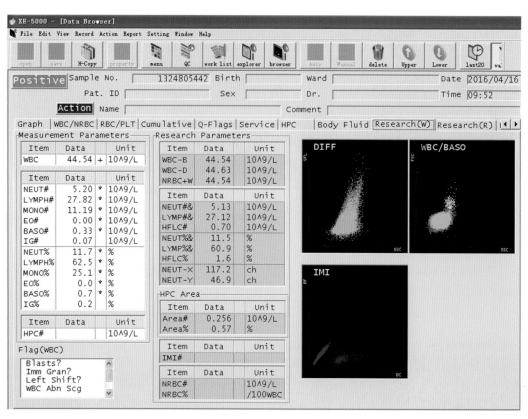

图 11-55　病例 83 血液分析

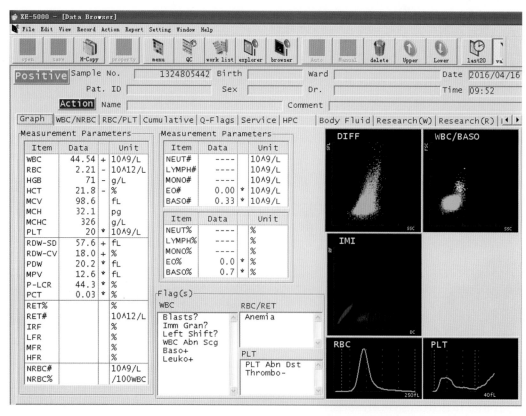

图 11-56　病例 83 血液分析

该例 B-ALL 伴 BCR-ABL⁺Ph⁺ 患者,白细胞计数显著增高。DIFF 散点图显示不能对各类白细胞进行区分。research 窗口提供的研究参数显示淋巴细胞和单核细胞增高显著,中性粒细胞降低。IMI 通道可见增多的幼稚粒细胞。Flag 信息提示可能存在原始细胞、幼稚粒细胞、粒细胞核左移。外周血涂片可见大量大小不等的原始淋巴细胞。红细胞计数、Hb 及 HCT 降低,MCV、MCH、MCHC 正常,提示患者呈中度正细胞性贫血。血小板计数降低。血小板直方图提示血小板形态均一性差,外周血涂片有助于确认。

病例 84　B-ALL 伴 BCR-ABL1⁺Ph⁺

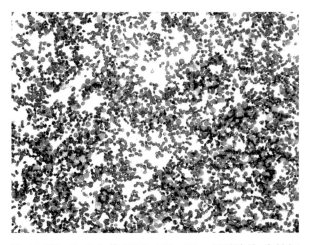

图 11-57　B-ALL 伴 BCR-ABL+Ph+ 骨髓涂片:有核细胞增生极度活跃

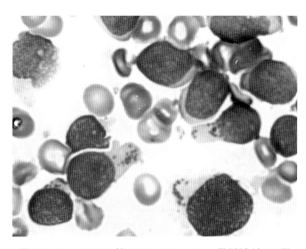

图 11-58　B-ALL 伴 BCR-ABL+Ph+ 骨髓涂片:可见大量原始淋巴细胞,胞体大小不等

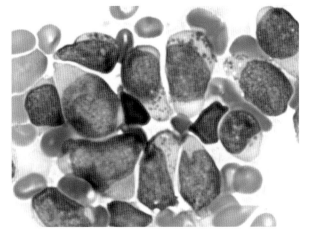

图 11-59　B-ALL 伴 BCR-ABL1+Ph+ 骨髓涂片:原始淋巴细胞胞质少量至中等量,染浅蓝色,部分细胞可见数量不等的粗大嗜天青颗粒

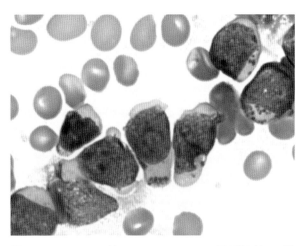

图 11-60　B-ALL 伴 BCR-ABL1+Ph+ 骨髓涂片:原始淋巴细胞核圆形或不规则形,可见核凹陷、扭曲或切迹,染色质较均匀致密,核仁显隐不一

前体淋巴细胞肿瘤

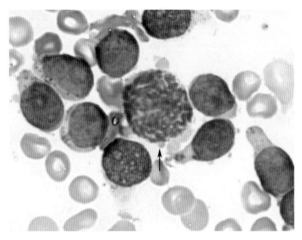

图 11-61　B-ALL 伴 BCR-ABL1+Ph+ 骨髓涂片:部分原始淋巴细胞胞质内可见数量不等的粗大的嗜天青颗粒;可见核分裂象(↑)

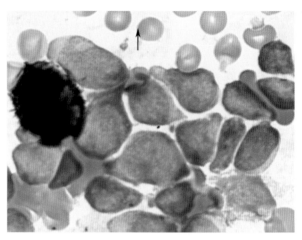

图 11-62　B-ALL 伴 BCR-ABL1+Ph+ 骨髓涂片 MPO染色:原始淋巴细胞阴性;中性粒细胞阳性

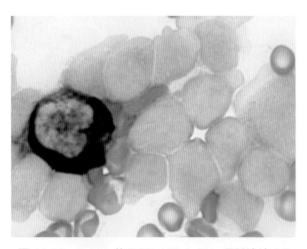

图 11-63　B-ALL 伴 BCR-ABL1+Ph+ 骨髓涂片 CE染色:原始淋巴细胞阴性;中性粒细胞阳性

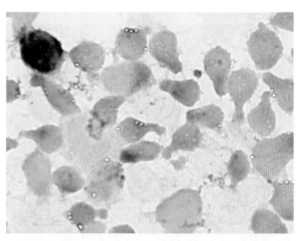

图 11-64　B-ALL 伴 BCR-ABL1+Ph+ 骨髓涂片ANAE 染色:原始淋巴细胞弱阳性;单核细胞强阳性

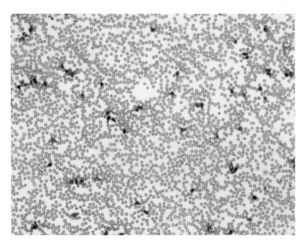

图 11-65　B-ALL 伴 BCR-ABL1+Ph+ 外周血涂片:白细胞计数增高

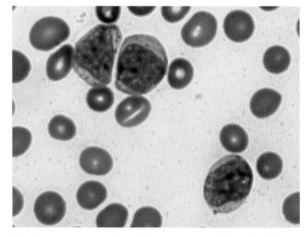

图 11-66　B-ALL 伴 BCR-ABL1+Ph+ 外周血涂片:见较多原始淋巴细胞,胞质中等量,部分细胞可见少量嗜天青颗粒

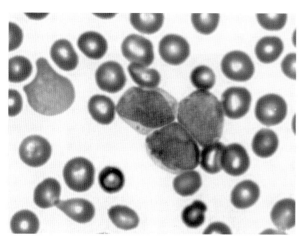

图 11-67 B-ALL 伴 BCR-ABL1+Ph+ 外周血涂片:部分原始淋巴细胞胞质可见嗜天青颗粒,核染色质呈致密粗颗粒状

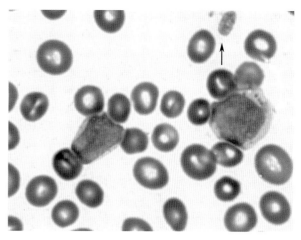

图 11-68 B-ALL 伴 BCR-ABL1+Ph+ 外周血涂片:部分原始淋巴细胞胞质可见嗜天青颗粒;偶见大血小板(↑)

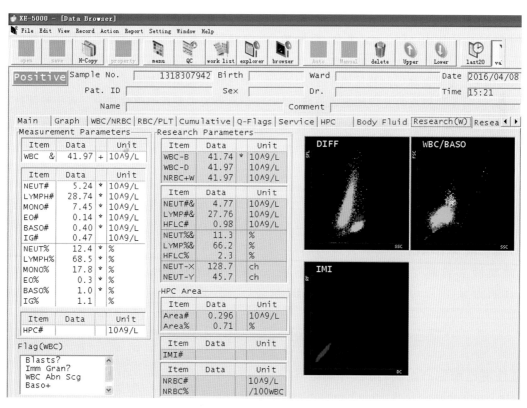

图 11-69 病例 84 血液分析

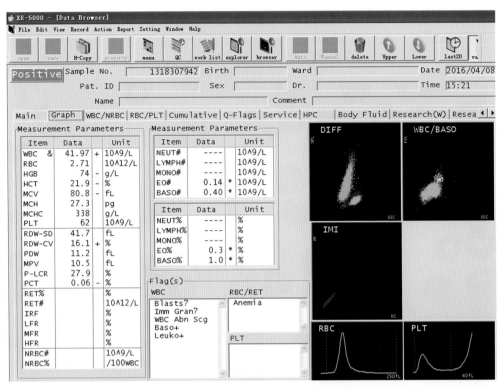

图 11-70　病例 84 血液分析

血液分析

该例 B-ALL 伴 BCR-ABL1$^+$Ph$^+$ 患者,白细胞计数增高。白细胞 DIFF 散点图中淋巴细胞、单核细胞及原始细胞 / 不典型淋巴细胞区域区分不清,但信号较强,说明各种相应的异常细胞的存在,外周血涂片中也可见各种异常的原始淋巴细胞。中

性粒细胞散点图区域也可见幼稚粒细胞信号增强,在 IMI 通道同样可见增强的幼稚粒细胞信号。红细胞计数及血红蛋白浓度结果以及各相关参数提示患者呈中度正细胞性贫血。血小板计数减少,外周血涂片后镜检可确保仪器检测结果的可靠性。

(三)诊断标准

1. 当血液、骨髓广泛受累时(原始淋巴细胞 ≥ 20%),诊断为 B-ALL。当只表现为瘤块,仅有轻微血液和骨髓受累时(原始淋巴细胞 <20%),诊断为 B- 淋巴母细胞淋巴瘤(B-LBL)

骨髓浸润。

2. 免疫学表型　B-ALL/LBL 伴 BCR-ABL1$^+$Ph$^+$ 通常表达 CD10、CD19、TdT 阳性,多同时表达髓系相关抗原 CD13、CD33;CD117 通常阴性,在成人还常伴有 CD25 的高表达。

3. 遗传学　通常认为与预后有关,见表 11-2。

第三节　T 急性淋巴细胞白血病 / 淋巴母细胞淋巴瘤

T 急性淋巴细胞白血病 / 淋巴母细胞淋巴瘤(T acute lymphoblastic leukaemia/lymphoblastic lymphoma,T-ALL/LBL),WHO 称其为 T 原始淋巴细胞白血病 / 淋巴母细胞淋巴瘤(T lymphoblastic leukaemia/lymphoma,T-ALL/LBL),是起源于前体 T 淋巴细胞的由中小型原始淋巴细胞克隆性增殖的

造血系统恶性疾病。2017 版 WHO 单列了一个暂时分型的新亚型:早前 T 急性(原始)淋巴细胞白血病(early T-cell precursor lymphoblastic leukemia,T-ALL)。少数前体 T-LBL 患者可伴有嗜酸性粒细胞增多和髓系增生,这些患者往往与伴 t(8 ;13)(P11.2 ;q11~22)染色体改变有关。T-ALL 约占儿童 ALL

的 15%,T-ALL 约占成人 ALL 的 25%;T-LBL 约占 LBL 的 85%~90%。T-ALL 通常具有高白细胞计数,具有大的纵隔肿块或其他组织肿块,常见淋巴结肿大和肝脾肿大。T-LBL 常表现为前纵隔肿块,生长迅速,有时表现为呼吸急促,常见胸腔积液。

(一)骨髓象

T-ALL 患者,骨髓有核细胞增生极度活跃或明显活跃,原始淋巴细胞≥ 20%,可高达 50%~90%,形态学特征与 B-ALL 相似。细胞中等大小,大小不等,核 / 浆比较高。细胞核变化较大,小细胞的核染色质较致密、无明显核仁;大细胞染色质细致,核仁相对清晰。可有胞质空泡。核分裂象较前体 B-ALL

多见,"篮细胞"亦多见。粒系、红系及巨核系细胞增生受抑。少数 T-ALL 的细胞形态学可能类似于成熟的淋巴细胞,阅片时应仔细鉴别;在这种情况下,可能需要免疫学表型研究以帮助将这种 ALL 与成熟(外周)T 细胞白血病区分开来。

(二)血象

白细胞计数正常或减低或增高,分类计数原始淋巴细胞增多,可达 90%,细胞中等大小,大小不等,部分细胞可见空泡,涂抹细胞(篮细胞)易见。中性粒细胞减少或缺如,可见粒细胞核左移。一般为正细胞、正色素性贫血,可见少量幼红细胞。血小板常减少。

病例 85　T 急性淋巴细胞白血病

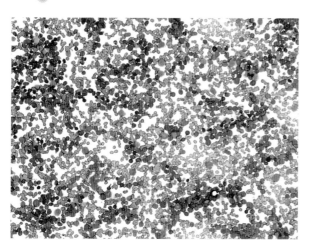

图 11-71　T-ALL 骨髓涂片:有核细胞增生极度活跃

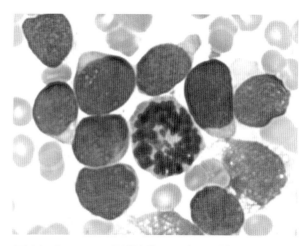

图 11-72　T-ALL 骨髓涂片;可见大量原始淋巴细胞;可见核分裂象;易见涂抹细胞

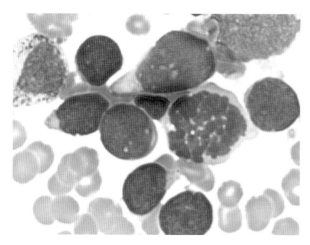

图 11-73　T-ALL 骨髓涂片;原始淋巴细胞胞体大小不等,胞质量少,染浅蓝色至蓝色,无颗粒;可见核分裂象

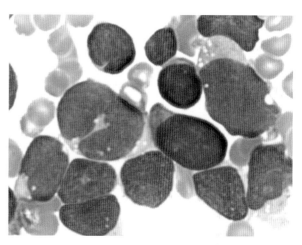

图 11-74　T-ALL 骨髓涂片:原始淋巴细胞大小不等,部分细胞核型不规则,可见凹陷、折叠、扭曲,核染色质较均匀致密,核仁显隐不一

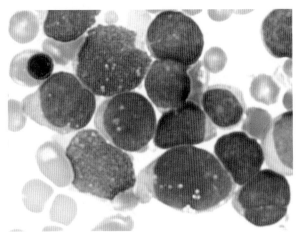

图 11-75　T-ALL 骨髓涂片:原始淋巴细胞核染色质均匀致密,部分细胞核型不规则,部分细胞胞质及核内可见空泡

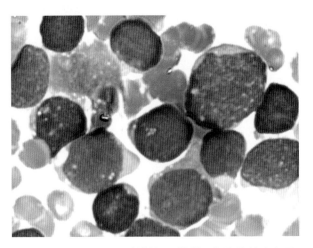

图 11-76　T-ALL 骨髓涂片:原始淋巴细胞胞体大小不等,核染色质均匀致密,部分细胞胞质及核内可见小空泡

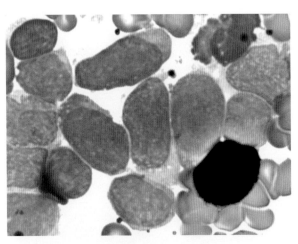

图 11-77　T-ALL 骨髓涂片 MPO 染色:原始淋巴细胞阴性,中性粒细胞阳性

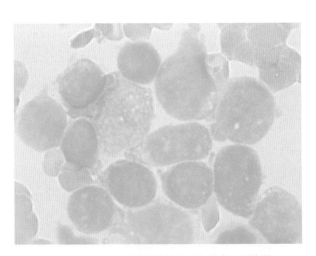

图 11-78　T-ALL 骨髓涂片 PAS 染色:原始淋巴细胞呈阴性

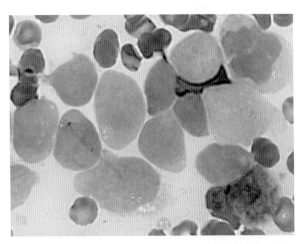

图 11-79　T-ALL 骨髓涂片 CE 染色:原始淋巴细胞阴性,中性粒细胞阳性

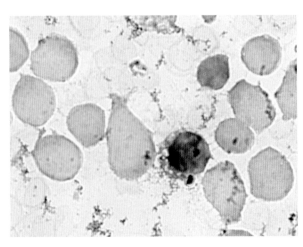

图 11-80　T-ALL 骨髓涂片 ANAE 染色:原始淋巴细胞阴性,单核细胞阳性

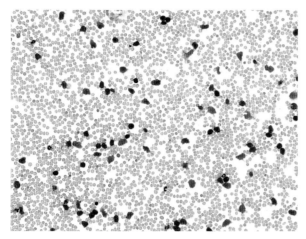

图 11-81　T-ALL 外周血涂片：白细胞数增高，易见篮细胞

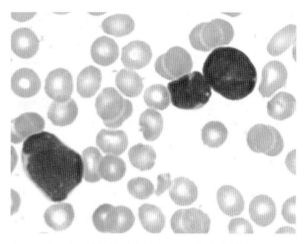

图 11-82　T-ALL 外周血涂片：可见较多原始淋巴细胞，胞体大小不等，核圆形或不规则形

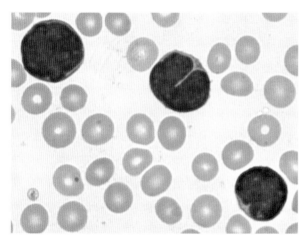

图 11-83　T-ALL 外周血涂片：原始淋巴细胞核染色质较均匀致密，部分细胞核有凹陷、折叠；胞质量少，无颗粒

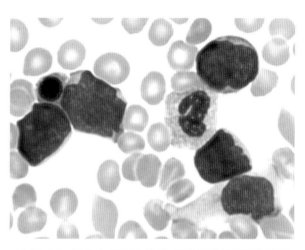

图 11-84　T-ALL 外周血涂片：部分原始淋巴细胞核形不规则；可见中性杆状核粒细胞、单核细胞、晚幼红细胞

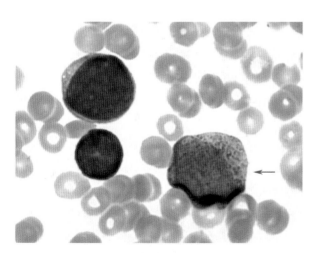

图 11-85　T-ALL 外周血涂片：原始淋巴细胞胞体大小不等；可见早幼粒细胞（↑）

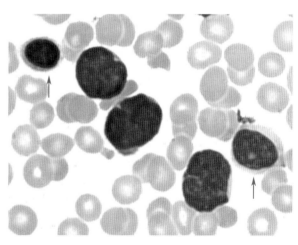

图 11-86　T-ALL 外周血涂片：原始淋巴细胞核凹陷、折叠；可见部分成熟淋巴细胞（↑）

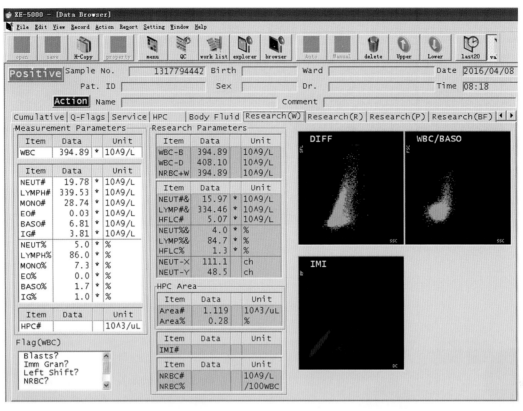

图 11-87　病例 85 血液分析

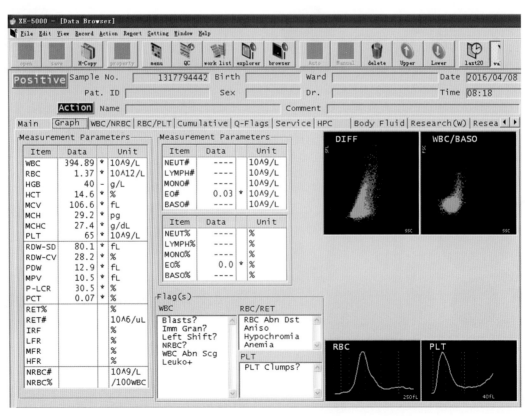

图 11-88　病例 85 血液分析

患者白细胞计数显著增高。由于多种异常细胞的存在,白细胞 DIFF 散点图分界不清,但可发现患者原始细胞信号增强。有核红细胞信号增强。Flag 信息还提示可能存在幼稚粒细胞、核左移粒细胞。IMI 通道散点图结果可见大量各阶段的幼稚粒细胞。红细胞计数及血红蛋白浓度及其他相关参数提示患者呈重度贫血伴红细胞低色素及大小不等。血小板计数提示减低,由于血小板直方图右侧底部抬高,需仔细观察外周血涂片中是否存在血小板聚集。排除血小板聚集现象后,采用光学法检测可得到血小板计数的准确结果。

病例 86 T 急性淋巴细胞白血病

图 11-89 T-ALL 骨髓涂片:有核细胞增生明显活跃,易见涂抹细胞

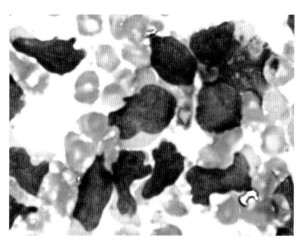

图 11-90 T-ALL 骨髓涂片:可见大量原始淋巴细胞,胞体大小不等,形态不规则

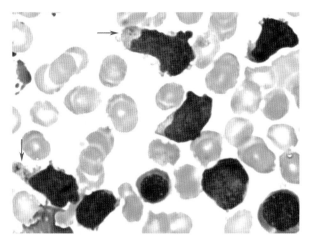

图 11-91 T-ALL 骨髓涂片:原始淋巴细胞胞质少量至中等量,染天蓝色,部分细胞胞质可见少量嗜天青颗粒(↑),可见拖尾状或伪足状突起

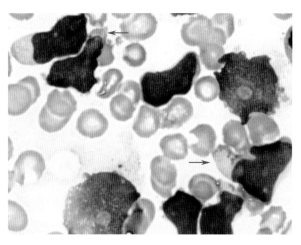

图 11-92 T-ALL 骨髓涂片:部分原始淋巴细胞核形不规则,核染色质较细致,核仁显隐不一;部分细胞胞质可见少量嗜天青颗粒(↑);涂抹细胞易见

413

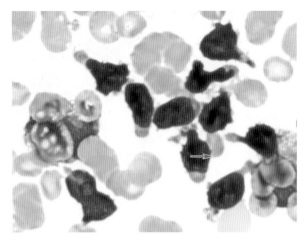

图 11-93　T-ALL 骨髓涂片:部分原始淋巴细胞可见拖尾状胞质,有的类似"手镜细胞"

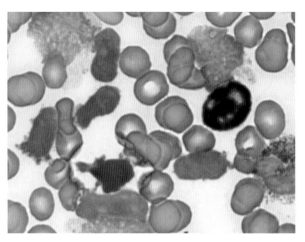

图 11-94　T-ALL 骨髓涂片 MPO 染色:原始淋巴细胞阴性,中性粒细胞阳性

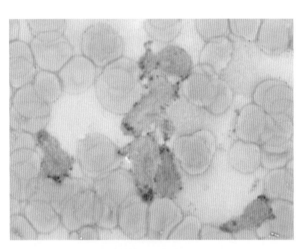

图 11-95　T-ALL 骨髓涂片 PAS 染色:原始淋巴细胞呈粗颗粒阳性

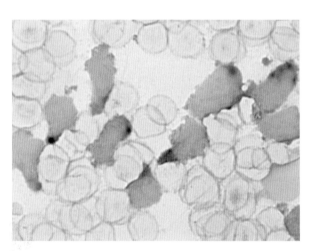

图 11-96　T-ALL 骨髓涂片 ANAE 染色:原始淋巴细胞弱阳性

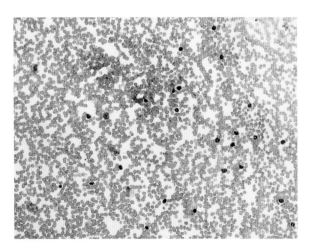

图 11-97　T-ALL 外周血涂片:白细胞数增高

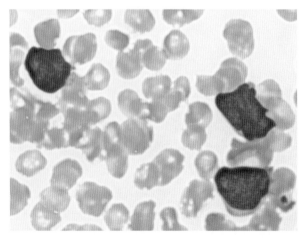

图 11-98　T-ALL 外周血涂片:可见原始淋巴细胞

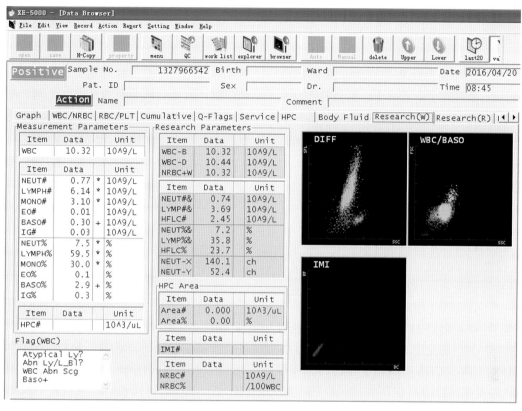

图 11-99　病例 86 血液分析

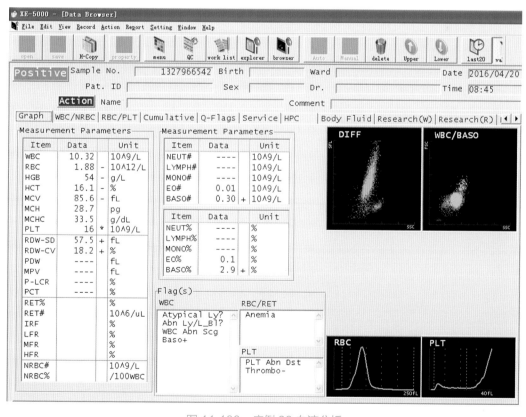

图 11-100　病例 86 血液分析

患者白细胞计数大致正常。从白细胞DIFF散点图中可见白细胞信号集中于非典型淋巴细胞区域，这与外周血涂片中可见大量原始淋巴细胞表现一致。IMI通道也基本不见幼稚粒细胞则进一步验证DIFF散点图所见为非粒系幼稚细胞。红细胞计数及血红蛋白浓度和相关参数提示患者呈重度正细胞性贫血。血小板计数显著降低，外周血涂片可进一步证实。

(三) 诊断标准

(1) 当血液、骨髓广泛受累时（原始淋巴细胞 $\geq$ 20%），诊断为T-ALL。当只表现为瘤块，仅有轻微血液和骨髓受累时（原始淋巴细胞 <20%），诊断为T淋巴母细胞淋巴瘤（T-LBL）骨髓浸润。

(2) 免疫学表型：TdT阳性，绝大多数患者CD7和系列特异性标记cCD3阳性；CD1a、CD2、CD3、CD5、CD8不同程度表达。CD4和CD8时常共表达，CD10可以阳性，部分（约10%）患者CD79a阳性。T细胞受体（TCR）克隆性重排阳性，但不是系列特异性的标记。可有1~2个髓系相关抗原（CD13、CD33）的表达，CD117的表达罕见，髓系标记的出现并不除外前体T-ALL/LBL的诊断。

(3) 遗传学：约1/3的T-ALL/LBL的染色体异位涉及14q11.2的 α 和 δ 位点、7q35的 β 位点、7p14~15的 γ 位点 *TCR* 基因及各种配对基因的改变。这些基因包括转录因子MYC（8q24.1）、TAL1（1p32）、RBTN1（11p15）、RBTN2（11p13）、LYL1（19p13）、HOX11（10q24）及胞质酪氨酸激酶LCK（1p34.3~35）。

成熟 B 淋巴细胞肿瘤

2008 版 WHO 淋巴瘤分类是在 REAL 分类的基础上,综合细胞起源、形态学、免疫学表型、遗传特征及临床特征,将恶性淋巴瘤分为前体细胞肿瘤和成熟细胞肿瘤。成熟淋巴细胞肿瘤主要分为霍奇金淋巴瘤、B 细胞非霍奇金淋巴瘤、T/NK 细胞非霍奇金淋巴瘤。霍奇金淋巴瘤分为结节性淋巴细胞为主型和经典型两大类。2017 版 WHO 增加了部分亚型,调整了部分亚型的名称及诊断标准。成熟 B 淋巴细胞肿瘤 WHO 分型的 2017 版及 2008 版比较见表 12-1。

表 12-1　成熟 B 淋巴细胞肿瘤 WHO 分型

WHO 2017	WHO 2008
慢性淋巴细胞白血病 / 小淋巴细胞淋巴瘤(CLL/SLL)	慢性淋巴细胞白血病 / 小淋巴细胞淋巴瘤(CLL/SLL)
单克隆 B 淋巴细胞增多症(MBL)	
B 幼淋巴细胞白血病(B-PLL)	B 幼淋巴细胞白血病(B-PLL)
脾边缘区淋巴瘤(SMZL)	脾边缘区 B 细胞淋巴瘤(SMZL)
毛细胞白血病(HCL)	毛细胞白血病(HCL)
暂时分型:脾 B 细胞淋巴瘤 / 白血病,不能分型	暂时分型:脾 B 细胞淋巴瘤 / 白血病,不能分型
暂时分型:脾弥漫性红髓小 B 细胞淋巴瘤	暂时分型:脾弥漫性红髓小 B 细胞淋巴瘤
暂时分型:毛细胞白血病变异型(HCL-v)	暂时分型:毛细胞白血病变异型(HCL-v)
淋巴浆细胞淋巴瘤(LPL)	淋巴浆细胞淋巴瘤(LPL)
Waldenström 巨球蛋白血症	Waldenström 巨球蛋白血症
意义未明的单克隆免疫球蛋白病(MGUS),IgM	意义未明的单克隆免疫球蛋白病(MGUS)
μ 重链病(μ-HCD)	μ 重链病(μ-HCD)
γ 重链病(γ-HCD)	γ 重链病(γ-HCD)
α 重链病(α-HCD)	α 重链病(α-HCD)
意义未明的单克隆免疫球蛋白病(MGUS),非 IgM	意义未明的单克隆免疫球蛋白病(MGUS)
浆细胞骨髓瘤(多发性骨髓瘤)	浆细胞骨髓瘤(多发性骨髓瘤)
骨孤立性浆细胞瘤	骨孤立性浆细胞瘤
骨外浆细胞瘤	骨外浆细胞瘤
单克隆免疫球蛋白沉积病(MIDD)	单克隆免疫球蛋白沉积病(MIDD)
黏膜相关淋巴组织的结外边缘区淋巴瘤(MALTL)	黏膜相关淋巴组织的结外边缘区淋巴瘤(MALTL)
淋巴结边缘区淋巴瘤(NMZL)	淋巴结边缘区淋巴瘤(NMZL)
暂时分型:儿童淋巴结边缘区淋巴瘤(NMZL)	暂时分型:儿童淋巴结边缘区淋巴瘤(NMZL)
滤泡性淋巴瘤(FL)	滤泡性淋巴瘤(FL)
原位滤泡性肿瘤	

WHO 2017	WHO 2008
十二指肠型滤泡性淋巴瘤	B 细胞淋巴瘤,不能分型,介于 DLBCL 与经典型 HL 之间
儿童型滤泡性淋巴瘤*	暂时分型:儿童滤泡性淋巴瘤(PFL)
暂时分型:大 B 细胞淋巴瘤伴 *RF4* 重排*	
原发皮肤滤泡中心淋巴瘤(PCFCL)	原发皮肤滤泡中心淋巴瘤(PCFCL)
套细胞淋巴瘤(MCL)	套细胞淋巴瘤(MCL)
原位套细胞肿瘤*	
弥漫大 B 细胞淋巴瘤,非特指型(DLBCL,NOS)	弥漫大 B 细胞淋巴瘤,非特指型(DLBCL,NOS)
生发中心 B 细胞型*	
活化 B 细胞型*	富含 T 细胞/组织细胞的大 B 细胞淋巴瘤
富含 T 细胞/组织细胞的大 B 细胞淋巴瘤 (THRLBCL)	(THRLBCL)
原发中枢神经系统的 DLBCL(CNS DLBCL)	原发中枢神经系统的 DLBCL(CNS DLBCL)
原发皮肤的 DLBCL,腿型(PCDLBCL,leg)	原发皮肤的 DLBCL,腿型(PCDLBCL,leg)
EBV 阳性的 DLBCL,非特指型*	暂时分型:老年型 EBV 阳性的 DLBCL
暂时分型:EBV 阳性的黏膜与皮肤溃疡*	
慢性炎症相关的 DLBCL	慢性炎症相关的 DLBCL
淋巴瘤样肉芽肿(LYG)	淋巴瘤样肉芽肿(LYG)
原发纵隔(胸腺)的大 B 细胞淋巴瘤(PMBL)	原发纵隔(胸腺)的大 B 细胞淋巴瘤(PMBL)
血管内大 B 细胞淋巴瘤(IVLBCL)	血管内大 B 细胞淋巴瘤(IVLBCL)
ALK 阳性的大 B 细胞淋巴瘤(ALK⁺LBCL)	ALK 阳性的大 B 细胞淋巴瘤(ALK⁺LBCL)
浆母细胞淋巴瘤(PBL)	浆母细胞淋巴瘤(PBL)
原发渗出性淋巴瘤(PEL)	原发渗出性淋巴瘤(PEL)
暂时分型:HHV8 阳性 DLBCL,非特指型*	HHV8 病毒相关多中心 Castleman 病的大 B 细胞淋巴瘤
伯基特淋巴瘤(Burkitt 淋巴瘤,BL)	伯基特淋巴瘤(Burkitt 淋巴瘤,BL)
暂时分型:伯基特样淋巴瘤伴 11q 异常*	
高级别 B 细胞淋巴瘤伴 MYC 和 BCL2 和(或)BCL6 重排*	B 细胞淋巴瘤,不能分型,介于 DLBCL 与 BL 之间
高级别 B 细胞淋巴瘤,非特指型*	B 细胞淋巴瘤,不能分型,介于 DLBCL 与经典型 HL 之间

*2017 版新增亚型或调整了亚型的名称

第一节　慢性淋巴细胞白血病 / 小淋巴细胞淋巴瘤

慢性淋巴细胞白血病 / 小淋巴细胞淋巴瘤(chronic lymphocytic leukaemia/small lymphocytic lymphoma,CLL/SLL)是一种成熟 B(外周 B)淋巴细胞克隆性增殖的肿瘤性疾病,其特点为形态上成熟的小淋巴细胞恶性增殖,在体内积聚使血液和骨髓中淋巴细胞增多,淋巴结、肝、脾肿大,最后累及淋巴系统以外的其他组织,通常表达 CD5 和 CD23。SLL 与 CLL 实为同一疾病的不同表现,SLL 是指那些具有 CLL 组织形态和免疫学表型(共表达 CD5 和 CD23),但没有白血病表现(外周血单克隆 B 淋巴细胞 <5×10⁹/L,有淋巴结肿大、脾脏或其他髓外受累)的病例。多数患者的年龄在 50 岁以上,中位年龄 65 岁,男性多于女性。根据细胞形态学特征,CLL 可分为:典型 CLL、伴幼淋巴细胞增多的 CLL(CLL/PL)、混合细胞型 CLL。以往所称的 T-CLL 现归为 T 幼淋巴细胞白血病(小细胞变异型)。

2017 版 WHO 对 CLL 的诊断标准为:外周血中具有 CLL 特征性形态和表型的单克隆 B 淋巴细胞计数 ≥ 5×10⁹/L。如果达不到 CLL 标准,具有 CLL 的形态学和免疫学表型,有髓外(通常为淋巴结、脾脏)浸润的病例,则应诊断为小淋巴细胞淋巴瘤(SLL)。当外周血有单克隆 B 淋巴细胞但绝对值 <5×10⁹/L,同时无淋巴细胞增殖性疾

第十二章

病的临床症状,无肝、脾、淋巴结肿大等体征时,应诊断为单克隆性 B 淋巴细胞增多症(monoclonal B-cell lymphocytosis, MBL)。

单克隆性 B 淋巴细胞增多症(MBL):是指外周血存在低水平的单克隆 B 淋巴细胞(<5×10⁹/L),且没有淋巴细胞增生症、器官肿大或其他髓外受累的健康个体。根据免疫学表型,MBL 分为 3 型:CLL 型、不典型 CLL 型和非 CLL 型。MBL 可以是 CLL/SLL 的早期事件,所有 CLL/SLL 前都有 MBL。具有 CLL 表型的 MBL 可进一步分为低计数型和高计数型。如果外周血克隆性 B 淋巴细胞 <0.5×10⁹/L,则定义为低计数型 MBL,此类患者很少进展,一般不需常规随访;如果克隆性 B 淋巴细胞 ≥ 0.5×10⁹/L,则为高计数型 MBL,具有高风险细胞遗传学异常(5%~9%),年进展率为1%,这部分患者应该每年常规随访一次,但不需要治疗。有一些 MBL 可能与脾边缘区淋巴瘤密切相关。

(一) 骨髓象

CLL 患者,骨髓有核细胞增生活跃或明显活跃。成熟形态的小淋巴细胞显著增多,占 30% 以上,甚至高达 90%,部分病例可见幼淋巴细胞及不典型淋巴细胞,细胞大小及形态基本与外周血一致,原始及幼稚淋巴细胞通常 <5%。在疾病早期,骨髓中各类造血细胞均可见到,后期造血细胞减少。当并发溶血性贫血时,幼红细胞可显著增生。

(二) 血象

CLL 患者白细胞总数增多,淋巴细胞常 ≥ 50%,可高达 90%~99%,形态成熟的小淋巴细胞增多,具有 CLL 特征的单克隆 B 淋巴细胞计数 ≥ 5×10⁹/L,其细胞质少、核致密、核仁不明显、染色质部分聚集,形态特征与正常成熟淋巴细胞相似或胞核及胞体稍大。涂抹细胞或"篮细胞"明显增多是 CLL 特点之一(计数通常 >30%,是预后良好的标志,其他慢性 B 淋巴细胞增殖性疾病常无此特点)。部分病例可见数量不等的幼淋巴细胞(<55%)及不典型淋巴细胞。少数病例偶见原始及幼稚淋巴细胞。红细胞和血小板早期多为正常,晚期可减低;约 10%~20% 的患者可并发自身免疫性溶血性贫血,此时可见幼红细胞,伴有网织红细胞增多。

幼淋巴细胞 胞体及细胞核偏大,核/浆比例低;胞质较丰富、嗜碱性,染浅蓝至蓝色;细胞核圆形为主,核染色质浓集成块状或粗细不均,但大部分细胞有 1~2 个大而明显的核仁,核质与核仁发育不同步。

不典型淋巴细胞 细胞胞体较大,核偏大,核/浆比例低;胞质中等量,呈不同程度的嗜碱性,染浅蓝或蓝色,胞质有或无嗜天青颗粒;核染色质介于幼稚淋巴细胞和成熟淋巴细胞之间,核仁不明显,部分细胞核形不规则,有些细胞形态类似"异型淋巴细胞"。

病例 87 典型 CLL

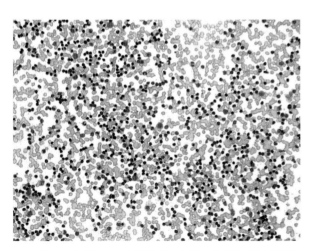

图 12-1 典型 CLL 骨髓涂片:有核细胞增生明显活跃

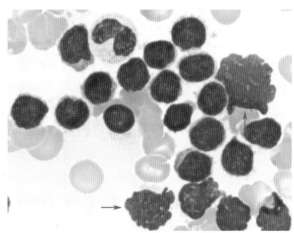

图 12-2 典型 CLL 骨髓涂片:形态成熟的小淋巴细胞显著增多,易见涂抹细胞(↑)

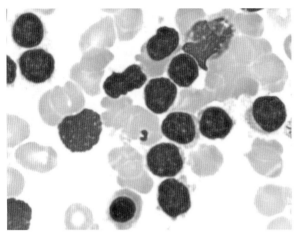

图 12-3　典型 CLL 骨髓涂片:小淋巴细胞增多,大部分细胞核形规则;可见涂抹细胞及晚幼红细胞

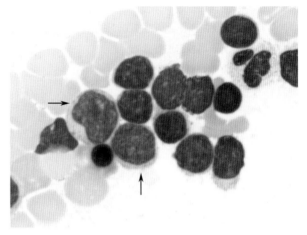

图 12-4　典型 CLL 骨髓涂片:小淋巴细胞增多,可见少量幼淋巴细胞(↑)

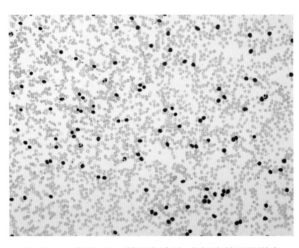

图 12-5　典型 CLL 外周血涂片:白细胞数明显增多

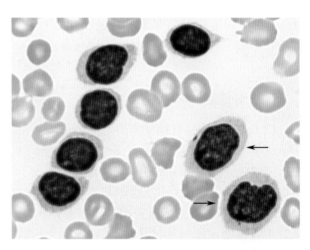

图 12-6　典型 CLL 外周血涂片:淋巴细胞比例增高,可见少量不典型淋巴细胞(↑)

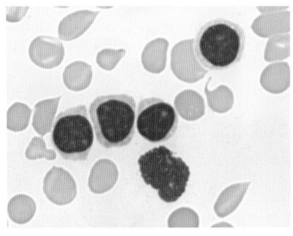

图 12-7　典型 CLL 外周血涂片:淋巴细胞形态与正常成熟淋巴细胞相似;易见涂抹细胞

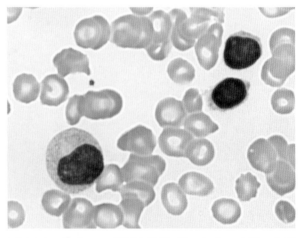

图 12-8　典型 CLL 外周血涂片:淋巴细胞及少量不典型淋巴细胞

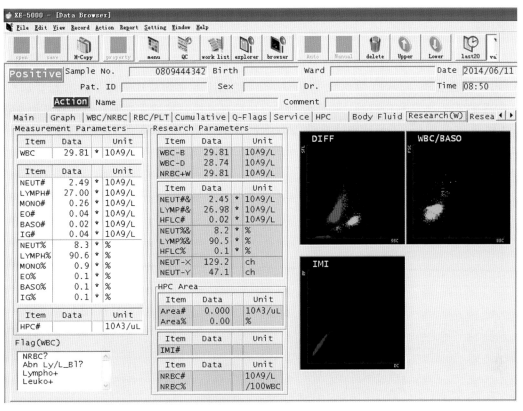

图 12-9　病例 87 血液分析

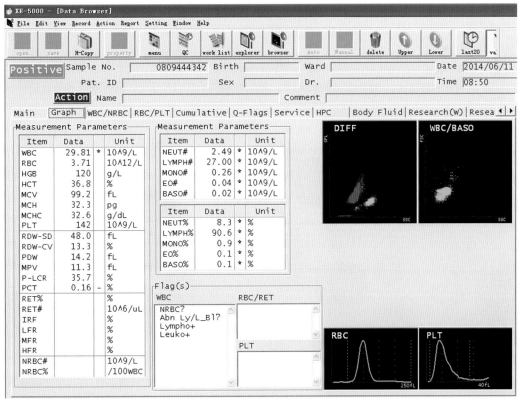

图 12-10　病例 87 血液分析

该例典型 CLL 患者,白细胞计数明显增多。白细胞 DIFF 散点图可见淋巴细胞比例增高,DIFF 散点图中可见异常淋巴细胞 / 淋巴母细胞和有核红细胞信号增强,Flag(WBC)提示 "Abn Ly/L_Bl？","NRBC？"。IMI 检测通道散点图中不见异常信号,可排除幼稚粒细胞的干扰。外周血涂片中相应可见增多的不典型淋巴细胞,成熟样淋巴细胞显著增多。红细胞及血小板计数及其他相关参数基本正常。

病例 88　CLL 伴幼淋巴细胞增多

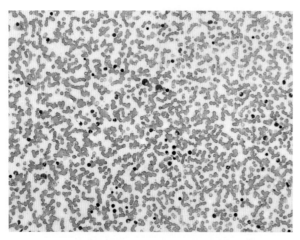

图 12-11　CLL/PL 骨髓涂片:有核细胞增生活跃

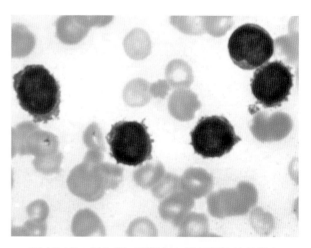

图 12-12　CLL/PL 骨髓涂片:淋巴细胞比值增高

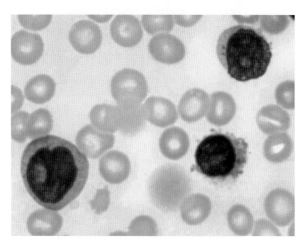

图 12-13　CLL/PL 骨髓涂片:易见幼淋巴细胞,占 4.5%

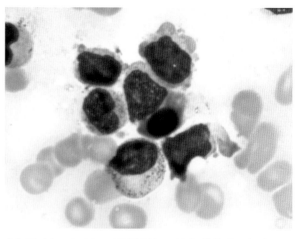

图 12-14　CLL/PL 骨髓涂片:可见部分幼淋巴细胞及不典型淋巴细胞

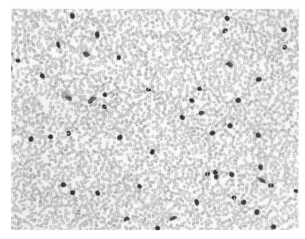

图 12-15　CLL/PL 外周血涂片:白细胞数增多

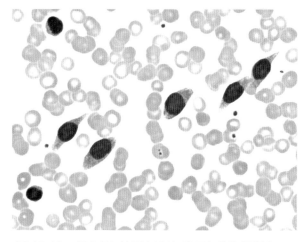

图 12-16　CLL/PL 外周血涂片:淋巴细胞比例增高,可
见不典型淋巴细胞,部分细胞呈梭形

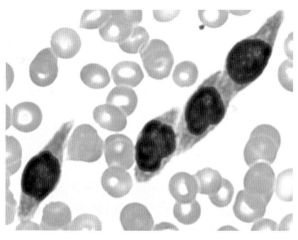

图 12-17　CLL/PL 外周血涂片:不典型淋巴细胞呈梭
形,部分细胞核型不规则,可见凹陷或扭曲

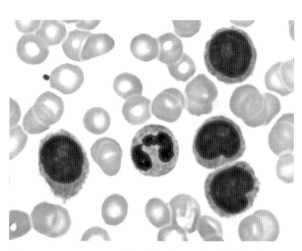

图 12-18　CLL/PL 外周血涂片:可见部分幼淋巴细胞,
占 28%

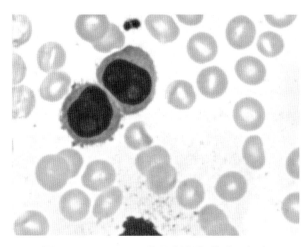

图 12-19　CLL/PL 外周血涂片:幼淋巴细胞

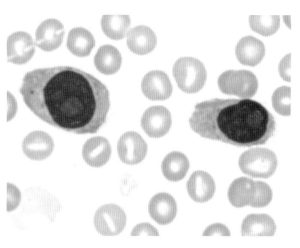

图 12-20　CLL/PL 外周血涂片:幼淋巴细胞

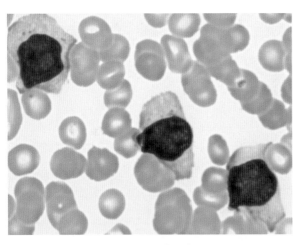

图 12-21　CLL/PL 外周血涂片:幼淋巴细胞及不典型淋
巴细胞

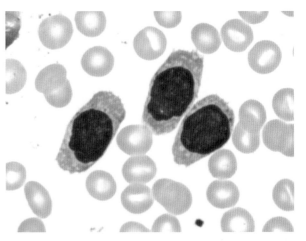

图 12-22　CLL/PL 外周血涂片:不典型淋巴细胞

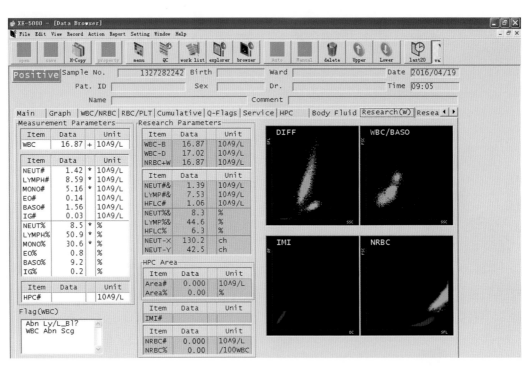

图 12-23　病例 88 血液分析

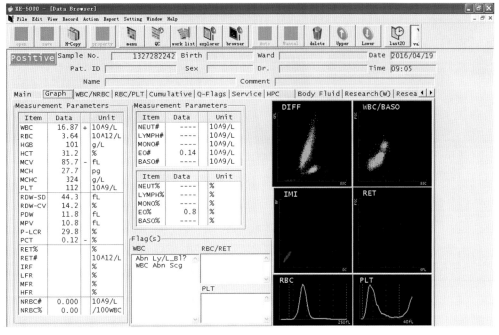

图 12-24 病例 88 血液分析

血液分析

　　该例 CLL 伴幼淋巴细胞增多（CLL/PL）患者,白细胞数增多。由于大量异常形态细胞的存在,白细胞 DIFF 散点图分类不清。从散点图中大致可发现淋巴细胞比例增高,有不典型淋巴细胞增多,IMI 检测通道散点图中无幼稚粒细胞信号,这与外周血涂片中可见增多的梭形淋巴细胞及各种幼淋巴细胞的表现一致。红细胞计数及血红蛋白浓度结果以及其他相关参数提示患者呈轻度正细胞性贫血。血小板计数基本正常。

病例 89　CLL 混合细胞型

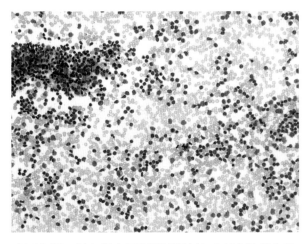

图 12-25　CLL 混合细胞型骨髓涂片:有核细胞增生明显活跃至极度活跃

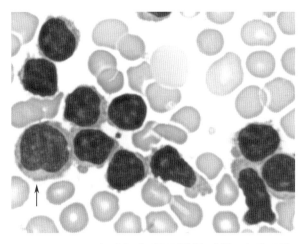

图 12-26　CLL 混合细胞型骨髓涂片:小淋巴细胞明显增多;可见不典型淋巴细胞(↑)

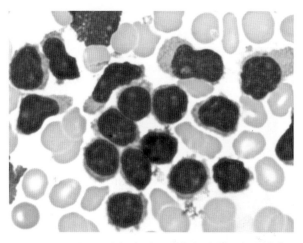

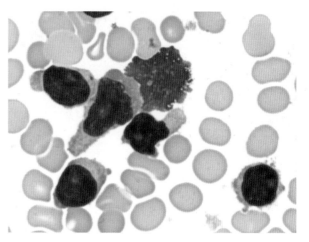

图 12-27 CLL 混合细胞型骨髓涂片:小淋巴细胞增多; 可见少量不典型淋巴细胞及幼淋巴细胞

图 12-28 CLL 混合细胞型骨髓涂片:淋巴细胞大小不 等,形态不规则,可见不典型淋巴细胞及小淋巴细胞

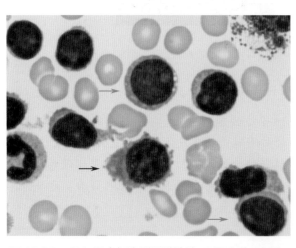

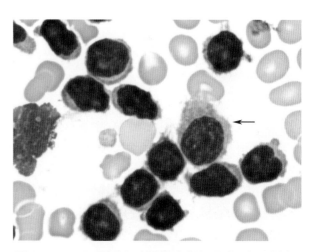

图 12-29 CLL 混合细胞型骨髓涂片:可见小淋巴细胞、 不典型淋巴细胞(↑)、幼淋巴细胞(↑)

图 12-30 CLL 混合细胞型骨髓涂片:小淋巴细胞增多; 可见不典型淋巴细胞(↑)

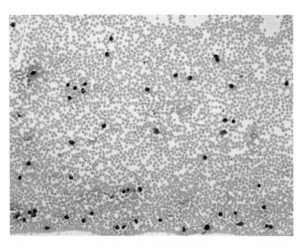

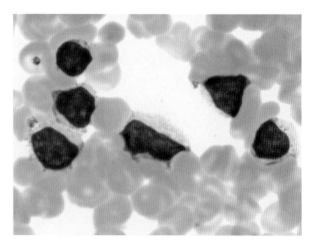

图 12-31 CLL 混合细胞型外周血涂片:白细胞数增多

图 12-32 CLL 混合细胞型外周血涂片:淋巴细胞比例 增高,可见小淋巴细胞及不典型淋巴细胞

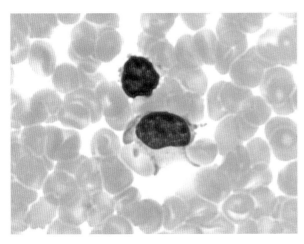

图 12-33　CLL 混合细胞型外周血涂片：小淋巴细胞及不典型淋巴细胞

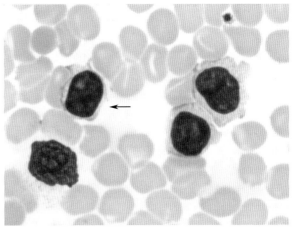

图 12-34　CLL 混合细胞型外周血涂片：不典型淋巴细胞及少数幼淋巴细胞（↑）

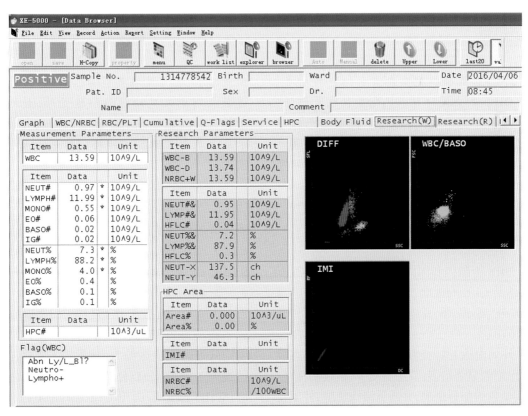

图 12-35　病例 89 血液分析

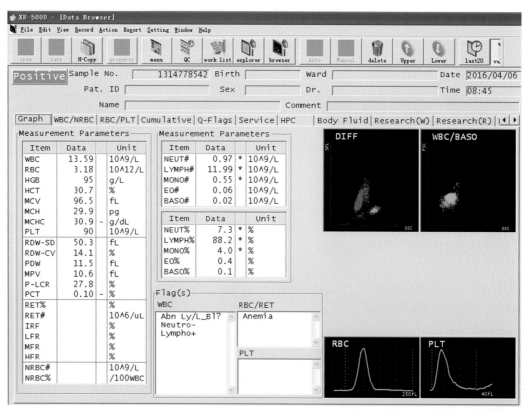

图 12-36　病例 89 血液分析

血液分析

　　该例 CLL 混合细胞型患者白细胞数增多。白细胞 DIFF 散点图可见淋巴细胞区信号增强，占白细胞各分类的主要部分，不典型淋巴细胞信号可见，中性粒细胞相对缺乏。增多的淋巴细胞在外周血涂片中表现为各种异常的小淋巴细胞增多，也可见不典型淋巴细胞。IMI 检测通道散点图中未见幼稚粒细胞信号，此检测有助于排除幼稚粒细胞的干扰。红细胞相关参数提示患者基本呈正细胞性轻度贫血。血小板计数减少。

（三）诊断标准及分型

　　1. 2018 年国内和国际 CLL 工作组（IWCLL）提出的诊断 CLL 的标准

　　（1）外周血单克隆 B 淋巴细胞计数 ≥ 5×10^9/L。

　　（2）外周血涂片特征性的表现为小的、形态成熟的淋巴细胞显著增多，其细胞质少、核致密、核仁不明显、染色质部分聚集，并易见涂抹细胞；外周血淋巴细胞中不典型淋巴细胞及幼淋巴细胞 <55%。

　　（3）典型的免疫学表型：CD19[+]、CD5[+]、CD23[+]、CD200[+]、CD10[-]、FMC7[-]、CD43[+]；表面免疫球蛋白（sIg）、CD20 及 CD79b 弱表达（dim）。流式细胞术确认 B 细胞的克隆性，即 B 细胞表面限制性表达 κ 或 λ 轻链（κ∶λ>3∶1 或 <0.3∶1）或 >25% 的 B 细胞 sIg 不表达。

　　2. CLL 形态学分型

　　（1）国际 CLL 工作组（IWCLL）诊断标准中的不典型淋巴细胞包括细胞核有切迹或核形不规则的细胞或胞体偏大、胞质较丰富的成熟型淋巴细胞。而将 CLL 分为典型 CLL 及 CLL 变异型（WHO 称为不典型 CLL）：典型 CLL，以成熟形态的小淋巴细胞为主，幼淋巴细胞比例 <10%。若幼淋巴细胞比例为 10%~54%，则诊断为 CLL 变异型（CLL/PL）。

　　（2）以往根据幼淋巴细胞和不典型淋巴细胞

428

在外周血淋巴细胞中所占的不同比例,分为三型:

1)典型 CLL:形态成熟的小淋巴细胞占 90% 以上,幼淋巴细胞 <10%,通常 <2%。

2)CLL 伴幼淋巴细胞增多(CLL/PL):成熟的小淋巴细胞增多,幼淋巴细胞 >10%,但 <55%(当 ≥ 55% 时应诊断为 B-PLL)。

3)CLL 混合细胞型:有不同比例的不典型淋巴细胞,但幼淋巴细胞 <10%。

3. 小淋巴细胞淋巴瘤(SLL)诊断标准

(1)WHO 标准(2017 版):

1)外周血 CLL 样淋巴细胞 <5 × 10⁹/L。

$$1) 外周血 CLL 样淋巴细胞 <5 \times 10^9/L。$$

2)有淋巴结和(或)脾、肝大或其他髓外受累。

(2)国内和国际 CLL 工作组标准:

1)外周血单克隆 B 淋巴细胞 <5 × 10⁹/L。

$$1) 外周血单克隆 B 淋巴细胞 <5 \times 10^9/L。$$

2)淋巴结和(或)脾、肝大。

3)无血细胞减少。

4. 单克隆 B 淋巴细胞增多症(MBL)诊断标准

(1)B 细胞克隆性异常。

(2)单克隆 B 淋巴细胞 $<5 \times 10^9/L$。

(3)无肝、脾、淋巴结肿大(淋巴结长径 <1.5cm)。

(4)无贫血及血小板减少。

(5)无慢性淋巴增殖性疾病(CLPD)的其他临床症状。

注:2017 版 WHO 提出,如果有 CLL 样细胞侵犯淋巴结但没有明显的"增殖中心",且 CT 扫描淋巴结直径 <1.5cm,应诊断为 MBL,而不诊断为 SLL。CLL、SLL 和 MBL 诊断标准比较见表 12-2。

表 12-2　CLL/SLL/MBL 诊断标准比较

诊断	外周血单克隆 B 淋巴细胞计数	临床特征(髓外病变)	血细胞减少	免疫学表型
CLL	≥ 5×10^9/L	淋巴结和(或)脾、肝大	可有	符合 CLL
SLL	$<5 \times 10^9$/L	淋巴结和(或)脾、肝大	无 *	与 CLL 一致
MBL	$<5 \times 10^9$/L	无肝、脾、淋巴结肿大(淋巴结长径 <1.5cm)	无	CLL 表型 不典型 CLL 表型 非 CLL 表型

注:2018 年更新的国际 CLL 工作组标准仍将外周血 CLL 样单克隆 B 淋巴细胞计数 <5 × 10⁹/L,但出现血细胞少或疾病相关症状的病例,诊断为 CLL。国内绝大多数专家也认为应诊断为 CLL。

流式细胞术免疫学表型分析是诊断 CLL 的最重要检查,分析所用的单克隆抗体至少应包括表面免疫球蛋白(sIg,κ 及 λ)、CD5、CD19、CD23、FMC7、CD20、CD22 等。流式细胞术确认 CLL 细胞的克隆性是 CLL 诊断的必要条件,判断标准为 κ/λ 的值 >3∶1 或 <0.3∶1,或 sIg⁻CD19⁺ 细胞占 CD19⁺ 细胞的比例 >25%,sIg⁺ 则提示为成熟 B 淋巴细胞。除注意抗原表达的阴性或阳性外,还须关注表达强弱。典型的 CLL 免疫学表型为 CD5⁺、CD23⁺、CD43⁺/⁻、CD10⁻、CD19⁺、FMC7⁻、CD20ᵈⁱᵐ、CD22ᵈⁱᵐ、CD79bᵈⁱᵐ/⁻、sIgᵈⁱᵐ 和 Cyclin D1-。部分不典型 CLL 患者可能表现为 CD5⁻ 或 CD23⁻/⁺、sIgᵇʳⁱᵍʰᵗ、FMC7ᵈⁱᵐ 或 CD11c⁺,或 CD79b⁺。

CLL 没有绝对特异性标志,典型 CLL 的积分为 4~5 分(表 12-3),对于免疫学表型不典型或免疫学表型积分 <4 的患者,应进一步与 MCL、MZL 等鉴别,最近文献报道 CD200(在 CLL 中高表达)、CD148(在 CLL 中低表达)对 CLL 与 MCL、MZL 等的鉴别具有一定价值。若表达 CD34、TdT 等干细胞或祖细胞标志,即使形态学为成熟小淋巴细胞也应诊断为急性淋巴细胞白血病或淋巴母细胞淋巴瘤。此外,流式细胞术还能检测 ZAP70、CD38、CD49d 等预后标志物及微小残留病(MRD)。

大多 CLL 患者根据细胞形态学、血细胞计数、多参数流式细胞术免疫分型可以得到正确诊断。少数不典型患者需结合细胞遗传学、分子遗传学、分子生物学及淋巴结/脾脏病理等多种技术才能得到正确诊断。极少数经综合多种技术仍难以明确诊断的成熟 B 细胞肿瘤,可诊断为 B-CLPD-U。

表 12-3 CLL 免疫标志积分系统

免疫标志	1分	0分
CD5	阳性	阴性
CD23	阳性	阴性
FMC7	阴性	阳性
sIg	弱表达	中等/强表达
CD22/CD79b	弱表达/阴性	中等/强表达

CLL 积分 4~5 分；其他 B 细胞肿瘤一般积分 0~2 分

第二节　B 幼淋巴细胞白血病

B 幼淋巴细胞白血病（B-cell prolymphocytic leukaemia,B-PLL）是 B 幼淋巴细胞发生的恶性肿瘤。特征为胞体呈圆形,中等大小,核仁明显的 B 幼淋巴细胞克隆性增殖,常累及外周血、骨髓和脾脏。外周血幼淋巴细胞的数量必须超过淋巴细胞的 55%,并排除 CLL 转化的 B-PLL 和伴幼淋巴细胞增多的 CLL(CLL/PL)病例。约占淋巴细胞白血病的 1%,大多数患者年龄超过 60 岁,中位年龄 70 岁,男性居多。B-PLL 的诊断仍然很困难,仅仅基于形态学标准,缺乏可靠的免疫学或遗传学标记。

（一）骨髓象

有核细胞增生明显活跃,淋巴细胞比例增高,幼淋巴细胞增多（约占 17%~80%）,形态如外周血涂片所见。粒系、红系及巨核系细胞增生受抑。

（二）血象

白细胞计数明显增高（常 >100×10⁹/L）,以幼淋巴细胞为主（≥55%,通常 >90%）,有时几乎全为幼淋巴细胞,其胞体中等大小（约为正常淋巴细胞的两倍大小）,具有圆形细胞核、中度浓缩的核染色质、突出的核仁和相对少的微弱嗜碱性的细胞质。可见少量不典型淋巴细胞。可呈正细胞正色素性贫血,血小板常减少。

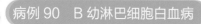

病例 90　B 幼淋巴细胞白血病

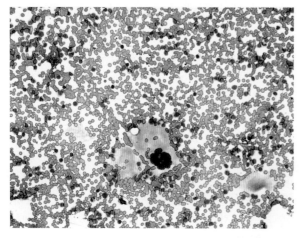

图 12-37　B-PLL 骨髓涂片:有核细胞增生活跃至明显活跃

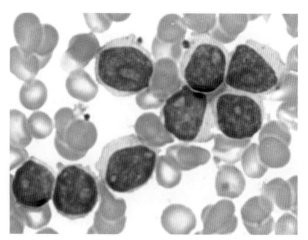

图 12-38　B-PLL 骨髓涂片:淋巴细胞比值增高,幼淋巴细胞显著增多,占 42.5%

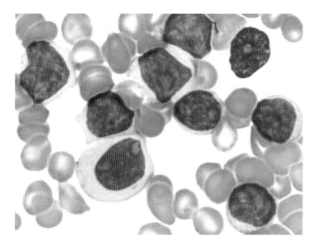

图 12-39　B-PLL 骨髓涂片:幼淋巴细胞核圆形或有凹陷,核仁明显,1~2 个

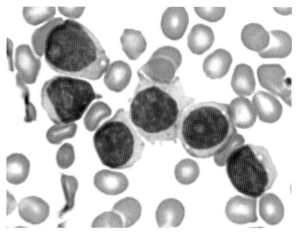

图 12-40　B-PLL 骨髓涂片:幼淋巴细胞增多,可见少数不典型淋巴细胞

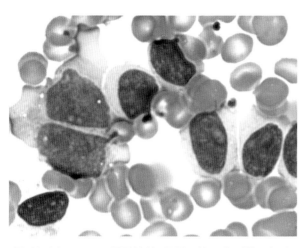

图 12-41　B-PLL 骨髓涂片:偶见双核不典型淋巴细胞

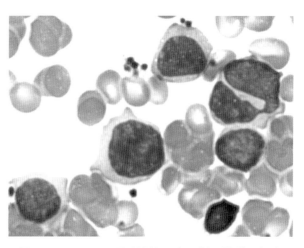

图 12-42　B-PLL 骨髓涂片:不规则核型幼淋巴细胞

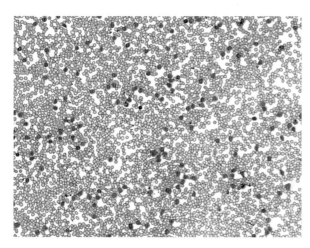

图 12-43　B-PLL 外周血涂片:白细胞显著增高

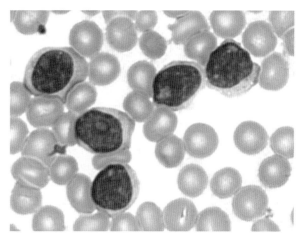

图 12-44　B-PLL 外周血涂片:见较多幼淋巴细胞(占66%),少量不典型淋巴细胞

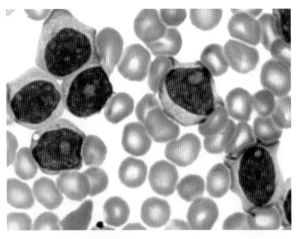

图 12-45　B-PLL 外周血涂片:幼淋巴细胞胞体较大,胞质中等量,核圆形或椭圆形,核染色质粗细不等,介于成熟和幼稚淋巴细胞之间,1~2 个明显的核仁

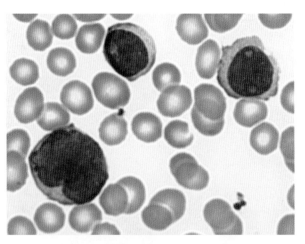

图 12-46　B-PLL 外周血涂片:可见少量不典型淋巴细胞,胞体大,核规则或不规则,核染色质介于幼稚淋巴细胞和成熟淋巴细胞之间,核仁不明显

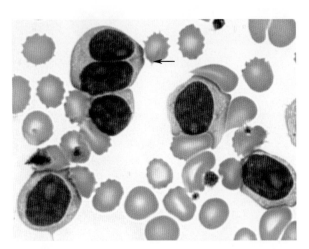

图 12-47　B-PLL 外周血涂片:双核幼淋巴细胞

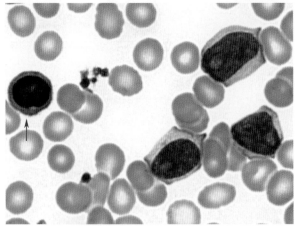

图 12-48　B-PLL 外周血涂片:可见个别成熟淋巴细胞;其余均为幼淋巴细胞

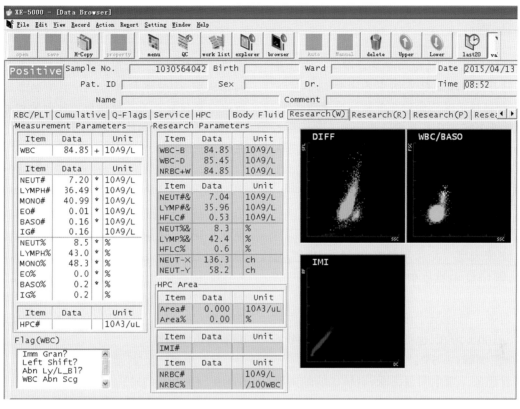

图 12-49 病例 90 血液分析

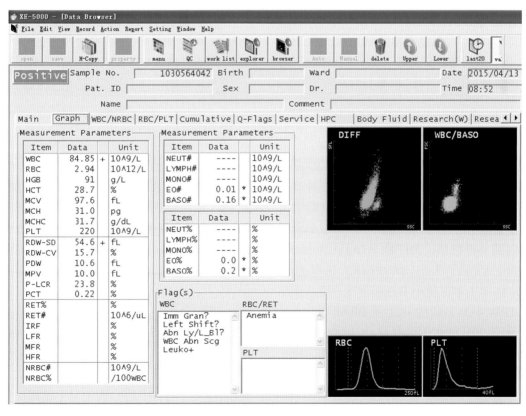

图 12-50 病例 90 血液分析

433

该例 B-PLL 患者,白细胞显著增高。由于异常细胞的存在,DIFF 散点图中各白细胞不能区分。研究数据提示淋巴细胞及单核细胞增高显著,报警信息提示可能存在异常淋巴细胞/原始淋巴细胞(Abn Ly/L_Bl?)。IMI 检测通道散点图未发现幼稚粒细胞。外周血涂片相应地可见大量幼淋巴细胞,细胞体积增大。异型幼淋巴细胞可被血液分析仪分类为单核细胞。红细胞相关参数提示患者呈轻度正细胞正色素性贫血。血小板计数正常。

(三) 诊断标准

1. **临床表现** 发病年龄多在 50 岁以上,起病缓慢,脾中度至重度肿大,常有肝大,淋巴结不大。

2. **血象** 轻度至中度贫血。白细胞计数增高,通常 >100×10⁹/L,也可正常。血涂片中,可见大量幼淋巴细胞(≥55%)。血小板常减少。

3. **骨髓象** 增生明显活跃,有核仁的幼淋巴细胞增多。

4. 外周血和骨髓中出现大量幼淋巴细胞是确诊本病的必要条件。幼淋巴细胞的特征如下:

(1)形态学:光镜下幼淋巴细胞胞体较大、圆形、胞质较丰富。核染色质浓集成块状或粗细不均,尤其在核膜周边密集分布。大而明显的核仁,是幼淋巴细胞突出的特征,核质与核仁发育不同步。扫描电镜下,幼淋巴细胞有长 0.7~2.5μm 的毛状小突起,透射电镜下无核糖体-板层复合物(RLC)。

(2)细胞化学染色:80% 的病例糖原染色(PAS)阳性;酸性磷酸酶(ACP)阳性,酸性磷酸酶抗酒石酸试验(TRAP)阴性;髓过氧化物酶(MPO)、各类酯酶染色均阴性。

(3) **免疫学表型**: 高表达 sIgM 及 sIgD,CD19⁺、CD20⁺、CD22⁺、CD79a⁺、CD79b⁺、FMC7⁺;20%~30% 的病例 CD5⁺,10%~20% 的病例 CD23⁺;CD200 弱阳性或阴性。约 50% 的病例 ZAP70+、CD38⁺。CD11c、CD25 和 CD103 阴性。

(4)细胞遗传学:无特异性遗传学异常,复杂核型异常常见。常见的遗传学异常包括 del(17p13)、del(13q14)、+12。

第三节 毛细胞白血病

毛细胞白血病(hairy cell leukaemia,HCL)是一种呈惰性表现的成熟小 B 淋巴细胞的恶性肿瘤性疾病,主要特征为在外周血、骨髓及脾脏红髓中出现胞质有发丝状突起的"毛细胞"。但一般不出现在脾脏白髓及淋巴结。2017 版 WHO 认为 BRAF V600E 基因突变见于几乎 100% 的 HCL 患者,而不见于变异型 HCL 和其他小 B 细胞淋巴肿瘤。少部分伴有 IGHV 4~34 片段的 HCL 无 BRAF V600E 基因突变,但约 70% 的病例伴有 MAP2K1 基因突变,此外 MAP2K1 基因突变也见于变异型 HCL。HCL 中位发病年龄 55 岁~58 岁,男/女为 4:1。

(一) 骨髓象

有核细胞增生明显活跃、活跃或减低。毛细胞增多,其细胞形态学特征参见血象中的描述。由于毛细胞赘生性毛状突起相互交织及受累的骨髓内网硬蛋白增加,约半数患者会出现骨髓"干抽"。骨髓活检,毛细胞胞质丰富,边界清楚,呈"煎鸡蛋"样。粒系、红系及巨核系细胞均增生受抑。

(二) 血象

大部分患者表现为全血细胞减少,白细胞减少以中性粒细胞和单核细胞为主,淋巴细胞比例相对增高,出现有特征性的"毛细胞",其胞体小至中等大小,胞质丰富,灰蓝色,周围呈毛发样突起,胞质中偶见空泡或棒状包涵体;核圆形、椭圆形或豆状,核染色质比正常淋巴细胞疏松,核仁常不明显。

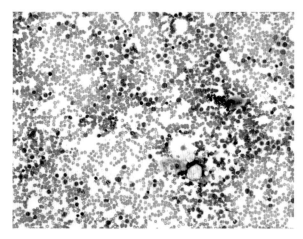

图 12-51　HCL 骨髓涂片:有核细胞增生活跃

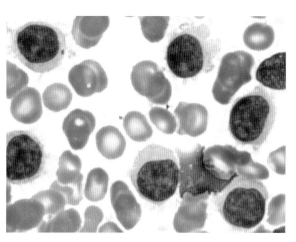

图 12-52　HCL 骨髓涂片:毛细胞占 54%,大部分可见绒毛状突起或边缘不整齐

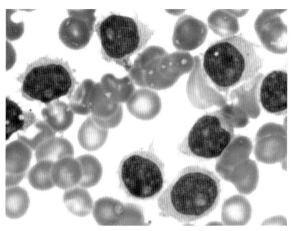

图 12-53　HCL 骨髓涂片:毛细胞核染色质粗细不均,介于成熟淋巴细胞和幼稚淋巴细胞之间,部分细胞可见 1~2 个不甚清晰的核仁

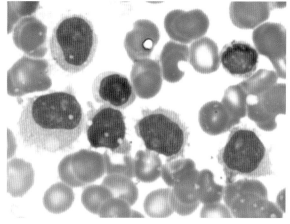

图 12-54　HCL 骨髓涂片:毛细胞胞质中等量至丰富,染浅蓝色,有细小泡沫感,细胞周边可见绒毛状突起或边缘不整齐,偶见空泡

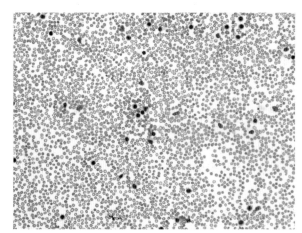

图 12-55　HCL 外周血涂片:白细胞数增高,淋巴细胞比例增高,其中毛细胞占 78%

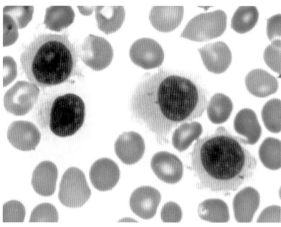

图 12-56　HCL 外周血涂片:毛细胞胞质中等量至丰富,染浅蓝色,有细小泡沫感,大部分细胞可见绒毛状突起或边缘不整齐

成熟 B 淋巴细胞肿瘤

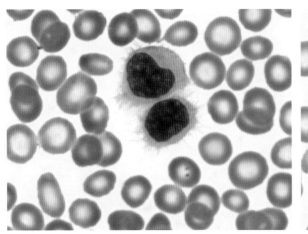

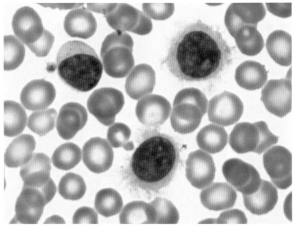

图 12-57　HCL 外周血涂片：毛细胞胞质丰富，周围呈毛发样突起；少数细胞核形呈豆状。血小板明显减少

图 12-58　HCL 外周血涂片：毛细胞与正常淋巴细胞

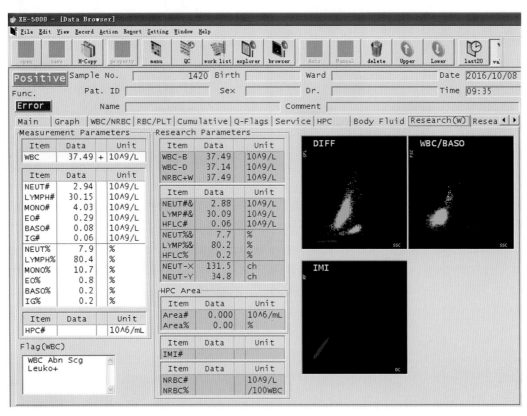

图 12-59　病例 91 血液分析

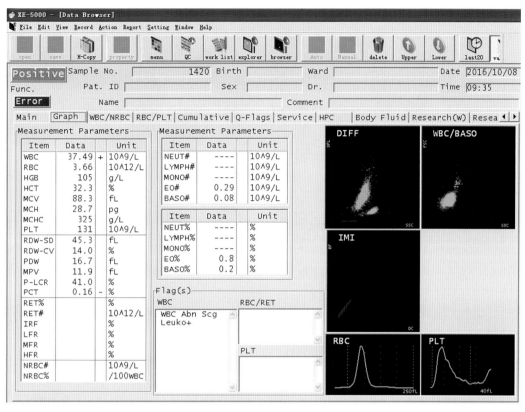

图 12-60　病例 91 血液分析

血液分析

　　该例毛细胞白血病（HCL）患者，白细胞显著增多。白细胞 DIFF 散点图中由于异常淋巴细胞的干扰导致中性粒细胞和嗜酸性粒细胞之外的细胞分类不清。research 参数提示患者淋巴细胞比例增高。外周血涂片发现大量毛细胞的存在，与 DIFF 散点图所见一致。IMI 检测通道散点图未见异常的细胞信号，说明不存在异常幼稚粒细胞。患者红细胞计数和血红蛋白浓度结果提示轻度正细胞性贫血。血小板计数基本正常，由于血小板直方图右侧曲线稍显不规则，采用光学法检测血小板可得到较为准确的结果。

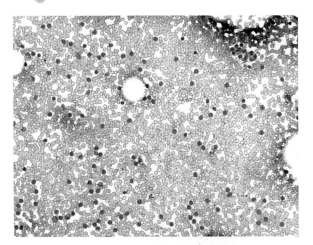

图 12-61　HCL 骨髓涂片:有核细胞增生活跃

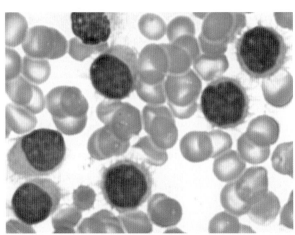

图 12-62　HCL 骨髓涂片:淋巴细胞比例增高,绝大部分
为毛细胞

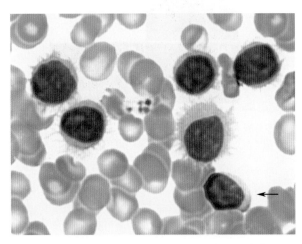

图 12-63　HCL 骨髓涂片:毛细胞胞体大于正常淋巴细
胞,可见数量不等的绒毛状突起。正常淋巴细胞(↑)

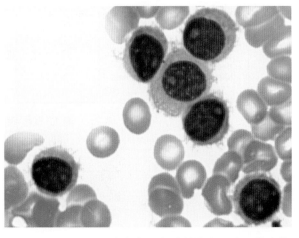

图 12-64　HCL 骨髓涂片:毛细胞核染色质比正常成熟
淋巴细胞疏松,部分细胞可见 1~2 个不甚清晰的核仁

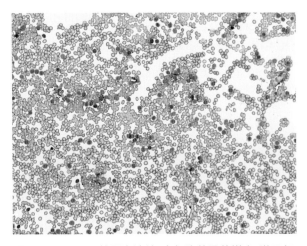

图 12-65　HCL 外周血涂片:白细胞数显著增高,淋巴细
胞比例增高,毛细胞为主

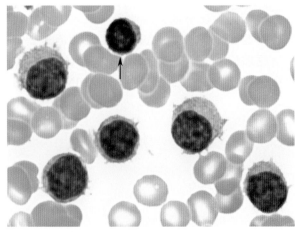

图 12-66　HCL 外周血涂片:毛细胞胞体大于正常淋巴
细胞,胞质浅蓝色,有细小泡沫感,可见数量不等的绒毛状
突起或边缘不整齐。正常淋巴细胞(↑)

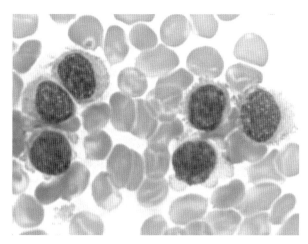

图 12-67　HCL 外周血涂片：毛细胞胞质较丰富，边缘不整齐

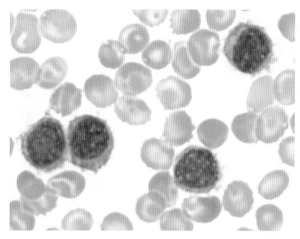

图 12-68　HCL 外周血涂片：毛细胞核染色质较疏松

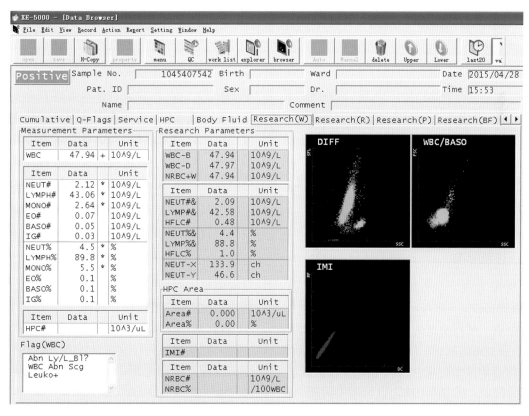

图 12-69　病例 92 血液分析

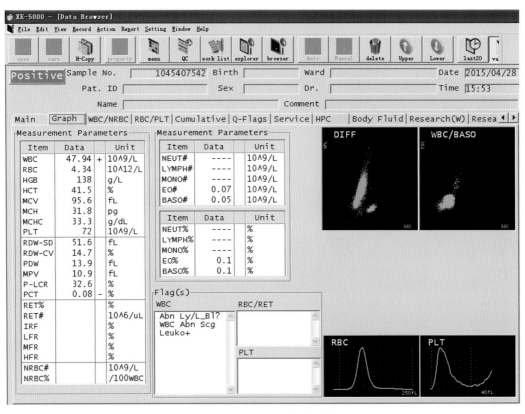

图 12-70　病例 92 血液分析

血液分析

该例毛细胞白血病(HCL)患者,白细胞计数显著增高。由于异常细胞的存在,DIFF 散点图显示不能对各类白细胞进行准确分类。research 数据显示淋巴细胞增高显著。报警信息提示可能存在异常淋巴细胞。IMI 检测通道散点图未发现异常,提示无幼稚粒细胞。外周血涂片可见淋巴细胞比例增高,毛细胞增多。红细胞各相关参数正常。血小板计数降低,血小板直方图右侧底部稍显异常,采用光学法进行血小板计数可得到较为准确的结果。

(三)诊断标准

1. 临床表现　多有脾大、消瘦、反复感染。易合并血管炎。

2. 血象　多有全血细胞减少,也可仅表现为两系或一系血细胞减少。白细胞可明显降低、正常或增高,常有单核细胞减少;血小板减少或正常。

3. 骨髓象　常呈"干抽",也可增生活跃。在骨髓和外周血中见到毛细胞,为诊断本病的重要依据。

4. 毛细胞的特征

(1)形态学:光镜下,毛细胞胞体为小至中等大小,胞质中等量至丰富,着淡蓝色,边缘不规则,呈锯齿状或伪足样突起,有时为细长毛发状。核呈椭圆形或有凹陷(豆状核),核染色质均匀细致、疏松或浓聚成块状,核仁显隐不一。相差显微镜下,新鲜活体标本中的毛细胞有细长毛状的胞质突起。扫描电镜可证实上述发现,延伸的"毛"有交叉现象。透射电镜下,在细胞质内可见到核糖体-板层复合物(RLC)。

(2)细胞化学染色:酸性磷酸酶(ACP)阳性,不被酒石酸抑制(TRAP);糖原(PAS)阳性。

(3)免疫学表型:sIg$^+$,CD19$^+$,CD20^{bright},CD21$^-$,CD22^{bright},CD11c^{bright},CD25^{bright},CD103$^+$,

CD123⁺,FMC7⁺,TBX21(也称 TBET)+,CD200⁺,Annexin A1(IHC) 在 HCL 特异性表达。cyclin D1$^{weak/-}$。约 0%~2% 的病例表达 CD5、约 10%~20% 的病例表达 CD10,CD23、CD43 阴性。

5. 骨髓病理 增生活跃或低下,毛细胞多呈散在、弥漫性或间质性或簇状浸润。胞质丰富、透明,胞核间距宽,成"蜂窝"状或"煎鸡蛋"样。核染色质细,呈毛玻璃样。网状纤维轻度或增多。

免疫组化 CD103⁺,Annexin A1⁺。

6. 遗传学 绝大多数(几乎 100%)HCL 患者存在 BRAF V600E 基因突变,少数病例为 MAP2K1 基因突变,极少数病例无上述突变。

毛细胞白血病的诊断,主要依据血细胞减少、脾大、毛细胞的形态学,结合免疫组化、免疫分型和遗传学检查,可做出准确的诊断。

第四节 毛细胞白血病变异型

毛细胞白血病变异型(hairy cell luekaemia-variant,HCL-v)为一种小 B 淋巴细胞慢性增殖性肿瘤,其显著的特点是累及脾脏。2008 年 WHO 分型将毛细胞白血病 - 变异型(HCL-v)和脾弥漫性红髓小 B 细胞淋巴瘤(SDRPSBCL)暂定为脾 B 细胞淋巴瘤 / 白血病,不能分型(splenic B-cell lymphoma/leukaemia,unclassifiable)。HCL-v 和 SDRPSBCL 临床较罕见,有独特的临床病理学特征,常表现为脾肿大。HCL-v 约占 HCL 的 10%,好发于中老年人,男性多见,但在亚洲患者中 HCL-v 可能更普遍。

2017 版 WHO 认为 MAP2K1 基因突变见于近半数 HCL-v 和大多数没有 BRAF V600E 基因突变的 HCL。BRAF V600E 基因突变见于几乎所有 HCL 患者,而不见于 HCL-v 和其他小 B 细胞淋巴肿瘤。

(一)骨髓象

有核细胞增生明显活跃、活跃或减低。粒系、红系及巨核系细胞均可受抑。淋巴细胞比值增高,可见"毛细胞"灶状或广泛浸润。

(二)血象

白细胞计数增高,平均值约为 30×10^9/L,淋巴细胞比例增高。涂片见较多"毛细胞"为其特征性改变。"毛细胞"核呈圆形或不规则形,核染色质疏密不均,部分细胞可见 1~2 个较明显的核仁,兼有毛细胞和幼淋巴细胞的形态特征;胞质中等量,边缘可见细短绒毛,部分细胞胞质有泡沫感;TRAP 常阴性。单核细胞无减少,其绝对值通常在正常范围。约一半的病例血小板减少。约 1/4 的病例贫血,成熟红细胞大小不等或呈正细胞正色素表现。

病例 93 毛细胞白血病变异型

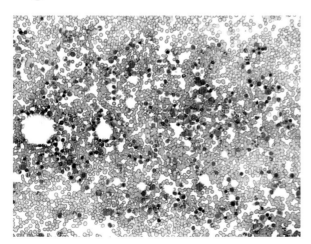

图 12-71 HCL-v 骨髓涂片:有核细胞增生活跃,淋巴细胞占 36%,其中毛细胞占 29%

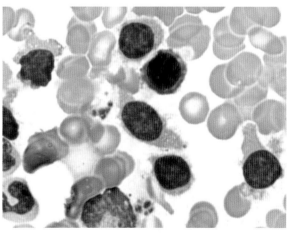

图 12-72 HCL-v 骨髓涂片:毛细胞,边缘可见不规则突起及细短绒毛,部分细胞有泡沫感

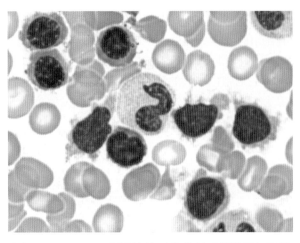

图 12-73　HCL-v 骨髓涂片：毛细胞较正常淋巴细胞稍大，边缘可见不规则突起及细短绒毛

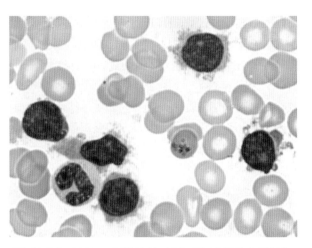

图 12-74　HCL-v 骨髓涂片：部分毛细胞核染色质较细致，核仁显隐不一

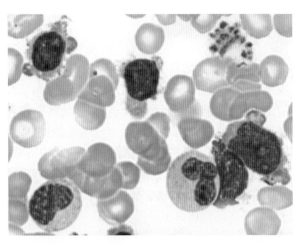

图 12-75　HCL-v 骨髓涂片：少数毛细胞体积大，核染色质较细致，核仁明显

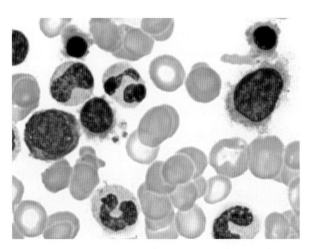

图 12-76　HCL-v 骨髓涂片：除见部分毛细胞外，粒细胞及幼红细胞较易见

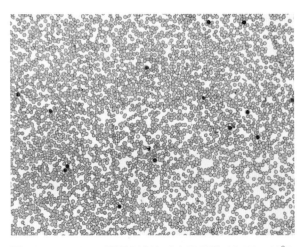

图 12-77　HCL-v 外周血涂片：白细胞计数 13.71×10^9/L

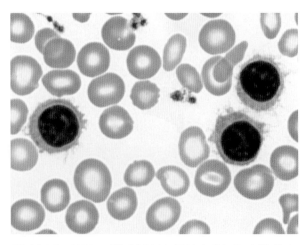

图 12-78　HCL-v 外周血涂片：见较多毛细胞，其胞体中等大小，边缘可见细短绒毛

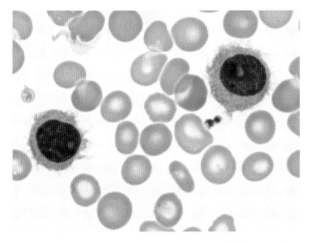

图 12-79　HCL-v 外周血涂片:毛细胞胞质中等量,泡沫状,边缘可见细短绒毛;核圆形或椭圆形,染色质紧密粗块状

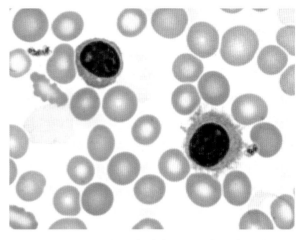

图 12-80　HCL-v 外周血涂片:毛细胞与正常成熟淋巴细胞。成熟红细胞大小不等

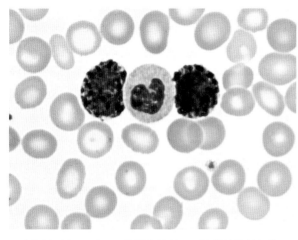

图 12-81　HCL-v 外周血涂片:可见嗜碱性粒细胞

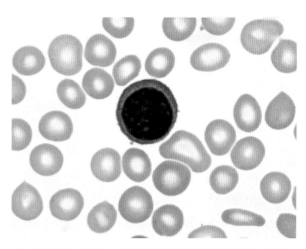

图 12-82　HCL-v 外周血涂片:偶见不典型淋巴细胞

血液分析

该例毛细胞白血病变异型(HCL-v)患者的原始血液分析散点图未能获得。其血常规结果:WBC 13.71×10^9/L,Hb 101g/L,MCH 24.2,MCHC 29.7,PLT 306×10^9/L。淋巴细胞占 77.9%,淋巴细胞绝对值 10.68×10^9/L。患者的白细胞增多,

由于毛细胞的存在,推测其白细胞分类 DIFF 散点图中的异常淋巴细胞区域应该可见增强的异常信号,采用 IMI 检测通道可以排除异常幼稚粒细胞的存在。患者轻度贫血,红细胞相关参数基本正常。血小板计数及直方图应该也是基本正常。

(三)诊断标准

1. 血象　白细胞计数增高。
2. 骨髓象　骨髓不发生"干抽"。

3. 在骨髓和(或)外周血中见到"毛细胞",此为诊断本病的重要依据。"毛细胞"胞质呈短绒毛及宽大皱折,核染色质较浓,核仁较清晰。电镜下细胞质中无核糖体 - 板层复合物(RLC),少数

细胞表面有球状突起。TRAP 弱阳性或阴性。

4. 免疫学　表达成熟 B 细胞相关抗原，通常有 sIgG、DBA.44、CD11c 和 FMC7 阳性，CD103 阳性或阴性，但 CD25、CD123、Annexin A1、CD200、TRAP-IHC 和 HC2 阴性。

5. 遗传学　HCL-v 无特异性遗传学异常，在一些病例证实存在包括 14q32 或 8q24 和 TP53 缺失等复杂遗传学异常。近半数的 HCL-v 存在 *MAP2K1* 基因突变。

第五节　套细胞淋巴瘤

套细胞淋巴瘤（mantle cell lymphoma，MCL）是一种成熟 B 细胞肿瘤，由形态较单一的小至中等大小、细胞核形不规则的淋巴样细胞构成。发生于中老年人，中位年龄约 60 岁，男/女为 2∶1~4∶1。发病率占 NHL 3%~10%，多呈侵袭性，预后不良。惰性 MCL（iMCL），常表现为淋巴细胞增多（白血病表现），且脾肿大，淋巴结可以无明显肿大，Ki-67 低于 30%，PET-CT 的最大标准摄取值（SUVmax）<6，70%~90% 免疫球蛋白重链可变区（IGVH）有突变，无 *p53* 基因突变。>95% 的病例存在 CCND1 易位。

2017 版 WHO 根据不同临床病理特征及分子病理遗传特征将 MCL 分为两型：经典型 MCL 和白血病型非淋巴结性 MCL（即所谓惰性 MCL）。经典型 MCL 无 *IGHV* 基因突变或少部分突变，通常表达 SOX11，常侵犯淋巴结和其他结外组织，可伴 t（11；14）之外的继发遗传学异常，甚至呈更加侵袭性的原始细胞样或多形性 MCL。白血病型非淋巴结性 MCL 则常为 *IGHV* 基因突变型，不表达 SOX11，常侵犯外周血、骨髓和脾脏，临床过程多为惰性，继发遗传学异常较少；但若继发 TP53 异常，则极具侵袭性。某些 MCL 增殖指数很低，其临床表现也相对惰性。另外，2017 版 WHO 分类将原来的"原位套细胞淋巴瘤"改称为"原位套细胞肿瘤（ISMCN）"，强调其相对"良性"的疾病特征及进展为淋巴瘤的低风险性，其特征是存在 Cyclin D1 阳性细胞，且局限于滤泡套区内，并未达到 MCL 的诊断标准。认为在缺乏 Cyclin D1 表达/CCND1 重排的 MCL 中，有大约 50% 的患者存在 CCND2 易位（常伴 IGK 或 IGL 异常）。MCL 的许多遗传学异常会累及同一区域，导致 TP53 缺失，其特征性突变主要有 ATM 和 CCND1。此外，NOTCH1 和 *NOTCH2* 基因突变对预后及治疗具有重要意义。

（一）骨髓象

有核细胞增生活跃，淋巴系细胞比值增高，可见大量淋巴瘤细胞，典型的瘤细胞形态较单一，小至中等大小，胞质量少；核型不规则，易见核凹陷、扭曲、切迹或核突起；核染色质中等疏松，介于幼稚及成熟淋巴细胞之间，核仁不明显。粒系、红系及巨核系细胞均可受抑。

（二）血象

白细胞计数明显增高，淋巴细胞比例增高。主要为核形不规则的淋巴瘤细胞增生，其细胞胞体小至中等大小，绝大部分细胞核形轻微至明显不规则，表现为核凹陷、扭曲、切迹或核突起等，类似于生发中心的中心细胞。少数病例可见类似原始细胞或多形性不典型淋巴细胞。部分患者可见幼红细胞、幼粒细胞；血小板常减少。部分病例可表现为全血细胞减少。

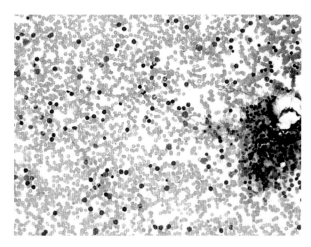

图 12-83　MCL 骨髓涂片:有核细胞增生活跃

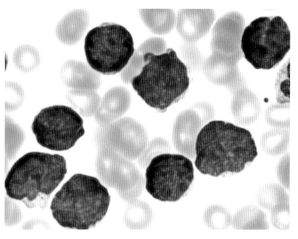

图 12-84　MCL 骨髓涂片:可见大量淋巴瘤细胞

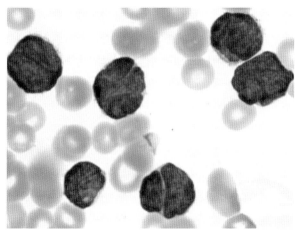

图 12-85　MCL 骨髓涂片:淋巴瘤细胞的核形极不规则, 呈凹陷、扭曲、切迹等改变

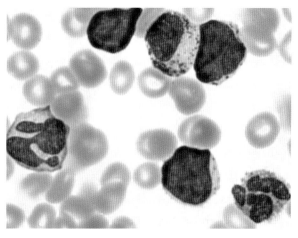

图 12-86　MCL 骨髓涂片:淋巴瘤细胞胞质量少,部分细胞可见少许嗜天青颗粒

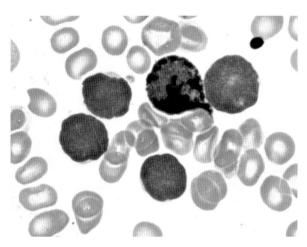

图 12-87　MCL 骨髓涂片 MPO 染色:淋巴瘤细胞阴性; 中性粒细胞阳性

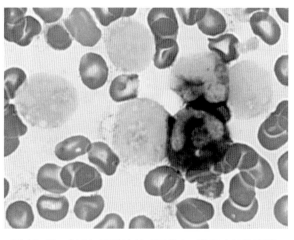

图 12-88　MCL 骨髓涂片 CE 染色:淋巴瘤细胞阴性; 中性粒细胞阳性

成熟 B 淋巴细胞肿瘤

445

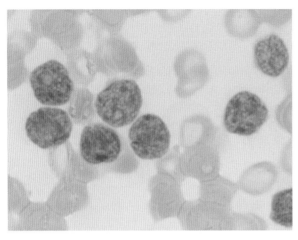

图 12-89　MCL 骨髓涂片 PAS 染色：淋巴瘤细胞阴性

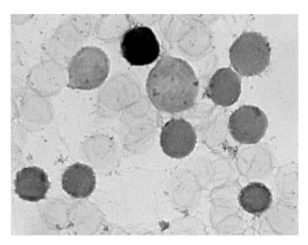

图 12-90　MCL 骨髓涂片 ANAE 染色：淋巴瘤细胞阴性，单核细胞阳性

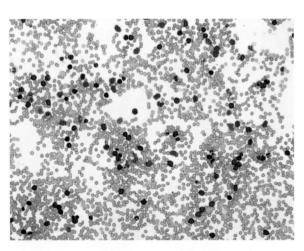

图 12-91　MCL 外周血涂片：白细胞数明显增多，见较多淋巴瘤细胞

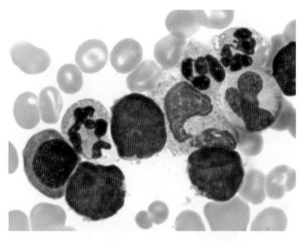

图 12-92　MCL 外周血涂片：淋巴瘤细胞胞体稍大，胞质量少，核型轻微至明显不规则。可见中幼红细胞、中性粒细胞及单核细胞

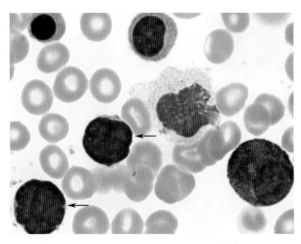

图 12-93　MCL 外周血涂片：淋巴瘤细胞(↑)；正常淋巴细胞；晚幼红细胞；嗜酸性中幼粒细胞

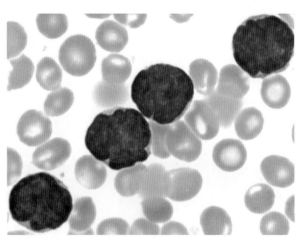

图 12-94　MCL 外周血涂片：淋巴瘤细胞胞体较一致，胞质量少，核形不规则，核染色质中度稀疏，疏密不均，核仁不明显

该例套细胞淋巴瘤(MCL)患者的原始血液分析散点图未能获得。血液分析：WBC 102.84×10^9/L，RBC 3.15×10^{12}/L，Hb 91g/L，HCT 28.5%，MCV 90.5fl，MCH 28.9pg，MCHC 319g/L，PLT 112×10^9/L，白细胞显示未分类。患者白细胞数增多，推测其白细胞 DIFF 散点图中可见淋巴细胞区域包括异常淋巴细胞区域信号增强，由于外周血涂片可见嗜酸性中幼粒细胞和单核细胞，整个 DIFF 散点图可能分区不清。由于嗜酸性中幼粒细胞的存在，IMI 检测通道散点图中应可见少量增强的信号。轻度贫血，红细胞相关参数基本正常。血小板计数及血小板直方图应该基本正常。

(三) 诊断标准

1. 临床表现　淋巴结最常受累，多数患者就诊时已达Ⅲ-Ⅳ期，多有淋巴结、肝、脾及骨髓、外周血受累。

2. 免疫学表型　瘤细胞表达成熟 B 细胞相关抗原，通常表达相对强的表面 IgM/IgD，λ 较 κ 更常见；CD5(+)、FMC7(+)、CD43(+)、CD10(-)、BCL6(-)，CD23 阴性或弱阳性。所有病例 BCL2 (+)、Cyclin D1(+)。少数病例 CD5(-)。CD11c 常为阴性，CD200 阴性或弱阳性。SOX11 在 >90% 的 MCL 中呈阳性表达，具有一定的特异性，是 Cyclin D1 阴性的 MCL 的诊断标志。

3. 遗传学　大多数表现为 t(11 ; 14) (q13 ; q32)。

4. 变异　部分病例存在形态上变异型，包括侵袭性变异及其他变异。前者包括母细胞型和多形性型，后者包括小细胞型和边缘区样型。而侵袭性变异型被认为有重要的临床意义。

少数病例可见类似原始细胞或多形性不典型淋巴细胞。必须与 PLL、急性淋巴细胞白血病(ALL)鉴别。极少数形态学类似 CLL 细胞，甚至免疫学表型为 $CD5^+CD23^+$，故 Cyclin D1 阳性或 t(11 ; 14) 至关重要。

第六节　淋巴浆细胞淋巴瘤 / 华氏巨球蛋白血症

淋巴浆细胞淋巴瘤(lymphoplasmacytic lymphoma，LPL)是一种由小 B 淋巴细胞、浆细胞样淋巴细胞和浆细胞混合组成的肿瘤，通常累及骨髓、淋巴结和脾脏，并且不符合其他可能伴浆细胞分化的小 B 细胞淋巴瘤诊断标准。中位发病年龄约为 60 岁。当瘤细胞浸润骨髓并伴有单克隆免疫球蛋白 IgM 增高时则称为华氏巨球蛋白血症(Waldenström macroglobulinemia，WM)。90%~95% 的 LPL 为 WM，仅小部分 LPL 分泌单克隆性 IgA、IgG 或不分泌单隆性免疫球蛋白。

2017 版 WHO 认为 *MYD88L265P* 基因突变为 LPL 的诊断性标记(尤其是伴 Waldenström 巨球蛋白血症的病例，突变率大于 90%)。而在低级别 B 细胞淋巴瘤 *MYD88L265P* 基因突变不常见(NMZL 6%，CLL/SLL 3%)。虽然 *MYD88L265P* 基因突变不是 LPL 特异性的分子标记，但对 LPL 的诊断具有重要的价值。对 *MYD88L265P* 基因突变的认识使 WM 的诊治进入了一个新时代。

MYD88L265P 基因突变主要局限于 WM 和 IgM 型意义未明的单克隆免疫球蛋白病(MGUS)，后者现在被认为是少见的 WM 变异型或独特类型。*MYD88L265P* 基因突变还可见于少部分其他小 B 细胞淋巴瘤、部分 IgM 型 MGUS、30% 的非生发中心型弥漫大 B 细胞淋巴瘤、一半以上的原发皮肤弥漫大 B 细胞淋巴瘤 - 腿型，以及多数免疫豁免部位 DLBCL(睾丸和中枢)。由于多数 IgM 型 MGUS 伴有 *MYD88L265P* 基因突变，而 IgG/IgA 型 MGUS、浆细胞瘤不伴该突变，因此，2017 版 WHO 分类将 MGUS 分为两型：IgM 型和非 IgM 型。

(一) 骨髓象

有核细胞增生活跃，但骨髓常出现"干抽"；

瘤细胞呈结节性、弥漫性和(或)间质性浸润,其形态表现为小淋巴细胞比例增高,可见数量不等的浆细胞样淋巴细胞和浆细胞。部分病例涂片中组织嗜碱性细胞(肥大细胞)增多。通常粒系细胞及幼红细胞比值减低,巨核细胞少见,血小板减少。成熟红细胞常见缗钱状排列。

(二) 血象

白细胞计数正常或减低,少数病例为轻度增高;分类中性粒细胞比值减低,淋巴细胞比例增高,可见数量不等的浆细胞样淋巴细胞和浆细胞。血小板正常或减少。成熟红细胞常见缗钱状排列。

病例 95 淋巴浆细胞淋巴瘤 IgG-KAP 型

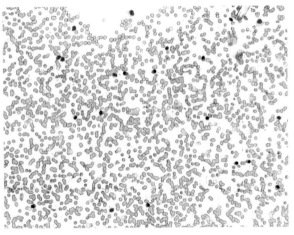

图 12-95 LPL 骨髓涂片:有核细胞增生欠活跃,淋巴细胞比例增高,可见数量不等的浆细胞样淋巴细胞和浆细胞

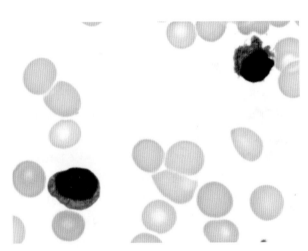

图 12-96 LPL 骨髓涂片:淋巴细胞占 79.0%,其中浆细胞样淋巴细胞占 20.0%

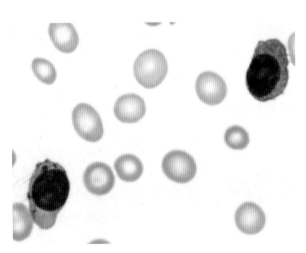

图 12-97 LPL 骨髓涂片:浆细胞样淋巴细胞,部分细胞胞质可见大小不等的颗粒

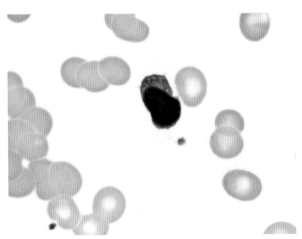

图 12-98 LPL 骨髓涂片:浆细胞样淋巴细胞

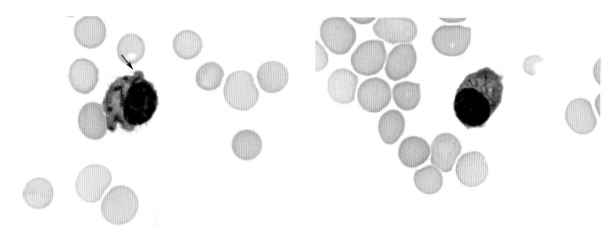

图 12-99　LPL 骨髓涂片：浆细胞,胞质内可见粗大颗粒及棒状小体(类似 Auer 小体)

图 12-100　LPL 骨髓涂片：浆细胞,胞质可见少量紫红色颗粒

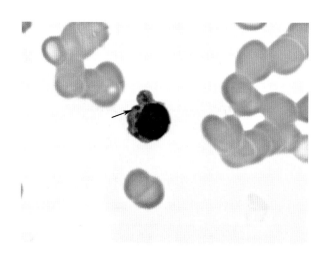

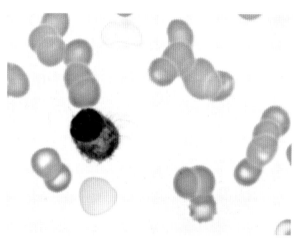

图 12-101　LPL 骨髓涂片：浆细胞样淋巴细胞,胞质内可见粗大颗粒；成熟红细胞呈缗钱状排列

图 12-102　LPL 骨髓涂片：浆细胞,胞质内可见少量颗粒；成熟红细胞呈缗钱状排列

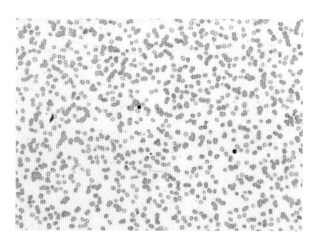

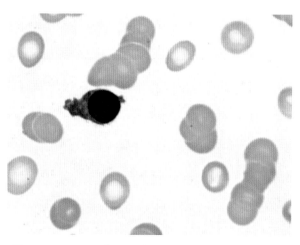

图 12-103　LPL 外周血涂片：白细胞数减低,淋巴细胞比值增高

图 12-104　LPL 外周血涂片：可见浆细胞样淋巴细胞；部分红细胞呈缗钱状排列

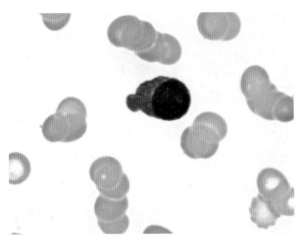

图 12-105　LPL 外周血涂片:可见浆细胞样淋巴细胞,
　　　　　 部分红细胞呈缗钱状排列

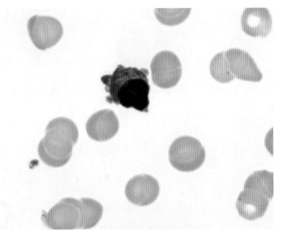

图 12-106　LPL 外周血涂片:可见浆细胞样淋巴细胞

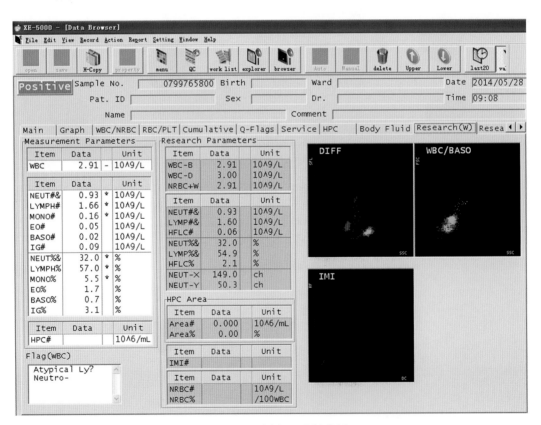

图 12-107　病例 95 血液分析

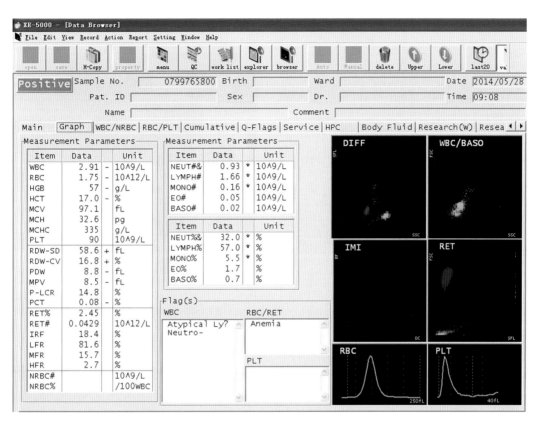

图 12-108　病例 95 血液分析

血液分析

　　该例淋巴浆细胞淋巴瘤（LPL）患者，白细胞轻度降低。DIFF 散点图及研究参数提示淋巴细胞比例增高，中性粒细胞降低。非典型淋巴细胞信号增强，Flag（WBC）中也可见 "Atypical Ly？" 提示。IMI 检测通道散点图不见增强的异常信号，提示异常的细胞可能为淋巴细胞，外周血涂片中可见异常浆细胞样淋巴细胞增多则是进一步的确认。红细胞相关参数提示患者呈重度正细胞正色素性贫血，网织红细胞检测通道结果提示网织红细胞计数稍增高。血小板轻度降低，血小板直方图基本正常。

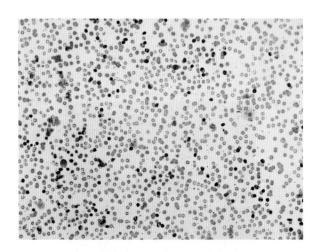

图 12-109　WM 骨髓涂片:有核细胞增生活跃,部分成熟红细胞呈缗钱状排列

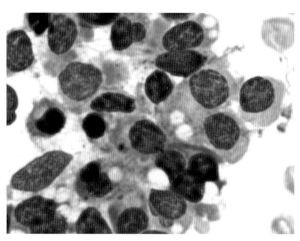

图 12-110　WM 骨髓涂片:浆细胞样淋巴细胞及浆细胞造血岛

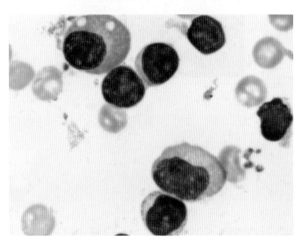

图 12-111　WM 骨髓涂片:浆细胞样淋巴细胞及浆细胞

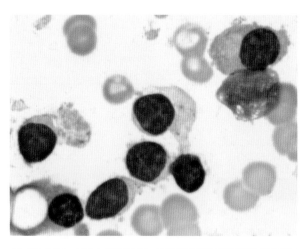

图 12-112　WM 骨髓涂片:浆细胞样淋巴细胞及浆细胞

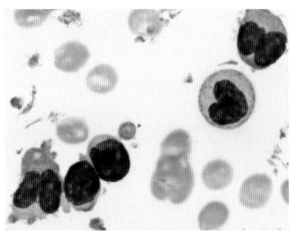

图 12-113　WM 骨髓涂片:淋巴细胞和浆细胞样淋巴细胞

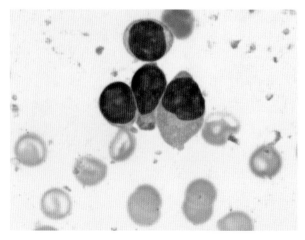

图 12-114　WM 骨髓涂片:淋巴细胞和浆细胞样淋巴细胞

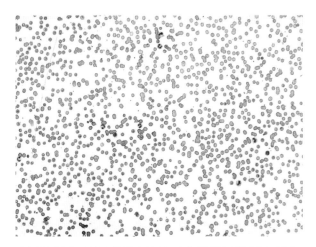

图 12-115　WM 外周血涂片:白细胞数正常范围,部分红细胞呈缗钱状排列

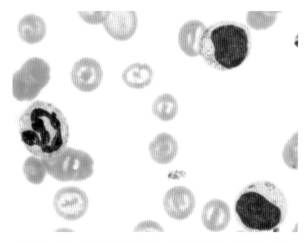

图 12-116　WM 外周血涂片:淋巴细胞占 55.5%,大部分为浆细胞样淋巴细胞

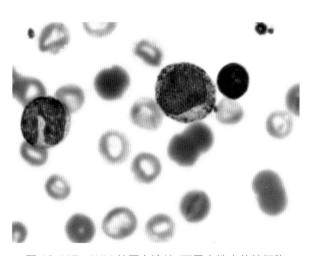

图 12-117　WM 外周血涂片:可见中性中幼粒细胞

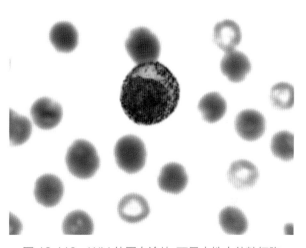

图 12-118　WM 外周血涂片:可见中性中幼粒细胞

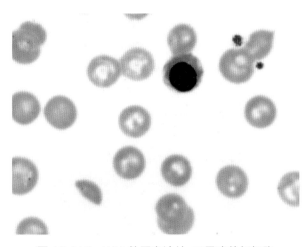

图 12-119　WM 外周血涂片:可见晚幼红细胞

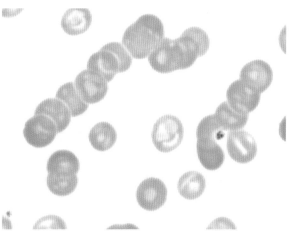

图 12-120　WM 外周血涂片:部分成熟红细胞呈缗钱状排列

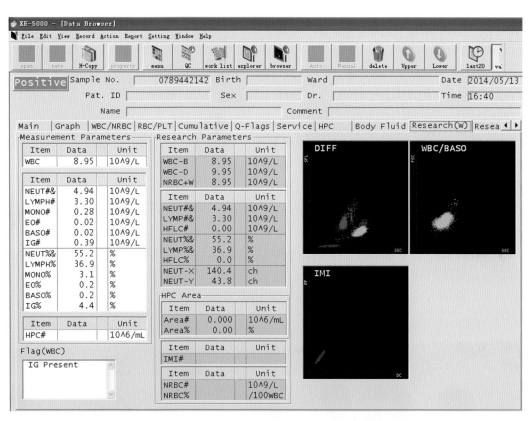

图 12-121　病例 96 血液分析

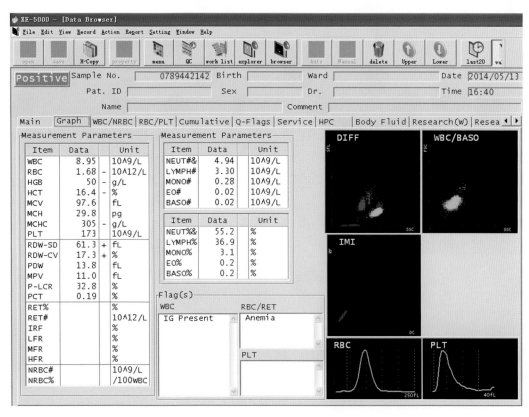

图 12-122　病例 96 血液分析

该例华氏巨球蛋白血症(WM)IgM-KAP 型,患者白细胞计数正常。DIFF 散点图及分类结果提示各白细胞比例基本正常,中性粒细胞存在核左移表现。报警信息提示存在幼稚细胞。外周血涂片中可见核左移的中性粒细胞。综合红细胞计数、红细胞血红蛋白浓度及红细胞 MCV、MCHC 参数提示患者呈重度正细胞低色素性贫血,RDW 结果提示红细胞体积均一性欠佳。血小板计数正常。

病例 97 华氏巨球蛋白血症

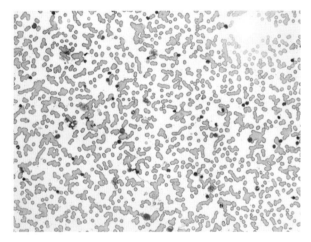

图 12-123 WM 骨髓涂片:有核细胞增生欠活跃,部分成熟红细胞呈缗钱状排列

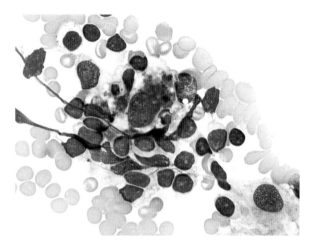

图 12-124 WM 骨髓涂片:围绕巨噬细胞的浆细胞样淋巴细胞(400×)

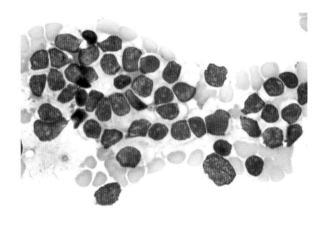

图 12-125 WM 骨髓涂片:淋巴细胞及浆细胞样淋巴细胞,局灶性成片分布(400×)

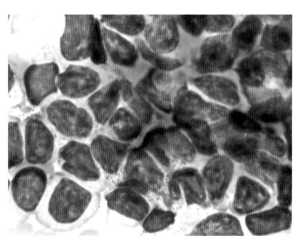

图 12-126 WM 骨髓涂片:浆细胞样淋巴细胞呈局灶性成堆分布

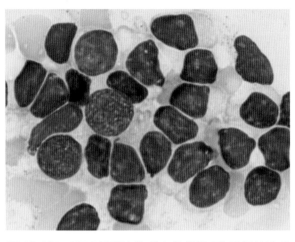

图 12-127　WM 骨髓涂片:浆细胞样淋巴细胞局灶性成片分布

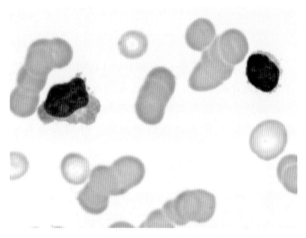

图 12-128　WM 骨髓涂片:淋巴细胞及浆细胞样淋巴细胞;成熟红细胞缗钱状排列

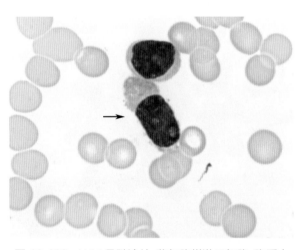

图 12-129　WM 骨髓涂片:浆细胞样淋巴细胞,胞质中等,有泡沫感,核染色质聚集成块状,核仁隐约可见

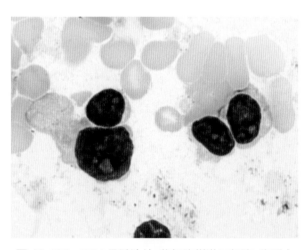

图 12-130　WM 骨髓涂片:浆细胞样淋巴细胞,胞质中等或丰富,有泡沫感,核染色质聚集成块状,核仁隐约可见

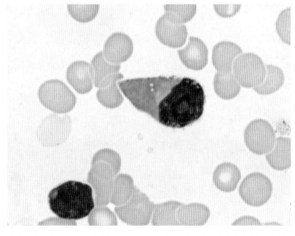

图 12-131　WM 骨髓涂片:幼稚浆细胞,胞质丰富,有泡沫感,核染色质疏密不均,核仁可见

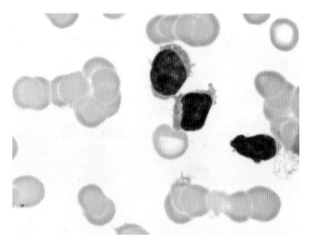

图 12-132　WM 骨髓涂片:浆细胞样淋巴细胞,胞质中等,有泡沫感,核染色质聚集成块状

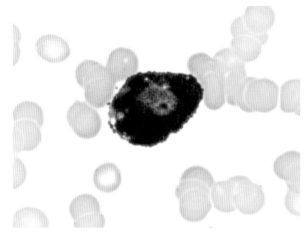

图 12-133　WM 骨髓涂片:可见组织嗜碱性细胞

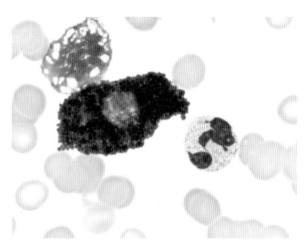

图 12-134　WM 骨髓涂片:可见组织嗜碱性细胞

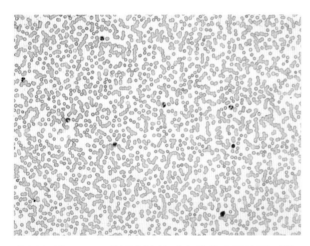

图 12-135　WM 外周血涂片:白细胞数正常范围,成熟
红细胞呈缗钱状排列

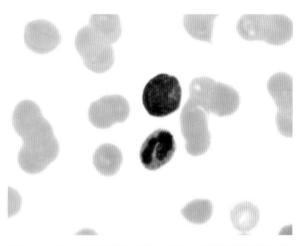

图 12-136　WM 外周血涂片:可见少量浆细胞样淋巴细
胞,形态特征介于淋巴细胞和浆细胞之间

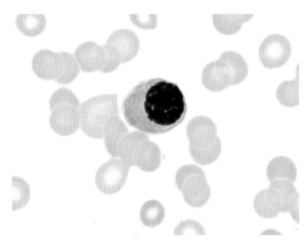

图 12-137　WM 外周血涂片:可见晚幼红细胞;成熟红
细胞呈缗钱状排列;血小板减少

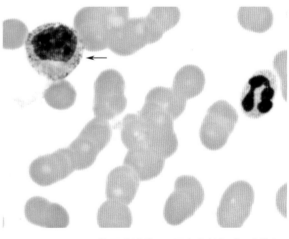

图 12-138　WM 外周血涂片:可见中幼粒细胞;成熟红
细胞呈缗钱状排列

该例华氏巨球蛋白血症（WM）患者的原始血液分析散点图未能获得。其血常规结果：WBC 5.79×10^9/L，RBC 3.55×10^{12}/L，Hb 109g/L，HCT 33.2%，MCV 93.5fl，MCH 30.7pg，MCHC 328g/L，PLT 179×10^9/L，N 48.5%，L 26.8%，M 14.5%，E 9.3%，B 0.7%，N 绝对值 2.81×10^9/L，L 绝对值 1.55×10^9/L，M 绝对值 0.84×10^9/L，E 绝对值 0.54×10^9/L，B 绝对值 0.04×10^9/L，血小板平均体积 9.4fl。患者白细胞计数正常，推测其白细胞分类 DIFF 散点图可见有核红细胞信号，中性粒细胞核左移信号。IMI 检测通道散点图可见幼稚粒细胞信号。红细胞计数及血红细胞浓度水平应表现为贫血。由于外周血涂片中可见较明显的红细胞缗钱状现象，其外周血涂片中可表现为 MCHC 异常增高。血小板计数正常范围。

（三）诊断标准

1. 临床表现

（1）老年发病。

（2）贫血及出血倾向。

（3）有高黏滞综合征表现（视力障碍、肾功能损害、神经系统症状等）或雷诺现象。

（4）肝、脾、淋巴结肿大。

2. 实验室检查

（1）WM 血清中存在单克隆 IgM（常 >10g/L）。

（2）正细胞正色素性贫血；可有白细胞及血小板减少。

（3）骨髓有小淋巴细胞、浆细胞样淋巴细胞及浆细胞浸润。

（4）血清黏滞度增高。

（5）Sia 试验阳性。

（6）本周蛋白及冷凝集试验在部分患者阳性。

（7）溶骨性病变少见。

（8）LPL/WM：表达成熟 B 细胞相关抗原（CD19、CD20、CD22、CD79a），CD25$^+$，CD27$^+$，FMC7$^+$，同时 CD38 和 CD138 阳性，CD$^-$，CD10、CD23 和 CD103 阴性，CD43$^{+/-}$。10%~20% 的患者可部分表达 CD5、CD10、或 CD23，BCL6 阴性，此时不能仅凭免疫学表型排除 LPL/WM。LPL 肿瘤细胞表面和一些细胞的胞质中有免疫球蛋白，通常为 IgM 型，也可 IgG 型，极少为 IgA，不表达 IgD。

（9）LPL 中未发现特异性染色体异常；*MYD88L265P* 基因突变为 LPL 的重要诊断性标记（尤其是伴 WM 的病例，突变率大于 90%），但非特异性诊断指标。大约 30% 的病例存在 *CXCR4* 基因突变。

（10）除外其他已知类型的淋巴瘤。

注：LPL/WM 无特异的形态学、免疫学表型及遗传学改变，故 LPL/WM 的诊断是一个排他性诊断，发病年龄、血清中单克隆 IgM 常 >10g/L、骨髓有浆细胞样淋巴细胞浸润、无骨质破坏是诊断本病的主要依据。虽然通过骨髓检查可诊断 LPL/WM，但如有淋巴结肿大仍建议尽可能获得淋巴结等其他组织标本进行病理学检查，以除外其他类型淋巴瘤可能。

第七节　浆细胞肿瘤

浆细胞肿瘤（plasma cell neoplasms）是单克隆浆细胞异常增生，并伴有单克隆免疫球蛋白或其多肽链亚单位合成异常增多的一组成熟 B 细胞肿瘤性疾病。常见疾病包括非 IgM 型意义未明的单克隆免疫球蛋白病（non-IgM monoclonal gammopathy of undetermined significance，非 IgM MGUS）、浆细胞骨髓瘤（多发性骨髓瘤）、浆细胞骨髓瘤变异型（包括浆细胞白血病、冒烟型浆细胞骨髓瘤、无分泌型骨髓瘤）、浆细胞瘤（骨孤立性浆细胞瘤、骨外浆细胞瘤）、单克隆免疫球蛋白沉积病（MIDD）（原发性淀粉样变、系统性轻链和重链沉积病）、浆细胞肿瘤伴副肿瘤综合征（POEMS 综合征、TEMPI 综合征)等。

一、浆细胞骨髓瘤（多发性骨髓瘤）

浆细胞骨髓瘤（plasma cell myeloma，PCM）又称多发性骨髓瘤（multiple myeloma，MM），是累及骨髓的多灶性的伴有血清和（或）尿中出现异常单克隆免疫球蛋白（monoclonal immunoglobulin，M 蛋白）的浆细胞肿瘤，是浆细胞病中最常见的类型。临床表现差异较大，可为无明显症状或由异常免疫球蛋白沉积各组织器官而引起的侵袭性临床表现，常见的临床表现包括：高钙血症、肾脏功能损害、贫血和溶骨性破坏。依据"M 成分"的特点，可分为 IgG 型、IgA 型、IgD 型、IgM 型、IgE 型、轻链型、双克隆型、不分泌型。其中 lgG 型占 50%，IgA 型占 20%，轻链型占 20%，IgD、IgE、IgM 和双克隆型 <10%，不分泌型 <3%。

目前认为所有 MM 患者均存在意义未明的单克隆免疫球蛋白病（MGUS）阶段，也称为骨髓瘤前状态，而后进展为 MM。骨髓瘤可分为 2 个阶段：冒烟型骨髓瘤（SMM）和活动性骨髓瘤。SMM 为骨髓瘤早期，是介于 MGUS 和活动性 MM 之间的一类高度异质性的无症状克隆性浆细胞病。

（一）骨髓象

有核细胞增生活跃或明显活跃，骨髓瘤细胞通常 >10%，多者可达 80%~90%，胞体大小不一，形态多样，分化程度不一。大多数表现为原始及幼稚浆细胞形态，分化良好者形态可类似成熟浆细胞。典型骨髓瘤细胞为圆形或卵圆形，胞质丰富、深蓝色、不透明、有泡沫感；核圆形或类圆形，少数为不规则形，居中或偏心位，核染色质疏松或呈块状，常有 1~2 个明显的核仁。亦可见胞体巨大、单核、双核或多核、分叶核的瘤细胞或瘤巨细胞，中幼红细胞样瘤细胞及多形性瘤细胞。有的可见葡萄样、浅灰蓝色泡状免疫球蛋白包涵体（Mott 细胞、葡萄样细胞、桑葚细胞），樱桃红折光圆形小体（Russell 小体），富于糖原 IgA 的红色胞质（火焰细胞），充满微纤维的贮积细胞（Gaucher-like cell，戈谢样细胞）和结晶的棒状小体，部分细胞可见少量嗜天青颗粒及空泡。细胞质的这些特征并非 MM 所特有，也可见于反应性浆细胞增多的病例。在病程早期，因为骨髓瘤细胞呈局灶性分布，单个部位穿刺不一定能检出骨髓瘤细胞。必要时可行多部位骨髓穿刺。

根据分化程度及形态特征可将骨髓瘤细胞分为四型：

I 型（成熟浆细胞型）：细胞呈卵圆形，核偏心位，核染色质致密呈车轮状，无核仁，核周淡染，胞质丰富。

II 型（幼稚浆细胞型）：核染色质较疏松，核仁清晰，核偏心位，核浆比为 1:1。

III 型（原始浆细胞型）：核染色质粗颗粒，核可居中或偏心位，有核仁，核浆比高，通常在 2/3 以上。

IV 型（网状细胞型）：瘤细胞形似网状细胞，胞体大而不规则，核染色质呈疏松网状，核仁大而易见，胞质丰富。

（二）血象

绝大多数患者有不同程度的贫血，多为正细胞正色素性。成熟红细胞呈缗钱状排列，可伴有幼红细胞、幼粒细胞。白细胞和血小板可以正常或减少，少数情况也可增加。偶见骨髓瘤细胞，一般 <5%；当 ≥ 20% 或 >2.0×10^9/L 时，应诊断为浆细胞白血病。

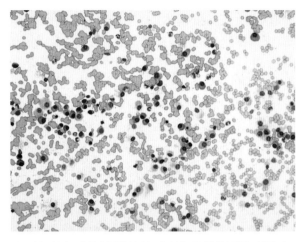

图 12-139　MM 骨髓涂片:有核细胞增生活跃,见较多骨髓瘤细胞

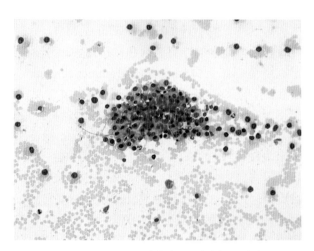

图 12-140　MM 骨髓涂片:骨髓瘤细胞造血岛

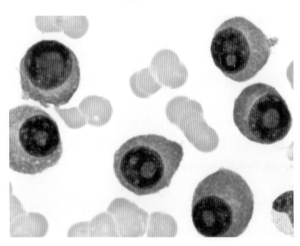

图 12-141　MM 骨髓涂片:原始浆细胞型骨髓瘤细胞,可见 1 个很大的核仁

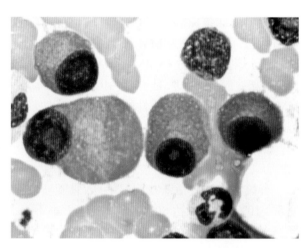

图 12-142　MM 骨髓涂片:幼稚浆细胞型骨髓瘤细胞,胞体大小不等

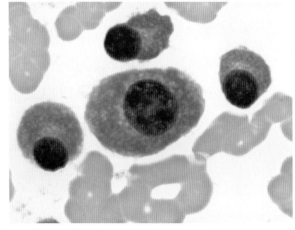

图 12-143　MM 骨髓涂片:幼稚浆细胞型骨髓瘤细胞,胞体明显大小不等

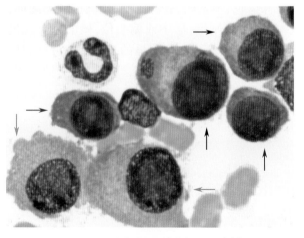

图 12-144　MM 骨髓涂片:原始浆细胞型(↑);幼稚浆细胞型(↑),其中一个细胞胞质内可见微核;网状细胞型(↑)等各型骨髓瘤细胞

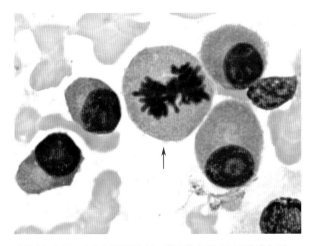

图 12-145　MM 骨髓涂片:幼稚浆细胞型骨髓瘤细胞,
　　　　胞体大小不等;可见瘤细胞核分裂象

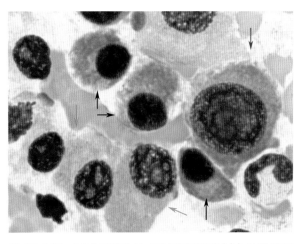

图 12-146　MM 骨髓涂片:原始浆细胞型(↑)、幼稚浆细
　　　　胞型(↑)、网状细胞型(↑)骨髓瘤细胞

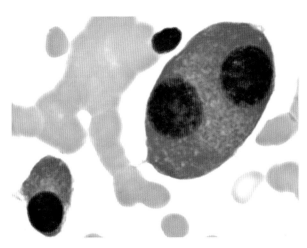

图 12-147　MM 骨髓涂片:巨大双核骨髓瘤细胞

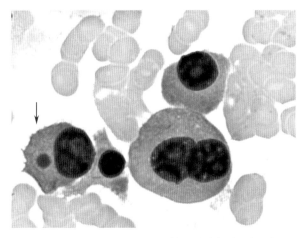

图 12-148　MM 骨髓涂片:双核骨髓瘤细胞;胞质内可
　　　　见 Russell 小体的骨髓瘤细胞

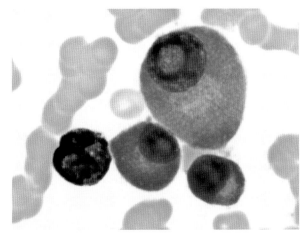

图 12-149　MM 骨髓涂片 MPO 染色:骨髓瘤细胞阴性;
　　　　中性粒细胞阳性

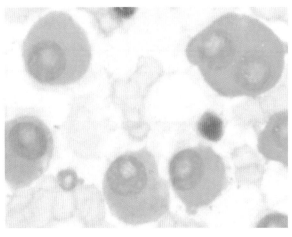

图 12-150　MM 骨髓涂片 PAS 染色:骨髓瘤细胞阴性

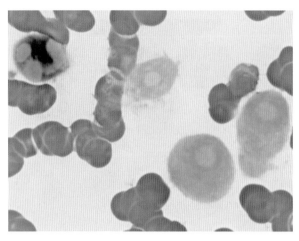

图 12-151　MM 骨髓涂片 CE 染色:骨髓瘤细胞阴性;
中性分叶核粒细胞阳性

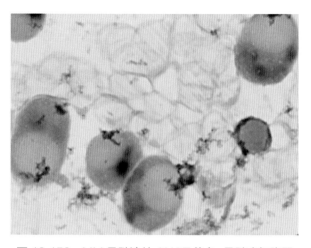

图 12-152　MM 骨髓涂片 ANAE 染色:骨髓瘤细胞弱
阳性

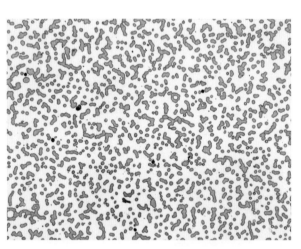

图 12-153　MM 外周血涂片:白细胞计数减低;成熟红
细胞呈缗钱状排列

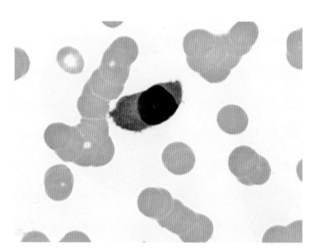

图 12-154　MM 外周血涂片:可见幼稚浆细胞型骨髓瘤
细胞,成熟红细胞呈缗钱状排列

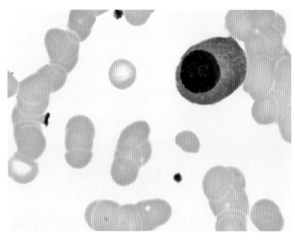

图 12-155　MM 外周血涂片:幼稚浆细胞型骨髓瘤细胞

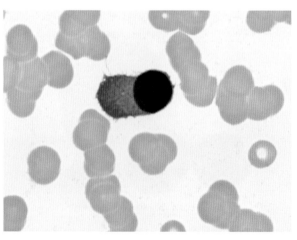

图 12-156　MM 外周血涂片:幼稚浆细胞型骨髓瘤细胞

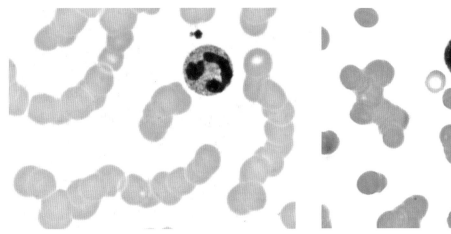

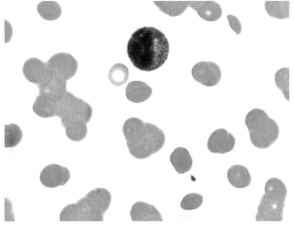

图 12-157　MM 外周血涂片:成熟红细胞呈缗钱状排列　　　　图 12-158　MM 外周血涂片:成熟红细胞呈缗钱状排列,
偶见中性中幼粒细胞

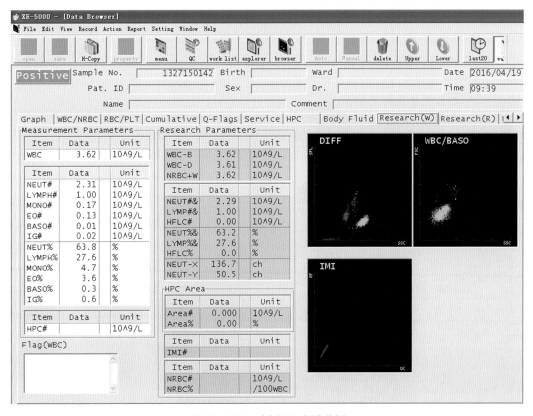

图 12-159　病例 98 血液分析

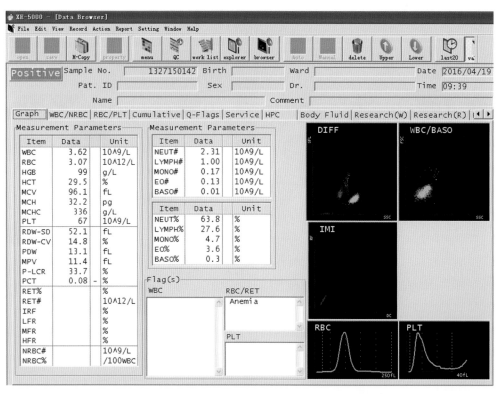

图 12-160　病例 98 血液分析

血液分析

　　该例 MM 患者,白细胞轻度降低。Diff 散点图及血液分析结果未显示异常。红细胞计数及血红蛋白浓度水平提示患者呈轻度贫血,综合红细胞 MCV,MCHC 相关参数提示患者呈轻度正细胞正色素性贫血。血小板计数降低。

病例 99　多发性骨髓瘤 IgA LAM 型

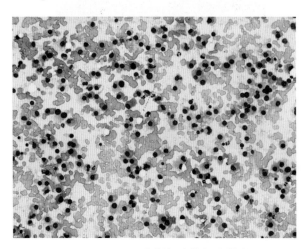

图 12-161　MM 骨髓涂片:有核细胞增生活跃

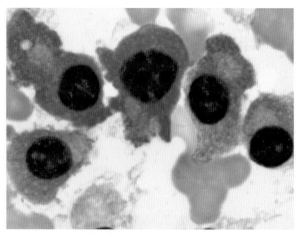

图 12-162　MM 骨髓涂片:幼稚浆细胞型及网状细胞型骨髓瘤细胞

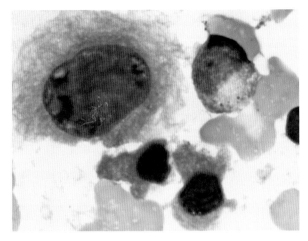

图 12-163　MM 骨髓涂片:网状细胞型骨髓瘤细胞,可见瘤巨细胞

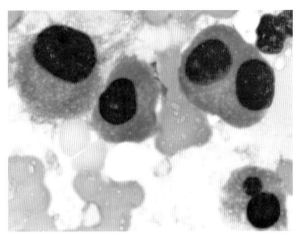

图 12-164　MM 骨髓涂片:幼稚浆细胞型及网状细胞型骨髓瘤细胞,可见双核及母子核

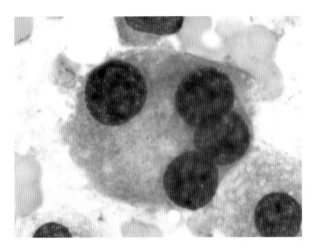

图 12-165　MM 骨髓涂片:四核骨髓瘤细胞(瘤巨细胞)

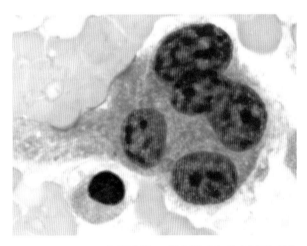

图 12-166　MM 骨髓涂片:五核骨髓瘤细胞(瘤巨细胞)

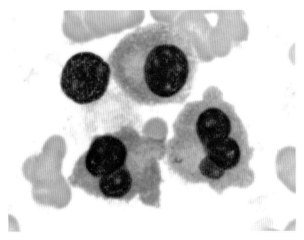

图 12-167　MM 骨髓涂片:可见分叶核骨髓瘤细胞

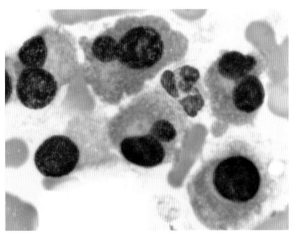

图 12-168　MM 骨髓涂片:分叶核及畸形核骨髓瘤细胞

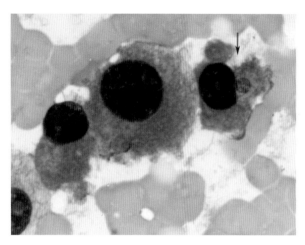

图 12-169　MM 骨髓涂片:骨髓瘤细胞胞质内可见微核

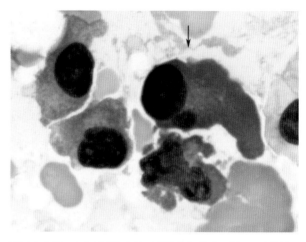

图 12-170　MM 骨髓涂片:骨髓瘤细胞胞质内可见微核;
可见畸形核瘤细胞

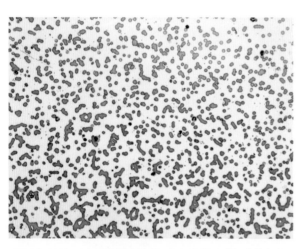

图 12-171　MM 外周血涂片:白细胞数正常;成熟红细
胞呈缗钱状排列

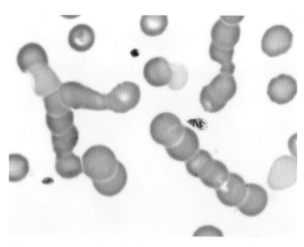

图 12-172　MM 外周血涂片:成熟红细胞呈缗钱状排列;
血小板易见

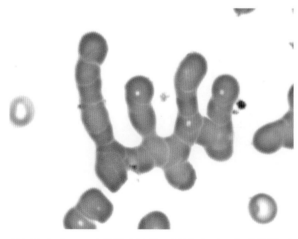

图 12-173　MM 外周血涂片:成熟红细胞呈缗钱状排列

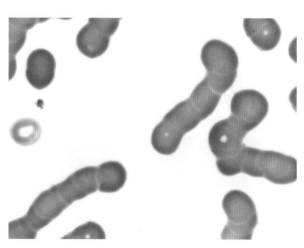

图 12-174　MM 外周血涂片:成熟红细胞呈缗钱状排列

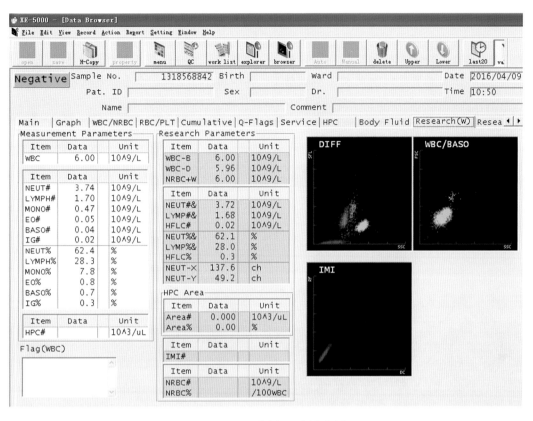

图 12-175　病例 99 血液分析

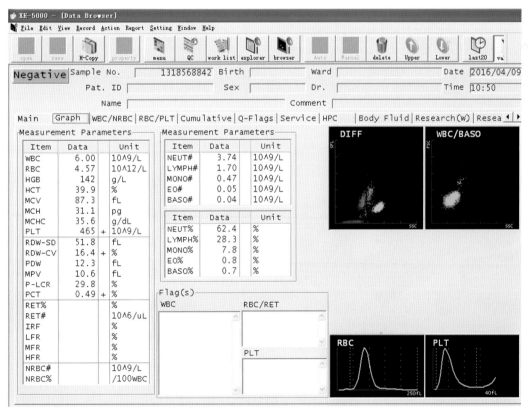

图 12-176　病例 99 血液分析

该例 MM 患者,白细胞计数正常。DIFF 散点图显示各细胞分类正常。红细胞相关参数提示患者红细胞计数及血红蛋白浓度正常,红细胞体积均一性下降。血小板计数增多。

病例 100　多发性骨髓瘤 IgA KAP 型

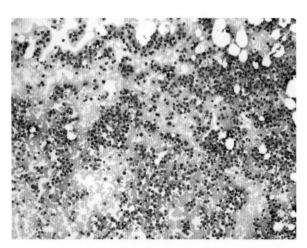

图 12-177　MM 骨髓涂片:有核细胞增生明显活跃

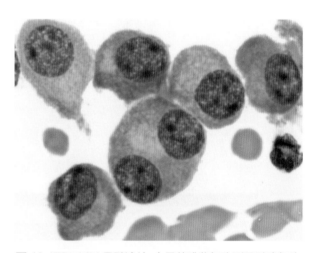

图 12-178　MM 骨髓涂片:大量幼稚浆细胞型骨髓瘤细胞

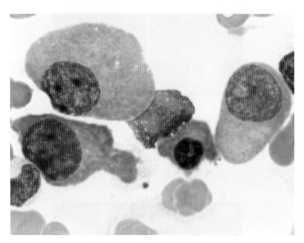

图 12-179　MM 骨髓涂片:骨髓瘤细胞占 39.0%,明显大小不等;偶见正常的成熟浆细胞

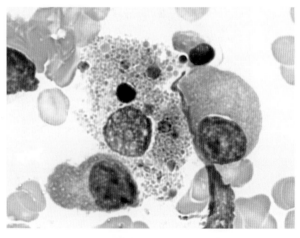

图 12-180　MM 骨髓涂片:幼稚浆细胞型骨髓瘤细胞;可见含铁血黄素细胞

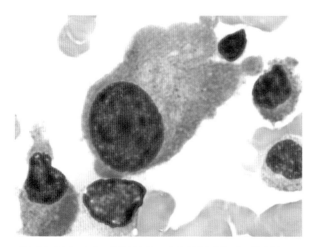

图 12-181　MM 骨髓涂片:巨大骨髓瘤细胞,胞质内可见少量嗜天青颗粒

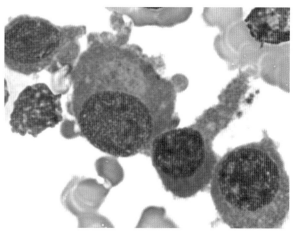

图 12-182　MM 骨髓涂片:骨髓瘤细胞大小不等,部分细胞胞质内可见少量嗜天青颗粒

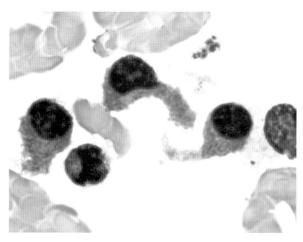

图 12-183　MM 骨髓涂片:胞体较小、胞质呈拖尾状的骨髓瘤细胞

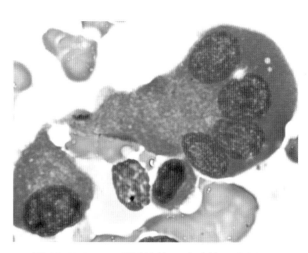

图 12-184　MM 骨髓涂片:巨大多核骨髓瘤细胞

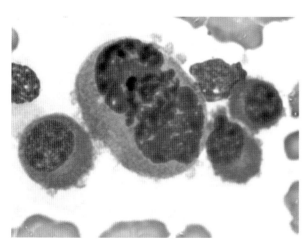

图 12-185　MM 骨髓涂片:骨髓瘤细胞核分裂象

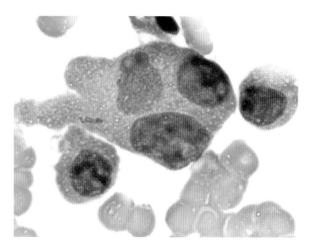

图 12-186　MM 骨髓涂片:多核骨髓瘤细胞,胞质呈泡沫状,可见大量小空泡,偶见棒状小体

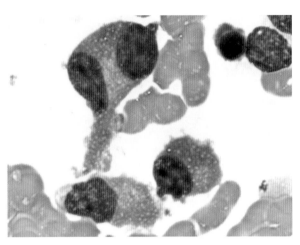

图 12-187　MM 骨髓涂片:单核及双核骨髓瘤细胞,胞质内可见大量小空泡,呈泡沫状

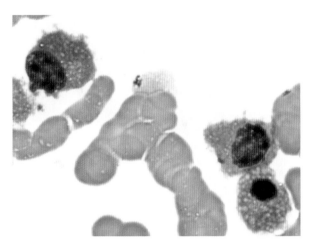

图 12-188　MM 骨髓涂片:骨髓瘤细胞,胞质内可见大量小空泡

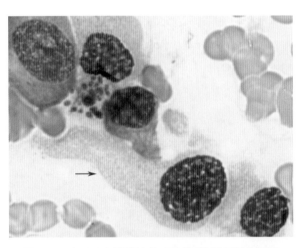

图 12-189　MM 骨髓涂片:网状细胞型骨髓瘤细胞

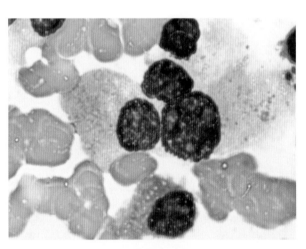

图 12-190　MM 骨髓涂片:网状细胞型骨髓瘤细胞,胞质嗜酸性,内涵粗细不等红染颗粒,呈泡沫状

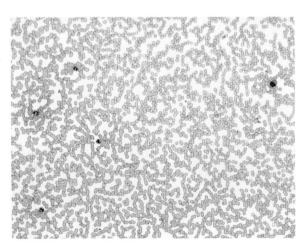

图 12-191　MM 外周血涂片:白细胞数减低

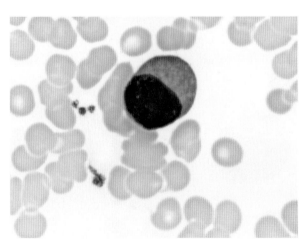

图 12-192　MM 外周血涂片:可见少许骨髓瘤细胞,占1%;成熟红细胞呈缗钱状排列

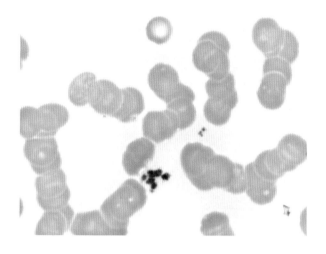

图 12-193 MM 外周血涂片:成熟红细胞呈缗钱状排列,血小板散在、小丛易见

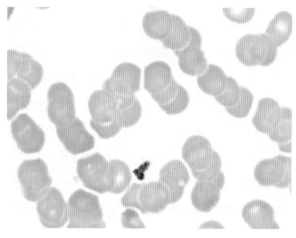

图 12-194 MM 外周血涂片:成熟红细胞呈缗钱状排列

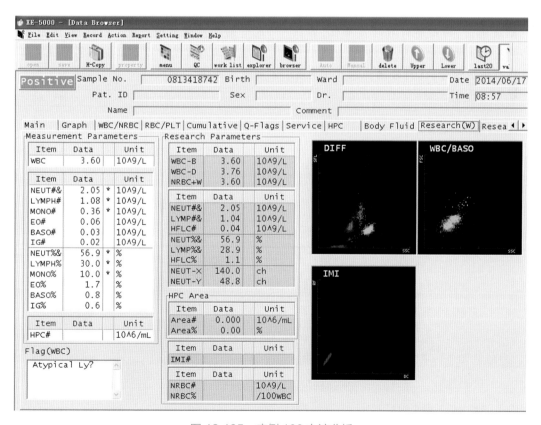

图 12-195 病例 100 血液分析

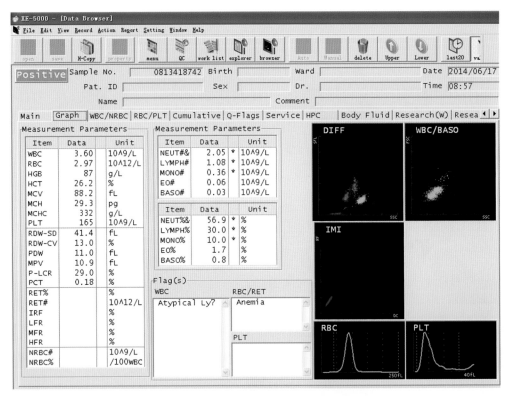

图 12-196　病例 100 血液分析

血液分析

　　该例 MM 患者，白细胞计数轻度降低，各细胞分类比例基本正常。白细胞 DIFF 散点图中可见非典型淋巴细胞信号，这与外周血涂片中可见的骨髓瘤细胞表现一致。红细胞、血红蛋白相关参数提示患者呈中度正细胞正色素性贫血。血小板计数正常。

病例 101　多发性骨髓瘤 IgG KAP 型

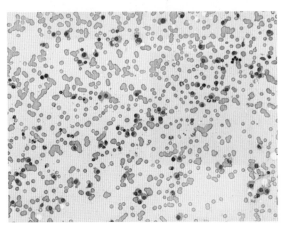

图 12-197　MM 骨髓涂片：有核细胞增生活跃，可见较多骨髓瘤细胞（占 70.5%），部分成熟红细胞呈缗钱状排列

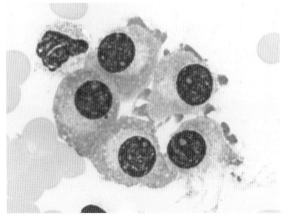

图 12-198　MM 骨髓涂片：骨髓瘤细胞胞质着蓝色，有泡沫感，部分细胞边缘红染呈火焰状

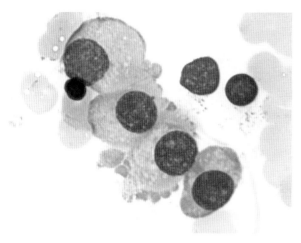

图 12-199　MM 骨髓涂片:骨髓瘤细胞胞质染浅蓝色,有泡沫感,部分细胞边缘红染呈火焰状

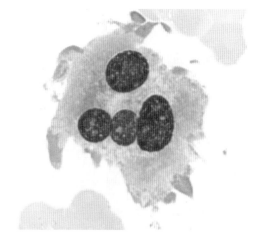

图 12-200　MM 骨髓涂片:多核火焰状骨髓瘤细胞

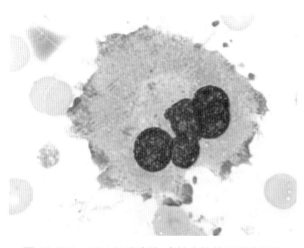

图 12-201　MM 骨髓涂片:多核火焰状骨髓瘤细胞

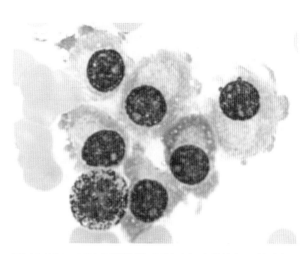

图 12-202　MM 骨髓涂片:骨髓瘤细胞核染色质较疏松,部分细胞边缘红染呈火焰状

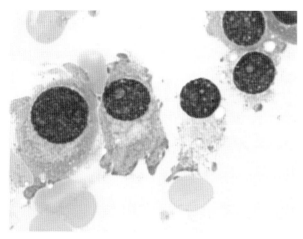

图 12-203　MM 骨髓涂片:火焰状骨髓瘤细胞

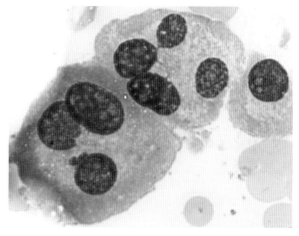

图 12-204　MM 骨髓涂片:多核骨髓瘤细胞胞体巨大,胞质丰富,着深蓝色或蓝色,有泡沫感

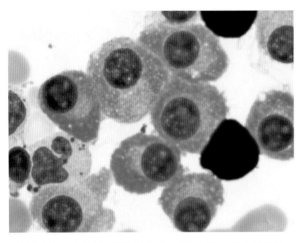
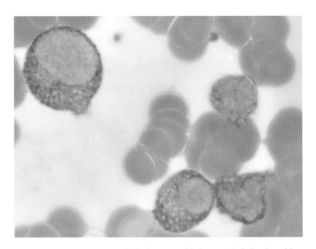

图 12-205　MM 骨髓涂片 MPO 染色:骨髓瘤细胞阴性,
中性粒细胞阳性

图 12-206　MM 骨髓涂片 PAS 染色:骨髓瘤细胞阴性,
中性粒细胞阳性

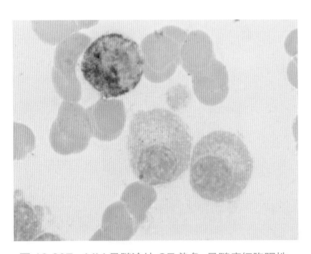
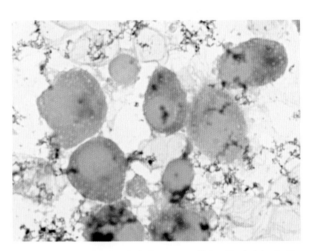

图 12-207　MM 骨髓涂片 CE 染色:骨髓瘤细胞阴性;
中性粒细胞阳性

图 12-208　MM 骨髓涂片 ANAE 染色:骨髓瘤细胞弱
阳性

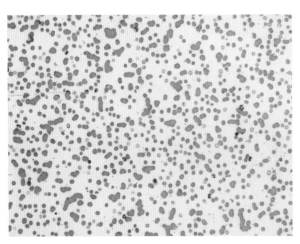
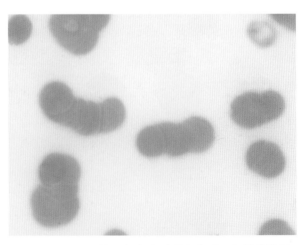

图 12-209　MM 外周血涂片:白细胞数正常范围,成熟
红细胞呈缗钱状排列

图 12-210　MM 外周血涂片:成熟红细胞呈缗钱状排列;
血小板较易见,可见大血小板

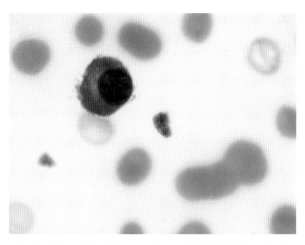

图 12-211 MM 外周血涂片:偶见骨髓瘤细胞;可见大血小板

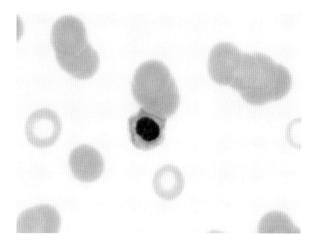

图 12-212 MM 外周血涂片:偶见晚幼红细胞

血液分析

该例多发性骨髓瘤患者原始血液分析散点图未能获得,其血常规结果:WBC 8.69×10⁹/L;RBC 1.36×10¹²/L,Hb 48g/L,HCT 14.2%,MCV 99.4fl,MCH 35.3pg,MCHC 338g/L;PLT 99×10⁹/L;N 69.9%,L 24.2%,M 5.4%,E 0.5%,N 绝对值 6.08×10⁹/L,L 绝对值 2.1×10⁹/L,M 绝对值 0.47×10⁹/L,E 绝对值 0.04×10⁹/L;血小板平均体积 11.7fl。结果显示患者白细胞数正常、重度贫血、血小板轻度减少。外周血涂片可见红细胞稀疏从而印证了贫血的存在。此外可见多量的红细胞呈缗钱状排列,此为多发性骨髓瘤中克隆性免疫球蛋白增多的结果。由于外周血涂片中可见骨髓瘤细胞、晚幼红细胞及大血小板,推测该患者外周血一般检测 DIFF 散点图中应可见异常的细胞分类信号。

病例 102 多发性骨髓瘤 IgA KAP 型

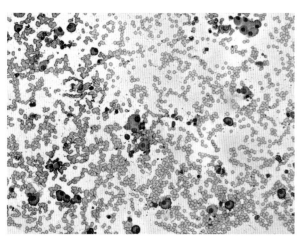

图 12-213 MM 骨髓涂片:有核细胞增生活跃,可见较多骨髓瘤细胞

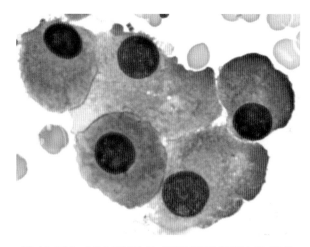

图 12-214 MM 骨髓涂片:骨髓瘤细胞胞质丰富,部分细胞边缘呈火焰状

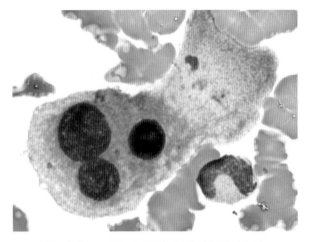

图 12-215　MM 骨髓涂片:多核骨髓瘤细胞

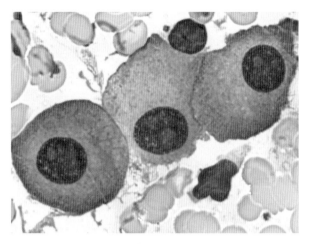

图 12-216　MM 骨髓涂片:骨髓瘤细胞胞质呈火焰状

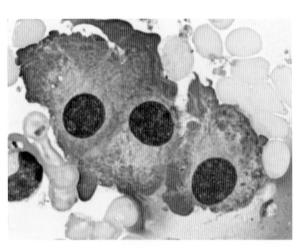

图 12-217　MM 骨髓涂片:火焰状骨髓瘤细胞,部分细胞胞质内含细小红染颗粒

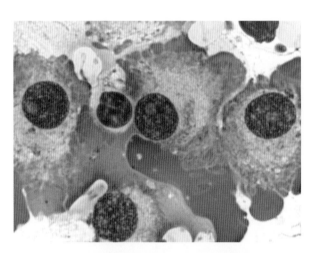

图 12-218　MM 骨髓涂片:火焰状骨髓瘤细胞

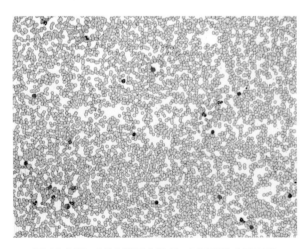

图 12-219　MM 外周血涂片:白细胞数大致正常

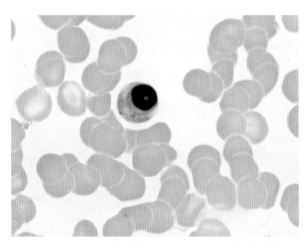

图 12-220　MM 外周血涂片:成熟红细胞呈缗钱状排列,偶见晚幼红细胞

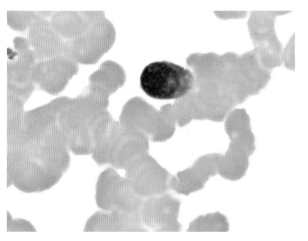

图 12-221　MM 外周血涂片：偶见骨髓瘤细胞；成熟红
细胞呈缗钱状排列

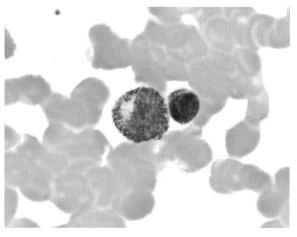

图 12-222　MM 外周血涂片：偶见中幼粒细胞

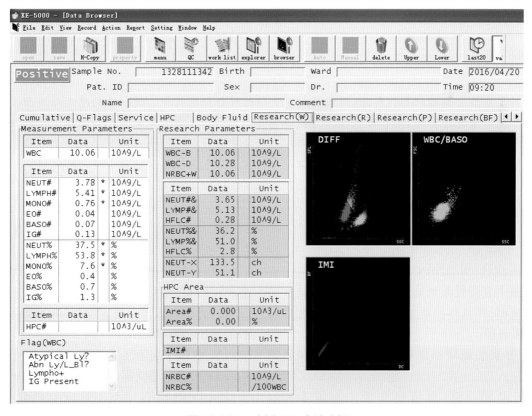

图 12-223　病例 102 血液分析

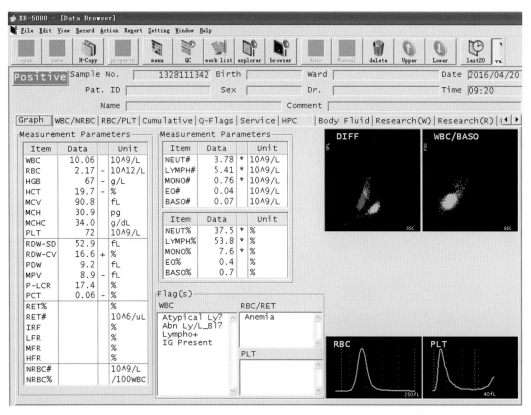

图 12-224　病例 102 血液分析

血液分析

该例多发性骨髓瘤（MM）患者，白细胞计数基本正常。白细胞分类及 DIFF 散点图中可见淋巴细胞比例增高。DIFF 散点图中可见非典型淋巴细胞和幼稚粒细胞信号。IMI 通道可见增强的幼稚粒细胞信号。进一步的患者外周血涂片中可见增多的异常骨髓瘤细胞和幼稚中性粒细胞。红细胞计数和血红蛋白浓度结果提示患者呈中度正细胞正色素性贫血。血小板计数减少。

（三）诊断标准

1. 有症状（活动性）PCM 或 MM 诊断标准

骨髓中克隆性浆细胞 ≥ 10% 或经活检证实为浆细胞瘤；并且存在 ≥ 1 项下列骨髓瘤引起的相关临床表现：

（1）由浆细胞增殖性疾病引起的器官损害（CRAB）：

［C］高钙血症：血清钙高于正常值上限 0.25mmol/L（>1mg/dl）或 >2.75mmol/L（>11mg/dl）；

［R］肾功能不全：肌酐清除率 <40ml/min 或肌酐 >177μmol/L（>2mg/dl）；

［A］贫血：血红蛋白值 <100g/L 或血红蛋白值低于正常值下限 >20g/L；

［B］骨病变：骨骼 X 线片、CT 或 PET-CT 发现 ≥ 1 个部位溶骨性损害。

（2）无器官损害表现，但出现 ≥ 1 项下列恶性肿瘤生物标志（SLiM）：

［S］骨髓中克隆性浆细胞 ≥ 60%；

［Li］受累 / 非受累血清游离轻链比 ≥ 100；

［M］MRI 检查出现 1 处以上局灶性骨质破坏。

2. 冒烟型（无症状）PCM 或冒烟型 MM（SMM）诊断标准

必须同时满足下面 2 项标准：

（1）血清克隆性 M 蛋白（IgG 或 IgA）≥ 30g/L 或尿 M 蛋白 ≥ 500mg/24 小时和（或）骨髓克隆性浆细胞占 10%~60%。

（2）缺乏有症状 MM 定义的临床表现（器官损害 CRAB）或淀粉样变性。

二、浆细胞白血病

浆细胞白血病（plasma cell leukaemia，PCL）指外周血中克隆性浆细胞 ≥ 2 × 10⁹/L 或白细胞分类克隆性浆细胞 ≥ 20%。有原发性和继发性之分，原发性 PCL（primary PCL）患者发病多为青壮年，具有典型的急性白血病特点，病程短；继发性 PCL（secondary PCL）患者继发于多发性骨髓瘤（MM），MM 患者外周血浆细胞 >5% 时应疑及继发于 MM 的浆细胞白血病。

（一）骨髓象

有核细胞增生活跃，浆细胞系异常增生，原始浆细胞、幼稚浆细胞明显增多伴形态异常。原发性 PCL 的白血病细胞通常较小，大小较一致，部分细胞胞质量少，类似于淋巴细胞样浆细胞或浆细胞样淋巴细胞。继发性 PCL 因继发于 MM，其细胞形态与 MM 相似。粒系、红系及巨核系细胞均可受抑。

（二）血象

白细胞轻度至中度增高，晚期可减少，白细胞分类中浆细胞数 ≥ 20% 或绝对值 ≥ 2 × 10⁹/L，可有异常原始浆细胞、幼稚浆细胞。可有贫血，多为正细胞正色素性贫血，成熟红细胞可呈缗钱状排列。血小板常减少。

病例 103　浆细胞白血病

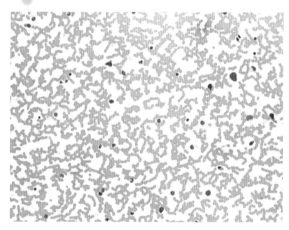

图 12-225　PCL 骨髓涂片：有核细胞增生尚活跃；部分红细胞呈缗钱状排列

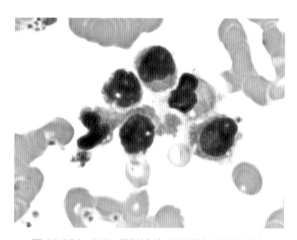

图 12-226　PCL 骨髓涂片：原始浆细胞呈丛分布

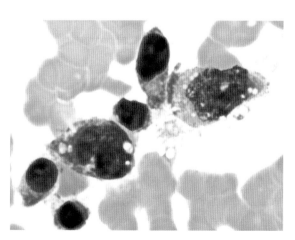

图 12-227　PCL 骨髓涂片：原始浆细胞呈丛分布，胞体大小不等

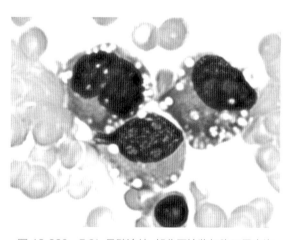

图 12-228　PCL 骨髓涂片：部分原始浆细胞可见空泡

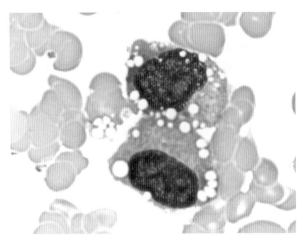

图 12-229　PCL 骨髓涂片:原始浆细胞可见空泡

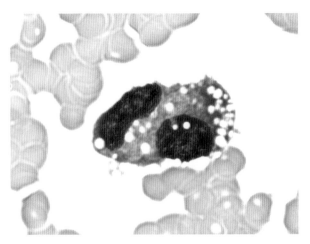

图 12-230　PCL 骨髓涂片:双核原始浆细胞可见大小不等的空泡

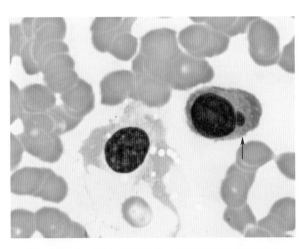

图 12-231　PCL 骨髓涂片:原始浆细胞,可见微核

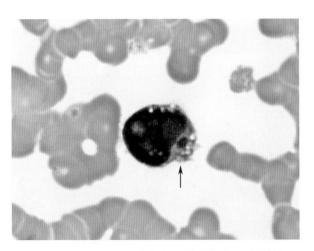

图 12-232　PCL 骨髓涂片:原始浆细胞,可见微核

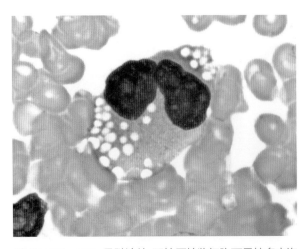

图 12-233　PCL 骨髓涂片:双核原始浆细胞可见较多空泡

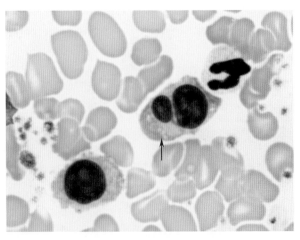

图 12-234　PCL 骨髓涂片:分叶核原始浆细胞(↑)

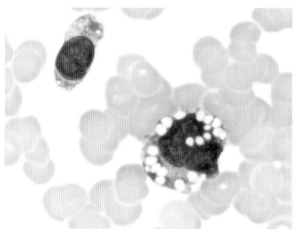

图 12-235　PCL 骨髓涂片:原始浆细胞大小不等,可见
数量不等的空泡

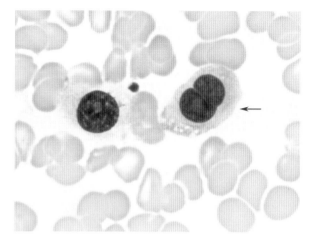

图 12-236　PCL 骨髓涂片:原始浆细胞核有切迹

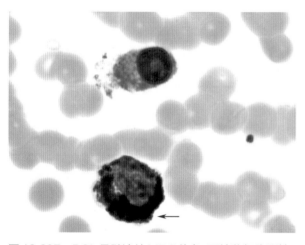

图 12-237　PCL 骨髓涂片 MPO 染色:原始浆细胞阴性;
中幼粒细胞阳性(↑)

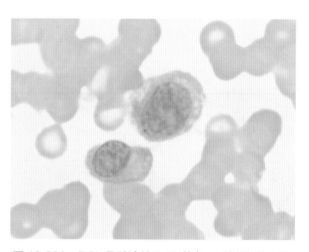

图 12-238　PCL 骨髓涂片 PAS 染色:原始浆细胞阴性

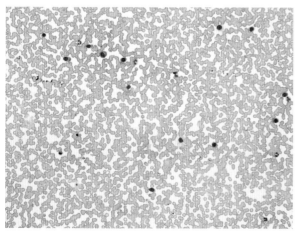

图 12-239　PCL 外周血涂片:白细胞数增多,成熟红细
胞呈缗钱状排列

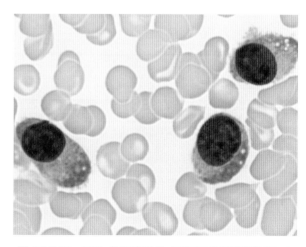

图 12-240　PCL 外周血涂片:可见较多原始浆细胞,占
43%

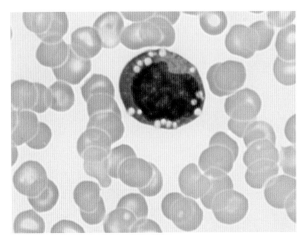

图 12-241　PCL 外周血涂片:原始浆细胞,可见空泡

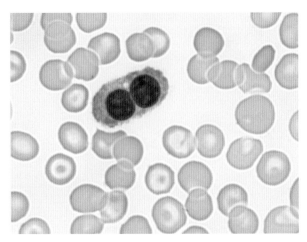

图 12-242　PCL 外周血涂片:双核原始浆细胞

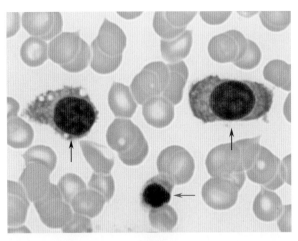

图 12-243　PCL 外周血涂片:原始浆细胞(↑);晚幼红
　　　　　细胞(↑)

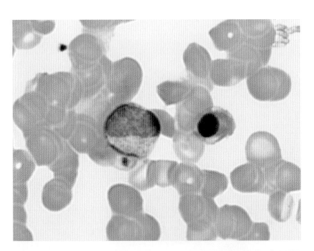

图 12-244　PCL 外周血涂片:可见晚幼红细胞及中幼粒
　　　　　细胞

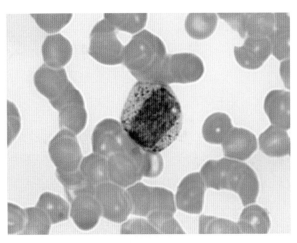

图 12-245　PCL 外周血涂片:部分红细胞呈缗钱状排
　　　　　列;可见中幼粒细胞

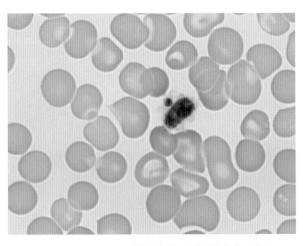

图 12-246　PCL 外周血涂片:偶见大血小板

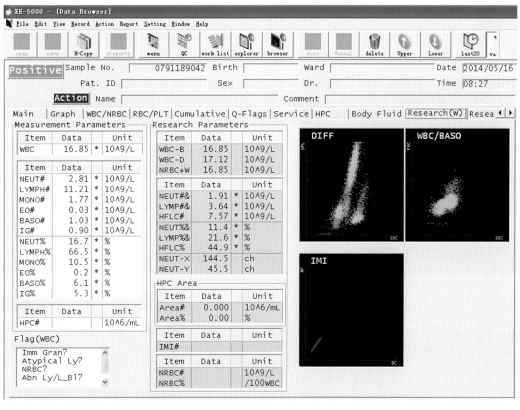

图 12-247　病例 103 血液分析

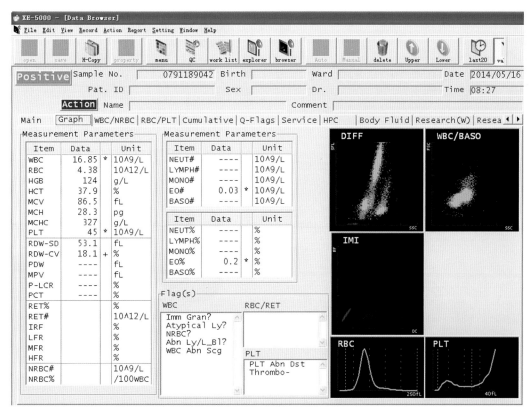

图 12-248　病例 103 血液分析

该例浆细胞白血病（PCL）患者，白细胞计数增高。DIFF 散点图可见不典型淋巴细胞信号明显增强。HFLC%（高荧光强度淋巴细胞比例）明显增高。结合 DIFF 散点图中不典型淋巴细胞及 HFLC 结合外周血涂片中可知主要为原幼浆细胞。IMI 通道散点图结果可见幼稚粒细胞的增多，与之一致的外周血涂片中可见到幼稚粒细胞。红细胞计数、血红蛋白浓度均正常，RDW 结果提示红细胞均一性降低。血小板计数降低，其直方图较为异常，可通过光学法检测血小板以保证计数结果的准确性，同时进行外周血涂片手工复检有助于排除血小板的假性降低。

病例 104   浆细胞白血病

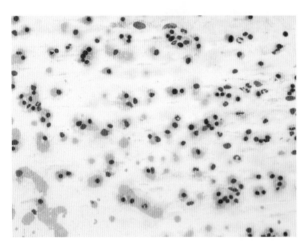

图 12-249   PCL 外周血涂片：片尾部可见较多原始浆细胞

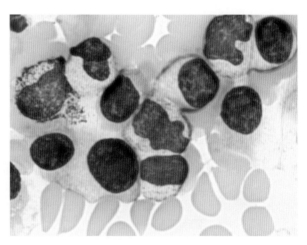

图 12-250   PCL 外周血涂片：双核及单个核原始浆细胞；可见中幼粒细胞

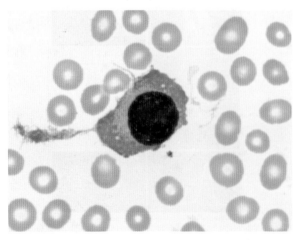

图 12-251   PCL 外周血涂片：原始浆细胞

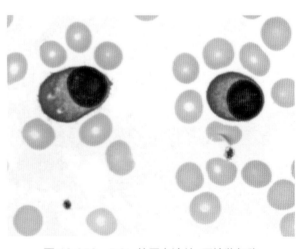

图 12-252   PCL 外周血涂片：原始浆细胞

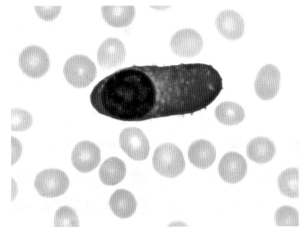

图 12-253　PCL 外周血涂片:原始浆细胞

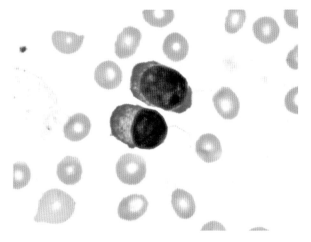

图 12-254　PCL 外周血涂片:原始浆细胞

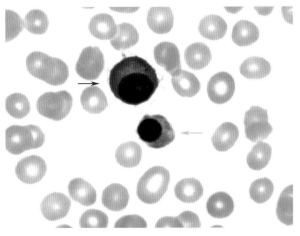

图 12-255　PCL 外周血涂片:原始浆细胞(↑)和晚幼红
细胞(↑)

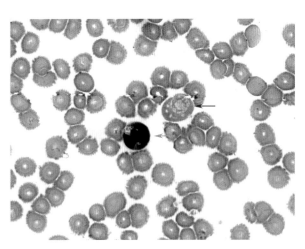

图 12-256　PCL 外周血涂片 MPO 染色:原始浆细胞阴
性(↑);中性分叶核粒细胞阳性(↑)

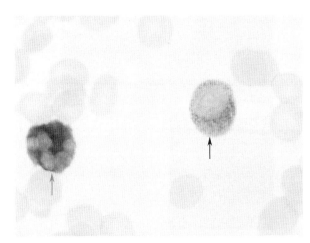

图 12-257　PCL 外周血涂片 PAS 染色:原始浆细胞呈
粗颗粒阳性(↑);中性粒细胞为细颗粒阳性(↑)

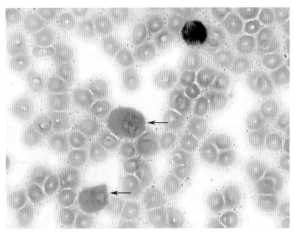

图 12-258　PCL 外周血涂片 CE 染色:原始浆细胞阴性
(↑);中性粒细胞阳性

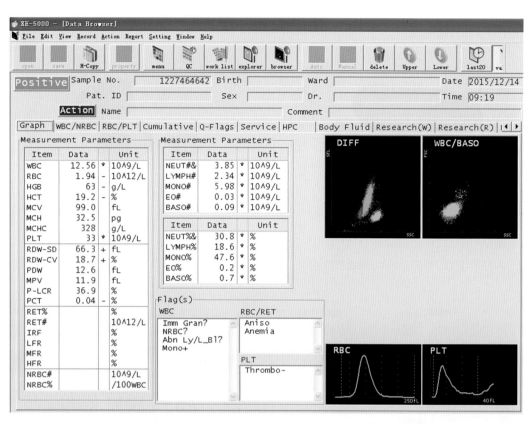

图 12-259　病例 104 血液分析

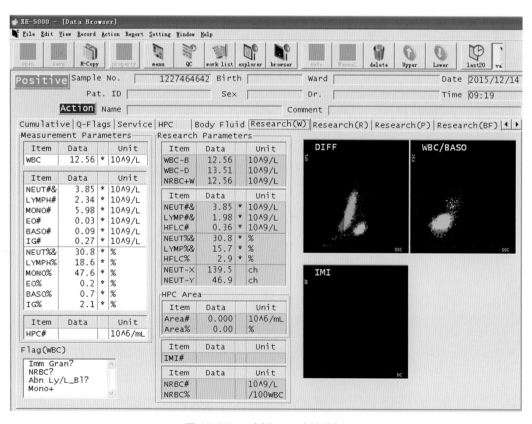

图 12-260　病例 104 血液分析

该例 PCL 患者白细胞轻度增多。白细胞 DIFF 散点图及分类结果可见单核细胞信号比例增强,原始淋巴细胞及有核红细胞信号可见。相应的患者外周血涂片可见较多形状结构与单核细胞相似的幼稚浆细胞,原始浆细胞也可见。中性粒细胞区可见幼稚粒细胞信号,这与外周血涂片中可见中幼粒细胞的表现一致。在 DIFF 散点图和 NRBC 散点图中可见有核红细胞信号,同样在外周血涂片中可见晚幼红细胞。红细胞计数和血红蛋白浓度以及 MCV/MCHC,RDW 参数提示患者呈中度正细胞性贫血伴细胞均一性欠佳。血小板数减少,由于血小板直方图右侧存在异常抬高,用光学法对血小板进行计数有助于结果的准确性,观察外周血涂片中血小板有助于排除血小板的假性减少。

病例 105 继发于 MM 的浆细胞白血病

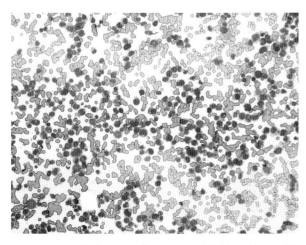

图 12-261 继发于 MM 的 PCL 骨髓涂片:有核细胞增生明显活跃,可见大量骨髓瘤细胞

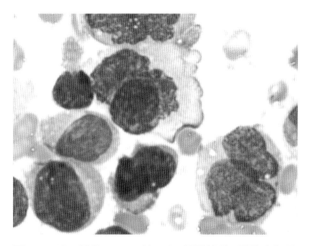

图 12-262 继发于 MM 的 PCL 骨髓涂片:骨髓瘤细胞大小不等,核型呈圆形、扭曲或分叶,胞质中等量至丰富,着蓝色,部分细胞胞质可见空泡或呈火焰状

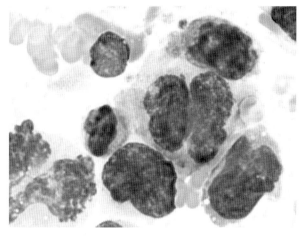

图 12-263 继发于 MM 的 PCL 骨髓涂片:骨髓瘤细胞大小不等,部分细胞核形不规则

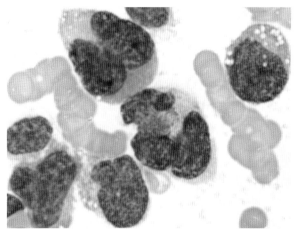

图 12-264 继发于 MM 的 PCL 骨髓涂片:骨髓瘤细胞大小不等,部分细胞胞质可见空泡

成熟 B 淋巴细胞肿瘤

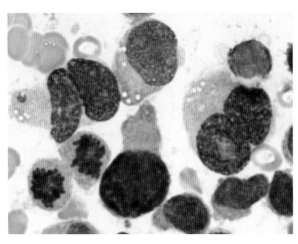

图 12-265　继发于 MM 的 PCL 骨髓涂片:易见双核骨
　　　　　 髓瘤细胞;可见核分裂象

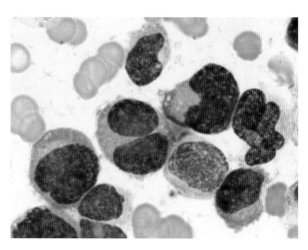

图 12-266　继发于 MM 的 PCL 骨髓涂片:可见双核及
　　　　　 不规则核形骨髓瘤细胞

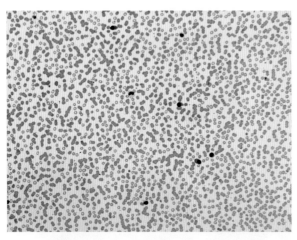

图 12-267　继发于 MM 的 PCL 外周血涂片:白细胞数
　　　　　 正常范围;部分成熟红细胞呈缗钱状排列

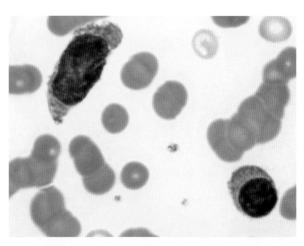

图 12-268　继发于 MM 的 PCL 外周血涂片:骨髓瘤细
　　　　　 胞占 44%,胞体大小不等

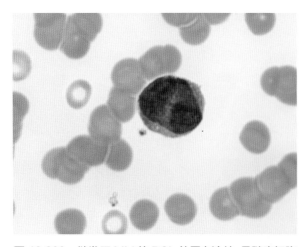

图 12-269　继发于 MM 的 PCL 外周血涂片:骨髓瘤细胞

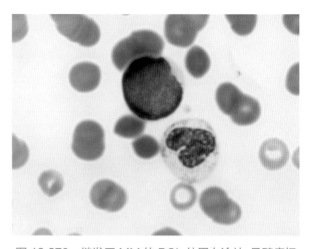

图 12-270　继发于 MM 的 PCL 外周血涂片:骨髓瘤细
　　　　　 胞和中性粒细胞

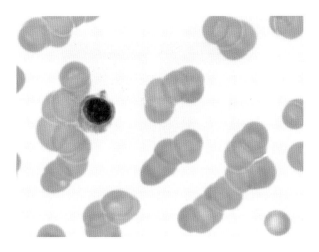

图 12-271　继发于 MM 的 PCL 外周血涂片:成熟红细胞呈缗钱状排列,可见中幼红细胞

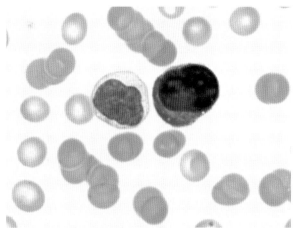

图 12-272　继发于 MM 的 PCL 外周血涂片:淋巴细胞和骨髓瘤细胞

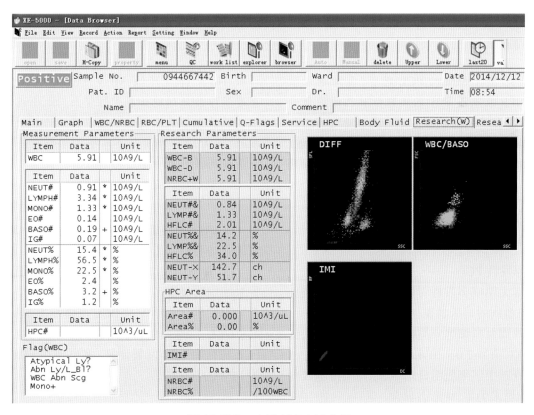

图 12-273　病例 105 血液分析

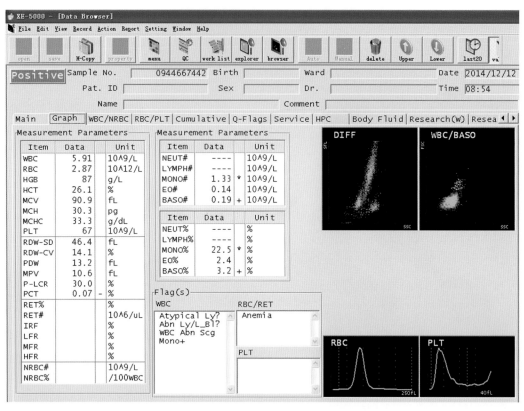

图 12-274　病例 105 血液分析

血液分析

该例继发于 MM 的 PCL 患者,白细胞计数正常。DIFF 散点图中可见非典型淋巴细胞信号增强。报警信息同样提醒可能存在非典型淋巴细胞。外周血涂片则可见到增多的异常骨髓瘤细胞。IMI 检测通道散点图见幼稚粒细胞信号。红细胞计数、Hb 及 HCT 降低,MCV、MCH、MCHC 正常,患者呈中度正细胞正色素性贫血。血小板计数降低。通过光学法检测血小板以保证计数结果的准确性,同时进行外周血涂片手工复检有助于排除血小板的假性减少。

(三) 诊断标准

1. 原发性 PCL

(1)常无明确多发性骨髓瘤(MM)病史,类似于急性白血病的临床表现。

(2)外周血白细胞分类中浆细胞数 ≥ 20%,或浆细胞绝对值 ≥ 2.0×10^9/L。

(3)骨髓中浆细胞明显增生,原始浆细胞及幼稚浆细胞增多为主,伴形态异常。

(4)免疫学表型不同于 MM 的是常常表达 CD20,常缺乏 CD56 的表达,通常只表达轻链 IgE 或 IgD。也表达 cIg 和 CD38。

2. 继发性 PCL

(1)临床上有类似多发性骨髓瘤的临床表现。

(2)外周血白细胞分类中浆细胞数 ≥ 20%,或浆细胞绝对值 ≥ 2.0×10^9/L。

(3)骨髓中浆细胞明显增生,原始浆细胞及幼稚浆细胞明显增多,伴形态异常。

有文献认为继发性 PCL 可继发于 MM、淋巴瘤、CLL、巨球蛋白血症等,临床上常见的继发性 PCL 往往由 MM 发展而来,多出现在 MM 晚期,为 MM 的终末阶段。

三、原发性淀粉样变

原发性淀粉样变(primary amyloidosis)是一种少见的成人疾病,由于浆细胞或淋巴浆细胞肿瘤分泌的一种异常免疫球蛋白轻链或重链,沉积于不同组织中而形成的病理性改变,其

沉积物具有 β 褶片结构。刚果红染色后在光学显微镜下观察淀粉样物质染成粉红色到红色，在偏振光下会产生典型的苹果绿色双折射。电子显微镜研究可以区分轻链淀粉样变和非淀粉样免疫球蛋白沉积疾病。诊断时患者的中位年龄为 64 岁，>95% 患者年龄 >40 岁；65%~70% 为男性。大约 20% 的原发性淀粉样变为 PCM 患者。

病例 106　原发性淀粉样变

（一）骨髓象

有核细胞增生活跃，浆细胞增多或轻度增多，多为成熟浆细胞，可见红染淀粉样基质物。粒系、红系及巨核系细胞可无明显异常。

（二）血象

可无明显异常。

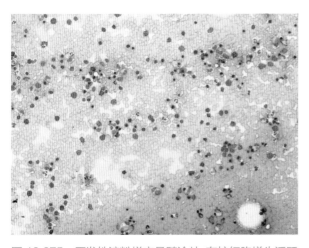

图 12-275　原发性淀粉样变骨髓涂片：有核细胞增生活跃

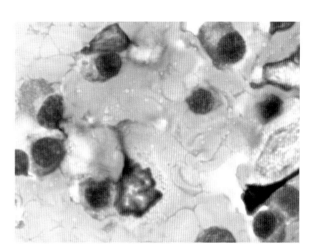

图 12-276　原发性淀粉样变骨髓涂片：浆细胞增多，形态类似成熟浆细胞

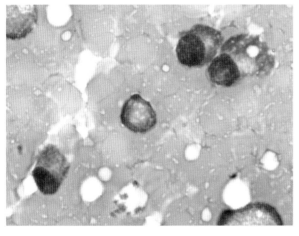

图 12-277　原发性淀粉样变骨髓涂片：浆细胞增多，核染色质介于成熟浆细胞及幼稚浆细胞之间

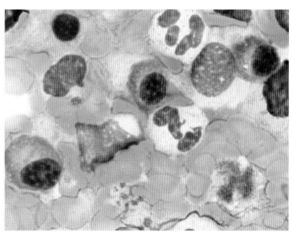

图 12-278　原发性淀粉样变骨髓涂片：浆细胞增多，可见红染淀粉样基质

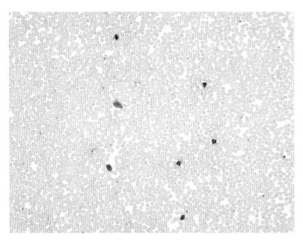

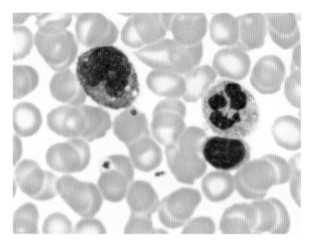

图 12-279　原发性淀粉样变外周血涂片：白细胞数正常　　图 12-280　原发性淀粉样变外周血涂片：单核细胞稍多

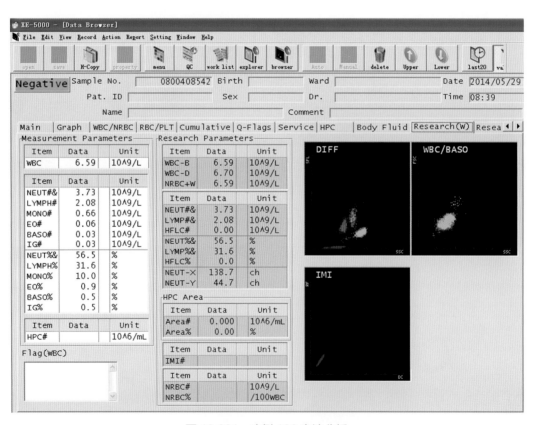

图 12-281　病例 106 血液分析

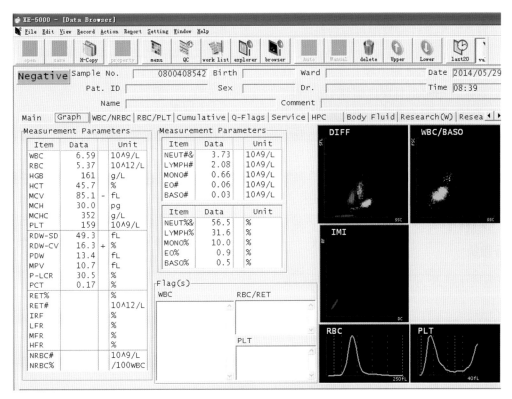

图 12-282　病例 106 血液分析

血液分析

　　该例原发性淀粉样变,患者三系细胞基本正常。红细胞计数、血红蛋白浓度以及红细胞各形态参数均正常。白细胞分类计数、散点图以及 IMI 通道均未提示异常结果。血小板计数及血小板形态正常。外周血涂片中三系细胞显示正常。

（三）诊断标准

　　1. 临床表现　中老年人有原因不明的器官(舌、心、肝、脾、肾等)肿大和(或)器官(心、肝、肾、胃肠、神经肌肉等)功能不全。

　　2. 实验室检查

　　(1)原发性系统性淀粉样变性患者血和尿中有单克隆免疫球蛋白或单克隆免疫球蛋白轻链。伴发于恶性浆细胞病或其他疾病的淀粉样变性患者,则有相应疾病的实验室检查阳性发现。

　　(2)活体组织(牙龈、腹部脂肪、直肠、受累组织器官)病理检查及刚果红染色证实为淀粉样变性。

　　本病的临床表现缺乏特异性,诊断必须依靠活体组织病理检查及刚果红染色证实。本病的分型则依赖进一步对淀粉样沉淀物的定性(如免疫组化)检查。

第八节　Burkitt 淋巴瘤 / 白血病

　　Burkitt 淋巴瘤(Burkitt lymphoma,BL)是一种由单一的、中等大小的成熟 B 细胞组成的高侵袭性的淋巴瘤,常发生在结外或表现为急性白血病(Burkitt 白血病)。以往 FAB 分型将其分为 ALL-L3。瘤细胞形态通常表现单一,且倍增时间非常短,其突出的特点是细胞形态学为急性原始淋巴细胞白血病表现,但病理报告为成熟 B 淋巴细胞淋巴瘤。其发病被认为与 MYC 基因的易位及 EBV 感染有关。MYC 基因的易位是其特征性表现但并不特异。Burkitt 白血病易在诊断时或疾病进程早期累及中枢神经系统。由于对化疗高度敏感,很容易发生急性肿瘤溶解综合征。

2017 年版 WHO 新增加"Burkitt 样淋巴瘤伴 11q 异常"这一类型。Burkitt 淋巴瘤几乎所有的病例均有 MYC 重排。"Burkitt 样淋巴瘤伴 11q 异常"无 MYC 重排,在 11q 同时有获得和缺失异常,过表达 PAFAH1B2,核型比 BL 更复杂。该型主要发生于儿童及年轻成年人,主要表现为结内病变(与经典 Burkitt 淋巴瘤不同),可出现一定的形态学多形性,偶尔具有滤泡结构,常呈结节性表现。临床、形态学及免疫学表型与经典 Burkitt 淋巴瘤非常类似。

(一) 骨髓象

有核细胞增生活跃、明显活跃或极度活跃;见

较多淋巴瘤细胞,其胞体中等大小,形态较均一;核多为圆形,染色质均匀细致或致密;一般含 1 至多个核仁(类似原始淋巴细胞);胞质强嗜碱性,充满大量"蜂窝状"空泡。粒系、红系及巨核系细胞明显受抑。

(二) 血象

白细胞计数正常或减低,可见瘤细胞及幼红细胞、幼粒细胞,血小板正常或减少。瘤细胞形态特点:胞体单一,中等大小,胞质嗜碱性伴有蜂窝状的脂质空泡,核圆形,核染色质细致或聚集,副染色质相对清晰;一般含多个位于中央的嗜碱性核仁。部分病例的细胞核偏心位;一个核仁,位于核中央;核大小、形状呈多形性。

病例 107　Burkitt 淋巴瘤 / 白血病

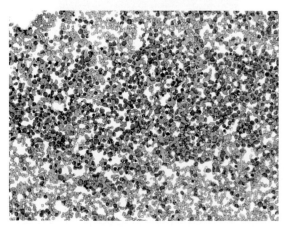

图 12-283　Burkitt 淋巴瘤 / 白血病骨髓涂片:有核细胞增生明显活跃至极度活跃,见大量淋巴瘤细胞

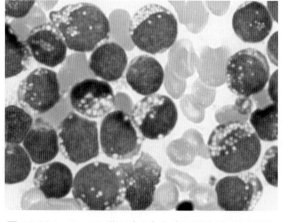

图 12-284　Burkitt 淋巴瘤 / 白血病骨髓涂片:淋巴瘤细胞中等大小,形态较均一;可见较多"蜂窝状"空泡

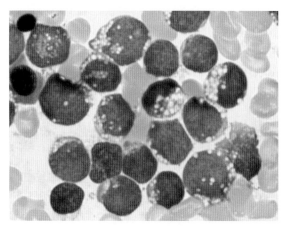

图 12-285　Burkitt 淋巴瘤 / 白血病骨髓涂片:淋巴瘤细胞胞质强嗜碱性,大部分细胞胞质及胞核可见较多"蜂窝状"空泡

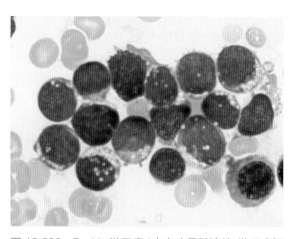

图 12-286　Burkitt 淋巴瘤 / 白血病骨髓涂片:淋巴瘤细胞核多为圆形,染色质类似原始淋巴细胞,均匀细致或致密,部分细胞可见核仁

图 12-287　Burkitt 淋巴瘤 / 白血病外周血涂片:白细胞数正常范围,可见淋巴瘤细胞

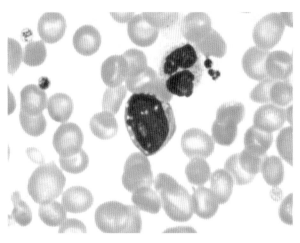

图 12-288　Burkitt 淋巴瘤 / 白血病外周血涂片:淋巴瘤细胞形态似原始淋巴细胞,胞质及核内可见空泡

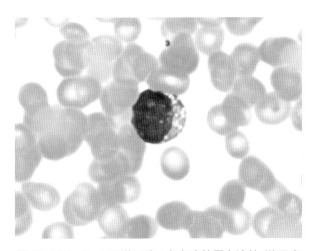

图 12-289　Burkitt 淋巴瘤 / 白血病外周血涂片:淋巴瘤细胞,胞质及核内可见"蜂窝状"空泡

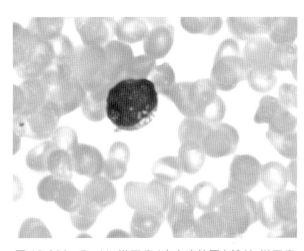

图 12-290　Burkitt 淋巴瘤 / 白血病外周血涂片:淋巴瘤细胞,胞质及核内可见"蜂窝状"空泡

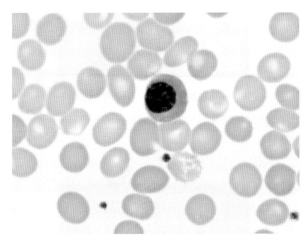

图 12-291　Burkitt 淋巴瘤 / 白血病外周血涂片:可见中幼红细胞

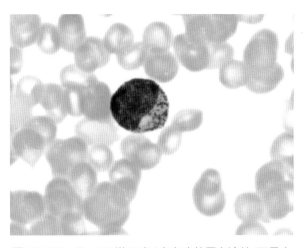

图 12-292　Burkitt 淋巴瘤 / 白血病外周血涂片:可见中性中幼粒细胞

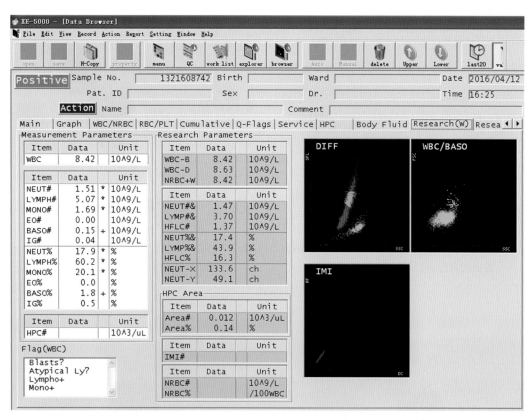

图 12-293　病例 107 血液分析

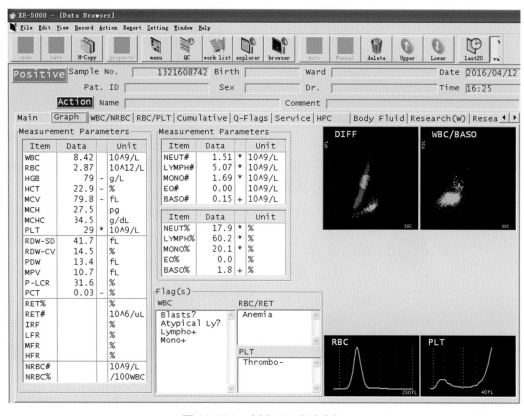

图 12-294　病例 107 血液分析

该例 Burkitt 淋巴瘤，患者白细胞计数正常。DIFF 散点图中可见原始细胞、非典型淋巴细胞和淋巴细胞信号增强，这与外周血涂片中可见形态与之相似的淋巴瘤细胞增多一致。DIFF 和 IMI 通道散点图中可见幼稚粒细胞信号，这些信号在外周血涂片中相应的表现为可见中幼粒细胞。红细胞计数、形态及血红蛋白浓度检测结果提示患者基本呈中度正细胞性贫血。血小板计数降低，加强对外周血涂片的观察，增加光学法检测血小板可确保计数结果的可靠性。

病例 108　Burkitt 淋巴瘤 / 白血病

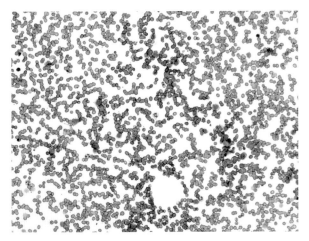

图 12-295　Burkitt 淋巴瘤 / 白血病骨髓涂片：有核细胞增生尚活跃，可见较多淋巴瘤细胞

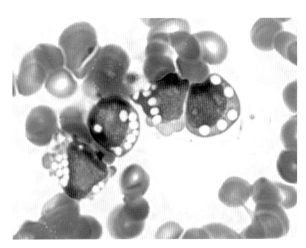

图 12-296　Burkitt 淋巴瘤 / 白血病骨髓涂片：淋巴瘤细胞的胞质及核内可见大而明显的"蜂窝状"空泡

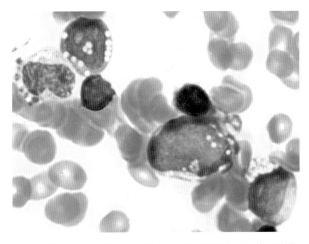

图 12-297　Burkitt 淋巴瘤 / 白血病骨髓涂片：淋巴瘤细胞大小不等；核圆形或椭圆形，核染色质较细致均匀，部分细胞可见核仁

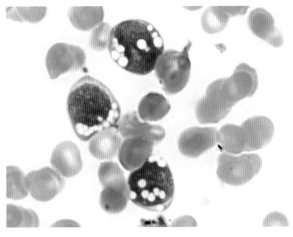

图 12-298　Burkitt 淋巴瘤 / 白血病骨髓涂片：淋巴瘤细胞胞质嗜碱性，胞质及核内可见"蜂窝状"空泡

成熟 B 淋巴细胞肿瘤

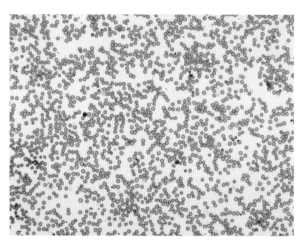

图 12-299　Burkitt 淋巴瘤 / 白血病外周血涂片：白细胞
数减少

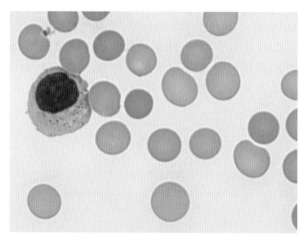

图 12-300　Burkitt 淋巴瘤 / 白血病外周血涂片：成熟红
细胞大小不等；可见颗粒淋巴细胞，未见淋巴瘤细胞

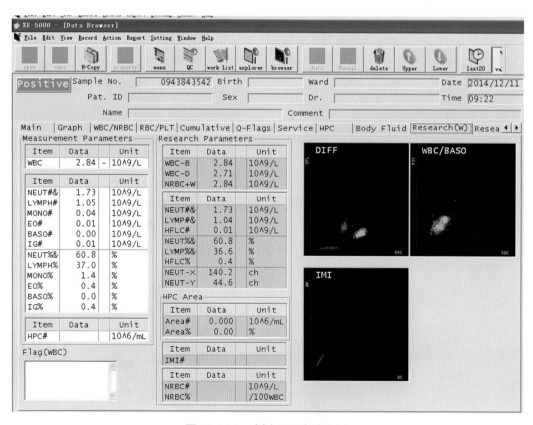

图 12-301　病例 108 血液分析

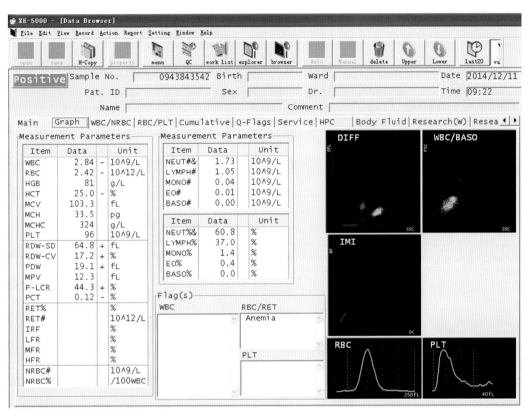

图 12-302 病例 108 血液分析

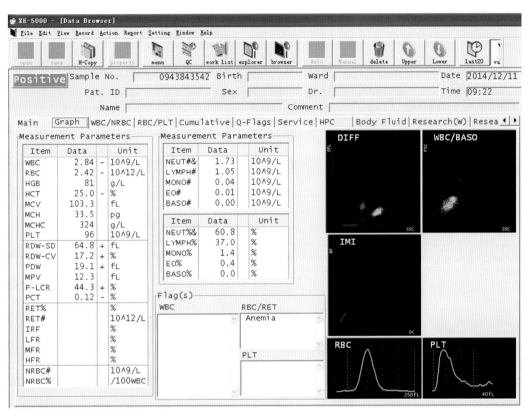

成熟 B 淋巴细胞肿瘤

血液分析

该例 Burkitt 淋巴瘤,患者白细胞计数轻度降低。白细胞分类散点图基本正常。红细胞各相关参数提示患者呈中度正细胞正色素性贫血伴细胞大小不等。血小板计数轻度降低,增加光学法检测和外周血涂片观察可确保结果的可靠性。

(三)诊断标准

Burkitt 淋巴瘤 / 白血病的诊断至今尚无单一的金标准,需结合形态学、遗传学及免疫分型共同诊断。

1. 形态学 典型 BL 细胞中等大小,形态均一;核圆形,染色质细致或聚集,副染色质相对清晰;一般含多个位于中央的嗜碱性核仁。胞质强嗜碱性,常含有脂质空泡。特征性的细胞质脂质囊泡可通过石蜡包埋的组织切片免疫组织化学证实。部分病例的 Burkitt 细胞核偏心位;一个核仁,位于核中央;核大小、形状呈多形性;即以往所称的变异型 BL。

2. 免疫学表型 瘤细胞强表达轻链限制性的膜 IgM 和 B 细胞相关抗原(CD19、CD20、CD22、CD79a 和 PAX5),表达 CD10、BCL6、CD38、CD77、CD43,TdT 阴性,BCL2 阴性或弱表达。浆细胞样分化的 BL 细胞内可检测到单一型的胞质内免疫球蛋白。几乎 100% 的细胞 Ki-67 阳性(提示高的增殖指数)。Burkitt 白血病细胞除上述特征外,通常高表达 CD45。

3. 遗传学 肿瘤细胞的免疫球蛋白重链和轻链基因为克隆性重排。约 80% 的病例有 t(8;14)(q24;q32)-MYC/IgH 改变,20% 的病例为 t(2;8)(p12;q24)-Igκ/MYC 或 t(8;22)(q24;q11)-MYC/Igλ。几乎所有的 BL 都有 MYC 基因的过

度表达, 但 *MYC* 基因易位并非 BL 所特有。约 70% 的散发性 BL 病例存在转录因子 TCF3(也称为 E2A)或其负调节因子 ID3 的突变。其他重现性突变 CCND3, TP53, RHOA, SMARCA4 和 ARID1A 发生在 5%~40% 的 BL 中。

伴 11q 异常的 Burkitt 样淋巴瘤, 无 MYC 重排, 在 11q 同时有获得和缺失异常, 过表达 PAFAH1B2, 核型更复杂。

成熟 NK/T 淋巴细胞肿瘤

成熟 T 细胞肿瘤起源于成熟 T 细胞或胸腺后 T 细胞。NK 细胞与 T 细胞密切相关,并且具有部分相同的免疫学表型和功能特性。因此两类细胞的肿瘤放在一起介绍。成熟 NK/T 淋巴细胞肿瘤相对少见,NK/T 淋巴细胞肿瘤约占所有 NHL 的 12%。最常见的成熟 T 细胞淋巴瘤类型是外周 T 细胞淋巴瘤(非特指型)和间变性大细胞淋巴瘤。2017 版 WHO 更改了部分成熟 NK/T 淋巴细胞肿瘤的名称,增加了新的临时分类,提出了部分淋巴瘤的早期诊断依据和治疗策略,对某些淋巴瘤的诊断标准进行了更新和补充,阐述了淋巴细胞肿瘤的分子遗传学改变及其与临床的关联性。NK/T 细胞肿瘤 WHO 分类的 2017 版与 2008 版比较见表 13-1。

表 13-1　成熟 NK/T 淋巴细胞肿瘤 WHO 分类

WHO 2017	WHO 2008
T- 幼淋巴细胞白血病(T-PLL)	T- 幼淋巴细胞白血病(T-PLL)
T- 大颗粒淋巴细胞白血病(T-LGLL)	T- 大颗粒淋巴细胞白血病(T-LGLL)
暂时分型:慢性 NK 淋巴细胞增殖性疾病(CLPD-NK)	暂时分型:慢性 NK 淋巴细胞增殖性疾病(CLPD-NK)
侵袭性 NK 细胞白血病(ANKL)	侵袭性 NK 细胞白血病(ANKL)
儿童系统性 EBV 阳性的 T 细胞淋巴瘤*	儿童系统性 EBV 阳性的 T 淋巴细胞增殖性疾病
T/NK 细胞型慢性活动性 EBV 感染,系统性疫苗后水疱样(种痘水疱病样)淋巴细胞增殖性疾病*	疫苗后水疱样(种痘水疱病样)淋巴瘤
严重蚊虫叮咬过敏症	
成人 T 细胞白血病 / 淋巴瘤(ATLL)	成人 T 细胞白血病 / 淋巴瘤(ATLL)
结外 NK/T 细胞淋巴瘤,鼻型	结外 NK/T 细胞淋巴瘤,鼻型
肠病相关的 T- 细胞淋巴瘤(EATL)	肠病相关的 T 细胞淋巴瘤(EATL)
单形性嗜上皮性肠道 T 细胞淋巴瘤*	肠病相关的 T 细胞淋巴瘤 II 型
暂时分型:胃肠道惰性 T 淋巴细胞增殖性疾病*	肠病相关的 T 细胞淋巴瘤 II 型
肝脾 T 细胞淋巴瘤(HSTL)	肝脾 T 细胞淋巴瘤(HSTL)
皮下脂膜炎样 T 细胞淋巴瘤(SPTCL)	皮下脂膜炎样 T 细胞淋巴瘤(SPTCL)
蕈样肉芽肿(MF)	蕈样肉芽肿(MF)
Sézary 综合征(SS)	Sézary 综合征(SS)
原发皮肤 CD30 阳性的 T 淋巴细胞增殖性疾病	原发皮肤 CD30 阳性的 T 淋巴细胞增殖性疾病
淋巴瘤样丘疹病	淋巴瘤样丘疹病
原发皮肤间变性大细胞淋巴瘤	原发皮肤间变性大细胞淋巴瘤
原发皮肤 γδ T 细胞淋巴瘤(PCGD-TCL)	原发皮肤 γδ T 细胞淋巴瘤(PCGD-TCL)
暂时分型:原发皮肤 CD8+ 侵袭性嗜表皮细胞毒性 T 细胞淋巴瘤	暂时分型:原发皮肤 CD8+ 侵袭性嗜表皮细胞毒性 T 细胞淋巴瘤

WHO 2017	WHO 2008
暂时分型:原发肢端皮肤 CD8⁺T 细胞淋巴瘤 *	
暂时分型:原发皮肤 CD4⁺ 小 / 中 T 淋巴细胞增殖性疾病 *	暂时分型:原发皮肤 CD4⁺ 小 / 中 T 细胞淋巴瘤
外周 T 细胞淋巴瘤,非特指型(PTCL,NOS)	外周 T 细胞淋巴瘤,非特指型(PTCL,NOS)
血管免疫母细胞性 T 细胞淋巴瘤(AITL)	血管免疫母细胞性 T 细胞淋巴瘤(AITL)
暂时分型:滤泡性 T 细胞淋巴瘤 *	
暂时分型:淋巴结外周 T 细胞淋巴瘤伴 TFH 表型 *	ALK 阳性的间变性大细胞淋巴瘤(ALCL,ALK+)
ALK 阳性的间变性大细胞淋巴瘤(ALCL,ALK+)	暂时分型:ALK 阴性的间性变大细胞淋巴瘤(ALCL,ALK-)
ALK 阴性的间变性大细胞淋巴瘤(ALCL,ALK-)*	
暂时分型:乳腺假体植入相关的间变性大细胞淋巴瘤 *	

*2016 新增亚型或调整了亚型的名称

第一节　大颗粒淋巴细胞白血病

大颗粒淋巴细胞白血病(large granular lymphocytic leukaemia,LGLL)是一组以外周血大颗粒淋巴细胞持续(>6 个月)增多为特征,通常在 $(2\sim20)\times10^9/L$ 的异质性恶性疾病。2017 及 2008 版 WHO 将大颗粒淋巴细胞白血病细分为三种类型,分别为 T 大颗粒淋巴细胞白血病(T-cell large granular lymphocytic leukaemia,T-LGLL)、慢性 NK 淋巴细胞增殖性疾病(chronic lymphoproliferative disorders of NK cells,CLPD-NK)以及侵袭性 NK 细胞白血病(aggressive NK cell leukaemia,ANKL)。罕见自发缓解的病例。STAT3 基因突变常见于 T 细胞及 NK 细胞型的 LGLL。少见的 STAT5B 基因突变似乎与更具侵袭性的疾病过程相关。

(一)骨髓象

骨髓有核细胞增生活跃、明显活跃或减低;幼红细胞比值正常或减低,形态大致正常;髓系细胞成熟左移;淋巴系细胞比值可正常或轻微增高,通常 <50%,大颗粒淋巴细胞比值增高,平均约占淋巴细胞的 50% 左右,其胞体大小不等,胞质少量至丰富,含细小至粗大的嗜天青颗粒;核染色质类似成熟淋巴细胞。部分病例尚可见少量胞体偏大、胞质较丰富、核染色质较细致,甚至可见明显核仁的大颗粒淋巴细胞,常提示有侵袭性趋势。部分病例可见噬血细胞,可能与临床症状及预后有关。巨核细胞数量正常或减少。

(二)血象

白细胞计数可正常至中度增高,中性粒细胞明显减少,淋巴细胞比值增高,其中大颗粒淋巴细胞约占淋巴细胞的 50%~90%(正常值 10%~15%),通常 $>2\times10^9/L$,此类细胞胞质少量或中等量至丰富,含有细小或粗大的嗜天青颗粒。伴有或不伴有贫血,成熟红细胞为正细胞正色素。血小板数量正常或减少。

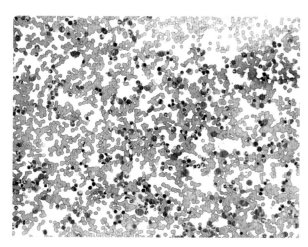

图 13-1　CLPD-NK 骨髓涂片：有核细胞增生活跃

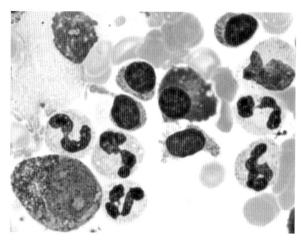

图 13-2　CLPD-NK 骨髓涂片：淋巴细胞比例正常（16.5%），大部分为颗粒淋巴细胞（占淋巴细胞 65%）

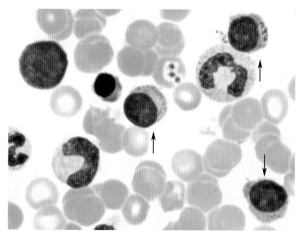

图 13-3　CLPD-NK 骨髓涂片：颗粒淋巴细胞，胞质少量至中等量，可见粗细不等的嗜天青颗粒

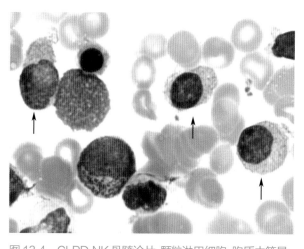

图 13-4　CLPD-NK 骨髓涂片：颗粒淋巴细胞，胞质中等量，可见粗细不等的嗜天青颗粒，少数细胞的核染色质略细致

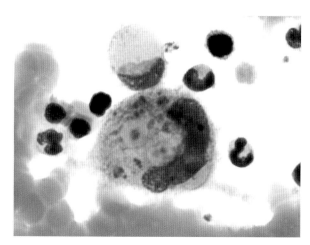

图 13-5　CLPD-NK 骨髓涂片：可见噬血细胞，吞噬红细胞及血小板

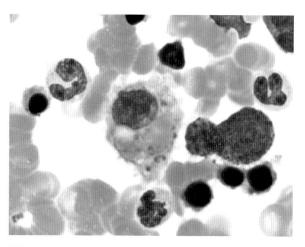

图 13-6　CLPD-NK 骨髓涂片：可见噬血细胞，吞噬红细胞及血小板

成熟 NK/T 淋巴细胞肿瘤

503

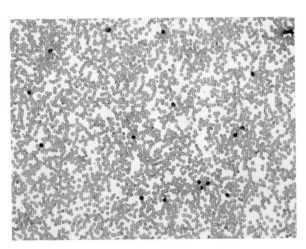

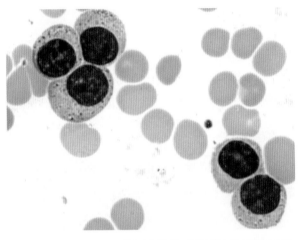

图 13-7　CLPD-NK 外周血涂片:白细胞数增高,
WBC13.59×10⁹/L,淋巴细胞占 88%

图 13-8　CLPD-NK 外周血涂片:颗粒淋巴细胞明显增
多,占淋巴细胞 84%,含较多粗细不等的嗜天青颗粒

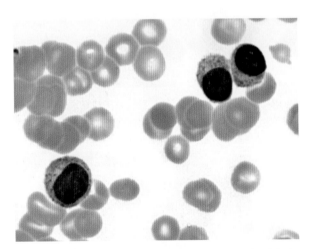

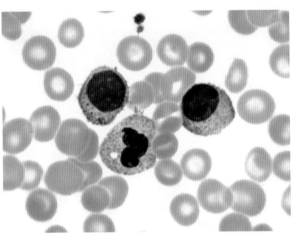

图 13-9　CLPD-NK 外周血涂片:颗粒淋巴细胞,含粗细
不等的嗜天青颗粒

图 13-10　CLPD-NK 外周血涂片:颗粒淋巴细胞,含较
多粗细不等的嗜天青颗粒

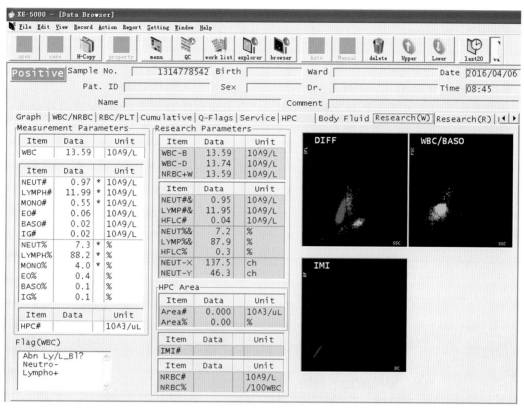

图 13-11 病例 109 血液分析

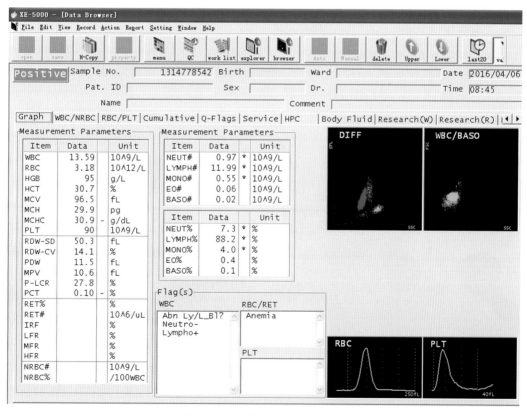

图 13-12 病例 109 血液分析

成熟 NK/T 淋巴细胞肿瘤

该例慢性 NK 淋巴细胞增殖性疾病(CLPD-NK)伴噬血细胞综合征患者,白细胞稍增多。DIFF 散点图及分类结果可见淋巴细胞比例明显增高,中性粒细胞比例降低。白细胞 flag 提示存在异常淋巴细胞(Abn Ly/L_Bl?),对应于外周血涂片可见比例增高的颗粒淋巴细胞。红细胞计数和血红蛋白浓度及 MCV 参数提示患者呈轻度正细胞低色素性贫血。血小板计数减少。

病例 110　侵袭性 NK 细胞白血病

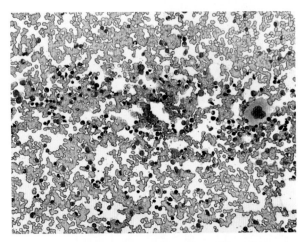

图 13-13　ANKL 骨髓涂片:有核细胞增生活跃

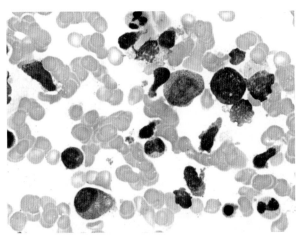

图 13-14　ANKL 骨髓涂片:颗粒淋巴细胞增多,占淋巴细胞 49%,胞质少,易见拖尾,有的形若"手镜细胞"

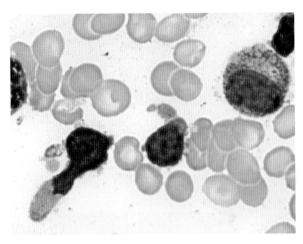

图 13-15　ANKL 骨髓涂片:颗粒淋巴细胞,胞质中等量,易见拖尾,核染色质介于成熟和幼稚淋巴细胞之间

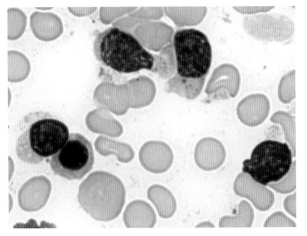

图 13-16　ANKL 骨髓涂片:颗粒淋巴细胞,核染色质介于成熟淋巴细胞和幼稚淋巴细胞之间

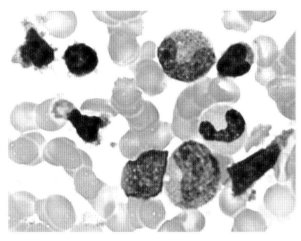

图 13-17　ANKL 骨髓涂片:颗粒淋巴细胞,胞质少量至中等量,易见拖尾,可见细小嗜天青颗粒

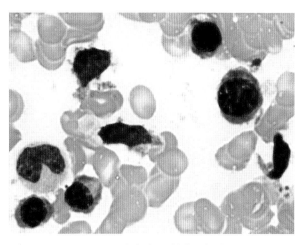

图 13-18　ANKL 骨髓涂片:颗粒淋巴细胞,易见胞质突起和拖尾

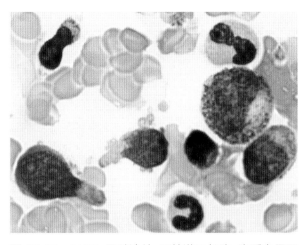

图 13-19　ANKL 骨髓涂片:颗粒淋巴细胞,胞质少量至中等量,易见拖尾及胞质突起,染色质介于成熟和幼稚淋巴细胞之间,部分细胞核染色质偏细致

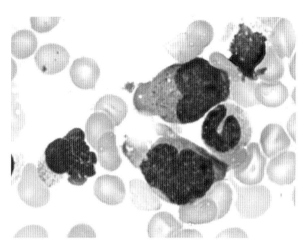

图 13-20　ANKL 骨髓涂片:颗粒淋巴细胞,胞体大,胞质丰富,内含细小的嗜天青颗粒,核偏大,核型不规则,核染色质偏疏松均匀,粗网状

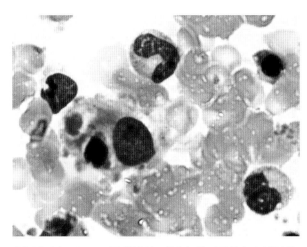

图 13-21　ANKL 骨髓涂片:噬血细胞,吞噬血小板及幼红细胞

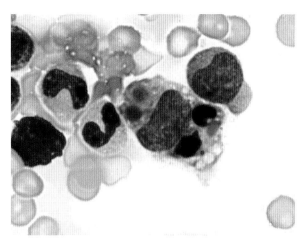

图 13-22　ANKL 骨髓涂片:噬血细胞,吞噬血小板及幼红细胞

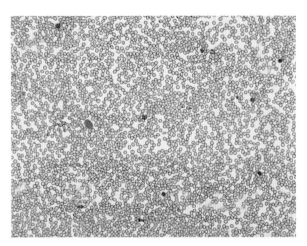

图 13-23　ANKL 外周血涂片:白细胞数正常范围

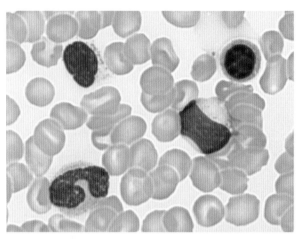

图 13-24　ANKL 外周血涂片:颗粒淋巴细胞增多,占淋巴细胞 65%,与正常淋巴细胞相似;可见异型淋巴样细胞

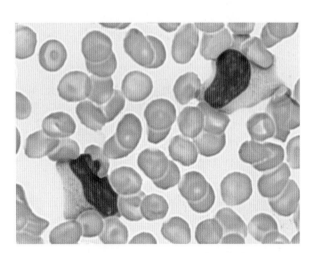

图 13-25　ANKL 外周血涂片:异型淋巴样颗粒淋巴细胞,胞质内可见粉尘样嗜天青颗粒

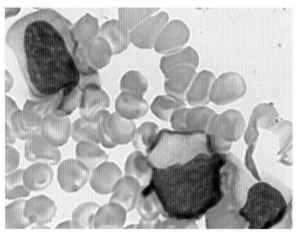

图 13-26　ANKL 外周血涂片:异型淋巴样颗粒淋巴细胞,胞质内可见粉尘样嗜天青颗粒

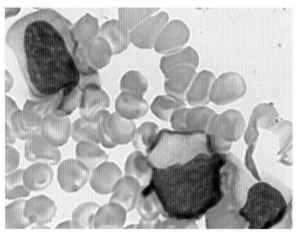

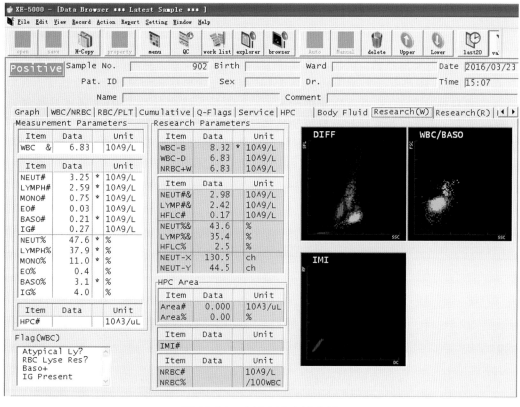

图 13-27　病例 110 血液分析

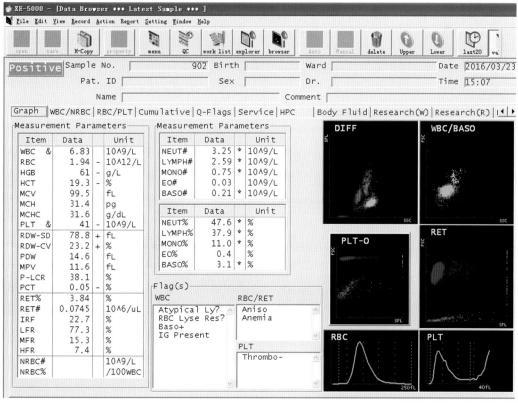

图 13-28　病例 110 血液分析

　　该例侵袭性 NK 细胞白血病(ANKL)患者白细胞计数正常。DIFF 散点图可见增高的非典型淋巴细胞和幼稚粒细胞信号,外周血涂片中可见异型淋巴细胞增多。由于可能有核红细胞抵抗的存在(RBC Lyse Res?),白细胞计数结果以修正数据更为可靠。红细胞计数及血红蛋白浓度结果提示存在中度正细胞性正色素性贫血伴红细胞大小不等。网织红细胞 RET 通道结果提示患者网织红细胞比例增高。血小板直方图右侧存在异常现象,光学法检测血小板结果提示血小板减少。

病例 111　T 大颗粒淋巴细胞白血病伴噬血细胞综合征

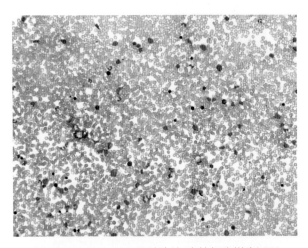

图 13-29　T-LGLL 骨髓涂片:有核细胞增生活跃

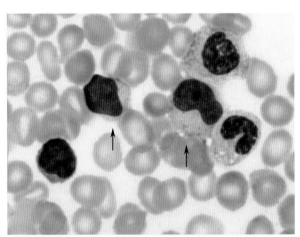

图 13-30　T-LGLL 骨髓涂片:颗粒淋巴细胞增多,占淋巴细胞 55%,胞质内含粉尘样颗粒

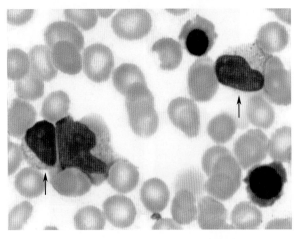

图 13-31　T-LGLL 骨髓涂片:颗粒淋巴细胞大小不等

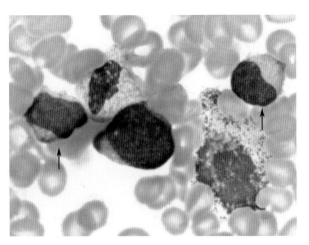

图 13-32　T-LGLL 骨髓涂片:部分颗粒淋巴细胞胞体偏大,核染色质较细致

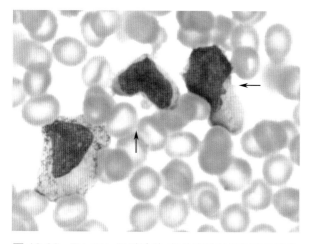

图 13-33　T-LGLL 骨髓涂片:部分颗粒淋巴细胞核染色
　　　　质较细致

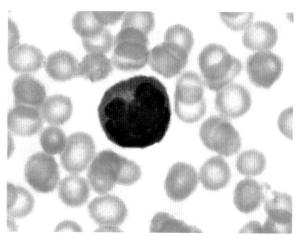

图 13-34　T-LGLL 骨髓涂片:可见异型淋巴样细胞

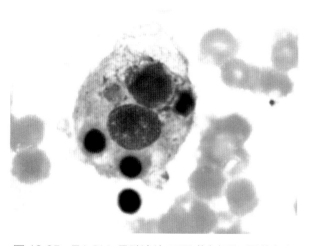

图 13-35　T-LGLL 骨髓涂片:可见噬血细胞,吞噬中晚
　　　　幼红细胞及血小板

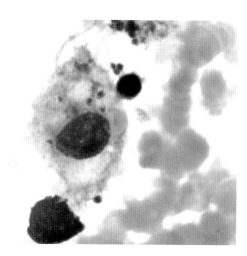

图 13-36　T-LGLL 骨髓涂片:可见噬血细胞,吞噬成熟
　　　　红细胞及血小板

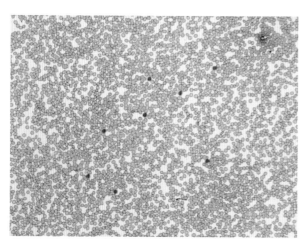

图 13-37　T-LGLL 外周血涂片:白细胞数正常范围

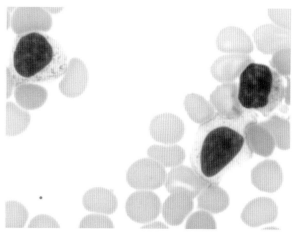

图 13-38　T-LGLL 外周血涂片:颗粒淋巴细胞增多,占
　　　　淋巴细胞 84%,胞质内可见粉尘样细小嗜天青颗粒

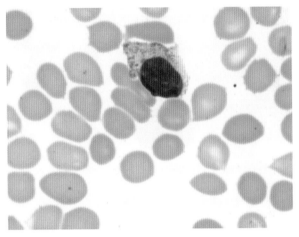

图 13-39　T-LGLL 外周血涂片:颗粒淋巴细胞,含较多粗细不等的嗜天青颗粒

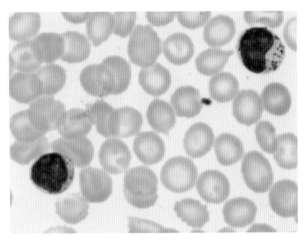

图 13-40　T-LGLL 外周血涂片:颗粒淋巴细胞,含数量不等的较粗大嗜天青颗粒

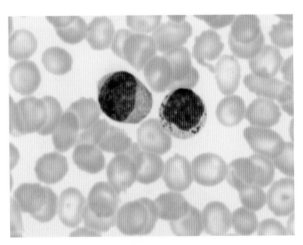

图 13-41　T-LGLL 外周血涂片:颗粒淋巴细胞及异型淋巴样细胞

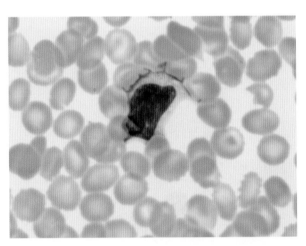

图 13-42　T-LGLL 外周血涂片:异型淋巴样颗粒淋巴细胞,含粉尘样嗜天青颗粒

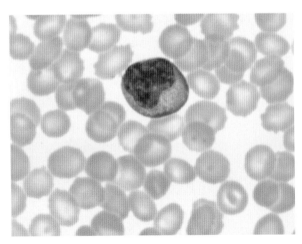

图 13-43　T-LGLL 外周血涂片:异型淋巴样细胞,含粉尘样嗜天青颗粒

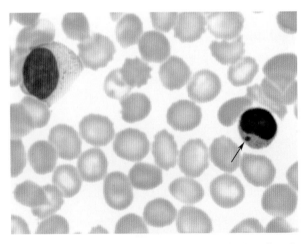

图 13-44　T-LGLL 外周血涂片:颗粒淋巴细胞及含一个深染微核的淋巴细胞

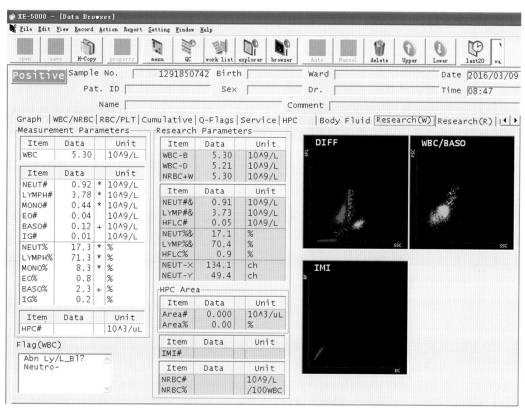

图 13-45　病例 111 血液分析

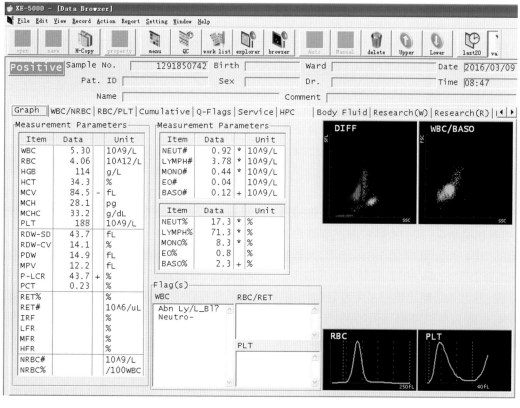

图 13-46　病例 111 血液分析

该例 T 大颗粒淋巴细胞白血病（T-LGLL）伴噬血细胞综合征患者，白细胞计数正常。DIFF 散点图可见淋巴细胞比例显著增高，中性粒细胞比例降低，异常淋巴细胞信号可见。白细胞 Flag 提示可能存在异常淋巴细胞 / 淋巴母细胞（Abn Ly/L_Bl？）。外周血涂片中可见增多的颗粒淋巴细胞和异型淋巴细胞。红细胞计数及其他相关参数结果提示患者红细胞基本正常。血小板计数正常。

（三）诊断标准

1. 临床表现

（1）T-LGLL：大部分病例（73%）发病年龄为 45 岁 ~75 岁，25 岁之前发病者罕见（<3%）。反复感染，脾脏轻度至中度肿大，可有全身 B 症状，部分患者类似类风湿关节炎。

（2）CLPD-NK：主要发病于成人，中位年龄为 60 岁。大多数患者无明显症状，部分患者可表现为全身症状和（或）血细胞减少（粒细胞减少或贫血）。淋巴结、肝、脾肿大及皮肤病变少见。可伴发于其他疾病，如实体或血液系统肿瘤、血管炎、切脾、神经病变及自身免疫性疾病。

（3）ANKL：主要发病于青年至中年人，中位年龄为 40 岁。几乎所有的病例均与 EB 病毒相关，并且具有侵袭的临床过程。发热、贫血、中性粒细胞减少和血小板减少。循环白血病细胞的数量可能较低或较高（占白细胞的百分之几至 >80%）。B 症状明显，肝、脾肿大，淋巴结及胃肠道易受累。可能有复杂的凝血功能紊乱、噬血细胞综合征或多器官衰竭。少数病例源于结外 NK/T 淋巴瘤或 CLPD-NK 的进展。

2. 形态学

（1）外周血：大多数患者白细胞计数正常或增多，淋巴细胞比值增高，其中大颗粒淋巴细胞约占淋巴细胞的 50%~90%（正常值 10%~15%），大颗粒淋巴细胞绝对值常 >2.0×10⁹/L，持续 6 个月以上。

（2）骨髓：淋巴系细胞比值可正常或轻微增高，通常 <50%，大颗粒淋巴细胞比值增高，平均约占淋巴细胞的 50% 左右。合并纯红细胞再生障碍

的病例，幼红细胞少见。伴有侵袭性表现的病例可见数量不等的胞体偏大、胞质较丰富、核染色质较细致，甚至可见明显核仁的大颗粒淋巴细胞。

（3）细胞化学染色：T-LGLL 细胞的酸性磷酸酶和 β 葡糖醛酸糖苷酶阳性。但很少用于日常诊断。

3. 免疫学表型

（1）T-LGLL：CD2⁺，CD3⁺，CD8⁺，TCRαβ⁺，TIA1⁺，粒酶 B⁺，粒酶 M⁺；大部分病例 CD16⁺，CD57⁺；约一半的病例 CD94/NKG2⁺、KIR⁺；CD4⁻，CD56⁻。少见变异型：CD4⁺，CD8⁺/⁻，TCRγδ⁺。

（2）CLPD-NK：sCD3⁻，cCD3ε⁺，CD16⁺，CD56ʷᵉᵃᵏ，TIA1⁺，粒酶 B⁺，粒酶 M⁺；CD8⁺；CD94/NKG2Aᵇʳⁱᵍʰᵗ，CD161ᵈⁱᵐ。CD2⁻、CD7⁻、CD57⁻。

（3）ANKL：CD2⁺，sCD3⁻，CD3ε⁺，CD56⁺，大部分病例 CD16⁺，CD11b 可阳性，CD57 通常阴性。

4. 遗传学　表达 TCRαβ 的病例具有 TRG@ 基因重排；表达 TCRγδ 的病例具有 TRB@ 基因重排。约 1/3 的病例存在 STAT3 基因突变，极少数病例存在 STAT5B 基因突变。

当患者反复感染伴有外周血淋巴细胞持续增多、中性粒细胞明显减少时，应考虑本病。如细胞形态学特征及免疫学表型符合上述标准，即可诊断。TCR 基因重排及流式免疫学表型证实为克隆性增殖有助于确诊。诊断时应注意与反应性大颗粒淋巴细胞增多鉴别，如病毒感染、自身免疫性疾病、骨髓移植后大颗粒淋巴细胞增多等，此时其免疫学表型呈非克隆性表现。尤其要注意患者近 3 个月内有无急性 EB 病毒、巨细胞病毒等感染。

第二节　成人 T 细胞白血病 / 淋巴瘤

成人 T 细胞白血病 / 淋巴瘤（adult T-cell leukaemia/lymphoma，ATLL）是一种主要由高度多

形性的淋巴样细胞组成的外周 T 细胞肿瘤。是由人类 T 细胞白血病病毒 1 型（HTLV-1），一种复杂的反转录病毒引起。发生于成年人，年龄 20 岁～80 岁，平均 58 岁。临床上分为急性型、淋巴瘤型、慢性型、冒烟型。最常见的为以白血病期为特征的急性型。大多数患者存在广泛的淋巴结受累和外周血受累，皮肤是最常见的结外受累部位。外周血中的部分肿瘤细胞来源于其他受累器官，其循环肿瘤细胞的数量与骨髓受累程度无关。

（一）骨髓象

急性型和淋巴瘤型的肿瘤性的淋巴细胞大小呈中等至大细胞，胞质嗜碱性；核常有明显的多形

性，呈明显的凹陷、扭曲、折叠、分叶状或脑回样。核染色质呈粗块状，伴有清晰、明显的核仁。常可见少量核染色质较疏松、呈转化状态的原始细胞样瘤细胞。慢性型和冒烟型的肿瘤细胞多是具有轻微异型的小细胞，核染色质较聚集。也有文献认为细胞的大小与临床过程无关。骨髓病理切片中，骨髓浸润的淋巴瘤细胞通常为片状分布，排列稀疏或致密。

（二）血象

可有一系或全血细胞减少。外周血受累时常有明显的白细胞增多，可见淋巴细胞样肿瘤细胞，细胞大小不等，有明显的核多形性，常呈多分叶状，被称为"花瓣样细胞"。

> **病例 112　成人 T 细胞白血病 / 淋巴瘤**

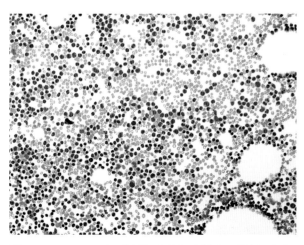

图 13-47　ATLL 骨髓涂片：有核细胞增生明显活跃至极度活跃

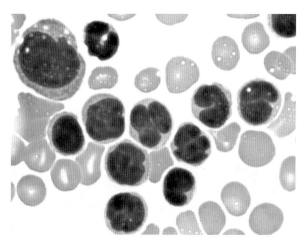

图 13-48　ATLL 骨髓涂片：淋巴瘤细胞大小不等，核呈多形性，可见大的转化细胞

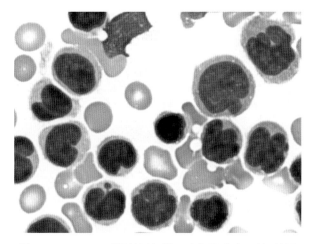

图 13-49　ATLL 骨髓涂片：淋巴瘤细胞大小不等，核呈多形性，胞质嗜碱性，染浅蓝色至蓝色

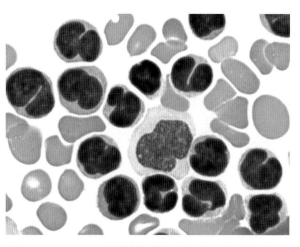

图 13-50　ATLL 骨髓涂片：淋巴瘤细胞大小不等，核呈多形性，有明显的凹陷、扭曲、折叠、分叶状或脑回样

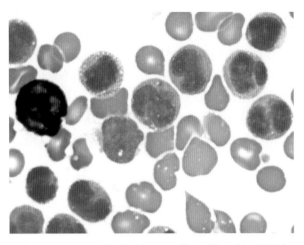

图 13-51　ATLL 骨髓涂片 MPO 染色:淋巴瘤细胞阴性;
中性分叶核粒细胞阳性

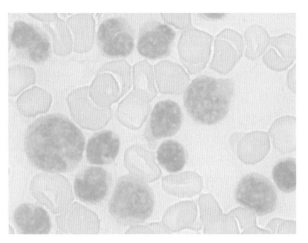

图 13-52　ATLL 骨髓涂片 PAS 染色:淋巴瘤细胞阴性

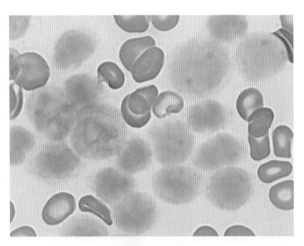

图 13-53　ATLL 骨髓涂片 CE 染色:淋巴瘤细胞阴性;
中性分叶核粒细胞阳性

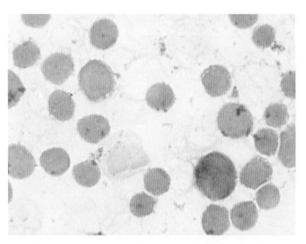

图 13-54　ATLL 骨髓涂片 ANAE 染色:淋巴瘤细胞阴
性;单核细胞阳性

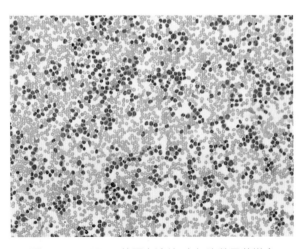

图 13-55　ATLL 外周血涂片:白细胞数显著增多

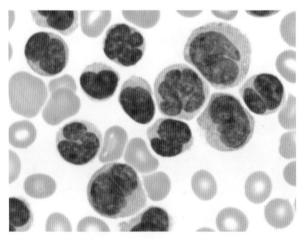

图 13-56　ATLL 外周血涂片:大量淋巴瘤细胞,大小不
等,胞质中等量至丰富,嗜碱性,无明显颗粒,核多形性

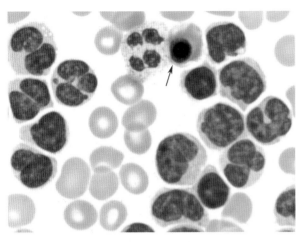

图 13-57 ATLL 外周血涂片：淋巴瘤细胞核形不规则，呈明显的凹陷、扭曲、折叠、分叶状；可见晚幼红细胞

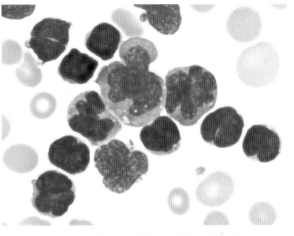

图 13-58 ATLL 外周血涂片：大量淋巴瘤细胞，大小不等，核呈多形性

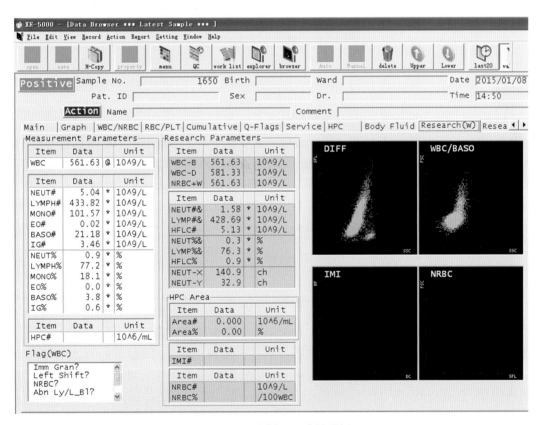

图 13-59 病例 112 血液分析

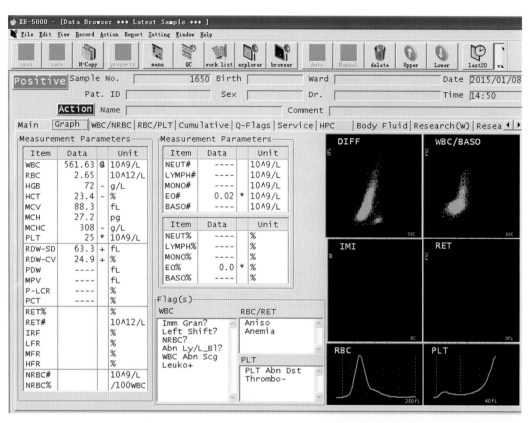

图 13-60　病例 112 血液分析

血液分析

该例 ATL 患者,白细胞显著增高。由于淋巴瘤细胞及各种异常细胞的存在,DIFF 及 WBC/BASO 散点图中各白细胞不能很好区分。报警信息提示可能存在幼稚粒细胞、粒细胞核左移、有核红细胞和异常淋巴(母)细胞。研究数据提示增高的白细胞以淋巴细胞为主、其次是单核细胞。研究数据中的淋巴细胞和单核细胞大部分对应着外周血涂片中所见的淋巴瘤细胞。红细胞相关参数提示患者呈中度正细胞正色素性贫血。红细胞直方图可见细胞大小均一性不足,相应的外周血涂片中可见大小不等的红细胞。血小板计数显著降低。该患者标本没有进行 IMI 通道检测。

(三) 诊断标准

1. 临床表现　发病于成年人,大多数患者表现为广泛的淋巴结、外周血累及。常累及脾脏及淋巴结外组织,包括皮肤、肺、肝、胃肠道及中枢神经系统,皮肤是最常见的累及部位(>50%)。循环中瘤细胞数量与骨髓累积程度无相关性。

(1)急性型:最常见,以白血病期的表现为特征,常有全身症状,白细胞计数明显增高(常伴有嗜酸性粒细胞增多),皮肤病变(皮疹,丘疹和结节),全身淋巴结肿大,肝脾肿大。常有高钙血症(伴有或不伴有溶骨性病变),LDH 升高。许多患者伴有 T 细胞免疫缺陷。

(2)淋巴瘤型:以显著的淋巴结肿大为特征,无外周血受累。晚期患者的表现同急性型相似,但一般无高钙血症。

(3)慢性型:皮肤病变多见,最常见的是剥脱性皮疹;可有轻度的肝、脾、淋巴结肿大。外周血中不典型的淋巴细胞不多,可有淋巴细胞绝对值增高。无高钙血症。

(4)冒烟型:白细胞计数正常,外周血中淋巴瘤细胞 >5%,胞体较小,类似正常淋巴细胞。患者常有皮肤或肺部病变,但无高钙血症。约 25% 的慢性型和冒烟型进展为急性型。

2. 形态学　急性型和淋巴瘤型的肿瘤性的淋巴细胞呈中等大小至大细胞,胞质嗜碱性,核常有明显的多形性,呈明显的凹陷、扭曲、折叠、分叶状或脑回样;核染色质呈粗块状,可有明显的核仁。外周血受累时常可见多分叶核的肿瘤细胞,称为"花瓣样细胞"。另外,常可见少量核染色质较疏松、呈转化状态的原始细胞样瘤细胞。慢性型和冒烟型的肿瘤细胞较小,异型性不明显。

3. 免疫学表型　肿瘤细胞表达 T 细胞相关抗原(CD2、CD3、CD5),但通常不表达 CD7。大多数病例 CD4$^+$、CD8$^-$;极少数病例 CD4$^-$、CD8$^+$,或 CD4$^+$、CD8$^+$。几乎所有病例强表达 CD25。大的转化细胞可能 CD30$^+$、ALK-。TIA1 和粒酶 B 阴性。肿瘤细胞常表达趋化因子受体 CCR4 和 T 调节(Treg)细胞的特征性基因 FOXP3。

4. 遗传学　所有病例均可发现克隆性整合的 HTLV-1。*TCR* 基因为克隆性重排。HBZ 在所有病例高水平表达。最常见的突变基因有 PLCG1,PRKCB,VAV1,IRF4,FYN,CARD11 和 STAT3。

第三节　间变性大细胞淋巴瘤

间变性大细胞淋巴瘤(anaplastic large cell lymphoma,ALCL)是一种 T 细胞淋巴瘤,主要由胞体较大,胞质丰富,多形性,常有马蹄形核,CD30(+)的淋巴样细胞组成。大多数病例间变性淋巴瘤激酶(anaplastic lymphoma kinase,ALK)蛋白(+)。WHO(2008)将其分为 ALK 阳性的间变性大细胞淋巴瘤(ALCL,ALK+)和 ALK 阴性的间变性大细胞淋巴瘤(ALCL,ALK-)两型独立的疾病。但两者的细胞形态学及基因表型相似,按瘤细胞形态特征可分为普通型(约占 60%)、淋巴组织细胞型(约占 10%)、小细胞型(约占 5%~10%)、霍奇金样型(约占 3%)及混合型(约占 15%)。

2017 版 WHO 将 ALCL 分为 ALK 阳性 ALCL、ALK 阴性 ALCL、乳腺假体植入相关的 ALCL。部分 ALK 阴性 ALCL 存在 6p25 染色体上 DUSP22 和 IRF4 重排,预后相对较好;部分病例存在 TP63 重排,预后很差。6p25 位点改变还可见于淋巴瘤样丘疹病(LYP)和原发皮肤 ALCL,WHO 将 LYP 分作 A、B、C、D、E、6p25 重排和罕见亚型。

乳腺假体植入相关的间变大细胞淋巴瘤(breast implant-associated anaplastic large cell lymphoma)是 WHO(2017)新增的一个暂定类型。最早描述于 1997 年,国内比较罕见。其发生率非常低(估计每年 1/100 万隆胸病例)。淋巴瘤发生于盐水或硅胶植入隆胸后 3~19 年(中位年龄 10 年),表现为乳房肿胀,可伴渗出。肿瘤细胞通常局限于植入的假体与纤维性包膜之间的浆液性渗出液内。形态学表现类似 ALK 阴性的 ALCL,TCR 克隆性重排,临床通常呈惰性表现,预后良好,有别于其他 ALK 阴性的 ALCL。大部分病例没有包膜的侵犯,建议采取保守治疗,去除假体和切除包膜及其周围组织可能已足够。如果包膜有肿瘤细胞侵犯,则有淋巴结浸润和全身系统性扩散的风险,应当进行全身化疗。

(一) 骨髓象

ALCL 骨髓浸润时可见大小不等的淋巴瘤细胞,部分瘤细胞胞体较大,胞质丰富,核多形性,典型者为呈马蹄铁样或肾形核伴有核旁嗜酸性区域的淋巴瘤细胞,此种细胞被称为标志性细胞;部分细胞胞质内可见颗粒。与其他淋巴瘤相比,普通型 ALCL 细胞胞质更丰富,嗜碱性或嗜酸性、常有空泡,可见花环样或类似于 R-S 细胞的多核瘤细胞,核染色质呈粗块状或弥散,有多个小的、嗜碱性核仁。有大细胞组成的病例,核仁更明显。淋巴组织细胞型的特征为瘤细胞之间混有大量的反应性组织细胞,当瘤细胞较小时易被组织细胞掩盖而误诊。小细胞型瘤细胞通常为小至中等大小及不规则核,大多数呈"荷包蛋样"。部分病例可见噬血细胞,吞噬红细胞、血小板等。霍奇金样型的形态学特征类似于结节硬化性经典型霍奇金淋巴瘤(NSCHL)表现。

(二) 血象

1~3 系血细胞减少,部分病例可见少量淋巴瘤细胞。成熟红细胞多为正细胞正色素的形态特征。

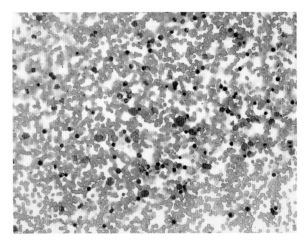

图 13-61　ALCL 骨髓涂片:有核细胞增生活跃

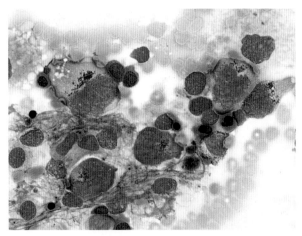

图 13-62　ALCL 骨髓涂片:淋巴瘤细胞大小不等,聚集
分布

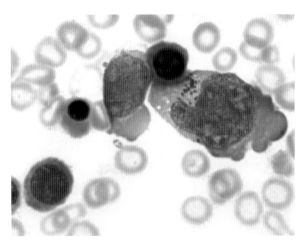

图 13-63　ALCL 骨髓涂片:淋巴瘤细胞大小不等;核椭
圆形或不规则形,核染色质较细致疏松,可见数个明显的
核仁;胞质中等量至丰富,嗜碱性,部分胞质可见粗大颗粒

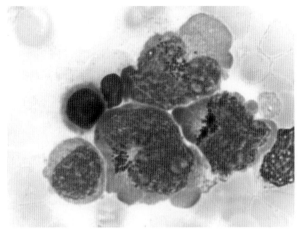

图 13-64　ALCL 骨髓涂片:淋巴瘤细胞胞体较大,核形
不规则,可见 1~2 个巨大核仁,胞质内可见聚集分布的粗
大嗜天青颗粒,位于细胞核的凹陷处

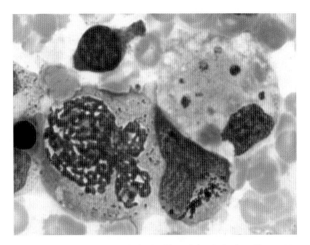

图 13-65　ALCL 骨髓涂片:淋巴瘤细胞大小不等;可见
噬血细胞,吞噬红细胞和血小板

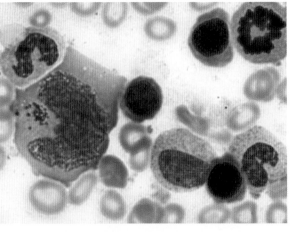

图 13-66　ALCL 骨髓涂片:淋巴瘤细胞核形不规则,呈
马蹄形,核的凹陷处可见聚集分布的粗大嗜天青颗粒

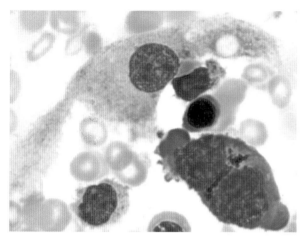

图 13-67　ALCL 骨髓涂片:可见双核瘤细胞及正常组织细胞

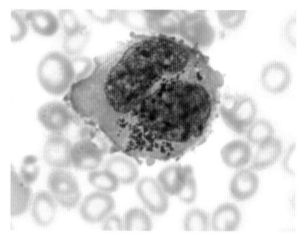

图 13-68　ALCL 骨髓涂片:双核淋巴瘤细胞,胞体较大

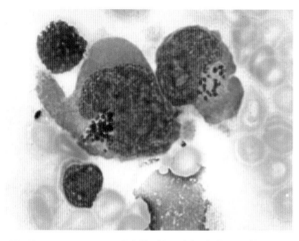

图 13-69　ALCL 骨髓涂片:淋巴瘤细胞大小不等,核染色质较疏松,核的凹陷处可见聚集分布的粗大嗜天青颗粒

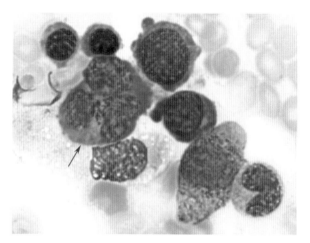

图 13-70　ALCL 骨髓涂片:多核淋巴瘤细胞,细胞中央、核交界处可见聚集分布的嗜天青颗粒

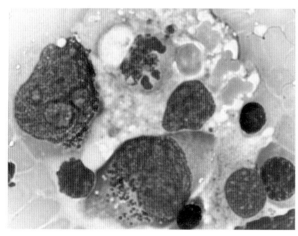

图 13-71　ALCL 骨髓涂片:巨大核仁的淋巴瘤细胞及噬血细胞

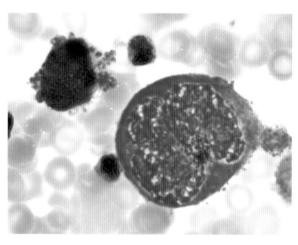

图 13-72　ALCL 骨髓涂片:淋巴瘤细胞,核染色质呈疏松的粗网状结构,可见多个嗜碱性核仁

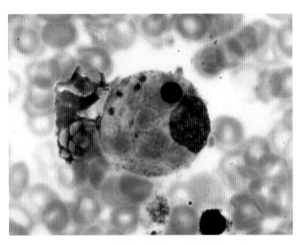

图 13-73　ALCL 骨髓涂片:噬血细胞,吞噬晚幼红细胞、
成熟红细胞及血小板

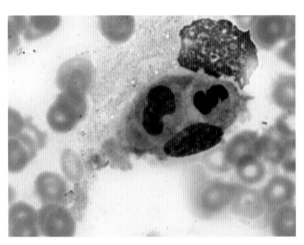

图 13-74　ALCL 骨髓涂片:噬血细胞,吞噬中性杆状核
粒细胞、单核细胞及红细胞

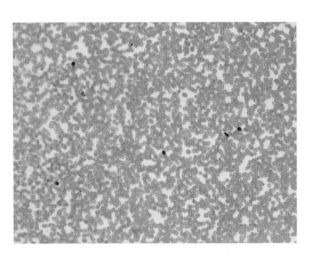

图 13-75　ALCL 外周血涂片:白细胞数减少

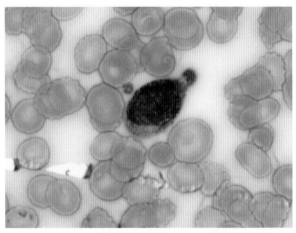

图 13-76　ALCL 外周血涂片:可见淋巴瘤细胞,核染色
质呈均匀粗颗粒状,胞质中等量,染浅蓝色至蓝色

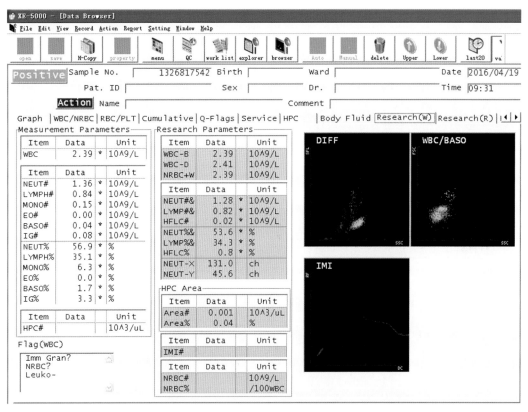

图 13-77　病例 113 血液分析

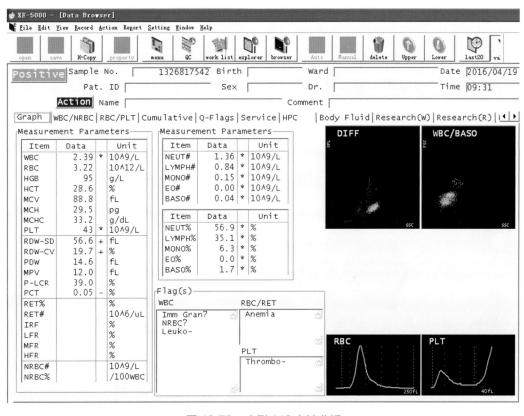

图 13-78　病例 113 血液分析

成熟 NK/T 淋巴细胞肿瘤

523

该例间变性大细胞淋巴瘤（ALCL）伴噬血细胞综合征患者，白细胞计数减少，DIFF 散点图和 IMI 通道可见幼稚粒细胞信号，外周血涂片可见淋巴瘤细胞。红细胞相关参数提示存在轻度正细胞正色素性贫血伴轻度细胞大小不等。血小板计数减少，由于血小板直方图右侧可见异常抬高部分，增加外周血涂片和光学法血小板计数可保证结果的可靠性。

病例 114　间变性大细胞淋巴瘤伴噬血细胞综合征

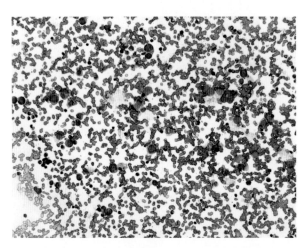

图 13-79　ALCL 骨髓涂片：有核细胞增生活跃

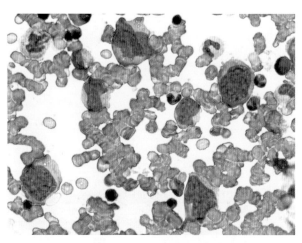

图 13-80　ALCL 骨髓涂片：可见较多淋巴瘤细胞占 10%

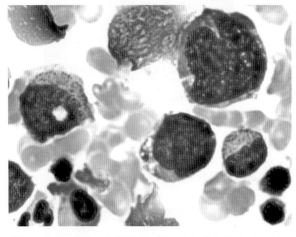

图 13-81　ALCL 骨髓涂片：淋巴瘤细胞胞体大小不等，胞质丰富、嗜碱性，部分细胞可见空泡；核凹陷或扭曲

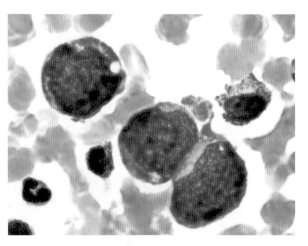

图 13-82　ALCL 骨髓涂片：淋巴瘤细胞核染色质呈较均匀粗颗粒状，核仁显隐不一

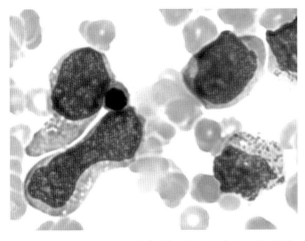

图 13-83 ALCL 骨髓涂片:淋巴瘤细胞大小不等,部分细胞体积较大

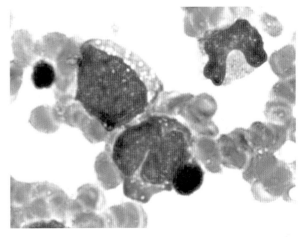

图 13-84 ALCL 骨髓涂片:淋巴瘤细胞,胞质可见空泡,部分细胞核形不规则

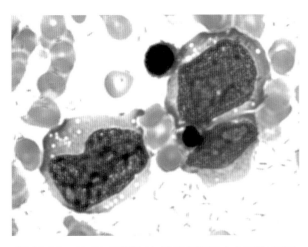

图 13-85 ALCL 骨髓涂片:淋巴瘤细胞大小不等,可见大核仁

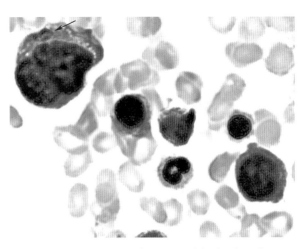

图 13-86 ALCL 骨髓涂片:淋巴瘤细胞,胞质内可见微核

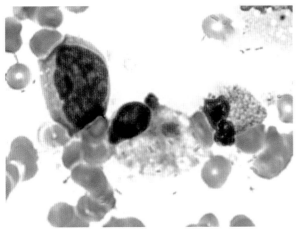

图 13-87 ALCL 骨髓涂片:淋巴瘤细胞核形不规则;可见噬血细胞,吞噬血小板

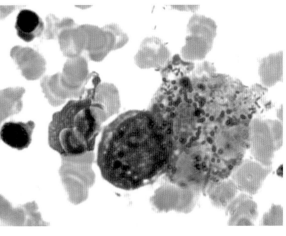

图 13-88 ALCL 骨髓涂片:淋巴瘤细胞旁可见噬血细胞

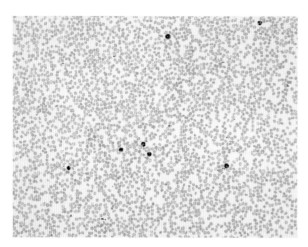

图 13-89　ALCL 外周血涂片:白细胞数正常范围

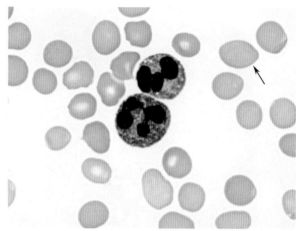

图 13-90　ALCL 外周血涂片:部分中性粒细胞可见空
泡;可见嗜多色性红细胞

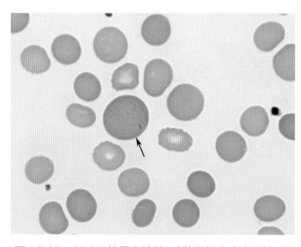

图 13-91　ALCL 外周血涂片:成熟红细胞大小不等,可
见点彩红细胞

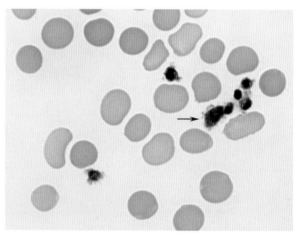

图 13-92　ALCL 外周血涂片:偶见大血小板

血液分析

　　该例间变性大细胞淋巴瘤(ALCL)伴噬血细胞综合征患者的原始血液分析散点图未能获得。其血常规结果:WBC 6.69×10^9/L,RBC 4.76×10^{12}/L,Hb 154g/L,HCT 43.3%,MCV 91fl,MCH 32.4pg,MCHC 356g/L,PLT 229×10^9/L,N 51.2%,L 34.5%,M 8.2%,E 5.7%,B 0.4%,N 绝 对 值 3.42×10^9/L,L 绝对值 2.31×10^9/L,M 绝对值 0.55×10^9/L,E 绝对值 0.38×10^9/L,B 绝对值 0.03×10^9/L,血小板平均

体积 9.5fl。患者白细胞数正常。推测其白细胞分类 DIFF 通道检测结果可能存在异常淋巴细胞信号。红细胞检测应提示 RDW 增高,此与外周血涂片中见到的红细胞大小不一相对应。由于外周血涂片中可见大血小板,血小板直方图应该表现为底部增宽或右侧抬高,用光学法对血小板进行计数有助于获得更加准确的结果。

（三）诊断标准

1. 临床表现

（1）ALK（+）ALCL：好发于儿童和 30 岁以内的年轻人，可累及淋巴结和结外组织，最常累及的结外组织包括皮肤、骨、软组织、肺和肝，肠道和中枢神经系统罕见。患者常有 B 症状，特别是高热。预后好，5 年生存率达 80%。

（2）ALK（-）ALCL：好发于成人（40 岁~65 岁），累及浅表和（或）腹膜后淋巴结、少数结外组织，常有 B 症状。5 年生存率 48%。

2. 形态学

ALK（+）ALCL 与 ALK（-）ALCL 细胞形态学特征相同，瘤细胞大小不等，均可见胞体大，胞质丰富，核呈马蹄形的标志性细胞，呈黏附性生长。

3. 免疫学表型

（1）：ALK（+）ALCL：CD30、ALK 阳性；大部分病例 CD2、CD5、CD4、EMA、TIAl、粒酶 B 和（或）穿孔素、CD43 阳性；CD45 和 CD45RO 可为阳性；CD25 强阳性；CD8、CD15 通常阴性，BCL2 阴性，75% 的病例 CD3 阴性。

（2）ALK（-）ALCL：CD30 阳性，ALK 阴性；CD2、CD3 阳性；CD5、CD43、CD4 通常阳性；部分病例 TI A1、粒酶 B 和（或）穿孔素、PAX5 阳性；约 43% 的病例 EMA 阳性；CD15 可阳性，CD8 通常阴性。

4. 遗传学

（1）ALK（+）ALCL：约 90% 的病例显示 *TCR* 基因重排；t（2 ;5）（p23 ;q35）、t（1 ;2）（q25 ;p23）。涉及 ALK 易位和融合蛋白在 2p23，形成 NPM1-ALK 融合基因。

（2）ALK（-）ALCL：多数病例有 *TCR* 基因重排。无重现性细胞遗传学异常。

第四节　肠病相关的 T 细胞淋巴瘤

2017 版 WHO 对肠病相关的 T 细胞淋巴瘤（enteropathy-associated T-cell lymphoma，EATL）进行了重新分型，其中的 I 型 EATL 继续保留使用原名，即肠病相关的 T 细胞淋巴瘤（EATL）。而将原来的 II 型 EATL 称为单形性嗜上皮性肠道 T 细胞淋巴瘤（monomorphic epitheliotropic intestinal T—cell lymphoma，MEITL）；另有一小部分不符合目前定义的 EATL 或 MEITL 标准的肠道 T 细胞淋巴瘤，被称为肠道 T 细胞淋巴瘤，非特指型（intestinal T-cell lymphoma，NOS）；在肠道 T 细胞肿瘤的大范围内新增一个临时分型，是一种克隆性 T 细胞疾病，称为胃肠道惰性 T 淋巴细胞增殖性疾病（indolent T-cell lymphoproliferative disorder of the gastrointestinal tract）。

肠病相关的 T 细胞淋巴瘤（EATL）是一种来源于上皮内的 T 淋巴细胞的肠道肿瘤，表现为不同程度转化阶段的细胞，通常表现为大且具多形性的淋巴细胞组成的肿瘤，常伴有炎症背景，与腹腔疾病及乳糜泻密切相关。其主要免疫学表型通常为 $CD3^+$、$CD4^-$、$CD8^-$、$CD56^-$。16%~40% 的病例继发噬血细胞综合征。

（一）骨髓象

有核细胞增生活跃，累及骨髓时，可见大小不等的多形性或间变性淋巴瘤细胞，胞体中等至较大，胞质中等量至丰富，核圆形或不规则形，核染色质较均匀疏松，核仁显隐不一。通常可见数量不等的粒系细胞及幼红细胞。巨核细胞数量正常或减少。

（二）血象

1~3 系血细胞减少，外周血受累时可见淋巴瘤细胞。

527

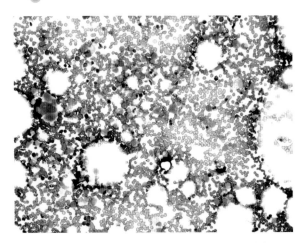

图 13-93　EATL 骨髓浸润骨髓涂片:有核细胞增生活跃至明显活跃

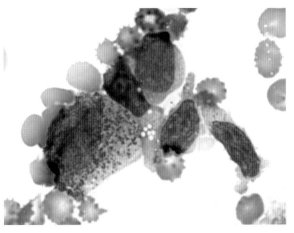

图 13-94　EATL 骨髓浸润骨髓涂片:可见胞体大小不等的淋巴瘤细胞,胞质中等量至丰富,易见拖尾及伪足状突起,部分细胞可见少量嗜天青颗粒及空泡

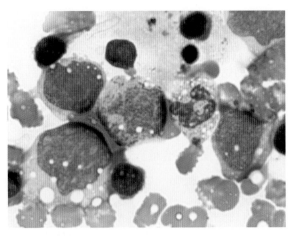

图 13-95　EATL 骨髓浸润骨髓涂片:淋巴瘤细胞大小不等,胞体大,胞质丰富,着蓝色或深蓝色,部分细胞核形不规则,核染色质呈均匀粗颗粒状,核仁显隐不一

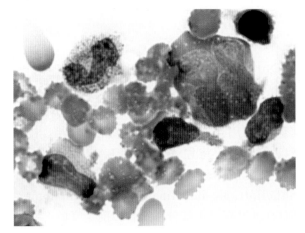

图 13-96　EATL 骨髓浸润骨髓涂片:淋巴瘤细胞胞体大小不等,胞质易见拖尾及伪足状突起,部分细胞胞质内可见少量细小嗜天青颗粒;可见核形不规则的双核瘤细胞

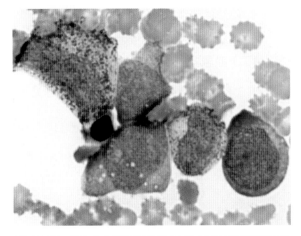

图 13-97　EATL 骨髓浸润骨髓涂片:淋巴瘤细胞胞体较大,胞质丰富,深蓝色,部分细胞可见空泡

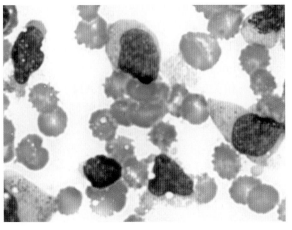

图 13-98　EATL 骨髓浸润骨髓涂片:淋巴瘤细胞胞体大小不等,部分细胞胞质内可见少量嗜天青颗粒

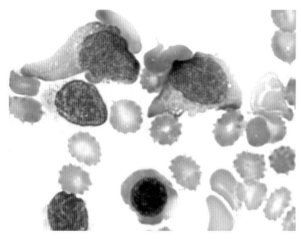

图 13-99　EATL 骨髓浸润骨髓涂片：淋巴瘤细胞胞质丰富，易见拖尾及伪足状突起，可见少量空泡；可见涂抹细胞

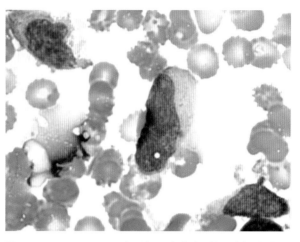

图 13-100　EATL 骨髓浸润骨髓涂片：淋巴瘤细胞胞体大小不等，胞质易见拖尾及伪足状突起，部分细胞胞质内可见少量嗜天青颗粒

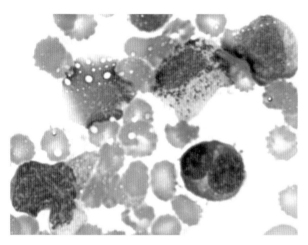

图 13-101　EATL 骨髓浸润骨髓涂片：淋巴瘤细胞胞体大小不等，部分细胞核形不规则

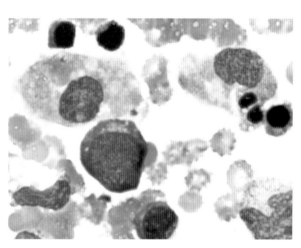

图 13-102　EATL 骨髓浸润骨髓涂片：可见噬血细胞，吞噬成熟红细胞和中性粒细胞

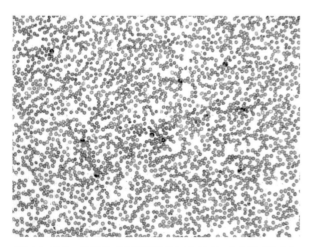

图 13-103　EATL 骨髓浸润外周血涂片：白细胞数减少

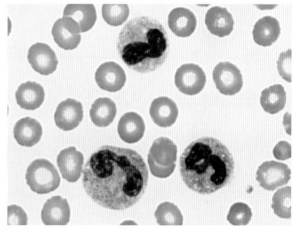

图 13-104　EATL 骨髓浸润外周血涂片：粒细胞比值增高，血小板少见

该例肠病相关的 T 细胞淋巴瘤（EATL）患者的原始血液分析结果未能获得。从外周血涂片可推测其白细胞计数偏少，白细胞 DIFF 分类通道基本正常。红细胞计数及相关参数较正常。血小板减少。

（三）诊断标准

1. 临床表现　少数患者至儿童期起就有肠病病史，大多数患者为成人期发病或在淋巴瘤诊断的同时诊断为肠病。肿瘤最常发生在空肠或回肠，通常表现为腹痛，常合并肠穿孔。

2. 形态学　淋巴瘤细胞大小不等，表现为不同程度转化阶段。最常见的是胞体中等至较大的细胞，其核呈圆形、角形或马蹄形，核染色质疏松，核仁明显；胞质中等量至丰富，浅染。40% 病例的肿瘤细胞呈明显的多形性，类似于间变性大细胞淋巴瘤的形态特征。

3. 免疫学表型　肿瘤细胞 $CD3^+$、$CD5^-$、$CD7^+$、$CD4^-$、$CD103^+$，$TCR\beta^{+/-}$，表达细胞毒性相关蛋白。几乎所有病例都有部分肿瘤细胞 $CD30^+$。表达细胞毒性颗粒相关蛋白（例如 TIA1，颗粒酶 B 和穿孔素）。绝大部分病例 $CD56^-$，大部分病例 $CD8^-$。

4. 遗传学　几乎所有病例 TRB 或 *TRG* 基因克隆性重排；90% 以上的患者有肠病特征性基因 HLA-DQA1*0501 和 HLA-DQB1*0201。多数病例表达 TCR $\alpha\beta$。最近的研究报道 EATL 中 JAK-STAT 信号通路成分重现性突变。

血液系统相关疾病

第一节　系统性红斑狼疮

系统性红斑狼疮(systemic lupus erythematosus, SLE)是累及多个系统,病情迁延、反复发作的自身免疫性疾病,其血清具有以抗核抗体为代表的多种自身抗体。血液系统常常受累,表现为贫血、白细胞减少或血小板减少;骨髓象表现为正常骨髓象、感染性骨髓象、继发血小板减少性紫癜、溶血性贫血等。

(一) 骨髓象

骨髓象增生程度不一,可为活跃或明显活跃或减低。部分病例的原始粒细胞、早幼粒细胞及嗜酸性粒细胞偏多。幼红细胞增生良好,可有轻度类巨幼变;可表现为缺铁性贫血、溶血性贫血及混合性贫血。巨核细胞增生正常、减低或缺如,常有成熟障碍。

(二) 外周血涂片

白细胞、红细胞及血小板均可有不同程度减少。最常见的是正细胞正色素性贫血,约 10% 属于 Coombs 试验阳性的溶血性贫血。体外培养后可发现典型的红斑狼疮(LE)细胞。

病例 116　系统性红斑狼疮

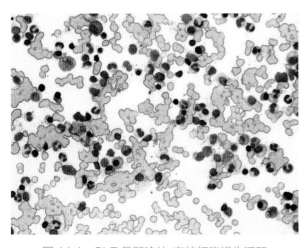

图 14-1　SLE 骨髓涂片:有核细胞增生活跃

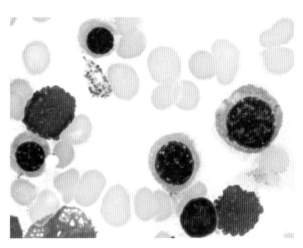

图 14-2　SLE 骨髓涂片:部分幼红细胞轻度类巨幼变

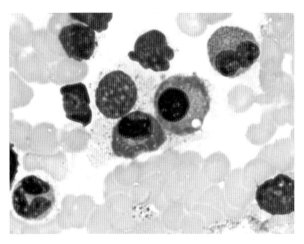

图 14-3　SLE 骨髓涂片:浆细胞增多

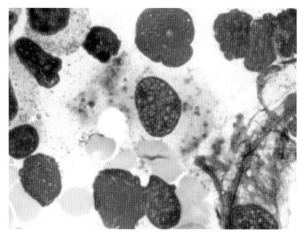

图 14-4　SLE 骨髓涂片:可见吞噬细胞

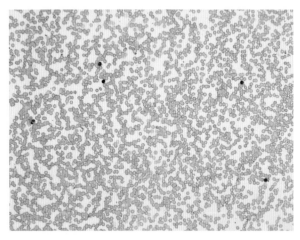

图 14-5　SLE 外周血涂片:白细胞数减低

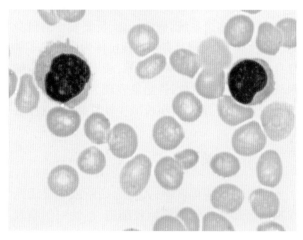

图 14-6　SLE 外周血涂片:淋巴细胞比例增高

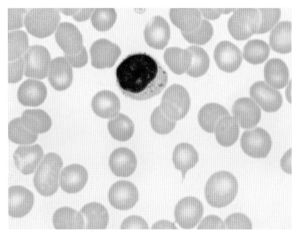

图 14-7　SLE 外周血涂片:颗粒淋巴细胞

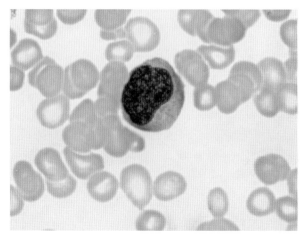

图 14-8　SLE 外周血涂片:异型淋巴细胞

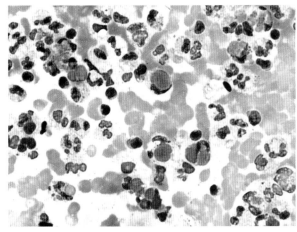

图 14-9　SLE 外周血(孵育后)涂片:狼疮细胞

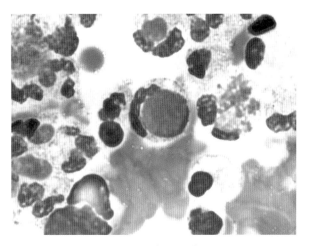

图 14-10　SLE 外周血(孵育后)涂片:狼疮细胞

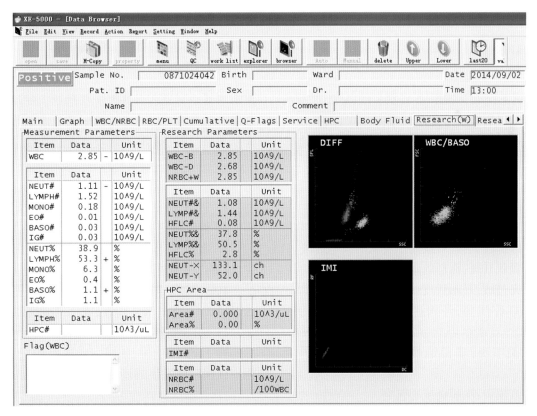

图 14-11　病例 116 血液分析

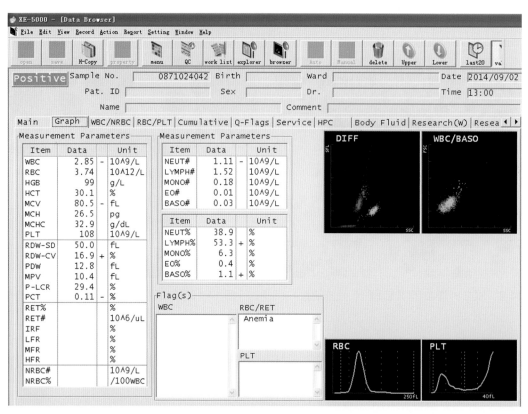

图 14-12　病例 116 血液分析

血液分析

　　该例患者白细胞计数减少。DIFF 散点图及分类数据可见淋巴细胞比例增高。从 DIFF 散点图中可见非典型淋巴细胞信号,相对应在患者外周血涂片中可见各种异型淋巴细胞。红细胞及血红蛋白相关参数提示患者基本呈轻度正细胞正色素性贫血。血小板计数轻度减少。

（三）诊断标准

1. 颧部红斑:扁平或高于皮肤的固定红斑。

2. 盘状红斑:面部的隆起红斑,上覆有鳞屑。

3. 光过敏:日晒后皮肤过敏。

4. 口腔溃疡,经医生检查证实,一般为无痛性。

5. 关节炎:非侵蚀性关节炎, ≥ 2 个外周关节。

6. 浆膜炎:胸膜炎或心包炎。

7. 肾病变:蛋白尿 >0.5g/24 小时或管型。

8. 神经系统病变:癫痫发作或精神症状。

9. 血液系统异常:溶血性贫血,或白细胞减少,或淋巴细胞绝对值减少,或血小板减少。

10. 免疫学异常:狼疮细胞阳性,或抗 dsDNA,或抗 Sm 抗体阳性,或抗磷脂抗体阳性。

11. 抗核抗体阳性。

　　在上述 11 项中,如果 ≥ 4 项阳性(包括在病程中任何时候发生的),则可诊断为 SLE。

第二节　骨　髓　坏　死

　　骨髓坏死(bone marrow necrosis, BMN)是指骨髓的造血细胞以及纤维血管基质发生不同程度的坏死,以致细胞结构及组织结构不能辨认的一种病理现象,是一种临床综合征而非独立的疾病,是多种疾病的严重并发症。病因复杂,可以继发于良性或恶性疾病,常见于骨髓转移癌、急性白血病、恶性淋巴瘤等疾病,也可见于败血症或 DIC 及大剂量化疗药物治疗后。主要临床表现为发热、骨痛、出血及肝、脾肿大等。

(一) 骨髓象

有核细胞增生程度不一,细胞的坏死程度及坏死面积或范围也各不相同。镜下细胞形态不清,结构破坏、溶解,仅剩残核,细胞之间可见粉红色无定性物质,无法判定细胞类型。成熟红细胞形态仍清晰可见,巨核系细胞多消失。有些病例仅有部分骨髓细胞坏死,尚存部分完整的骨髓细胞(和(或)肿瘤细胞);而有些病例骨髓坏死较彻底,几乎找不到完整的有核细胞,骨髓小粒也呈坏死状态。

(二) 血象

因原发疾病的不同,可有不同的表现。白细胞增高、正常或减低,可见幼粒细胞及幼红细胞;可有不同程度的贫血;血小板正常或减少。白血病引起的骨髓坏死,其外周血常常可见数量不等的形态完整的白血病细胞。

病例 117　CLL 伴骨髓坏死

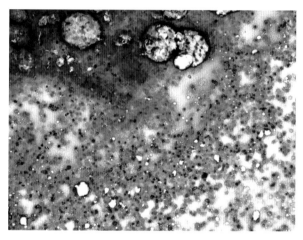

图 14-13　CLL 伴骨髓坏死骨髓涂片:有核细胞增生活跃,绝大部分细胞溶解坏死,仅剩细胞残核

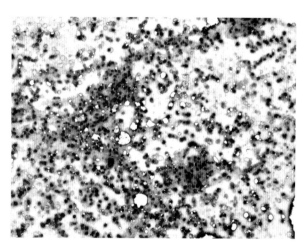

图 14-14　CLL 伴骨髓坏死骨髓涂片:绝大部分细胞溶解坏死,细胞之间可见粉红色无定性物质

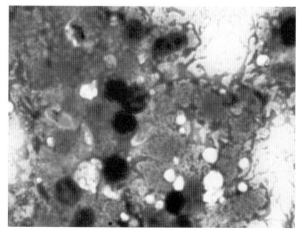

图 14-15　CLL 伴骨髓坏死骨髓涂片:绝大部分细胞溶解坏死,少数细胞尚可见细胞残核

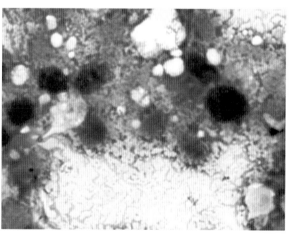

图 14-16　CLL 伴骨髓坏死骨髓涂片:大部分细胞溶解坏死,细胞结构不清,少数细胞尚可见细胞残核

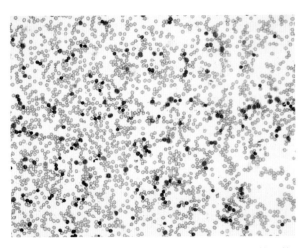

图 14-17　CLL 伴骨髓坏死外周血涂片:白细胞数显著
增多

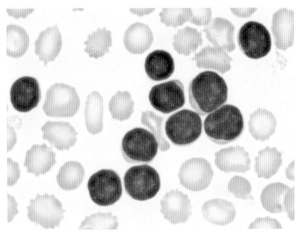

图 14-18　CLL 伴骨髓坏死外周血涂片:淋巴细胞增多,
以成熟小淋巴样细胞为主,形态类似正常淋巴细胞

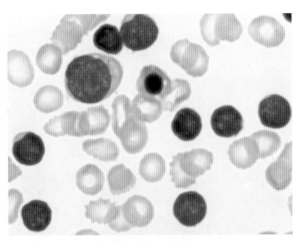

图 14-19　CLL 伴骨髓坏死外周血涂片:可见较多小淋
巴样细胞,少量不典型淋巴细胞及晚幼红细胞

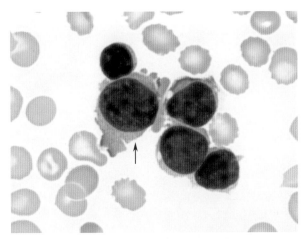

图 14-20　CLL 伴骨髓坏死外周血涂片:不典型淋巴细胞

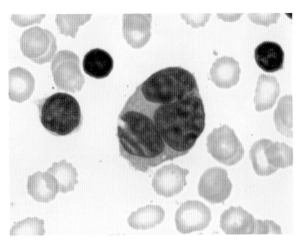

图 14-21　CLL 伴骨髓坏死外周血涂片:巨大三核淋巴
细胞

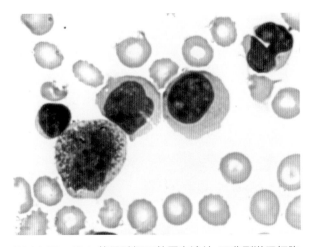

图 14-22　CLL 伴骨髓坏死外周血涂片:不典型淋巴细胞
及中幼粒细胞

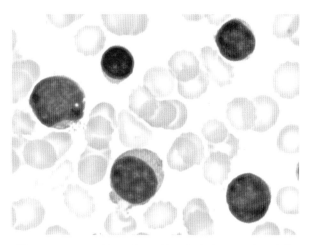

图 14-23　CLL 伴骨髓坏死外周血涂片:可见少量胞体
偏大的幼淋巴细胞

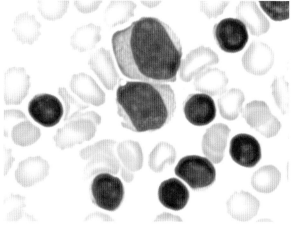

图 14-24　CLL 伴骨髓坏死外周血涂片:较多小淋巴样
细胞,少量不典型淋巴细胞

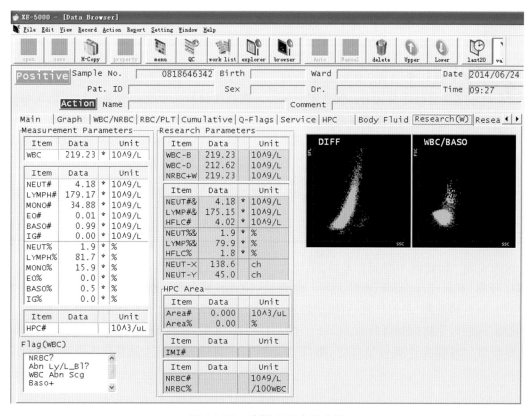

图 14-25　病例 117 血液分析

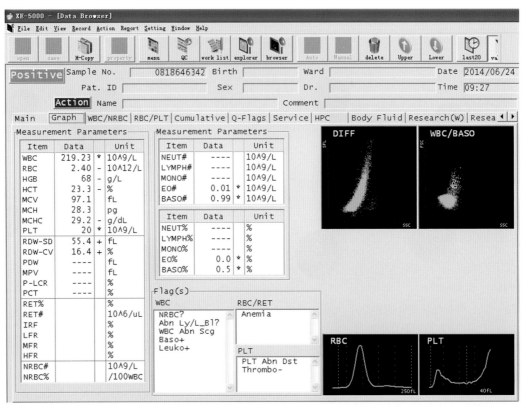

图 14-26　病例 117 血液分析

血液分析

　　该例 CLL 伴骨髓坏死患者,白细胞显著增高。由于多种异常细胞的存在,DIFF 散点图中不能对各种细胞进行有效区分。报警信息提示可能存在有核红细胞及异常淋巴细胞。研究参数显示淋巴细胞增高显著。与血液分析结果对应,外周血涂片中存在大量淋巴细胞,可见异常淋巴细胞、晚幼红细胞及中幼粒细胞。红细胞及相关参数提示患者呈中度正细胞正色素性贫血。血小板计数降低,血小板直方图右侧异常,增加外周血涂片的观察和光学法检测血小板可保证结果的可靠性。

（三）诊断标准

　　1. 临床表现　因病因不同而有差异,主要表现为发热、骨痛、贫血、出血及肝、脾肿大等。血清乳酸脱氢酶、碱性磷酸酶、总胆红素、直接胆红素、谷丙转氨酶、尿酸等生化指标可升高。

　　2. 形态学　骨髓液外观可呈红色、暗红色、灰暗黄色、淡黄色半透明、果酱样、乳酪样等。骨髓的造血细胞以及纤维血管基质发生不同程度的坏死,以致细胞结构及组织结构不能辨认。参照 Maisel 可分为 3 级:

　　Ⅰ级(轻度)有核细胞溶解 <20%。

　　Ⅱ级(中度)有核细胞溶解 20%~50%。

　　Ⅲ级(重度)大量有核细胞溶解 >50%。

第三节　恶性肿瘤骨髓转移

　　恶性肿瘤骨髓转移(metastatic cancer of bone marrow,MCBM)系指髓外的肿瘤细胞通过血道或淋巴道,转移至骨髓而引起临床及血液学异常的一组疾病。骨髓是恶性肿瘤最常见的转移部位,临床上有些原发肿瘤的症状不典型或原发灶不明确,常以血液学的改变为首发表现;有些病例在没有出现原发肿瘤的表现之前,已有骨髓转移的临床表现。贫血最为常见,其次为血小板减少。可有血清碱性磷酸酶、铁蛋白、乳酸脱氢酶(LDH)增高,血沉增快。

(一)骨髓象

多数表现为"增生减低",少数表现为增生活跃或明显活跃。低倍镜下可见数量不等,散在、成堆或成团分布的转移癌(瘤)细胞,常存在于涂片的尾部和/或两侧边缘处。转移癌(瘤)细胞形态

因原发肿瘤病理类型不同而不同。神经母细胞瘤骨髓转移时,典型特征为可见呈菊花状排列的神经母细胞瘤细胞。

(二)血象

大多数患者因贫血就诊,常为轻度至中度贫血,多为正细胞正色素性贫血,少数为小细胞低色素性贫血。白细胞增多、正常或减少。大部分患者外周血涂片出现幼红细胞、幼粒细胞,是因为瘤细胞浸润破坏髓血屏障,使造血组织失去本身的自我稳定而发生释放紊乱,致幼稚细胞外流及骨髓纤维化髓外造血。大部分患者血小板减少。

病例 118　低分化腺癌骨髓转移

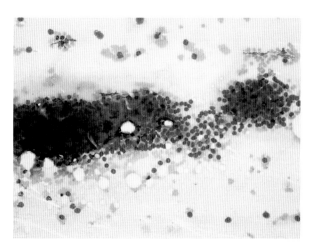

图 14-27　低分化腺癌骨髓转移骨髓涂片:癌细胞成堆、成团及散在分布

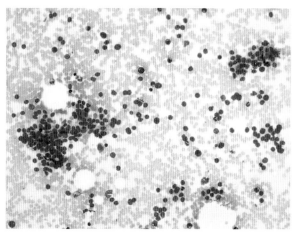

图 14-28　低分化腺癌骨髓转移骨髓涂片:癌细胞成团、成片及散在分布

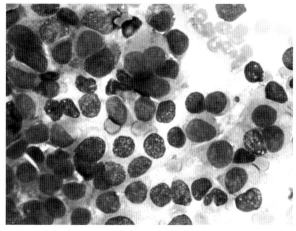

图 14-29　低分化腺癌骨髓转移癌骨髓涂片:癌细胞胞质中等量至丰富

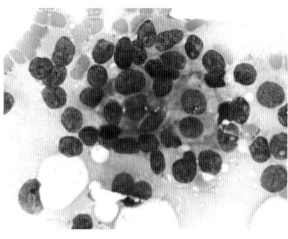

图 14-30　低分化腺癌骨髓转移癌骨髓涂片:癌细胞排列较紧密,可见不典型腺管状排列,少数细胞可见胞质空泡

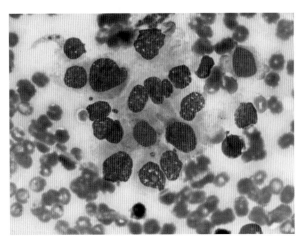

图 14-31　低分化腺癌骨髓转移骨髓涂片:成团分布的癌细胞,可见不典型腺管状排列

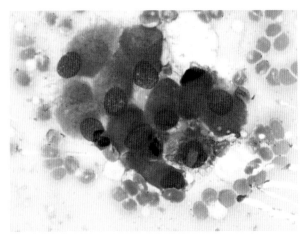

图 14-32　低分化腺癌骨髓转移骨髓涂片:成团出现的成骨细胞,易误认为癌细胞

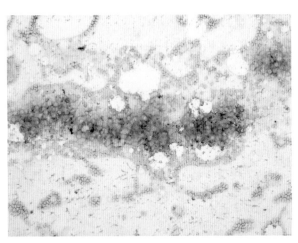

图 14-33　低分化腺癌骨髓转移骨髓涂片 ANAE 染色:癌细胞阳性

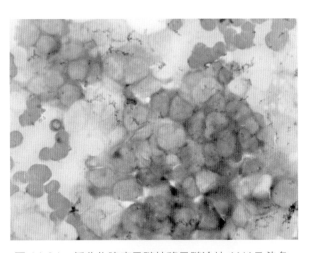

图 14-34　低分化腺癌骨髓转移骨髓涂片 ANAE 染色:癌细胞阳性

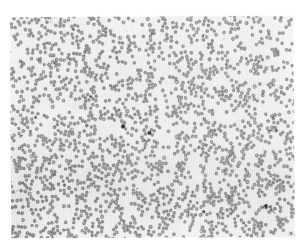

图 14-35　低分化腺癌骨髓转移外周血涂片:白细胞数正常范围

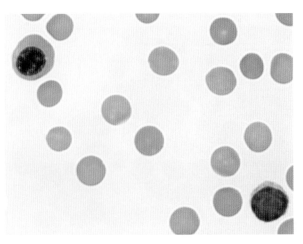

图 14-36　低分化腺癌骨髓转移外周血涂片:成熟红细胞大小不等,部分细胞偏小,可见晚幼红细胞

第十四章

540

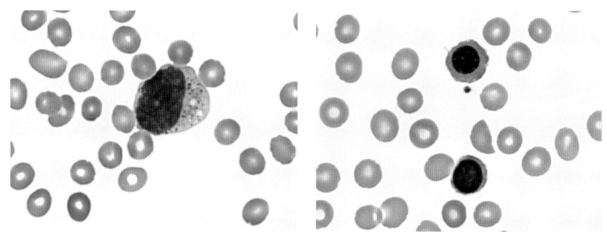

图 14-37　低分化腺癌骨髓转移外周血涂片：可见中幼粒细胞

图 14-38　低分化腺癌骨髓转移外周血涂片：可见晚幼红细胞，血小板较少见

血液分析

该例低分化腺癌骨髓转移患者的原始血液分析散点图未能获得。其血常规结果：WBC 4.91×10⁹/L，RBC 2.59×10¹²/L，Hb 62g/L，HCT 19.6%，MCV 75.7fl，MCH 23.9pg，MCHC 316g/L，PLT 43×10⁹/L；N 71.3%，L 22.6%，M 5.1%，E 0.6%，B 0.4%，N 绝对值 3.50×10⁹/L，L 绝对值 1.11×10⁹/L，M 绝对值 0.25×10⁹/L，E 绝对值 0.03×10⁹/L，B 绝对值 0.02×10⁹/L，RDW-SD 61.5fl，RDW-CV 22,6%。患者白细胞计数及白细胞分类均在正常范围，根据外周血涂片结果推测其白细胞分类 DIFF 散点图应存在幼稚粒细胞信号。RBC 及 Hb 均减低，呈中度贫血表现；MCV 和 MCH 减低，提示为小细胞性贫血；RDW 增高，提示红细胞大小不等，此与外周血涂片所见一致；此外根据外周血涂片结果，推测其 DIFF 散点图和 NRBC 散点图中应可见有核红细胞信号。该患者红细胞及血小板 2 系血细胞减少，可见幼红幼粒细胞血症，呈现较为典型的骨髓病性贫血表现。

病例 119　横纹肌肉瘤骨髓转移

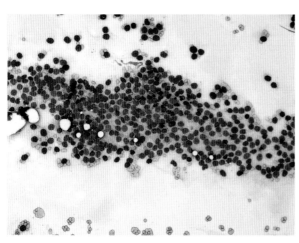

图 14-39　横纹肌肉瘤骨髓转移骨髓涂片：成片及散在分布的瘤细胞

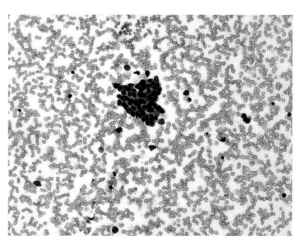

图 14-40　横纹肌肉瘤骨髓转移骨髓涂片：成团分布的瘤细胞

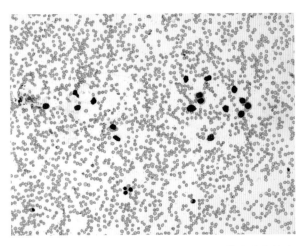

图 14-41　横纹肌肉瘤骨髓转移骨髓涂片:散在分布的瘤
　　　　　　细胞

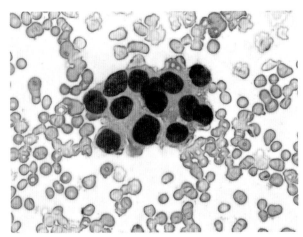

图 14-42　横纹肌肉瘤骨髓转移骨髓涂片:成团分布的瘤
　　　　　　细胞

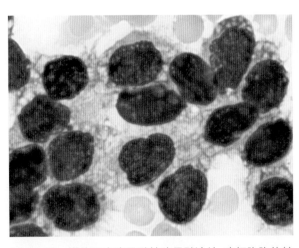

图 14-43　横纹肌肉瘤骨髓转移骨髓涂片:瘤细胞胞体较
大,胞质丰富,蓝色或深蓝色,有泡沫感,核圆形或椭圆形,
部分细胞核有折叠,核染色质稍粗糙,核仁显隐不一

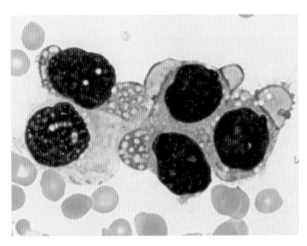

图 14-44　横纹肌肉瘤骨髓转移骨髓涂片:瘤细胞胞质可
见伪足样突起及空泡,核染色质呈粗网状结构

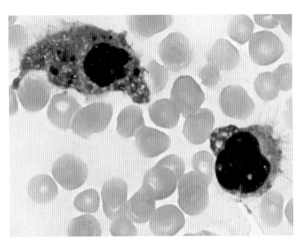

图 14-45　横纹肌肉瘤骨髓转移骨髓涂片:散在分布的瘤
　　　　　　细胞及吞噬细胞

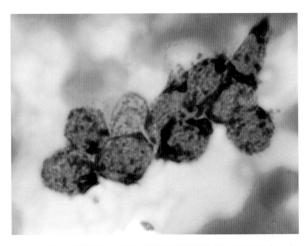

图 14-46　横纹肌肉瘤骨髓转移骨髓涂片 PAS 染色:瘤
　　　　　　细胞为粗颗粒至块状阳性

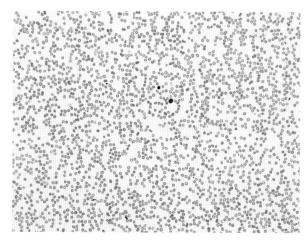

图 14-47　横纹肌肉瘤骨髓转移外周血涂片:白细胞数正常范围

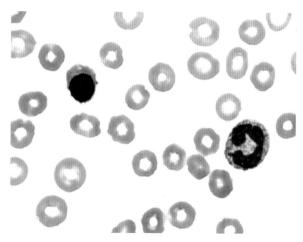

图 14-48　横纹肌肉瘤骨髓转移外周血涂片:成熟红细胞大小不等,可见晚幼红细胞

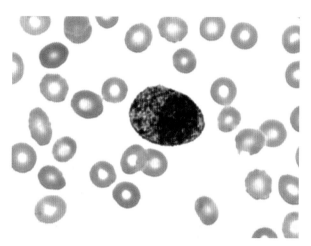

图 14-49　横纹肌肉瘤骨髓转移外周血涂片:中性中幼粒细胞

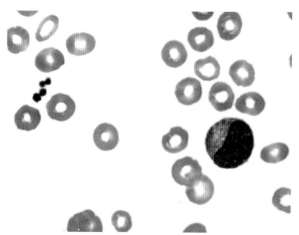

图 14-50　横纹肌肉瘤骨髓转移外周血涂片:中性晚幼粒细胞

血液分析

　　该例横纹肌肉瘤骨髓转移患者的原始血液分析散点图未能获得。其血常规结果:WBC 5.34×10⁹/L,RBC 2.93×10¹²/L,Hb 60g/L,HCT 18.7%,MCV 63.8fl,MCH 20.5pg,MCHC 321g/L,PLT 25×10⁹/L;N 25.6%,L 58.2%,M 6.2%,E 0.7%,B 2.2%,N 绝 对 值 1.36×10⁹/L,L 绝 对值 3.11×10⁹/L,M 绝 对 值 0.33×10⁹/L,E 绝 对值 0.04×10⁹/L,B 绝 对 值 0.12×10⁹/L,RDW-SD 33.7fl,RDW-CV 23.5%。患者白细胞数正常,但中性粒细胞百分比及绝对值均减低;淋巴细胞百分比增高,但绝对值在正常范围。根据外周血涂片结果推测其白细胞分类 DIFF 散点图应存在幼稚粒细胞信号。RBC 及 Hb 均减低,呈中度贫血表现;MCV 和 MCH 减低,提示为小细胞性贫血;RDW-CV 增高,提示红细胞大小不等,此与外周血涂片所见一致;此外根据外周血涂片结果,推测其 DIFF 散点图和 NRBC 散点图中应可见有核红细胞信号。该患者中性粒细胞、红细胞、血小板 3系血细胞减少,可见幼红幼粒细胞血症,呈现较为典型的骨髓病性贫血及慢性病贫血表现。

(三) 诊断标准

1. 临床表现　与原发病有关,通常有骨痛、发热、消瘦、乏力、贫血、出血、肝、脾、淋巴结肿大等表现。常见的原发肿瘤为乳腺癌、前列腺癌、肺癌、肝癌、胃癌、食管癌等,儿童以神经母细胞瘤为多见。

2. 形态学　骨髓转移癌的诊断依赖于骨髓细胞学检查或骨髓活检,骨髓涂片找到癌细胞是确诊的依据,多部位穿刺涂片检查结合骨髓活检可提高诊断率。由于癌细胞浸润造成骨髓腔内细胞填塞或骨髓造血抑制细胞数过少,在穿刺时常出现干抽、抽取困难,或抽出物呈血水样,可作为骨髓转移癌诊断的参考指标之一;转移癌细胞释放的因子及毒素导致骨髓坏死及继发性骨髓纤维化,可作为本病诊断的参考指标之二。

第四节　噬血细胞综合征

噬血细胞综合征(hemophagocytic syndrome,HPS)又称噬血细胞淋巴组织细胞增多症(hemophagocytic lymphohistocytosis,HLH)是由多种致病因素导致淋巴细胞、单核细胞和巨噬细胞系统异常激活、增殖,分泌大量炎性细胞因子,导致的过度炎症反应及免疫功能紊乱,伴有或不伴有器官和组织损伤为特征的疾病。临床表现为发热、肝脾和(或)淋巴结肿大、全血细胞减少、肝功能异常和凝血障碍。常有多器官、多系统受累。可分为原发性(或遗传相关性)HLH及继发性(或获得性)HLH。原发性HLH包括家族性HLH(FHL)及免疫缺陷综合征相关性HLH(iHLH)(Chediak Higashi综合征、Griscelli综合征、X连锁淋巴增生综合征)。继发性HLH包括病毒相关性噬血细胞综合征(VAHS)和其他病原体导致的感染相关性噬血细胞综合征(IAHS)、恶性肿瘤相关性噬血细胞综合征(MAHS)及伴发于自身免疫性疾病的巨噬细胞活化综合征(MAS)。

各种微生物,如病毒、细菌、真菌及立克次体等都能介导反应性的组织细胞增多,伴有噬血细胞现象,患者通常发病突然,常存在多系统疾病的表现,最常见的是病毒感染。

恶性肿瘤相关性噬血细胞综合征最常见于各种淋巴瘤伴发噬血细胞综合征,包括T细胞淋巴瘤/白血病、NK/T细胞淋巴瘤、肝脾T细胞淋巴瘤、间变性大细胞淋巴瘤,外周T细胞淋巴瘤和皮下脂膜炎样T细胞淋巴瘤等。可能与异常T细胞能分泌各种干扰素和巨噬细胞激活因子有关。因而B细胞淋巴瘤较少合并噬血细胞综合征。

本节的病例为感染相关性噬血细胞综合征,各种淋巴瘤伴发噬血细胞综合征请参见淋巴瘤章节。

(一) 骨髓象

骨髓有核细胞增生活跃至明显活跃,少数病例增生减低。骨髓细胞成分以及粒细胞、幼红细胞、巨核细胞的数量及形态因疾病的类型不同而异。可见噬血细胞,以吞噬红细胞及血小板的噬血细胞为多,也可见吞噬中性粒细胞、淋巴细胞、单核细胞等。

(二) 血象

两系或三系血细胞减少,成熟红细胞形态为正细胞正色素。感染时常可见异型淋巴细胞。

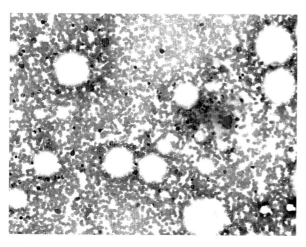

图 14-51　HIV 阳性 HPS 骨髓涂片：有核细胞增生活跃

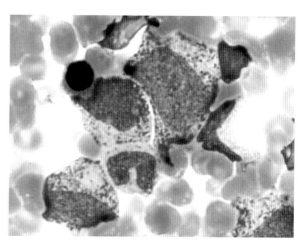

图 14-52　HIV 阳性 HPS 骨髓涂片：各系各阶段细胞比值大致正常

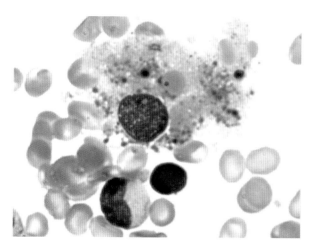

图 14-53　HIV 阳性 HPS 骨髓涂片：可见噬血细胞，吞噬成熟红细胞

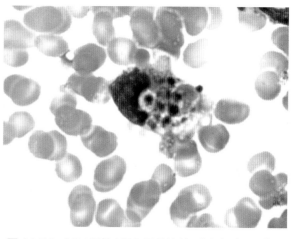

图 14-54　HIV 阳性 HPS 骨髓涂片：噬血细胞，吞噬成熟红细胞和血小板

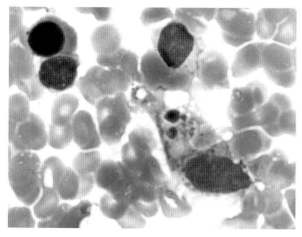

图 14-55　HIV 阳性 HPS 骨髓涂片：噬血细胞，吞噬成熟红细胞和血小板

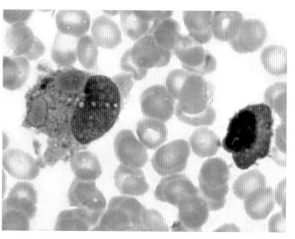

图 14-56　HIV 阳性 HPS 骨髓涂片：噬血细胞，吞噬成熟红细胞和血小板

血液系统相关疾病

545

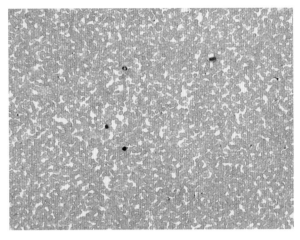

图 14-57　HIV 阳性 HPS 外周血涂片:白细胞数减低

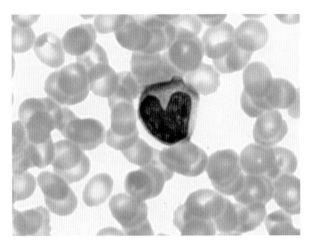

图 14-58　HIV 阳性 HPS 外周血涂片:异型淋巴细胞

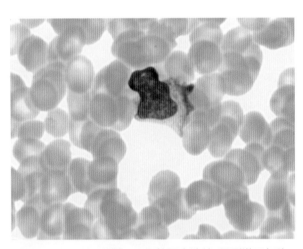

图 14-59　HIV 阳性 HPS 外周血涂片:异型淋巴细胞

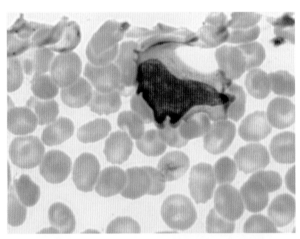

图 14-60　HIV 阳性 HPS 外周血涂片:异型淋巴细胞

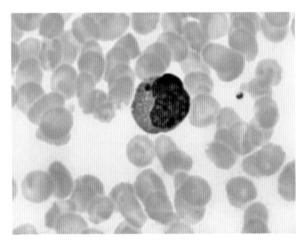

图 14-61　HIV 阳性 HPS 外周血涂片:异型淋巴细胞,
　　　　　有一微核

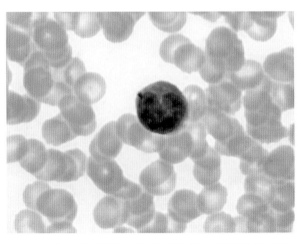

图 14-62　HIV 阳性 HPS 外周血涂片:异型淋巴细胞

第十四章

546

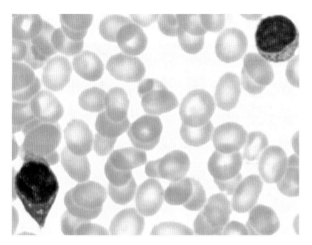

图 14-63　HIV 阳性 HPS 外周血涂片:异型淋巴细胞和颗粒淋巴细胞

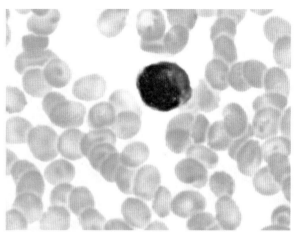

图 14-64　HIV 阳性 HPS 外周血涂片:异型淋巴细胞

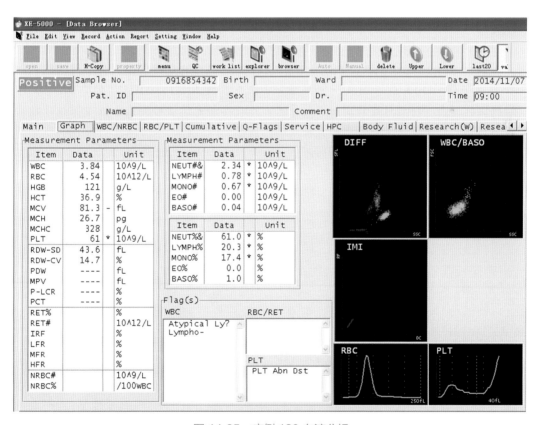

图 14-65　病例 120 血液分析

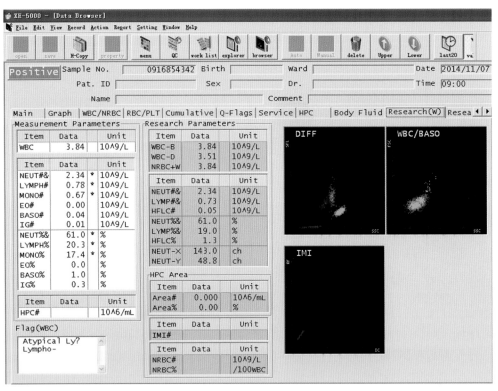

图 14-66 病例 120 血液分析

血液分析

　　该例 HIV 阳性噬血细胞综合征(HPS)患者，白细胞计数轻度降低。DIFF 散点图及研究参数提示单核细胞比例增高。与之对应外周血涂片中可见较多的异型淋巴细胞。患者血液中的异型淋巴细胞被血液分析仪识别为单核细胞。红细胞及相关参数正常。血小板计数降低，增加外周血涂片观察和光学法检测血小板可保证计数结果的可靠性。

病例 121　噬血细胞综合征

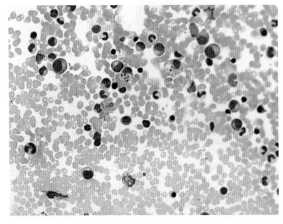

图 14-67　HPS 骨髓涂片:有核细胞增生活跃,易见噬血细胞

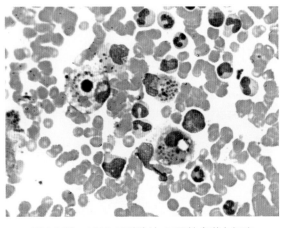

图 14-68　HPS 骨髓涂片:可见较多噬血细胞

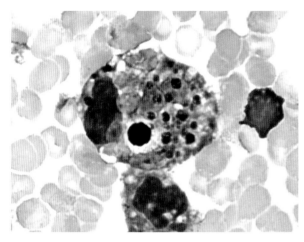

图 14-69　HPS 骨髓涂片:噬血细胞吞噬成熟红细胞、血
　　　　　小板和淋巴细胞

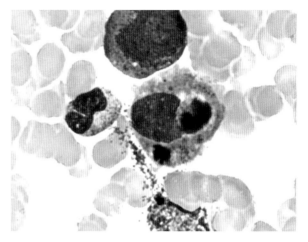

图 14-70　HPS 骨髓涂片:噬血细胞吞噬中性粒细胞

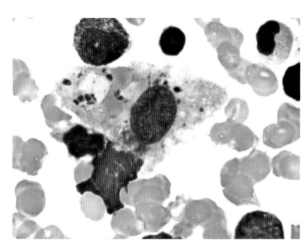

图 14-71　HPS 骨髓涂片:噬血细胞吞噬成熟红细胞和
　　　　　血小板

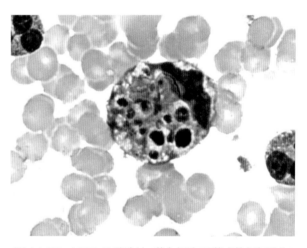

图 14-72　HPS 骨髓涂片:噬血细胞吞噬成熟红细胞和
　　　　　血小板

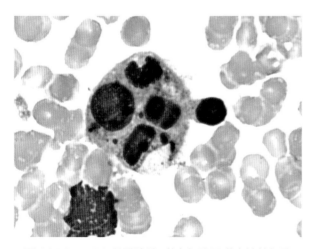

图 14-73　HPS 骨髓涂片:噬血细胞吞噬中性粒细胞

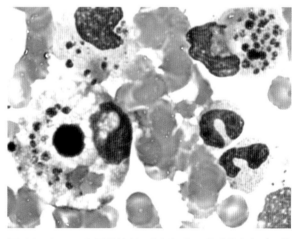

图 14-74　HPS 骨髓涂片:噬血细胞吞噬成熟红细胞、淋
　　　　　巴细胞和血小板

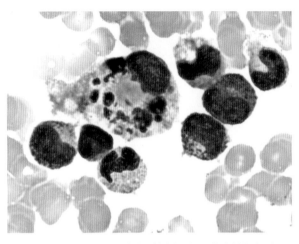

图 14-75　HPS 骨髓涂片:噬血细胞吞噬成熟红细胞和
血小板

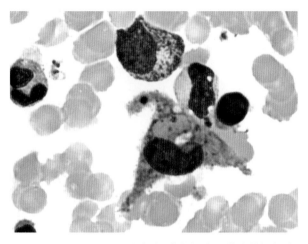

图 14-76　HPS 征骨髓涂片:噬血细胞吞噬成熟红细胞

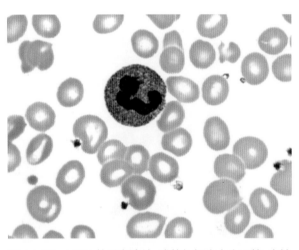

图 14-77　HPS 外周血涂片:成熟红细胞大小不等,中性
粒细胞颗粒增多增粗(中毒颗粒)

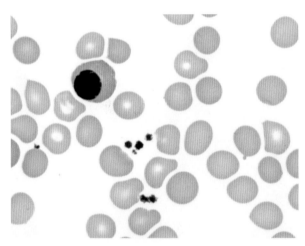

图 14-78　HPS 外周血涂片:血小板散在、小丛易见,可
见晚幼红细胞

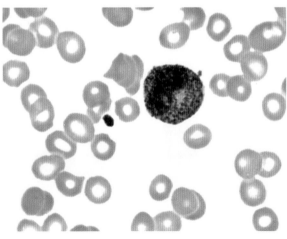

图 14-79　HPS 外周血涂片:可见晚幼粒细胞,胞质内颗
粒增多增粗

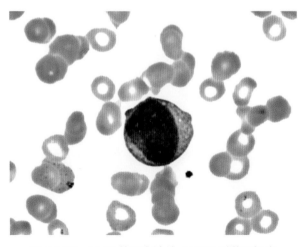

图 14-80　HPS 外周血涂片:可见异型淋巴细胞

该例噬血细胞综合征（HPS）患者的原始血液分析散点图未能获得。其血常规结果：WBC 2.83×10^9/L，RBC 3.09×10^{12}/L，Hb 84g/L，HCT 26.4%，MCV 85.4fl，MCH 27.2pg，MCHC 318g/L，PLT 221×10^9/L；N 19.4%，L 62.5%，M 17.0%，E 0.4%，B 0.7%，N 绝 对 值 0.55×10^9/L，L 绝 对 值 1.77×10^9/L，M 绝 对 值 0.48×10^9/L，E 绝 对 值 0.01×10^9/L，B 绝 对 值 0.02×10^9/L，RDW-SD 45.5fl，RDW-CV 17.2%，PDW 11.8%。患者白细胞计数减低，中性粒细胞百分比及绝对值均减低；

淋巴细胞百分比增高，但绝对值在正常范围。根据外周血涂片结果推测其白细胞分类 DIFF 散点图应存在幼稚粒细胞信号。RBC 及 Hb 均减低，呈中度贫血表现；RDW-CV 增高，提示红细胞大小不等，此与外周血涂片所见一致；此外根据外周血涂片结果，推测其 DIFF 散点图和 NRBC 散点图中应可见有核红细胞信号。该患者中性粒细胞、红细胞 2 系血细胞减少，中性粒细胞可见中毒颗粒、可见异型淋巴细胞，符合感染性表现。

（三）诊断标准

符合下列两条任何一条时即可诊断。

1. 分子生物学诊断符合 HPS（存在目前已知的 HPS 相关致病基因，如 PRF1、UNC13D、STX11、STXBP2、Rab27a、LYST、SH2D1A、BIRC4、ITK、AP3β1、MAGT1、CD27 等病理性突变）。

2. 符合以下 8 条标准中的 5 条：

（1）发热，超过 1 周，峰值 >38.5℃。

（2）脾大。

（3）两系或三系血细胞减少（Hb<90g/L，Plt<100×10^9/L，中性粒细胞绝对值 <1.0×10^9/L 且非骨髓造血功能减低所致）。

（4）高三酰甘油血症（三酰甘油≥ 3mmol/L 或高于同年龄的 3 个标准差）和（或）低纤维蛋白原血症（纤维蛋白原 <1.5g/L 或低于同年龄的 3 个标准差）。

（5）骨髓、脾脏、肝脏或淋巴结找到噬血细胞。

（6）血清铁蛋白升高（≥ 500μg/L）。

（7）NK 细胞活性下降或缺乏。

（8）血浆可溶性 CD25（可溶性 IL-2 受体）升高（≥ 2 400U/ml）。

有作者提出，肝功能损害也可作为诊断的重要指标之一。

参 考 文 献

1. 沈悌,赵永强.血液病诊断及疗效标准.4 版.北京:科学出版社,2018

2. 张之南,沈悌.血液病诊断及疗效标准.3 版.北京:科学出版社,2007

3. 葛均波,徐永健.内科学.8 版.北京:人民卫生出版社,2013

4. Arber DA,Orazi A,Hasserjian R,et al.The 2016 revision to the World Health Organization classification of myeloid neoplasms and acute leukemia[J].Blood. 2016,127(20):2391-405.doi:10.1182/blood-2016-03-643544.Epub 2016 Apr 11

5. Swerdlow SH,Campo E,Pileri SA,et al. The 2016 revision of the World Health Organization classification of lymphoid neoplasms[J]. Blood. 2016,127(20):2375-90.doi:10.1182/blood-2016-01-643569.Epub 2016 Mar 15

6. Swerdlow SH,Campo E, Harris NL,et al. WHO Classification of Tumours of Haematopoietic and Lymphoid Tissues.4th Ed.Lyon:International Agency for research on Cancer,2017

7. Swerdlow SH,Campo E,Harris NL,et al. WHO classification of tumours of haematopoietic and lymphoid tissues. Lyon:IARC,2008

8. 陈苏宁,肖志坚.骨髓增生异常综合征中国诊断与治疗指南(2019 年版)[J].中华血液学杂志,2019,40(2):89-97.doi:10.3760/cma.j.issn.0253-2727.2019.02.001

9. Silver RT. Life,genes,and death in Ph-MPNs[J]. Blood,2014,124(16):2471-2.doi:10.1182/blood-2014-08-590364

10. Tefferi A,Guglielmelli P, Larson DR,et al. Long-term survival and blast transformation in molecularly annotated essential thrombocythemia,polycythemia vera,and myelofibrosis[J].Blood,2014,124(16):2507-13;quiz 2615.doi:10.1182/blood-2014-05-579136.Epub 2014 Jul 18

11. Kim SY,Im K,Park SN,et al. CALR,JAK2,and MPL mutation profiles in patients with four different subtypes of myeloproliferative neoplasms:primary myelofibrosis,essential thrombocythemia,polycythemia vera,and myeloproliferative neoplasm,unclassifiable[J]. Am J Clin Pathol,2015,143(5):635-44.doi:10.1309/AJCPUAAC16LIWZMM

12. Klampfl T,Gisslinger H,Harutyunyan AS,et al. Somatic mutations of calreticulin in myeloproliferative neoplasms[J]. N Engl J Med,2013,369(25):2379-90.doi:10.1056/NEJMoa1311347.Epub 2013 Dec 10

13. Rumi E,Harutyunyan AS,Pietra D,et al. CALR exon 9mutations are somatically acquired events in familial cases of essential thrombocythemia or primary myelofibrosis[J].Blood,2014,123(15):2416-9.doi:10.1182/blood-2014-01-550434.Epub 2014 Feb 19

14. Rumi E,Pietra D,Ferretti V,et al. AK2or CALR mutation status defines subtypes of essential thrombocythemia with substantially different clinical course and outcomes[J].Blood,2014,123(10):1544-51.doi:10.1182/blood-2013-11-539098.Epub 2013 Dec 23

15. Ojeda MJ,Bragós IM,Calvo KL,et al. CALR,JAK2and MPL mutation status in Argentinean patients with BCR-ABL1-negative myeloproliferative neoplasms[J].Hematology,2018,23(4):208-211.doi:10.1080/10245332.2017.1385891.Epub 2017 Oct 9

索 引

索引